Gesundheit mit Kräutern und Essenzen

Jean Pütz · Christine Niklas
Unter Mitarbeit von Heinz Gollhardt

Gesundheit mit Kräutern und Essenzen

1000 Anregungen und Rezepte

vgs

CIP-Titelaufnahme der Deutschen Bibliothek

Hobbythek. – Köln : vgs.
Früher u. d. T.: Das Hobbythek-Buch
Pütz, Jean: Gesundheit mit Kräutern und Essenzen. – Korrigierte Aufl. – 1991
Pütz, Jean:
Gesundheit mit Kräutern und Essenzen : 1000 Anregungen und Rezepte /
Jean Pütz ; Christine Niklas. Unter Mitarb. von Heinz Gollhardt. –
Korrigierte Aufl. – Köln : vgs, 1991
(Hobbythek)
ISBN 3-8025-6176-7
NE: Niklas, Christine :

Bildquellen:

Boehringer Ingelheim International, S. 14, Abb. 4.
Holz + Wunsch, Köln, S. 25, Abb. 15; S. 171, Abb. 10; S. 195, Abb. 5; S. 201, Abb. 9.
Nattermann Phospholipid GmbH, Köln, S. 215, Abb. 21.
Studio Rau, Dreieichenhain, S. 10, Abb. 1.
Mit freundlicher Unterstützung des Instituts für pharmazeutische Biologie der Rheinischen Friedrich-Wilhelm-Universität, Bonn, stammen aus dem Buch „Darstellung und Beschreibung sämtlicher in der Pharmacopoea Borussica aufgeführten offiziellen Gewächse oder der Stoffe, welche von ihnen in Anwendung kommen, nach natürlichen Familien", von O. C. Berg, C. F. Schmidt, Verlag Arthur Felix, Leipzig, um 1863, die Pflanzentafeln auf den Seiten 66–83, 132–149.
Alle übrigen Fotos: Stephan Wieland, Cornelis Gollhardt.
Grafiken: Atelier Urensin, Köln, S. 41, Abb. 12; S. 42, Abb. 14; S. 43, Abb. 15; S. 215, Abb. 20.
Alle übrigen Grafiken Designbureau Jochen Kremer · Gabi Mahler, Köln.

5. Auflage Januar 1992

Umschlaggestaltung: Fred Papen, Köln
Umschlagreproduktion: UST-Litho, Köln
Produktion: Wolfgang Arntz
Gesamtherstellung: Universitätsdruckerei H. Stürtz AG, Würzburg
Printed in Germany
ISBN 3-8025-6176-7

Inhaltsverzeichnis

Liebe Leser!

Noch nie haben wir beim Verfassen eines Hobbythek-Buches derart viel Aufwand getrieben wie bei diesem. Aus gutem Grund: es geht um Gesundheit, und die Gesundheit ist wohl das wertvollste Gut des Menschen. Wir wollten auf keinen Fall den Fehler machen, dem viele andere, ähnliche Bücher dieser Art verfallen sind: unkritisch Behauptungen aus Büchern unserer Großeltern zu übernehmen. Falsche Weisheiten werden nicht deshalb wahrer, weil sie mit nostalgischem Flair verbrämt werden. Auch die Naturheilkunde muß sich gefallen lassen, daß man ihr mit moderner Forschung auf die Finger schaut.

In letzter Zeit sind außergewöhnlich viele neue Erkenntnisse gesammelt worden, insbesondere auch über verhängnisvolle Nebenwirkungen bestimmter Heilkräuter. Diese Erkenntnisse sind außerhalb der Fachliteratur bisher leider kaum bekannt geworden. So grenzt es fast schon an Körperverletzung, die Rezepte von vielen auf dem Markt befindlichen medizinischen Ratgebern, die Heilung mit Kräutern versprechen, unkritisch anzuwenden. Das gilt auch für die immer mehr in Mode kommende Aromatherapie.

Wir haben versucht, die neuen Forschungsergebnisse in diesem Buch konsequent mitzuverwerten. Dabei hat sich gezeigt, daß die Kräuterheilkunde keineswegs chancenlos ist; im Gegenteil: Es scheint, daß sie heute notwendiger ist denn je; trotz oder gerade wegen der vielen chemischen Medikamente. Sie kann bei Berücksichtigung der Nebenwirkungen eine echte Alternative zur Heilung von Alltags-Beschwerden sein. Mit Kräutern, Extrakten oder Essenzen kann manch teures und in seinen Wirkungen nicht immer harmloses High-Chem-Medikament ersetzt werden.

Trotzdem sind wir nicht der Versuchung erlegen, die natürlichen Heilstoffe in den Himmel zu heben. Wir glauben, mit diesem Buch deshalb eine Brücke zwischen Schulmedizin und Naturheilkunde geschlagen zu haben.

Wie immer in unseren Hobbythek-Büchern geben wir nicht nur Rezepte. Wir zeigen auch, was ihnen zugrunde liegt und warum etwas so oder so ist.

Daß das Buch ein breites Spektrum umfaßt vom *Heilen* bis hin zum *Genießen,* daß es sogar die Gesundheitspflege für Haut, Körper und Haare integriert, war von uns von vornherein beabsichtigt. Deshalb ist das Buch auch umfangreicher geworden; der erste Doppelband der Hobbythek.

Die bereits in unserer Selbstmacherkosmetik entwickelte Philosophie haben wir in diesem Buch konsequent weiterverfolgt. Jeder Anwender unserer Rezepte soll jeden Rohstoff in möglichst unverfälschter und vereinzelter Form erhalten können. Bei allergischen Reaktionen oder Unverträglichkeiten können sie daher die allergisierende Substanz schnell dingfest machen, was bei Kombinationspräparaten nicht der Fall ist. Damit bewegen wir uns ganz auf der Linie des Bundesgesundheitsamtes.

Wir haben auch dafür gesorgt, daß Sie die Rohstoffe überall und preiswert kaufen können und daß Sie vor allem qualitativ hochwertige Produkte erhalten. Bei einigen der im Anhang genannten Firmen können Sie sich für Detailprobleme auch Rat holen. Natürlich besteht auch die Möglichkeit, viele unserer Substanzen in Drogerien und Apotheken zu kaufen. Wir würden es sehr begrüßen, wenn auch diese flächendeckende Bezugsquelle erschlossen würde, d.h. daß Apotheken und Drogerien bereit sind, die für unsere Rezepte benötigten Rohstoffe ebenfalls zu führen.

Vielen Ratgebern aus Medizin und Naturwissenschaft, über die wir uns in jahrelangen Recherchen letztlich erst den Sachverstand geholt haben, um ein solches Buch zu realisieren, möchte ich hier danken. Dank besonders aber an Christine Niklas, die in der letzten Realisationsphase dieses Buches jede freie Minute geopfert hat.

Ich wünsche Ihnen Gesundheit und ein langes Leben.

Ihr

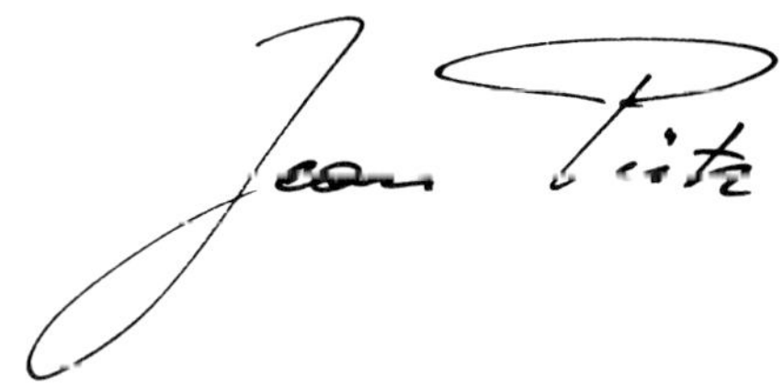

Kräuter für die Gesundheit

Ein Blick in die Geschichte der Kräuterkunde

Wahrscheinlich hat sich schon der Neandertaler der heilenden Kraft der Natur bedient. Bis der Mensch allerdings die verschiedenen Krankheiten zu unterscheiden lernte und schließlich noch die zu ihrer Heilung geeignete Medizin fand, war es noch ein mühsamer Prozeß. Suchen mußte er im wahrsten Sinne des Wortes, und vielleicht sind die ersten Leistungen der Heilkunde höher einzuschätzen als die moderne Erforschung von Krankheiten und Medikamenten. Es muß ein langer Weg gewesen sein, gepflastert mit vielen Niederlagen und Opfern; aber gelegentlich auch mit Erfolgen. Das beherrschende Prinzip aller lernfähigen Wesen ist das vom „Versuch und Irrtum". Und so mag der Mensch nach und nach herausgefunden haben, daß die eine oder andere Pflanze bestimmte Krankheiten lindern oder den Heilprozeß unterstützen kann. Das Risiko der alten Kräutermedizin war sicherlich nicht niedriger einzuschätzen als das der modernen Medikamente, denn manche Pflanzen sind keineswegs harmlos. Am schnellsten wird der Mensch wohl die Kräuter herausgefunden haben, die unmittelbar giftig sind. Das zu wissen gehörte zum Überlebungstraining.

Offenbar spielte der Mensch aber schon immer gern mit dem Feuer, das er in der Zeit der ersten Anwendung von Heilkräutern wohl gerade erst zu nutzen gelernt hatte. Und so schuf er einen weiteren Meilenstein in der Entwicklung der Heilkunst: Er lernte, auch Giftpflanzen als Medizin anzuwenden.

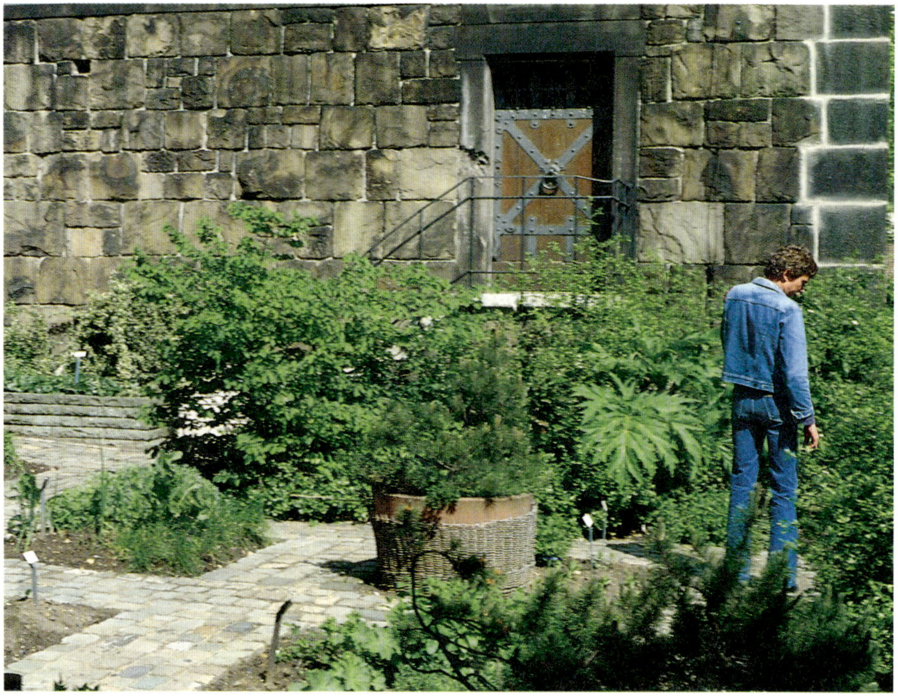

Abb. 1: Schon 812 erließ Karl der Große in der Landgüterverordnung für die Verwaltung der Kaiserlichen Güter Anordnungen zum Anlegen von Kräutergärten. Darin sollten Pflanzen angebaut werden, deren heilende Wirkung seit langer Zeit in den Klöstern erprobt war. Das Pflanzenverzeichnis enthielt auch Pflanzen, aus denen Duftstoffe gewonnen wurden.

Dem in der Heilkunst berühmt gewordenen *Paracelsus* blieb es vorbehalten, diese Tatsache in einen berühmt gewordenen Spruch zu kleiden: „Kein Gift ist an sich giftig, nur die Dosis macht es zu einem Gift.“ Mit Paracelsus sind wir allerdings schon im späten Mittelalter, an der Schwelle zur modernen Medizin. *Theofrastus Bombastus von Hohenheim*, genannt *Paracelsus*, wird als der Stammvater der heutigen Medizin angesehen. Er lebte von 1493 bis 1541. Sein Wissen suchte und fand er, wie es heißt, beim gewöhnlichen Volk, bei Hirten, Zigeunern, bei Schmieden und – man höre und staune – bei Scharfrichtern. Offenbar waren letztere besonders kundig in der Anatomie. Vieles von seinem Wissen wird Paracelsus sich bei den Zigeunern geholt haben, die weit herumkamen und deshalb gut informiert waren, wobei der wahrsagerähnliche Hokuspokus bestimmt auch gerade bei den Zigeunern eine große Rolle spielte.
Die Schäfer, die Bombastus konsultierte, waren gewiß hervorragende Pflanzen- und Kräuterkundige. Aber was die Schmiede ihm für Informationen lieferten, kann ich mir nicht genau erklären. Vielleicht imponierten sie ihm einfach nur deshalb, weil sie besonders stark und gesund waren.
Auf jeden Fall war für Paracelsus der reiche Erfahrungsschatz des Volkes eine unerschöpfliche Fundgrube, aus der – wie wir noch sehen werden – selbst moderne Mediziner inzwischen wieder Erstaunliches zutage fördern.
Es lohnt sich durchaus, sich mit der Geschichte der Heilkunst zu beschäftigen. Vieles können wir heute allerdings zu Recht als Aberglaube abtun.

Krankheit und Medikament

Die Ursache für Heilerfolge auch mit dubiosesten Mitteln ist sicher in der menschlichen Natur zu suchen, getreu dem Satz: Nur der kann wirklich gesund werden, der es will. Der Glaube kann Berge versetzen und manchmal auch heilen. Viele an Wunder grenzende Spontanheilungen sind so zu erklären. Immer spielt dabei die suggestive Kraft eine wichtige Rolle, die von Menschen oder auch von Medikamenten oder nur von vermeintlichen Medikamenten ausgehen kann. Die moderne Wissenschaft hat Probleme, diese Wirkungen im einzelnen zu erklären. Aber man scheint in letzter Zeit weiterzukommen.

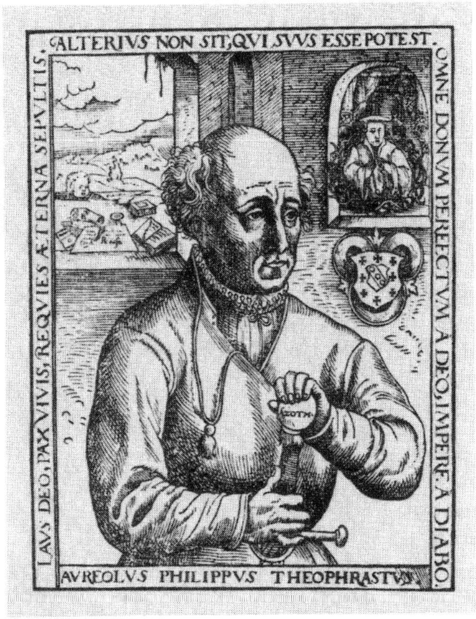
ALTERIVS NON SIT, QVI SVVS ESSE POTEST.
OMNE DONVM PERFECTVM A DEO, IMPERF. A DIABO.
LAVS DEO, PAX VIVIS, REQVIES ÆTERNA SEPVLTIS.
AVREOLVS PHILIPPVS THEOPHRASTVS

Abb. 2: Zeitgenössische Darstellung von Paracelsus.

Bei der Erforschung des Immunsystems zeigt sich immer mehr, daß hier ein Ansatzpunkt zum Verständnis liegen kann. Allerdings: Je mehr man herausfindet, um so mehr erkennt man, wie wenig man eigentlich weiß. Das Immunsystem ist so außergewöhnlich differenziert, daß man den Mechanismus, der es steuert, nur schwer durchschaut. Steuern ist noch nicht einmal der richtige Ausdruck; im Prinzip handelt es sich um ein außergewöhnlich fein aufeinander abgestimmtes Regelsystem. Jeder Eingriff von außen oder auch von innen löst Reaktionen aus. Das Problem ist, daß man diese Reaktionen schlecht voraussagen kann, obwohl man inzwischen längst weiß, wie zum Beispiel der Körper mit eingedrungenen Krankheitserregern fertig wird – oder auch nicht. Da werden ganze Armeen von Blutkörperchen und spezialisierten Zellen tätig, die alle Verteidigungsstrategien beherrschen.
Da macht zum Beispiel eine Armada von sich spontan bildenden Antikörpern in Blut- und Lymphsystem die Waffen des Gegners unschädlich; und dies oft so perfekt, daß eine zweite Erkrankung gar nicht mehr möglich wird. Das Immunsystem hat sozusagen ein Gedächtnis, das ihm sagt, wie es die verschiedenen Erregerarten bekämpfen muß – sofern es vorher schon einmal mit ihnen in Berührung gekommen ist. Das bedeutet, daß das System permanent trainiert werden muß. Das Motto, „was uns nicht umwirft, macht uns stark“, gilt hier uneingeschränkt. Deshalb sollte man dem Körper Gelegenheit zum Training geben. Ein Mensch, der von Geburt an in steriler Atmosphäre lebt, hat kaum Überlebenschancen. Dagegen spricht nicht, daß es bei schwerer Erkrankung durchaus notwendig sein kann, den Kranken völlig ste-

ril abzukapseln. Dies gilt vor allem für schwerkranke Säuglinge, die anschließend sehr behutsam an die Umwelt wieder gewöhnt werden müssen.
Auf keinen Fall sollte man mit Kanonen auf Spatzen schießen, wenn man einmal leicht krank wird; also nicht bei jeder kleinsten Erkrankung gleich Antibiotika oder andere hochwirksame Medikamente nehmen. Sonst könnte es durchaus sein, daß das Immunsystem seine Verteidigungsbereitschaft bei schweren Erkrankungen verliert. Nicht derjenige Arzt ist daher der beste, der die wirksamsten Medikamente verschreibt, sondern derjenige, der am treffendsten erkennt, ob der Körper möglicherweise aus sich heraus mit der Erkrankung fertig wird. Dabei kann man ihm durchaus Hilfestellung leisten; zum Beispiel mit pflanzlichen Medikamenten, die unter anderem das Immunsystem unterstützen, ohne den Krankheitserreger direkt abzutöten. Wir sollten zumindest den Versuch wagen, diese Aufgabe dem Immunsystem zu überlassen. Dabei können wir durchaus auf den Erfahrungsschatz unserer Vorfahren zurückgreifen. Dies wird ein wesentliches Thema dieses Buches sein.
Mit diesem wiedererweckten Wissen muß man dann auch nicht mit jedem Wehwehchen zum Arzt laufen. Da kann man durchaus auch einmal zur Selbstmedikation greifen. Allerdings bitte nur, wenn es tatsächlich um kleine Wehwehchen der bekannten Art geht, angefangen bei Erkältungen, bei Mund- und Rachenentzündungen, bei Unpäßlichkeiten von Magen und Darm, bis hin zu leichten Hauterkrankungen. Sie sollten aber sofort den Arzt aufsuchen, wenn sich nach einigen Tagen keine Besserung einstellt.

Unser Immunsystem

Ich möchte noch einmal auf das Immunsystem und auf seine Steuerung zurückkommen. Hierüber wurden in den letzten zehn Jahren erstaunliche neue Erkenntnisse gewonnen. Es ist nicht, wie man zunächst denken könnte, in irgendeinem Körperorgan konzentriert, sondern es besteht aus Milliarden von hochspezialisierten Einzelzellen, die frei im Blut, in Adern und Venen zirkulieren, aber auch im Lymphsystem. Es sind weiße Blutkörperchen der verschiedensten Art. Irgendwie erinnern sie mich an Ameisen, zumindest was ihre Emsigkeit anbelangt, aber auch im Hinblick auf ihre Arbeitsteilung. Die einen greifen die eingedrungenen oder auch im Körper gebildeten Fremdsubstanzen sofort an; sie sind sozusagen die Infanterie. Die anderen bereiten die Verteidigung im Hinterland vor. Etwas wissenschaftlicher ausgedrückt: Fremdkörper – seien es nun Bakterien, Pilze, Viren oder auch Fremdgewebe und Krebszellen, also entartete körpereigene Zellen – werden unmittelbar von einer Armada von Freßzellen empfangen, von sogenannten *Phagozyten.*
Bleiben wir zunächst bei den Phagozyten. Es gibt zwei Arten, die zwei Strategien verfolgen:
Die einen – die *Killerzellen* – versuchen den Eindringling ganz einfach nur auszuschalten. Die anderen – die *Makrophagen* – zerstören ihn zwar auch, und zwar indem sie ihn sich einverleiben (vgl. *Abb. 3*). Gleichzeitig zerlegen sie ihn aber in seine Bestandteile und präsentieren die Bruchstücke (Anti-Gene) an ihrer Oberfläche. Damit bereiten sie gewissermaßen die Hinterlandverteidigung vor. Sie sagen dem Generalstab, um welchen Feind es sich handelt, welche chemische Struktur sich in ihm verbirgt.
Dieser Generalstab besteht ebenfalls aus Millionen von Zellen, den sogenannten *T4-Helferzellen.*
Der Einsatz dieses Systems wird immer dann angeregt, wenn die erste Verteidigungslinie durchbrochen ist, d.h. wenn die Freßzellen des Erregers oder des Eindringlings nicht Herr werden; wenn die Krankheit ausbricht.
Dies führt mich noch einmal zurück zu dem eingangs Gesagten. Das Verteidigungssystem wird sicherlich nicht ausreichend aktiviert, wenn wir sofort spezifische Medikamente (zum Beispiel Antibiotika) einsetzen. Dann wird zwar die Krankheit schnell geheilt, aber es gibt häufig einen Rückfall und außerdem wird man langfristig wesentlich krankheitsanfälliger. Ganz abgesehen davon, daß Antibiotika Bakterien und andere Krankheitserreger resistent (immun gegen dieses Medikament) machen kann.
Gehen wir einmal davon aus, daß nach der ersten Verteidigungsschlacht eine Menge Erreger übrigbleiben. Wenn nichts weiteres geschieht, könnten sie sich um so schneller vermehren. Tatsächlich geschieht dies manchmal mit ungeheurer Geschwindigkeit. Innerhalb von wenigen Stunden kann der Organismus völlig von ihnen überschwemmt werden. Manchmal nutzen die Mikroben sogar unsere weißen Blutkörperchen als Vehikel zu ihrer Vermehrung. Dann programmieren die Bakterien oder Viren die Zellen zu willenlosen Mikrobenfabriken um. Dazu darf es natürlich nicht kommen; denn dann würde höchste Lebensgefahr bestehen. Sich gegen diese Gefahr zu schützen, hat der menschliche Körper – aber auch der der Tiere – in Millionen Jahren erlernt.

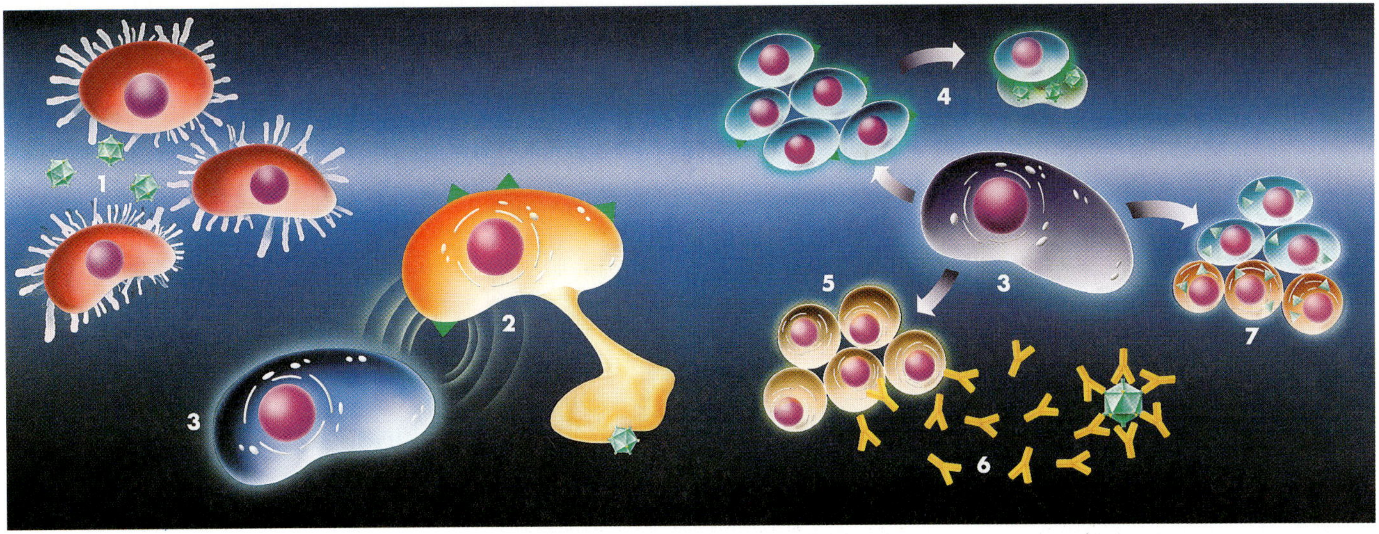

Abb. 3: Die Abwehrschlacht des Immunsystems: Viren dringen in den Blutkreislauf ein (1.). Killerzellen greifen die Viren an. Diese erste Verteidigungslinie des Immunsystems reagiert auf alle körperfremden Stoffe (2.). Der nächste Schritt der Immunantwort wird durch die Makrophagen eingeleitet. Diese Freßzellen verschlingen die Viren, zerlegen sie chemisch und präsentieren die Virusbestandteile auf ihrer Oberfläche (3.). Bei der Koordination der weiteren Maßnahmen des Immunsystems spielen die sogenannten T4- oder „Helferzellen" eine zentrale Rolle. Sie übernehmen die Informationen über das Virus durch direkten Kontakt mit den Makrophagen. Sie regen die Bildung zytotoxischer T-Zellen (4.) gegen die Viren an. Sie informieren B-Zellen (5.) über den genauen Aufbau des eingedrungenen Erregers und helfen so bei der Produktion von Antikörpern (6.). Sie bleiben nach überstandener Infektion als „Gedächtnis" des Abwehrsystems erhalten (7.).

Abwehrzentralen sind die T4-Helferzellen. Von den Makrophagen haben sie die Information über die Struktur und die Art des Fremdlings erhalten. In unserer *Abbildung 3* haben wir das am Beispiel des Erregers der Masern dargestellt, einem äußerlich ebenmäßigen, wie ein Kristall aussehenden winzigen Virus. Selbst bei einer 100 000fachen Vergrößerung bringen es Viren nur auf eine Abbildungsgröße von wenigen Millimetern. Verfolgen wir einmal die Abwehrschlacht aus dem Hinterland.

Wenn die T4-Helferzelle den Eindringling durch die Analyse der zersetzten Mikrobenpartikel erkannt hat – man spricht in diesem Zusammenhang von Antigenen –, dann produziert sie eine Art Signalsubstanz ähnlich einem Hormon, das sogenannte *Interleukin*. Dieses bewirkt einerseits eine verstärkte Produktion von weiteren T-Zellen, anderseits einer Zellgruppe, die wir B-Zellen nennen. Auch sie gehören zu den weißen Blutkörperchen. Von den T-Zellen und den B-Zellen gibt es wiederum ganz verschiedene Arten.

Die erste T-Zelle ist die schon erwähnte T4-Helferzelle, es ist die Zentrale. Die zweite, auf die es uns ankommt, ist eine T8-Zelle. Man nennt sie auch cytotoxische-Zelle. „Cyto" steht für den Begriff Zelle und toxisch heißt giftig. Es handelt sich also um eine Zelle, die einen Stoff besitzt, der für die spezifischen eingedrungenen Mikroben giftig wirkt. Dadurch wird der Erreger zunächst einmal ausgeschaltet. Für unsere Betrachtungsweise am wichtigsten aber ist, daß sie das erzeugt, was wir im weitesten Sinne mit Immunität bezeichnen. Aber so weit sind wir noch nicht. Zunächst müssen wir beschreiben, wie die den Körper überschwemmenden Erreger weiter bekämpft werden.

Die T4-Helferzelle regt auch die Produktion von B-Zellen an. Eine dieser B-Zellen ist in der Lage, aufgrund der von der T4-Zelle gelieferten Information ganz spezifische Antikörper zu erzeugen.

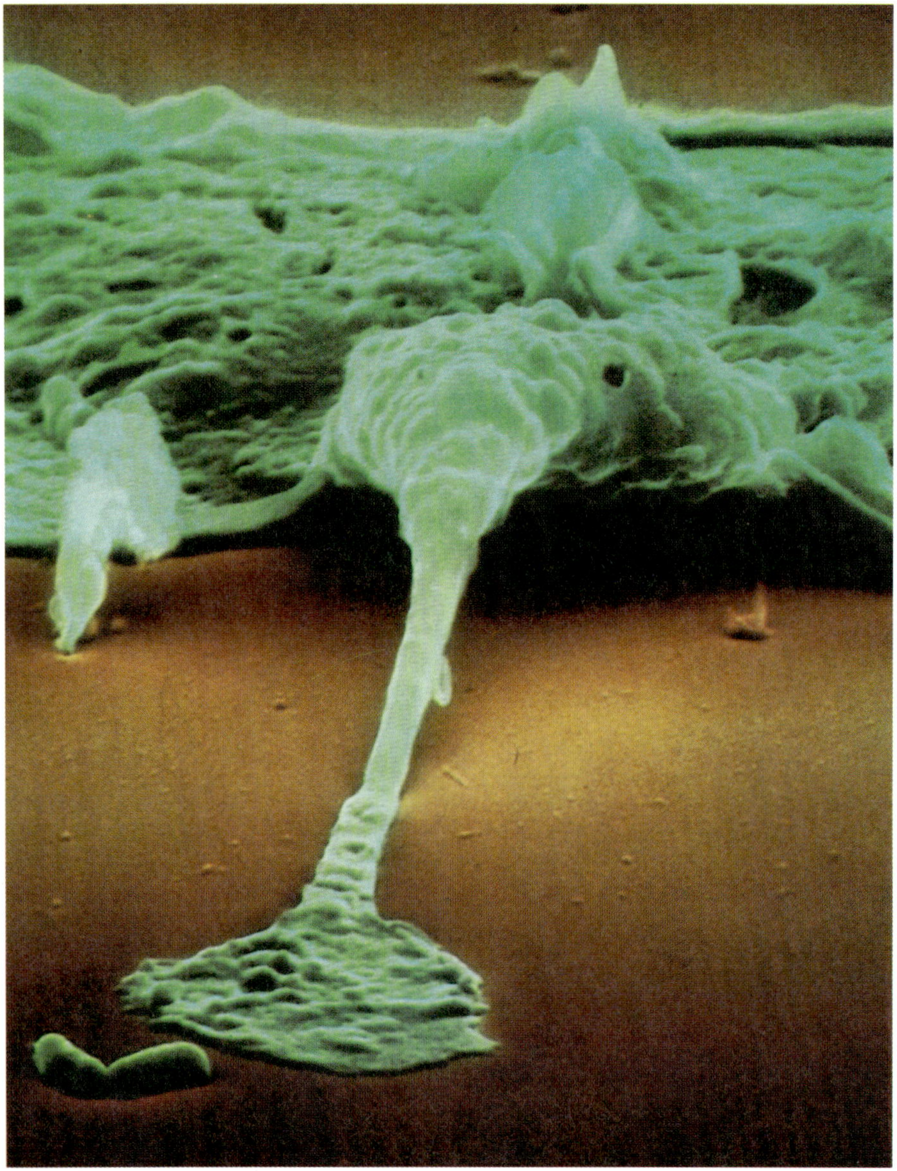

Abb. 4: Wie ein Wesen aus einer anderen Welt: eine Makrophage streckt sich nach einem Bakterium aus, um es zu verschlingen.

Diese Antikörper passen genau auf den Fremdling, das heißt, sie verstopfen im bildlichen Sinne den Schlüssel, mit dem der Erreger sich Einlaß in die Körperzellen verschaffen kann, die dann für den Organismus ausfallen. Durch dieses Verstopfen wird der Erreger ebenfalls ausgeschaltet und gegebenenfalls später von Freßzellen ganz beseitigt. Eine Woche nach Krankheitsbeginn läuft die Antikörper-Produktion auf vollen Touren. In Zahlen ausgedrückt: Eine einzige B-Zelle ist in der Lage, pro Sekunde rund 2000 Antikörper auszustoßen. Da kommen in kurzer Zeit Milliarden von Zellen zusammen. Das ist natürlich eine große Menge. Aber sie wird auch gebraucht; denn die Mikroben greifen in großer Zahl an. Die freien Viren und Bakterien schweben dadurch bald in einem Meer von Antikörpern. Diese Antikörper werden so lange produziert, bis die Krankheit überwunden ist und manchmal noch etwa 3 bis 4 Wochen darüber hinaus.

Um die weißen Blutkörperchen nicht permanent zu überfordern, muß der Gesamtprozeß irgendwann einmal gestoppt werden. Auch dafür gibt es wieder spezielle Zellen, die von der T4-Helferzelle gesteuert werden (T8-Zellen).

Aber damit noch nicht genug.

Die wohl verblüffendste Abwehrmaßnahme ist eine Vorwärts- und Rückwärtsverteidigung in einem. Sie ist gewissermaßen das Tüpfelchen auf dem i des Immunsystems.

Für besonders gefährliche Erreger – darunter viele Viren – schafft sich der Körper ein lebenslanges Erkennungs- und Abwehrsystem. Auch wenn unser Gedächtnis es schon lange vergessen hat; das Gedächtnis des Immunsystems bleibt erhalten. Wissen Sie noch, ob Sie in der Kindheit Masern hatten oder Mumps,

Keuchhusten, Windpocken, Diphtherie usw.? Oder ob Sie dagegen geimpft wurden? Selbst wenn Sie es nicht wissen, werden Sie auf keinen Fall an diesen Krankheiten gravierend erkranken, wenn Sie sie schon einmal gehabt haben. Ein Glück; denn viele sind gerade für Erwachsene eine große Bedrohung.
Dieses „Krankheitsgedächtnis" wird von der Information ausgelöst, die die T4-Helferzellen von den Freß-Zellen erhalten haben. Einige der Abwehrzellen der hinteren Front bleiben aber auch nach der Überwindung der Krankheit im Blut erhalten, beziehungsweise sie haben wohlweislich in den Überlebenskampf zunächst gar nicht eingegriffen.

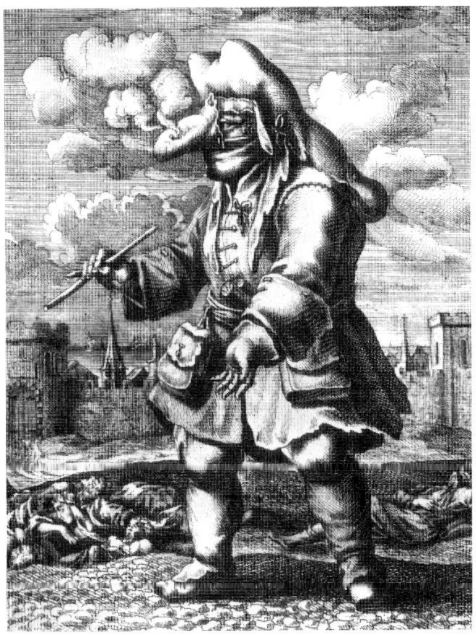

Abb. 5: Mit derlei skurrilen Masken versuchten sich die Pestärzte in früheren Jahrhunderten gegen die Ansteckung zu schützen (Kupferstich eines unbekannten Künstlers aus dem 18. Jahrhundert).

Beim erneuten Angriff eines Antigens – zum Beispiel eines Erregers – können sie daher schnellstens reagieren; denn der beim ersten Kontakt erforderliche Lernprozeß fällt weg. Die Antikörper-Produktion kann also sofort einsetzen. Deshalb ist der Verlauf einer zweiten Erkrankung oft so schwach, daß wir ihn gar nicht bemerken. Allenfalls fühlen wir uns etwas schwächer.
Am besten ist es natürlich, gar nicht krank zu werden und trotzdem immun zu sein. Heute bringen die Ärzte die Krankheitserreger entweder entschärft oder als ein für sich allein nicht mehr lebensfähiges und gefährliches Antigen in den Körper. Auch durch dieses „Impfen" werden die T4-Helferzellen zur Produktion von Antikörpern und „Gedächtniszellen" angeregt. Mit dieser Methode wurden viele schreckliche Geiseln der Menschheit – von den Pocken bis zur Kinderlähmung – besiegt. Es lohnt sich also, seine Kinder impfen zu lassen.

Hormone und wie sie den Körper steuern

Das Immunsystem ist also gewissermaßen ein Organismus im Organismus. Noch einmal die Frage, wie es gesteuert wird.
Fragen wir uns zunächst, wo denn diese weißen Blutkörperchen eigentlich gebildet werden.
Vielleicht führt uns das ihrem Geheimnis ein wenig näher. Zwei wichtige Organe sind in diesem Zusammenhang zu nennen.
Das sind zunächst einmal die *Milz* und die *Thymusdrüse*. Vor allem die Thymusdrüse steuert die Produktion der für die Abwehr so wichtigen T-Zellen (T4- und T8-Zellen). Sie heißen T-Zellen, weil sie in der Thymusdrüse entstehen. Diese Drüse erzeugt aber auch Hormone, das heißt Botenstoffe, die andere Abwehrfunktionen auslösen können, indem sie zum Beispiel bestimmte Organe steuern, die an der Abwehr beteiligt sind (die Milz, die Lymphknoten, die Mandeln, das Rükkenmark usw.). Außerdem werden hier unspezifische Abwehrstoffe erzeugt, wie etwa das Interferon, auf das die Medizin so große Hoffnungen gesetzt hat, weil man glaubte, damit Viruserkrankungen oder gar Krebs bekämpfen zu können. Nachdem die synthetische Gewinnung des Interferons gelungen war und erste Erfahrungsergebnisse vorlagen, wurden die Erwartungen leider stark gedämpft. Einerseits wegen der Nebenwirkungen, andererseits scheinen die Viren sich nicht so leicht überlisten zu lassen. Wahrscheinlich spielen im Körper mehrere Abwehrfaktoren zusammen. Eine Wundersubstanz allein kann dies nicht bewirken. Hierin zeigt sich wieder einmal, daß bestimmte Krankheiten nur durch Aktivierung des gesamten Körperabwehrsystems beherrschbar werden.
Über die Thymusdrüse sind wir auf ein weiteres Gebiet gestoßen, das bei allen Körperfunktionen, aber auch bei der Abwehr von Krankheitserregern parallel zum Immunsystem eine bedeutende Rolle spielt. Es ist das *Hormonsystem*.
Hormone sind Botenstoffe, die eine Nachricht enthalten. Sie werden in verschiedenen Drüsen erzeugt und durch die Blutbahn auf die Reise geschickt. An bestimmten Organen oder Zellen passen sie nun, im übertragenen Sinne, wie der Schlüssel in ein Schloß. Sie können dann dort – und nur dort wo sie ihr Gegenstück, ihr Pendant, finden – Zellen zu Aktivitäten anregen oder auch stoppen. Auf

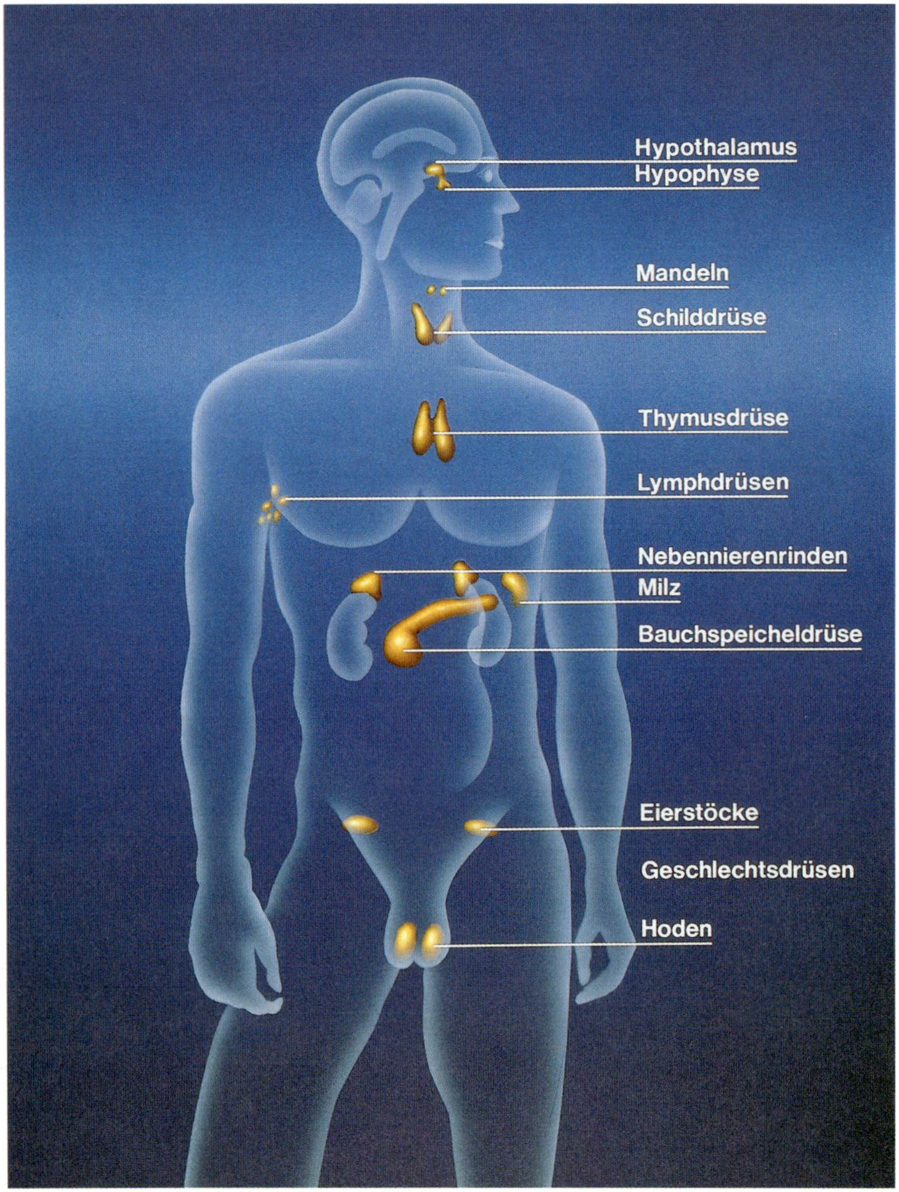

Abb. 6: Wichtige Drüsen und ihre Lage im menschlichen Körper.

diese Weise hat sich der Körper ein ungewöhnlich wirksames Informationssystem geschaffen, mit dem nicht nur im Körperinneren die Temperatur, der Stoffwechsel und die Krankheitsabwehr geregelt wird, sondern auch nach außen zum Beispiel bei Gefahr die Verteidigungsbereitschaft eingestellt oder Entwarnung gegeben wird, oder Aktivitäten wie Nahrungssuche, Partnersuche usw. ausgelöst wird.
Ein gutes Beispiel für die komplexe Funktion von Hormonen ist der Streß: Bei tatsächlicher oder vermuteter äußerer Bedrohung durch einen Feind oder durch gefährliche Umstände wird ein Streßhormon – das *Adrenalin* – ausgeschüttet. Der Körper wird in einem außergewöhnlich wachen, verteidigungsbereiten Zustand versetzt, der möglicherweise lebenserhaltend sein kann. Dies ist sozusagen ein inneres Doping. Hält es jedoch länger an – was in unserer modernen Welt sehr häufig der Fall ist –, dann überfordert sich der Organismus permanent. Die Folge ist oft eine bleibende Organschädigung; sei es des Gefäßsystems – zum Beispiel durch zu hohen Blutdruck – oder/und des Herzens. Auch der Verdauungstrakt kann in Mitleidenschaft gezogen werden; denn die Tätigkeit von Magen und Darm werden ebenfalls hormonell gesteuert.
Um keine Mißverständnisse aufkommen zu lassen: Mangel an Streß kann genauso gefährlich werden wie ein Zuviel an Streß. Der Körper braucht auch Aktivierung; allerdings in Grenzen. Sie sehen: auch hier kommt es auf die richtige Dosis an. Wichtig ist, daß auf Streß unbedingt Entspannung folgen muß. Darauf sollten Sie immer achten; notfalls auch gegen die Anforderungen der Familie oder des Chefs. Eine Tasse vom richtigen Kräutertee – um bei unserem Thema zu bleiben

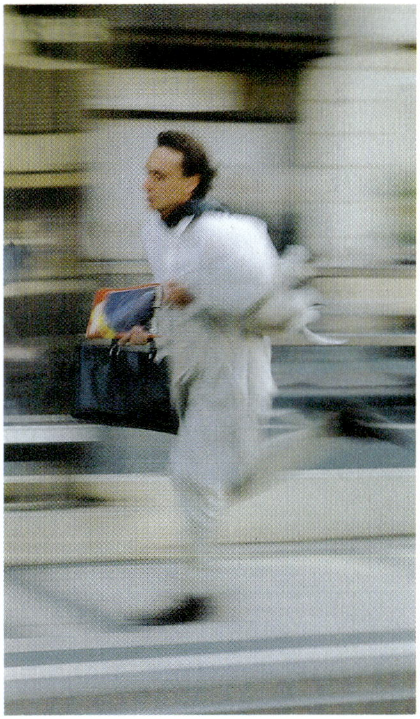

Abb. 7: Ständiger Streß überfordert den Organismus und kann zu bleibenden Schäden führen.

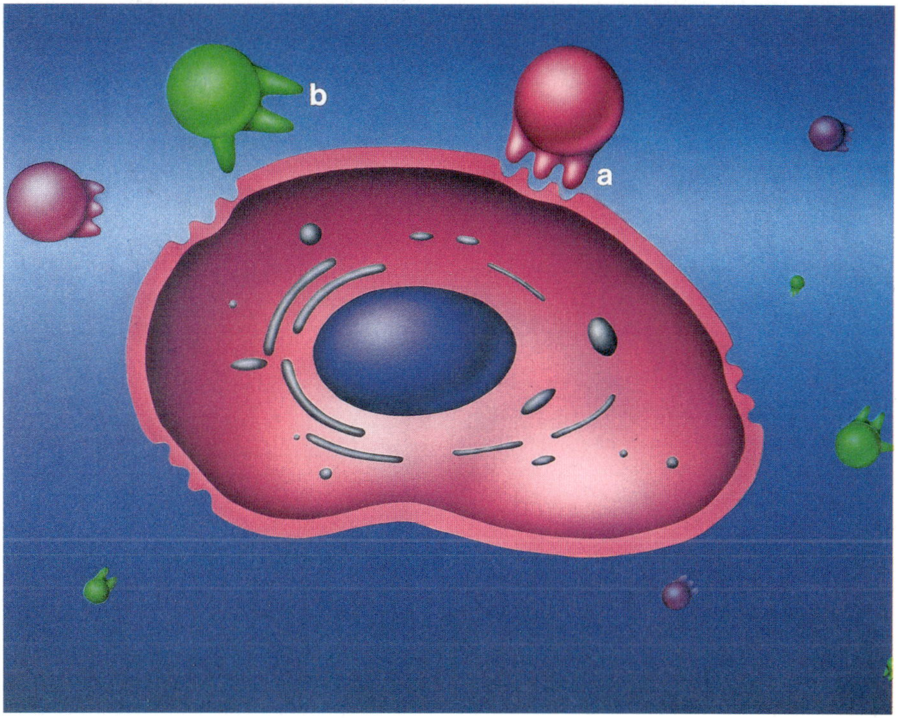

Abb. 8: Bestimmte Hormone können nur dann die Zelle beeinflussen, wenn ihre Rezeptoren in die Zellwand passen (*a*, nicht dagegen *b*; Schlüssel-Schloß-Prinzip).

– kann da Wunder wirken. Kaffee, Schwarzer Tee oder Zigaretten regen hingegen eher noch mehr an. Also Vorsicht; es sei denn, der Genuß an sich „regt Sie ab", entspannt Sie. Allerdings kann das häufig nur ein vermeintlicher Genuß sein – gesteuert durch eine Art Sucht.

Die Hypophyse: Steuerungszentrale des Hormonsystems

Bei der Erforschung des Hormonsystems hat man in jüngster Zeit enorme Fortschritte gemacht. Es gibt zwar immer noch weiße Flecken in der „Hormonlandschaft"; vor allem was das Gesamtregelsystem anbelangt. Immer deutlicher schält sich jedoch der enge Zusammenhang zwischen dem Funktionieren des Immunsystems und des Hormonsystems heraus.

Bleiben wir zunächst beim Hormonsystem.

Es gibt aktivierende Hormone, bremsende, gestaltende und solche, die zum Beispiel stark in unsere Gefühlswelt, unsere generelle Lebensstimmung eingreifen, ja sogar an den Kern unserer Seele, an unser Bewußtsein heranführen. Die Steuerzentrale – sozusagen eine Superdrüse – liegt direkt unter dem Gehirn. Es ist die Hirnanhangdrüse, die *Hypophyse*.

Schon im Altertum hatte man offenbar ihre Bedeutung erkannt. Heute weiß man, wie differenziert dieses Organ wirkt. Einerseits steuert es als eine Art nach innen gerichtetes Sinnesorgan (man spricht sogar vom sechsten Sinnesorgan) in gewisser Weise selbständig den Spiegel verschiedenster Hormone. Dazu produziert die Hypophyse eigene Hormone, mit denen zum Beispiel wichtige Stoffwechselfunktionen reguliert werden. Bauchspeicheldrüse, Schilddrüse, Nebennierenrinde, Thymusdrüse, ja sogar die Keimdrüsen werden durch sie beeinflußt. Das bedeutet, daß die von der Hypophyse ausgesandten Hormone andere Körperdrüsen zur Ausschüttung ihrer artspezifischen Hormone anregen. Da es sich um ein Regelsystem handelt, müssen diesen anregenden Botenstoffen auch bremsende gegenüberstehen. Auch diese kommen aus der Hypophyse.

Andererseits ist die Selbständigkeit der Hypophyse eng begrenzt. Nicht zufällig liegt sie direkt unter dem Gehirn, zu dem sie in engem Kontakt steht. Die Nahtstelle ist ein Teil des Zwischenhirns, der sogenannte *Hypothalamus*.

Im Hinblick auf unser Gefühlsleben wird die Hypophyse durch die Verbindung zum Gehirn sozusagen zu einem ausführenden Organ. Wenn wir von „Gefühl im Bauch" sprechen, wird es über die hormonelle Steuerung erzeugt; der Magen wird zum Beispiel über die Bauchspeicheldrüse zu Ausschüttung von mehr Verdauungssaft angeregt. Die Darmtätigkeit kann gesteigert werden, und auch der berühmte Knoten in der Magengegend ist so zu verstehen. Die Herztätigkeit wird über das Streßhormon aktiviert, dessen Produktion ebenfalls die Hypophyse steuert. Auch sexuelle Aktivitäten haben hier ihren Ursprung usw.

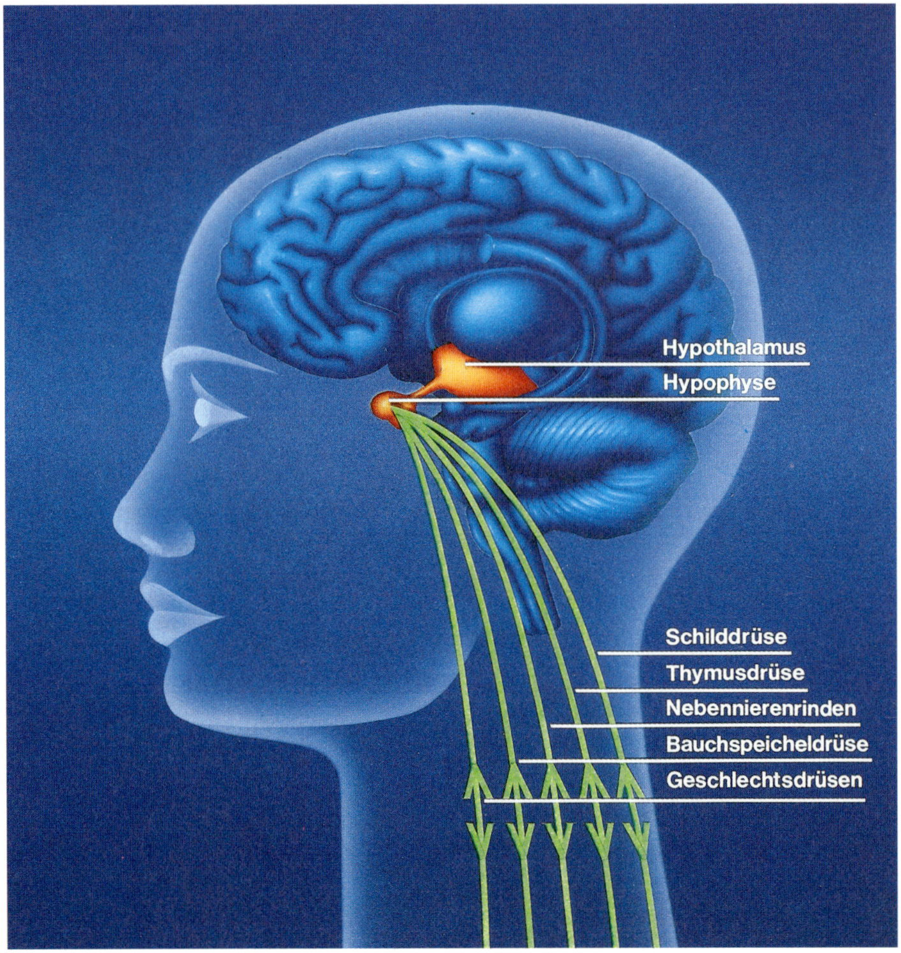

Abb. 9: Die Lage der Hypophyse im Zentrum des Kopfes und welche Organe sie durch Hormone beeinflußt.

In der Hypophyse erfolgt also die Verknüpfung all dieser inneren Prozesse mit dem Gehirn, und es gibt Forscher, die daher glauben, daß die Hypophyse sozusagen das Sinnesorgan für unser Ich, für unser Selbstbewußtsein ist.
Außergewöhnlich interessant ist auch die Art und Weise, wie die Hypophyse mit dem Gehirn verbunden ist. Es gibt zwei Verbindungswege. Einmal wird auch sie über Botenstoffe – also Hormone – gesteuert, und diese werden vom Hypothalamus produziert. Auf den ersten Blick ist es verblüffend, warum der Hypothalamus seine Hormone nicht direkt in den Blutkreislauf bringt, sondern die Hypophyse als Zwischeninstanz nutzt. Wenn man sich jedoch die Struktur dieser Hormone anschaut, fällt auf, daß der Hypothalamus nur Hormone mit ganz einfachen chemischen Strukturen abgibt. Offenbar ist die Hypophyse in der Lage, viel kompliziertere zu bilden, die wiederum notwendig sind, um die vielfältigen Körperfunktionen zu regeln.
Der Hypothalamus produziert Hormone also nur zur Informationsvermittlung an die Hypophyse. Eins der Hypotalamus-Hormone löst zum Beispiel in der Hypophyse die Produktion des menschlichen Wachstumshormons aus, ein anderes bremst dieses Wachstumshormon. Wieder ein anderes sorgt für die Hormonbildung zur Muttermilchabgabe nach der Geburt, wieder ein anderes regt die Erzeugung eines die Schilddrüsen stimulierenden Hormons an. Insgesamt kennt man bisher sieben solcher Hypophyse steuernde Hormone. Von fünf hat man die genaue chemische Struktur bereits analysiert. Bei zweien steht sie noch aus.
Es war ein abenteuerlicher Weg, das Geheimnis der Beziehung von Hypothalamus und Hypophyse zu lüften. Millionen von Zwischenhirnen von geschlachteten Schafen und Schweinen wurden zerlegt und nach den Stoffen durchsucht. Wer mehr darüber wissen will, dem empfehle ich das Buch „Hormone, die chemischen Boten des Körpers" von Lawrence Crapo. Dort ist auch sehr anschaulich der zweite Informationsweg vom Gehirn zur Hypophyse beschrieben.
Im Prinzip besteht die Hypophyse aus zwei Teilen: Erstens der *Adenohypophyse* – auch Hypophysenvorderlappen genannt. Er wird durch die eben beschriebenen Hypothalamushormone gesteuert und gibt – soviel man heute weiß – sechs Hypophysenhormone ab (vgl. *Tabelle*). Der zweite Teil ist die *Neurohypophyse*. Sie besteht im wesentlichen aus einer Zusammenballung von Nervenenden, deren Zellkerne im Hypothalamus, also im Gehirn sitzen. Auch diese Nervenzellen können Hormone produzieren und „auf Befehl von oben", das heißt vom Gehirn, freisetzen.

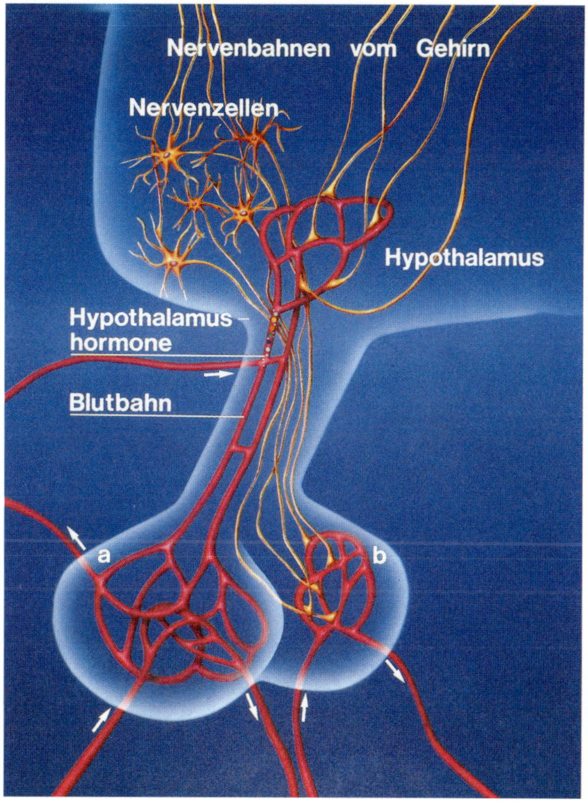

Abb. 10: Die Hypophyse besteht aus zwei Teilen: Der *Neurohypophyse* und der *Adenohypophyse*. Sie stehen in einer fein differenzierten Wechselverbindung bei der Steuerung des Hormonhaushalts. *a:* Die Adenohypophyse wird durch Hypothalamushormone über die Blutbahn angeregt, gesteuert durch Nervenbahnen aus dem Gehirn. *b:* Die Neurohypophyse erhält ihre Impulse über Nervenzellen unmittelbar aus dem Hypothalamus, die ihrerseits wieder mit Nervenbahnen aus dem Gehirn in Verbindung stehen.

Diese Freisetzung erfolgt an den Nervenenden in der Neurohypophyse, und von dort beginnen sie dann samt ihrer Botschaft ihre Reise in der Blutbahn.
Zwei Hormone hat man nachgewiesen. Auch sie steuern wichtige Körperfunktionen. Das erste ist das sogenannte *Vasopressin*. Es beeinflußt den Wasserhaushalt des Körpers, das heißt, es wird immer dann freigesetzt, wenn der Körper einem zu hohen Wasserverlust begegnen muß. Es bremst also die Harnabscheidung der Nieren. Gleichzeitig scheint es

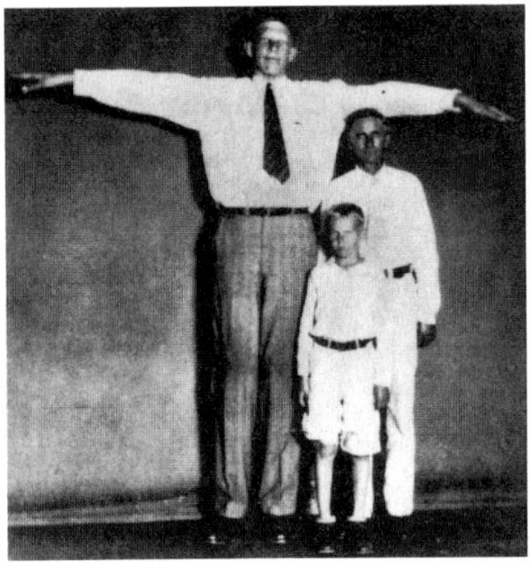

Abb. 11: Robert Wadlow, geboren 1928, der Riese von Alton (USA), bei dem sich im Kindesalter ein Hypophysentumor entwickelte, der eine erhöhte Sekretion von Wachstumshormonen bewirkte. Im Alter von 13 Jahren überragte er mit 2,72 m seinen Vater bei weitem.

auch den Blutdruck zu beeinflussen; denn es wirkt möglicherweise auch gefäßverengend.
Vom zweiten – dem *Oxytocin* – weiß man, daß es unter anderem beim Geburtsvorgang eine Rolle spielt. Es löst zum Beispiel die Wehen aus und wirkt generell die Gebärmutter zusammenziehend.

Bildungsort	*Hormon*	*Funktion*
Hypothalamus	abgabefördernde und abgabehemmende Hormone	Regulation der Adenohypophyse
Adenohypophyse	ACTH	Kontrolle der Nebennierenrinde
	FSH	Regulation der Keimdrüsen
	Wachstumshormon	Anregung des Wachstums
	LH	Regulation der Keimdrüsen
	Prolactin	Anregung der Milchproduktion
	TSH	Kontrolle der Schilddrüse
Neurohypophyse	Vasopressin	Kontrolle des Wasserhaushaltes
	Oxytocin	Uteruskontraktion und Milchfluß
Schilddrüse	Thyroxin	Kontrolle des Stoffwechselumsatzes
Nebenschilddrüse	Parathormon	Regulation des Calciumhaushaltes
Darm	Darmhormone	Verdauung der Nahrung
Bauchspeicheldrüse	Insulin } Glucagon }	Glucosestoffwechsel
Nebennieren	Cortisol	Dauerstreß, Entzündungshemmung
	Aldosteron	Elektrolythaushalt
	Adrenalin	Streßreaktion
Eierstöcke	Östradiol } Progesteron }	Ausbildung weiblicher Geschlechtsmerkmale
Hoden	Testosteron	Ausbildung männlicher Geschlechtsmerkmale

Tabelle: Hormone und ihre Funktionen.

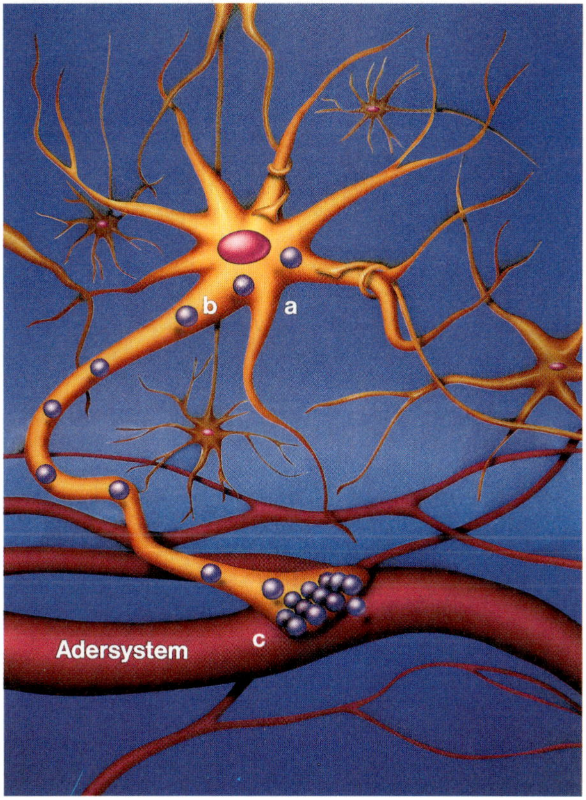

Abb. 12: Die Nervenzentren (*a*) im Hypopthalamus können Hormone produzieren (*b*) und auf Befehl des Gehirns in der Neurohypophyse (*c*) freisetzen und in die Blutbahn lenken.

Daß die Forschung noch weitere Hypophysenhormone findet, ist nicht auszuschließen.

Für uns wichtig ist aber, daß diese Superdrüse offenbar zugleich eine bedeutsame Zwischenstation zwischen dem Körper und dem Geist darstellt. Im Hinblick auf unwillkürliche Reaktionen hat sie einen stärkeren Einfluß als das Nervensystem, das ebenfalls dafür da ist, Informationen und Befehle des Gehirns zur Ausführung weiterzugeben.

Schulmedizin oder Naturheilkunde?

Vielleicht liegt in der Verknüpfung von Körper und Geist auch eine Verbindungsstelle zwischen Ganzheits- oder Naturmedizin und der klassischen Schulmedizin.

Es ist durchaus denkbar, daß das Immunsystem durch Geist und Seele beeinflußbar ist; und zwar über die hormonelle Steuerung der Hypophyse. Wir haben bereits erwähnt, wie wichtig es für unsere Gesundheit ist (vgl. *Seite 12*). Keine Medizin – selbst wenn sie ein noch so breites Wirkungsspektrum hätte – könnte auch nur einen Bruchteil der Funktionen der Immunabwehr ersetzen.

Wenn es auch nur zeitweise aussetzt, können sonst friedliche Mikroben, mit denen der Körper in der Regel spielend fertig wird, zur Lebensbedrohung werden. Wir wissen das unter anderem von der Krankheit Aids, deren Gefährlichkeit vor allem darin besteht, daß die Immunabwehr geschwächt wird. Die Folge: völlig neue Krankheitsbilder, ausgelöst von harmlosen Bakterien oder Pilzsporen, führen häufig zum Tode. Bisher steht die medizinische Wissenschaft dieser Krankheit weitgehend hilflos gegenüber.

Wenn es gelänge, die Wirkung des Immunsystems wieder herzustellen, dann würden diese Krankheiten im Nu geheilt sein, ohne daß spezifische Medikamente gegen diese speziellen sekundären Erkrankungen eingesetzt werden müßten. Leider ist im Falle von Aids der Angriff der Viren derart brutal, daß man ihrer auch mit noch so guten ganzheitsmedizinischen oder homöopathischen Mitteln nicht Herr werden kann; auch nicht mit Pflanzenheilmitteln. Heilkundige, die dies versprechen, sind Scharlatane. (Da gibt es beispielsweise ein Buch von Wolfgang Wirth, der einer einzigen Pflanze – der Aloe – sozusagen mystische Kräfte zusprechen will, die von der Heilung von Kehlkopfkrebs bis zu Aids reichen.) Bei Aids und leider auch bei Krebs sind Wunderheiler zum Scheitern verurteilt. Selbst der stärkste Wille des Patienten kann die Immunabwehr nicht mehr ausreichend aktivieren.

Bei nicht so schweren Erkrankungen können aber Methoden der homöopathischen Medizin oder auch der Natur- oder Ganzheitsmedizin durchaus eine Alternative sein. Man hört von derart vielen Heilungsfällen, daß es sich nicht nur um Einbildung handeln kann. Die – nennen wir sie mal – „alternativen Mediziner" haben einen großen Vorteil: Sie sprechen viel mehr als die Schulmediziner mit ihren Patienten. Und da viele Krankheiten – auch diejenigen, die durch Mikroben ausgelöst werden – durchaus seelische Ursachen haben können, erhöht sich die Möglichkeit, sie auf seelischem Weg zu heilen. Natürlich gibt es auch in solchen Fällen neben seelischen Problemen vielfältige äußere Einflüsse, die das Immunsystem schwächen können. Die Folge davon ist, daß Erreger, die sich immer im Körper befinden, größere Angriffsmöglichkeiten erhalten.

Als ein Beispiel sei der *Herpes-Erreger* genannt. Fast alle Menschen tragen diesen Erreger in sich. Normalerweise aber wird er vom Körper in Schach gehalten. Wird die Immunabwehr aber beeinträchtigt, setzt er sich möglicherweise an der schwächsten Stelle fest. Schon durch starke Sonnenbestrahlung kann eine solche Schwächung erfolgen. Deshalb sind Herpes-Bläschen an exponierten und empfindlichen Stellen wie den Lippen sehr häufig.

Sie entstehen besonders bei starker UVB-Bestrahlung im Gebirge. Auch manche vermeintliche Sonnenallergie ist auf Herpes zurückzuführen.

Auch viele Erkältungskrankheiten werden durch Schwächung erklärbar. Durch Unterkühlung erfolgt eine Beeinträchtigung der Abwehr, und schon nutzen Bakterien und Viren ihre Chance. Oft ist es allerdings auch eine Frage der Menge der Bakterien. So kann es zu einer regelrechten Epidemie von Erkältungskrankheiten kommen.

Wohl dem, der über ein starkes Immunsystem verfügt. Durch gesunde Lebensweise oder durch das richtige Kraut am richtigen Ort zur richtigen Zeit kann man durchaus was gegen zu starke Anfälligkeit tun. Auch eine Abhärtung in der Sauna oder durch Sport kann erheblich zur Stärkung des Immunsystems beitragen.

Wie schon erwähnt, gehört auch die seelische Verfassung dazu. Ein Mensch, der sich gut fühlt, der mit seiner Arbeit zufrieden ist oder im Privatleben Erfüllung findet, wird wesentlich seltener krank als andere. Ich will nicht so weit gehen und behaupten, daß das Gegenteil bereits eine Flucht in die Krankheit sein muß. Es kann aber zur Krankheit führen, und dann helfen auch moderne Arzneimittel oft nicht mehr, im Gegenteil: Sie können die Anfälligkeit nur noch verstärken.

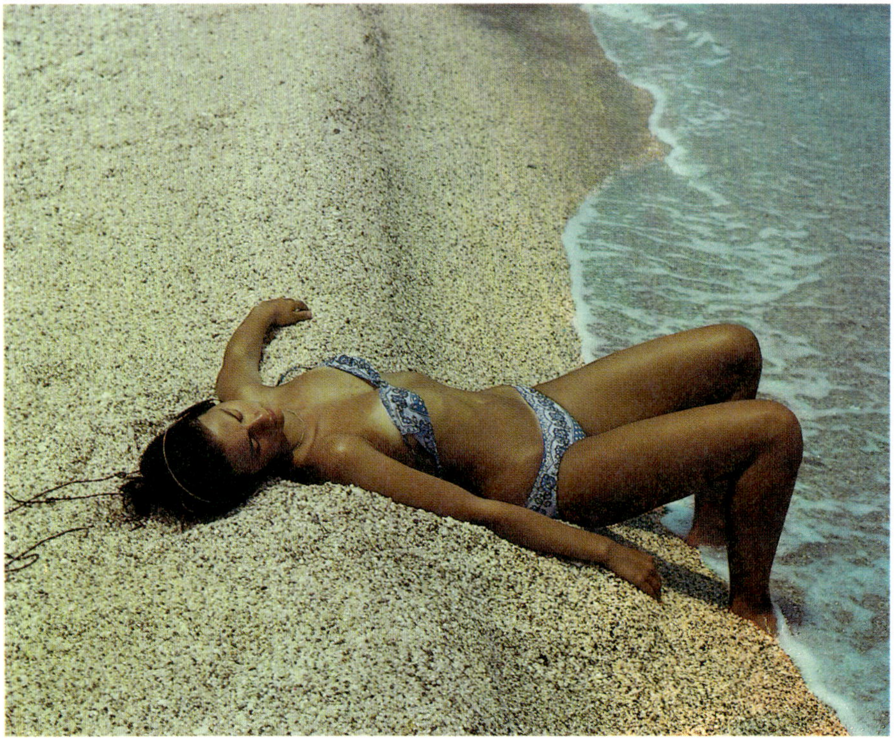

Abb. 13: Übermäßiges Sonnenbaden kann nicht nur zu Hautkrebs führen, sondern auch das Immunsystem schwächen, was z. B. dem Herpes-Erreger eine Chance gibt.

Kräuter gegen Krankheiten?

Die Frage ist, ob die eben beschriebenen Zusammenhänge bei bestimmten pflanzlichen Heilmitteln – also Kräutern oder Kräuterextrakten – anders zu beurteilen sind. Greifen wir dazu ruhig einmal auf den gewachsenen Erfahrungsschatz unserer Vorfahren zurück.
Nicht zufällig hat sich über Generationen hinweg eine Liste von Hausmitteln gebildet, die sicherlich ohne Wirkung schnell vergessen worden wären. Es ist zwar richtig, daß die speziellen Wirkungen im einzelnen schwierig zu beweisen sind; das ist das Problem, das sich bei diesen Mitteln nach dem neuen Arzneimittelgesetz immer mehr stellt. Aber das bedeutet nicht, daß sie wirkungslos sein müssen. Schon physikalische Einflüsse wie etwa die Wärme des Tees oder viel Flüssigkeit können zur Linderung beitragen.
Nicht zu unterschätzen ist auch der psychologische Effekt. Wer erinnert sich nicht daran, daß er als Kind den Kräutertee, den ihm die Mutter verabreichte, zwar scheußlich fand, daß er sich danach aber doch besser fühlte, etwa nach dem Motto, was bitter dem Mund, ist dem Herzen gesund. Vielleicht spielt auch die Zuwendung der Mutter dabei eine Rolle. Wer weiß, ob nicht die Summe aller dieser Einflüsse das Geheimnis der Pflanzenmedizin darstellt. Dabei möchte ich allerdings nicht so weit gehen wie *Maria Treben*, die in ihrem Bestseller „Gesundheit aus der Apotheke Gottes" behauptet, daß Gott gegen jede Krankheit ein Kräutlein hat wachsen lassen. Das ist eine blauäugige Aussage, die heute eindeutig widerlegt ist. Viele Versprechungen in diesem Buch sind im übrigen unverantwortlich. So will Maria Treben Rezepte gegen Krebs, Querschnittslähmung, Tuberkulose zur Hand haben. Diese Krankheiten sind derart schwer, daß sie in jedem Fall von einem seriösen Arzt behandelt gehören. Alles andere wäre gefährliche, fast kriminelle Kurpfuscherei.
Aber auch harmlose Naturheil-Rezepte wie zum Beispiel die von Maria Treben sind keineswegs immer „harmlos", wie etwa die ach so beliebten Schweden-Kräuter. Darin werden zum Beispiel Sennes-Schoten und Sennes-Blätter angepriesen. Diese Kräuter wirken zwar abführend, was gelegentlich durchaus erwünscht sein kann; auf die Dauer aber gewöhnt sich der Darm daran und verlangt immer höhere Dosen. Die Folge ist, die Menschen werden von dem Trank abhängig – eine gefährliche Tatsache. Darauf sollten Sie nämlich stets achten, daß Abhängigkeit von Medikamenten – auch von pflanzlichen Abführmitteln – eine böse Sucht ist. Leider wird sie immer häufiger. Ich kenne einen kreativen Apotheker aus St. Wolfgang in Bayern, der dieses Problem erkannt hat. Mit hohem finanziellem Einsatz hat der eine beachtliche Medizin entwickelt, die Menschen von der Sucht von Abführmitteln wieder befreien kann. Sie besteht darin, daß an 30 aufeinanderfolgenden Tagen unterschiedliche Dosen von Abführsubstanzen zugeführt werden. Am ersten Tag ist die Dosis noch hoch. Sie verringert sich im Verlauf der Kur auf Null. Erreicht wird damit, daß sich der Darm wieder an seine normale Tätigkeit erinnert.
In unserer Liste von Kräutern werden Sie deshalb Sennes-Schoten und Sennes-Früchte nicht finden. Aber helfen können wir Ihnen bei speziellem Problem trotzdem (vgl. ab *Seite 67*).
Damit wir uns recht verstehen, nicht alle Rezepte der Maria Treben sind angreifbar. Auch sie schöpft zum Teil aus dem großen Reservoir von überlieferten Heilmethoden. Aber man kann sie nicht kritiklos in unsere Zeit übertragen. Das ist der Hauptvorwurf, der Maria Treben zu machen ist.
Dem Buch von Maria Treben steht ein wirklich hervorragendes Buch von Dr. med. *R.F. Weiß* gegenüber: „Lehrbuch der Phytotherapie". Diesem Buch ist eine hervorragende Verbindung alter Überlieferung mit moderner Medizin und Pharmazie gelungen. Er hat übrigens auch bei Schulmedizinern ein hohes Ansehen. Dieses Buch möchten wir als zusätzliche Literatur zu unserem Hobbythek-Buch wärmstens empfehlen.
Kommen wir noch einmal auf die medizinische Wirkung von Kräutern zurück.
Wir haben bereits die *physikalischen* und *psychologischen* Wirkungen zum Beispiel von Teezubereitungen angesprochen. Natürlich gibt es auch *biologische* und *chemische* Wirkungen der Kräuterinhaltsstoffe. Damit allerdings beschreiten wir ein Gebiet, das in der modernen Pharmazie heiß umstritten ist. Die wohl wichtigste wissenschaftliche Methode des Nachweises der Heilwirkung von Kräutern liegt darin, die einzelnen Stoffe (Wirkstoffe usw.) zu isolieren und ihre medizinische Wirkung in dieser getrennten Form zu erforschen.
Ein Beispiel: Daß Kamillenblüten den Heilprozeß von Entzündungen fördern, wußte man schon im Altertum. Die moderne Forschung hat die Kamille analysiert und ist tatsächlich auf Stoffe gestoßen, bei denen auch im isolierten Zustand unter anderem antibakterielle und wundheilungsfördernde Eigenschaften eindeutig nachweisbar sind (Alpha-Bis-

abolol und Bisabololoxide = blaues Kamillenöl, vgl. auch die Monographie der Kamille auf *Seite 74*).
In der Beurteilung der Kamille gibt es also kaum Streit unter Medizinern. Aber echte Kamille ist teuer und die Wirkstoffinhalte schwanken sehr stark je nach Wachstumsbedingungen, was bei allen Kräutern beobachtet werden kann. Kein Wunder, daß die chemische Industrie dazu übergegangen ist, Alpha-Bisabolol synthetisch herzustellen. Daraus kann dann auf einfachstem Wege ein klassisches Medikament in Form von Tabletten, Tinkturen usw. gewonnen werden.
(Zu Wirkstoffen wie Alpha-Bisabolol und vielen anderen Substanzen vgl. im einzelnen unser *Hobbythek-Lexikon der sanften Kosmetik*.)
Dagegen hat die Schulmedizin nichts einzuwenden. Der Naturarzt allerdings gibt zu bedenken, daß hier ein einzelner Wirkstoff willkürlich aus seinem Verband mit anderen Inhaltsstoffen der Kamille herausgerissen wurde und er dadurch an Effektivität – bei gleicher Dosierung – verlieren würde.
Naturheilverfahren setzen auf Ganzheit – nach dem Motto: die Natur hat eine Einheit wachsen lassen, und diese Einheit soll man nicht ohne Not zerpflücken. Sie ist ein lebendiges Wesen und ihre Inhaltsstoffe bilden ein harmonisches Ganzes.
In der Tat hat man nachweisen können, daß zwar bei vielen mild wirkenden Heilpflanzen die einzelnen isolierten Stoffe keine eindeutigen medizinischen Effekte haben – sie konnten jedenfalls bei Laborversuchen nicht nachgewiesen werden –, daß aber im Zusammenwirken (Symbiose) der Gesamtheit der Stoffe durchaus eine Heilwirkung beobachtet werden kann. Warum, weiß man nicht. Man kann sie vielleicht auch nur schwer wissen-

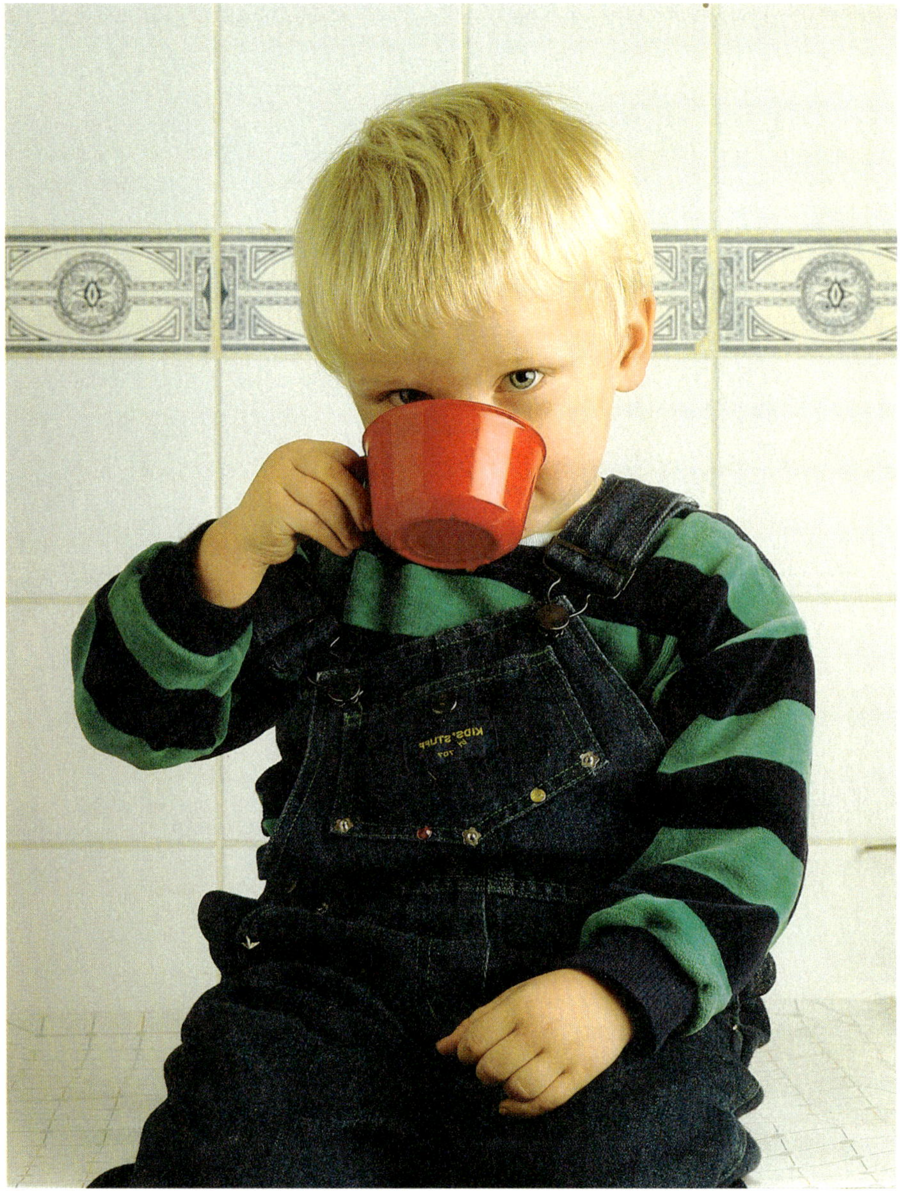

Abb. 14: Auch bei Kinderkrankheiten sind Tees ein gutes Hausmittel.

schaftlich beweisen, eben weil viele verschiedene Faktoren (der Wissenschaftler spricht da von Parametern) beteiligt sind. Das ist wie die Lösung einer Gleichung mit sehr vielen Unbekannten.

Aber es kommt noch etwas sehr Wesentliches hinzu. Lebewesen – dazu gehören Pflanzen und vor allen Dingen auch der Mensch – lassen sich nicht wie ein Mosaik einfach zerlegen. Selbst wenn die einzelnen Steinchen mit viel Kunst wieder zusammengefügt würden, wird niemals wieder ein Ganzes daraus. Das heißt, der einzelne Wirkstoff einer Pflanze allein bestimmt nicht deren pharmakologische Wirkung.

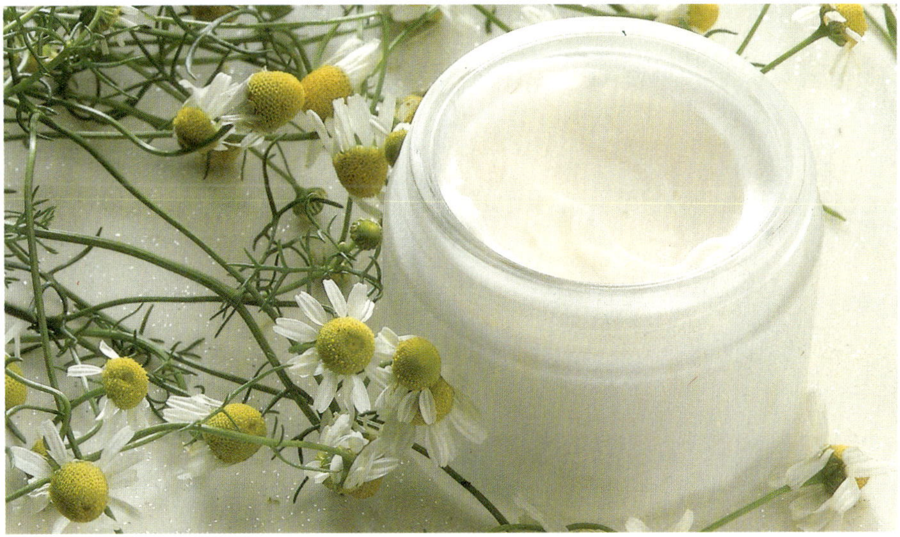

Abb. 15: Kamille ist ein uraltes Heilkraut, dessen Wirkungen wir uns auch in der Kosmetik zunutze gemacht haben.

Diese Erkenntnis widerspricht nun zumindest der eingefahrenen, modernen Medikamentenkunde; vor allem deren Methodik in der Beurteilung von chemischen Stoffen. Dies ist einer der Gründe für die Abneigung der modernen Pharmazeuten und Mediziner gegenüber der Kräutermedizin.

Es zeichnet sich allerdings ein Wandel ab. So hat man beispielsweise erkannt, daß einige Stoffe, die man früher abwertend als Ballaststoffe – also überflüssige Stoffe – bezeichnet hat, im Zusammenwirken mit „echten" Wirkstoffen eine wichtige Rolle spielen, indem sie deren Effekt erheblich verstärken können. Sie verbessern beispielsweise die Aufnahmefähigkeit (Resorbierbarkeit) des eigentlichen Wirkstoffes durch den Körper. Vielleicht kommt es bei Heilmitteln durchaus auch auf die „Verpackung" an. Und die Natur weiß offenbar am besten, was die richtigen Verpackungsstoffe sind.

Halten wir fest: die Gesamtheit der Pflanzeninhaltsstoffe sollte nicht ohne Not zerstört werden. Außerdem heilen Kräuter offenbar nicht nur unmittelbar, sondern vermutlich auch über eine mögliche Aktivierung des Immunsystems.

Interessant ist in diesem Zusammenhang, daß viele Pflanzenstoffe in ihrem chemischen Aufbau durchaus eine gewisse Ähnlichkeit mit Hormonen besitzen. Kein Wunder: denn auch Pflanzen nutzen in ihrem Werden und Vergehen eine Art Botenstoffe. Sie wehren sich außerdem durch eigene Substanzen gegen Befall von Mikroben, also von Bakterien, Viren und Pilzen. Aber auch gegen Insekten können sie sich schützen; zum Beispiel mit ätherischen Ölen. Manchmal locken sie mit diesen flüchtigen Substanzen aber auch Insekten an (Blütenduftstoffe), die durch Verteilung der Blütenpollen für die Vermehrung der Pflanzen sorgen. Auf diese Weise bestäuben die Bienen die Kirschblüten. Ohne dieses sinnreiche Zusammenwirken in der Natur könnten wir keine einzige Kirsche ernten – und vieles andere auch nicht.

Neues und altes Arzneimittelgesetz

Auch wenn wir in diesem Buch nur mildwirkende und freiverkäufliche Arzneimittel vorstellen, so unterliegen diese trotzdem – und zu Recht – dem Arzneimittelgesetz. Wir haben dem in vollem Umfang Rechnung getragen. Alle Substanzen, die wir Ihnen empfehlen, können Sie in Drogerien, Apotheken oder auch in den Läden bzw. bei den Versandfirmen erhalten, die wir im Anhang nennen. Jedes Geschäft, das pflanzliche Drogen verkauft, muß im übrigen eine Berechtigung dazu nachweisen, d. h. einen sogenannten *Drogenschein* vorlegen können (vgl. *Abb. 16*), den nur erhält, wer Sie auch beraten kann. (Der Begriff *Droge* wird hier in seinem ursprünglichen allgemeinen Sinne gebraucht und nicht als Bezeichnung suchterzeugender Mittel).

In letzter Zeit gingen Berichte durch die Presse, in denen zum Teil reißerisch behauptet wurde, daß durch die Änderung des Arzneimittelgesetzes ab 1990 die pflanzlichen Heilmittel – die sogenannten *Phytopharmaka* – vom Markt gefegt werden würden. Kernpunkt der Änderung ist die sogenannte Nachzulassung von pflanzlichen Arzneimitteln, die bereits seit dem Inkrafttreten des zweiten Arzneimittelgesetzes vom 1. 1. 1978 gilt. Jedoch ist man damals noch nicht so radikal wie bei der neuen Änderung vorgegangen, sondern hat eine Übergangsfrist von 12 Jahren eingeräumt. Diese Frist läuft am 1. 1. 1990 ab. Danach dürfen nur noch solche pflanzlichen Mittel als Arznei verkauft werden, für die ein sogenannter *Wirksamkeitsnachweis* vorgelegt werden kann.

Nun haben wir schon im vorigen Kapitel (ab *Seite 21 ff.*) beschrieben, wie schwierig dieser Nachweis zu führen ist; vor allem wenn er auf den einzelnen Pflanzeninhaltsstoffen aufbauen muß. Diese Problematik trifft genau ins Zentrum der Auseinandersetzung zwischen Schul- und Ganzheitsmedizinern. Deshalb hat der Gesetzgeber einen Kompromiß angestrebt und gleichzeitig eine Hilfe angeboten. Beim Bundesgesundheitsamt in Berlin wurden zwei Kommissionen eingerichtet, die die infrage kommenden Kräuter nach neuesten Erkenntnisständen durchmustern sollen. Und zwar nicht nur im Hinblick auf deren Wirksamkeit und Inhaltsstoffe, sondern auch auf Risiken,

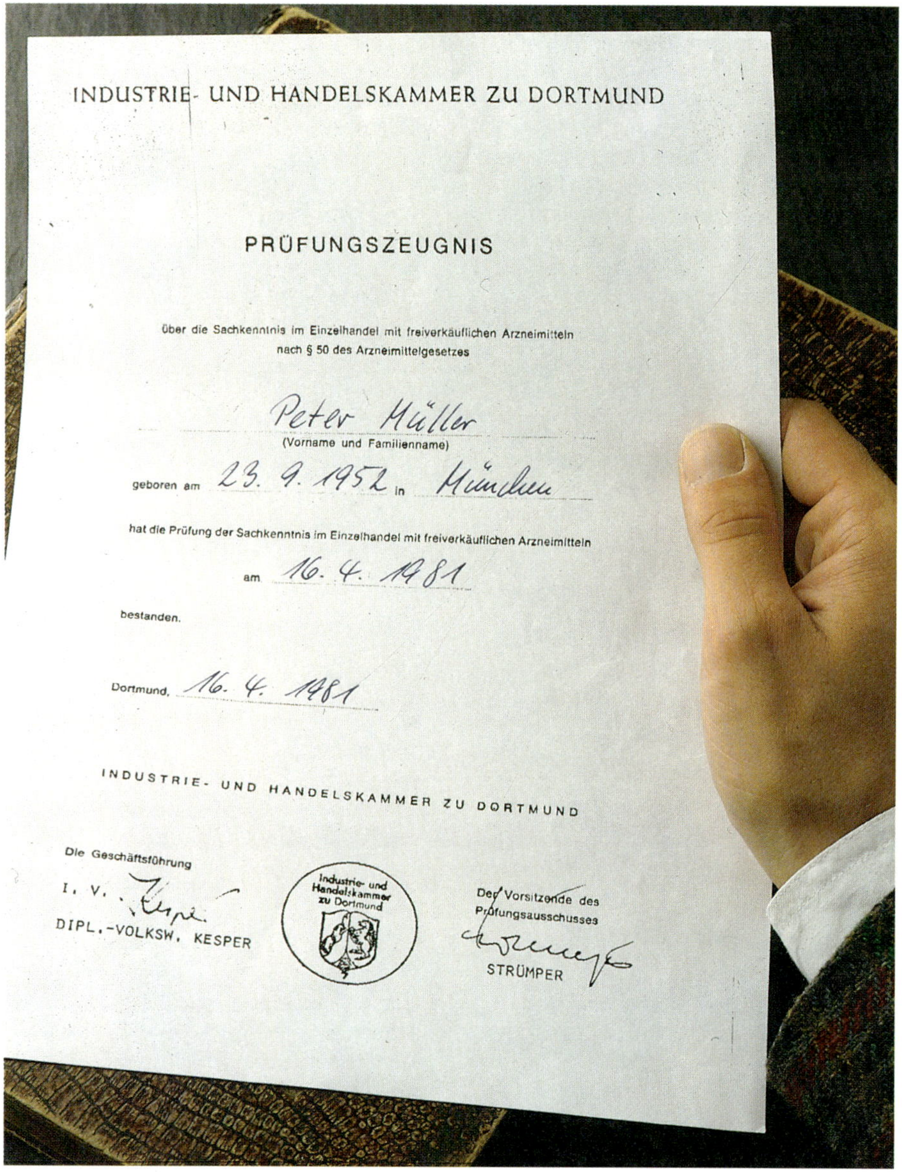

Abb. 16: Wer pflanzliche Drogen verkaufen möchte, muß seine Befähigung dazu mit einem Drogenschein nachweisen können.

Nebenwirkungen usw. Die Kommissionen wurden besetzt mit Vertretern der Wissenschaft und der Industrie. Der derzeitige Vorsitzende der einen Kommission ist ein Vertreter der Industrie, die natürlich ein gesteigertes Interesse daran hat, ihre – wie sie sagt – „altbewährten Mittel" weiterhin verkaufen zu können. Immerhin stehen Hunderte von Millionen Mark Jahresumsatz auf dem Spiel; angefangen bei Leber-, Gallen- und Verdauungsmitteln mit einem Jahresumsatz von ca. 100 Millionen Mark, über Husten- und Erkältungsmittel zum Einnehmen mit 20 bis 30 Millionen Mark, bis zu Mitteln zum Einreiben mit nochmals 40 Millionen Mark. Es folgen sogenannte Mittel gegen Störungen des Allgemeinbefindens, bei denen allein die pflanzlichen Beruhigungsmittel auf der Basis von Baldrian, Hopfen, Passionsblume und Melisse 50 Millionen Mark Umsatz bringen. An vorderster Front, wo es die Deutschen offenbar am meisten plagt, stehen die pflanzlichen Abführmittel mit einem Jahresumsatz von 75 Millionen Mark.

Gestatten Sie mir dazu eine kleine, aber ernste Nebenbemerkung: Interessanterweise steht bei Abführmitteln die Wirksamkeit nicht zur Diskussion. Sie ist ja auch schnell zu erkennen, auch ohne streng wissenschaftliche Beweisführung. Leider wird das neue Arzneimittelgesetz den Mißbrauch dieser Mittel nicht verhindern können, obwohl fast alle Ärzte sagen, daß Abführmittel eigentlich unnötig und langfristig sogar äußerst schädlich sind. Geduld wirkt hier völlig ausreichend. Es ist leider ein weitverbreiteter Irrtum, daß Stuhlgang, der nicht täglich erfolgt, schädlich sei. Auch ein Rhythmus von zwei bis drei Tagen ist durchaus normal; allerdings nicht mehr, wenn der Darm einmal an Abführmittel gewöhnt wurde. Dann hilft nur noch eine langsame Abgewöhnung über 20 bis 30 Tage, möglichst mit vielen Ballaststoffen wie Weizenkleie, Vollkornnahrung usw. Von Leinsamen würde ich abraten, da er häufig mit Schwermetallen belastet ist und zuviel Öl, das heißt Kalorien enthält.

Nun, die Kommissionen haben alles in allem gute Arbeit geleistet. Vor allem die von der Kommission E erarbeiteten *Monographien* – über die Sie ab *Seite 67* mehr erfahren – bilden eine Garantie, daß die Befürchtungen der Industrie – zumindest was die gesundheitlichen Aspekte betrifft – nicht stichhaltig sind. Daß trotzdem etliche Präparate wahrscheinlich vom Markt verschwinden werden – vor allem dubiose Kombinationspräparate –, ist eher ein Segen. Denn jetzt können ganz einfach viele reißerische Werbeaussagen nicht mehr so gemacht werden wie bisher – Werbesprüche, die nichts anderes als Volksverdummung sind. Ich denke da beispielsweise an die Werbung für sogenannte Herz- oder Gehirnnahrung, die zum Teil gegeneinander wirkt. Manche dieser Präparate waren allein wegen ihres hohen Alkoholgehaltes oder des Geschmacks so beliebt; da konnte unter dem Deckmäntelchen der Gesundheit ohne Mühe eine „schnelle Mark" verdient werden.

Generell kann man sagen, daß das zweite Arzneimittelgesetz für den seriösen Hersteller von pflanzlichen Medikamenten immer noch große Chancen bietet. Das Gesetz hat zumindest bewirkt, daß Monographien von Kräutern entstanden sind, die sich nicht nur auf chemisch-biologische Nachweisbarkeit von Wirkungen beschränken, sondern daß auch Erfahrungen der Naturheilkunde unserer Vorfahren mit einbezogen wurden. Daß manches Kraut trotzdem aus den Listen herausgefallen ist, liegt u.a. daran, daß unzumutbare oder gefährliche Nebenwirkungen endlich einmal schwarz auf weiß aufgeführt wurden. Das ist durchaus ein Beitrag zur Volksgesundheit. Wir halten diese Monographien für derart wichtig und nützlich, daß wir für unsere Rezepte die wichtigsten von ihnen in diesem Buch veröffentlichen. Natürlich bauen auf diesen Monographien auch unsere Aussagen über die Heilwirkung unserer Rezepte auf.

Eine kleine Drogenkunde

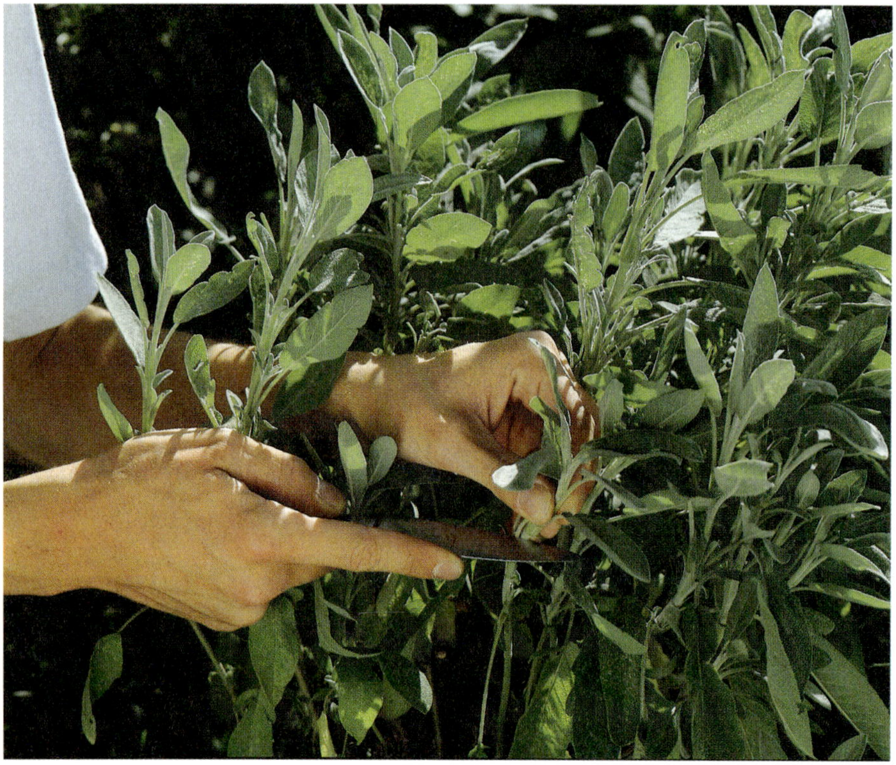

Abb. 1: Gehen Sie beim Kräutersammeln sorgfältig vor.

Der fachlich richtige Ausdruck für Heilkräuter heißt *pflanzliche Drogen*. Unter Drogen allgemein versteht man pflanzliche, tierische und mineralische Substanzen, die meist getrocknet oder auf andere Weise konserviert sind und als Gewürze oder Mittel mit heilender oder anregender Wirkung verwendet werden. Zu den pflanzlichen Drogen gehören hauptsächlich Pflanzenteile, aber auch Balsame und Harze. Durch den englischen Begriff *drug* (Arzneimittel), hat sich die Bezeichnung Droge auch für Arzneimittel und vor allem für Rauschmittel eingebürgert. Dadurch hat das Wort Droge einen negativen Klang erhalten, der nicht der eigentlichen Bedeutung entspricht. Für uns sind als pflanzliche Drogen hauptsächlich die sogenannten *Teedrogen* und die *ätherischen Öle* interessant.

Keine unwesentliche Frage ist, woher man die Drogen bzw. Heilkräuter beziehen kann; denn die Wirkung hängt auch davon ab, ob sie unter günstigen Vegetationsbedingungen herangewachsen sind.

Einheimische Drogen können von botanisch bewanderten Kennern in Wald und Flur *gesammelt* werden. Allerdings empfiehlt sich die Einhaltung einiger wichtiger Regeln.

1. Sammeln Sie nur Pflanzen, die Sie ganz sicher kennen.
2. Suchen Sie Ihre Pflanzen nicht am Rand von vielbefahrenen Straßen. Die Autoabgase könnten Ihnen manch üble Nebenwirkung bescheren. Die Pflanzen können schwermetallverseucht sein oder auch mit Benzolen belastet.
3. Beachten Sie die Naturschutzbestimmungen; sammeln Sie also nur erlaubte Pflanzen und schonen Sie die Natur. Verhalten Sie sich nicht wie ein

Elefant im Porzellanladen; zertreten Sie nicht alles und geben Sie auch dem Pflanzennachwuchs eine Chance. Reißen Sie also das Kraut nicht radikal mit der Wurzel heraus, sondern schneiden Sie es gezielt ab. Wenn Sie es nur auf die Wurzel abgesehen haben, lassen Sie immer noch einen kleinen Teil der Wurzel im Boden.

4. Beachten Sie die Erntetermine. Über sie geben botanische Bücher Auskunft.
5. Transportieren Sie die geernteten Pflanzen nicht in einem Plastikbeutel, sondern in einem Sack aus Stoff oder einem Korb und waschen Sie sie zu Hause kurz in reichlich Wasser. Danach gut ausschütteln oder abschleudern. Dazu eignet sich ein Salatschleudersieb.
6. Trocknen Sie danach die frischen Kräuter sofort in dünner Schicht auf einem Rost (z.B. Backrost, das mit Fliegendraht oder mit einem sauberen Frottiertuch bezogen werden kann, wenn es zu grobmaschig ist). Voraussetzung: Trockene Witterung und 20 bis 30°C Außentemperatur. Ansonsten wie im *Hobbythek-Buch, Band 6* im Kapitel Trockenfrüchte beschrieben. Es geht auch im offenen Backofen bei niedrigster Hitze. Achten Sie aber darauf, daß die Temperatur niemals 40°C überschreitet, sonst entweichen vor allem die ätherischen Öle zu stark.
7. Lagern Sie die Kräuter kühl, trocken und im Dunkeln (aber nicht im Kühlschrank). Am besten bewahren Sie sie in Einmachgläsern mit aufgelegtem Deckel auf, ohne Gummiring dazwischen. Der Luftaustausch muß jederzeit noch möglich sein. Wenn Sie die getrockneten Kräuter in Plastiktüten aufbewahren wollen, dann nur in solchen aus Polyethylenfolie. Die Tüten nicht völlig hermetisch verschließen.
8. Es ist auch möglich, die Kräuter tiefzufrieren. Dann behalten sie besonders viel von ihren Wirk- und Aromastoffen; denn – das darf nicht verschwiegen werden – durch Trocknen gehen manchmal erhebliche Wirkstoffanteile verloren, selbst wenn fachgerecht getrocknet wird. Das betrifft vor allem ätherische Öle (vgl. dazu auch *Seite 59 ff.* „Der Tee, ein Auszug aus der Natur"). Wenn Sie einmal den Unterschied zwischen getrockneten und tiefgefrorenen Kräutern selbst erschmecken wollen, bereiten Sie sich doch einmal jeweils einen Pfefferminztee aus beiden Sorten vor.

Selbstverständlich können Sie manche Heilpflanzen ebenso wie Küchenkräuter auch in Ihrem Garten heranziehen, denn

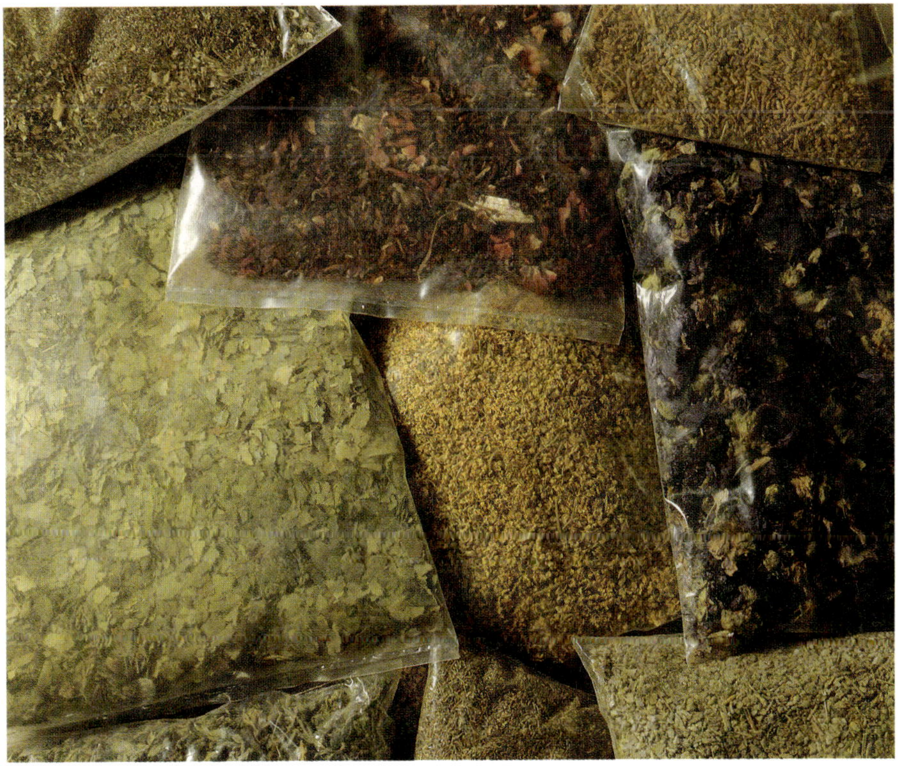

Abb. 2: Getrocknete Kräuter gibt es in reicher Auswahl. Der Kauf ist allerdings Vertrauenssache.

oft sind Küchenkräuter gleichzeitig auch Heilpflanzen. Wir nennen nur Thymian, Salbei, Pfefferminze. Beim Ernten gehen Sie vor, wie oben unter Punkt 5 bis 8 beschrieben.
Die einfachste Methode, sich die Heilkräuter zu verschaffen, ist natürlich, sie in Apotheken, Drogerien, Reformhäusern zu kaufen oder in den im Anhang aufgeführten Läden und Versandhäusern, die preislich etwas schärfer kalkulieren, wie Sie bestimmt bald feststellen können. Leider schwanken die Wirkstoffgehalte auch von gekauften Kräutern stark. Auch die sogenannte DAB-Qualität (die Qualität, die nach dem Deutschen Arzneibuch vorgeschrieben ist) bietet nicht unbedingt die Gewähr für erstklassige Ware. Der Kauf ist also eher eine Frage des Vertrauens. Manche Großhändler erstellen allerdings vor dem Kauf von größeren Mengen eine Analyse der Inhaltsstoffe der Kräuter. Vor allem achten diese Händler auf mögliche Pestizidgehalte, also auf Anteile von Pflanzenschutzmitteln. Qualitativ hochwertige Kräuter sollten ohnehin folgende Kriterien erfüllen:

1. Sie sollten durch gezielten Anbau auf dem Feld gewonnen werden; das schließt Verwechslungen und Verunreinigungen durch andere Pflanzen aus.
2. Die Verwendung von Pflanzenschutzmitteln sollte beim Kräuteranbau verboten sein.
3. Dünger sollte nur in Grenzen verwandt werden, und wenn, dann ausschließlich organischer Dünger.
4. Die Äcker dürfen nicht in der Nähe von stark befahrenen Straßen liegen.

Alles in allem sollten die Bauern, die diese Kräuter anbauen, sich an den Prinzipien des biologisch-dynamischen Anbaus orientieren; auch beim Anbau im Ausland. Verantwortungsbewußte Großhändler könnten hier ihren Einfluß geltend machen und ihre Lieferanten von der Notwendigkeit der Einhaltung dieser Prinzipien überzeugen. Ich weiß, daß einige Händler bereits persönlich Kontrollen im Herkunftsland unternehmen. Dies gilt vor allem bei ätherischen Ölen.

Die Inhaltsstoffe der Kräuter von A bis Z

Jeder Stoff, der sich in Kräutern bildet, hat eine ganz bestimmte Funktion für die Pflanze. Zu allererst dienen viele Stoffe dem Aufbau der Pflanze. Sie bilden die physikalischen und chemischen Strukturen oder sie helfen bei ihrer Bildung. Wir finden in Kräutern praktisch alles, was die Natur auch sonst zu bieten hat; angefangen von Zellstoffen, Stärke und Zukkerstoffen, von Eiweißstoffen, Schleimstoffen, Peptinen, Lecithinen, Kieselsäure usw., die vor allem die äußere Gestalt der Pflanze prägen, bis hin zu Boten- und Hilfsstoffen wie Hormonen, Erbsubstanzen (DNS), Glykosiden, Vitaminen und Enzymen, die die chemischen und biologischen Wachstumsprozesse bewirken und steuern oder wie – das Chlorophyll – den Stoffwechsel aufrechterhalten. Viele dieser Stoffe helfen der Pflanze, sich in ihrer Umwelt besser zu behaupten, sie wehren Krankheiten ab oder locken Insekten heran bzw. vertreiben sie. Gifte kann man als chemischen Stachel ansehen. Einige ätherische Öle verderben manchem Tier den Geschmack. Bei anderen wiederum erzeugen sie diesen Geschmack erst recht. Bei Früchten ist dies gut zu verstehen. Auf diese Weise werden die Samen weit gestreut, was im Interesse der Pflanze liegt.
Sie sehen: Pflanzen sind faszinierende Wesen und „chemische Fabriken" in Perfektion. Dem Menschen mit seinem Gehirn bleibt es vorbehalten, die Inhaltsstoffe in besonderer Weise zu nutzen. Darin liegt gleichzeitig auch eine Gefahr. Er kann mit diesen Stoffen auch Mißbrauch treiben, indem er sie zum Beispiel als Rauschgift verwendet, zu denen einige Alkaloide gehören.
Auch wenn wir meinen – wie auf *Seite 23* ausführlich dargestellt wurde – daß die medizinische Wirkung von Kräutern nicht einfach als Summe der einzelnen isolierten Inhaltsstoffe zu bewerten ist, kann es doch interessant sein, die wichtigsten Arten der Inhaltsstoffe einmal zu benennen und zu beschreiben. Wir machen das in alphabetischer Reihenfolge – ohne Anspruch auf Vollständigkeit.

Ätherische Öle

Sie haben für die Pflanze sowohl Stoffwechselfunktionen (z. B. bei der Sauerstoff- und Kohlendioxidaufnahme und -abgabe) oder bei der Bewahrung von Enzymen während Ruhezuständen der Pflanzen, indem sie diese Enzyme über gewisse Zeiträume – z. B. bei Dürre oder Frost – gewissermaßen konservieren.
Außerhalb des Stoffwechsels erfüllen sie wichtige ökologische Aufgaben für die Pflanze. Sie dienen dem Frostschutz, sie locken oder vertreiben Insekten, bilden aber auch Hemmstoffe für Samenkeimung und Keimlingsentwicklung anderer Pflanzen, so daß sich die Pflanze Wachstumsvorteile im Kampf mit Kon-

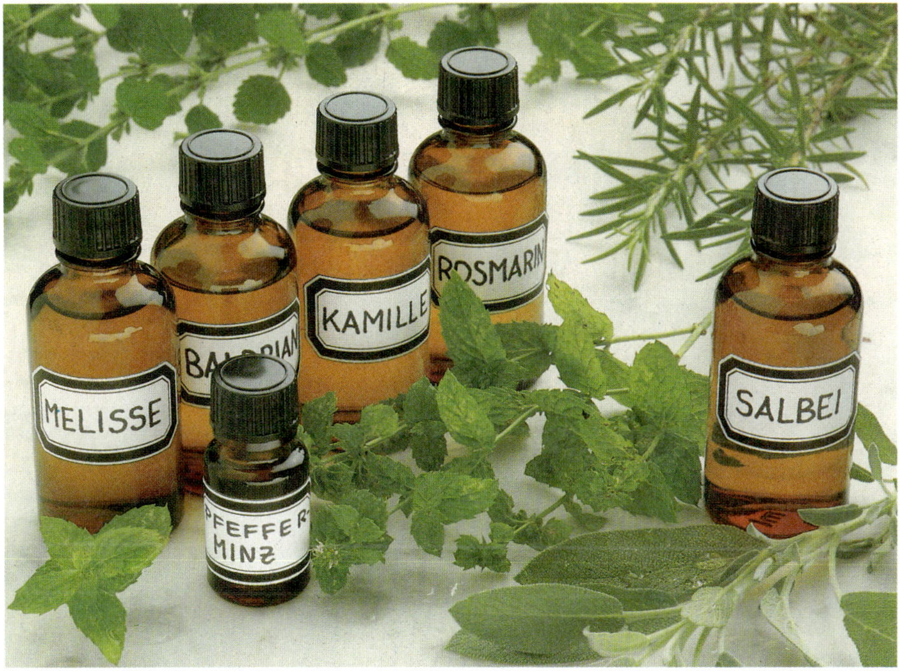

Abb. 3: Ätherische Öle zum Heilen und Genießen.

kurrenten verschafft. (Die ätherischen Öle im einzelnen stellen wir ausführlich im Kapitel *Düfte und Aromen* vor).

Alkaloide

Die Alkaloide gehören zu den stärksten Wirkstoffen, die man in Pflanzen findet. Viele Rauschgifte wie Morphium, Opium, Kodein, Kokain usw. gehören dazu, aber auch Nikotin, Koffein usw.. In den Pflanzen dienen sie aller Wahrscheinlichkeit nach der Abwehr. Aus Nikotin beispielsweise kann man ein hervorragendes Insektenvertilgungsmittel herstellen. Sie wirken aber auch direkt als Freßschutz; denn sie schmecken äußerst bitter. Ihre schmerzlindernden und rauschauslösenden Eigenschaften beim Menschen verdanken sie ihrer Ähnlichkeit mit Botenstoffen, die auch die menschlichen Nervenzellen produzieren können: sogenannte *Endorphine*. Dabei handelt es sich um eine Art Hormon, das zum Beispiel die Schmerzempfindung und die Weiterleitung von der Schmerzquelle hin zum Gehirn unterbinden kann. Rauschauslösende Alkaloide können dies ebenso bewirken; denn sie passen – wieder nach dem Schlüssel-Schloß-Prinzip – in die eigentlich für die körpereigenen Endorphine vorgesehenen Moleküle der entsprechenden Nervenzelle (vgl. *Abb. 4*). Auch *Atropin* (Tollkirsche), *Kolchizin* (Herbstzeitlose), *Chinin* (Chinarinde), *Kodein* (Schlafmohn = Vorstufe zum Opium) gehören zu den Alkaloiden. All diese Substanzen sind streng rezeptpflichtig. Selbstverständlich fallen sie für unsere Zwecke aus. Trotzdem ist es doch interessant, sie einmal zu erwähnen.

Eine gesundheitsgefährliche Gruppe sind die Pyrrolizidin-Alkaloide, die giftig auf die Leber wirken und krebserregende Wirkung haben. Sie sind u. a. enthalten im Beinwell (darf deshalb nur äußerlich angewendet werden), außerdem im Fuchskreuzkraut, im Osterluzei und auch im Huflattich. Deshalb soll Huflattich nur kurzfristig angewendet werden. Prof. Dr. Röder von der Universität Bonn hat diese Untersuchungen über Pyrrolizidin-Alkaloide veröffentlicht. Es ist allerdings nur ein geringer Teil der Alkaloide, der solche schädigende Wirkung hat.

Aminosäuren (Eiweißstoffe)

Die Aminosäuren sind wohl das Faszinierendste, was die Natur geschaffen hat, ja, man kann die Entstehung des Lebens auf unserem Globus mit dem Erscheinen der ersten Aminosäuren gleichsetzen. Vielleicht könnte man die ersten Tage der Schöpfungsgeschichte folgendermaßen beschreiben:

Am Anfang war der Wasserstoff. Aus ihm entstanden im Glutofen der galaktischen Fixsterne die anderen Elemente wie Kohlenstoff, Sauerstoff, Stickstoff, Schwefel. Vor allem diese Elemente haben sich zusammengefunden mit dem einzigen Ziel: die Eroberung unseres Globus.

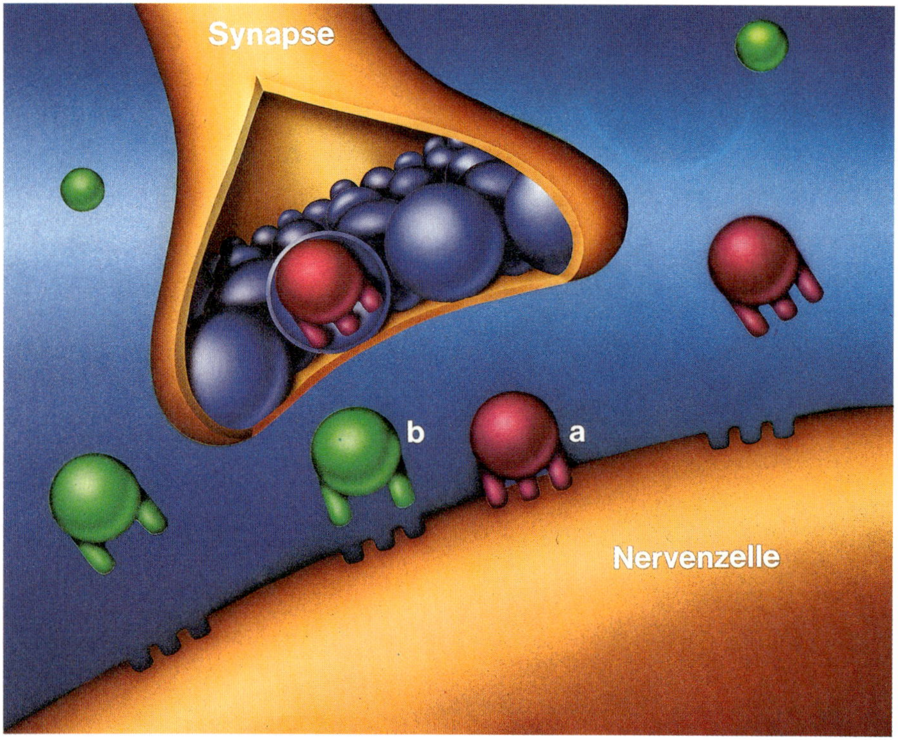

Abb. 4: Die schmerzlindernden oder rauschauslösenden Eigenschaften der Endorphine können ihre Wirkung auf den Körper nach dem „Schlüssel-Schloß-Prinzip" ausüben. *a:* Passender Botenstoff; *b:* nicht passender Botenstoff.

Die Aminosäuren sind die entscheidenden Bausteine unseres Lebens. Allein die wichtigsten bilden eine Gruppe von etwas mehr als 20 dieser Bausteine. Sie reicht vom Alamin bis zum Valin (vgl. *Abb. 5*).
Hinzu kommen noch einige seltene Aminosäuren, die wir hier nicht im einzelnen beschreiben wollen.
Diese Bausteine stellen gewissermaßen das Alphabet des Lebens dar. Sie bestehen im Prinzip aus einer stets wiederkehrenden Gruppe – wir nennen sie die Hauptgruppe –, die ein Kohlenstoffatom enthält, das sozusagen eine Schaltstation darstellt. Hinzu kommt ein Stickstoffatom mit angehängten drei Wasserstoffatomen. Diese Gruppe stellt das eigentliche Amin dar, das der Aminosäure den Namen gibt. Außerdem gibt es noch ein zusätzliches, an das Kohlenstoffatom angehängtes Wasserstoffatom mit einer Wasserstoff-Sauerstoff-Gruppe.
Die Schaltstation ist das Kohlenstoffatom, an das sich nun unterschiedliche Kohlenwasserstoffgruppen anhängen (vgl. die chemischen Formeln der Tabelle). Manchmal ist auch noch ein Stickstoff- oder ein Schwefelatom beteiligt. Zusätzlich kann noch ein Benzolring angehängt sein, der seinerseits aus Kohlenstoff- und Wasserstoff-Atomen besteht.
Wenn wir einmal diese unterschiedlichen Seitengruppen mit „R" bezeichnen, dann können wir die einzelnen Aminosäuren vereinfacht wie in *Abbildung 6* darstellen.
Das Geheimnis dieser Bausteine besteht nun darin, daß sie sich unter Einwirkung von Enzymen zu langen Ketten zusammenschließen können. Beim Zusammenschluß wird jeweils ein Wassermolekül frei (vgl. *Abb. 6*). Manchmal bilden sich zusätzlich Querverbindungen über Schwefel oder Wasserstoffbrücken, so daß ein Netzwerk entsteht. Die Kombinationsmöglichkeiten sind praktisch unbegrenzt. Sie sind für die Vielfalt des Lebens auf unserem Globus verantwortlich, wobei beim Aufbau der Organismen natürlich noch Zellulose, Zucker, Stärke, Fettsäuren und Fette usw. eine Rolle spielen.
Solche Eiweißketten, die fachmännisch Proteinketten genannt werden, bilden Muskelfasern oder Sehnen, aber auch die eng vernetzten Hautflächen, die über die fasrigen Kollagenmoleküle im Bindegewebe zusammengehalten werden.

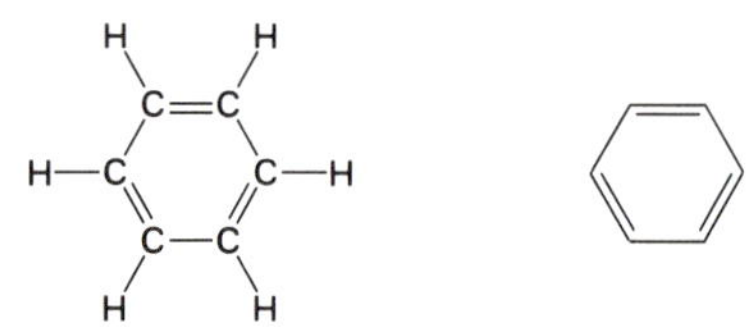

a b

Benzolring (a) und seine vereinfachte Darstellung (b)

Struktur Haupt- Seiten- gruppe gruppe (R)	Name, Abkürzung
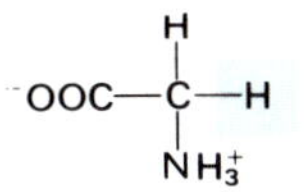	Glycin Gly
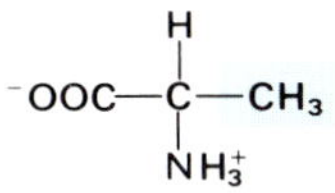	Alanin Ala
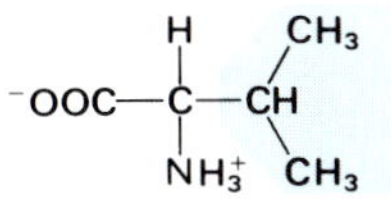	Valin Val
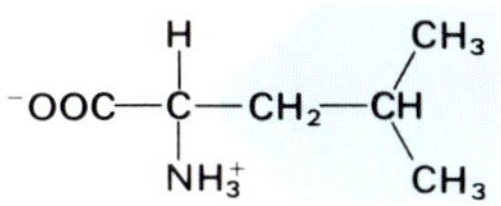	Leucin Leu
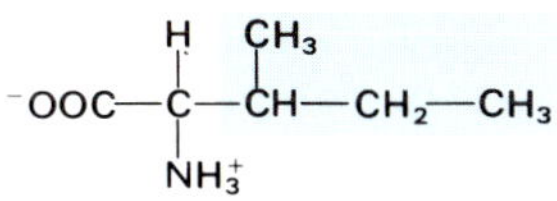	Isoleucin Ilu
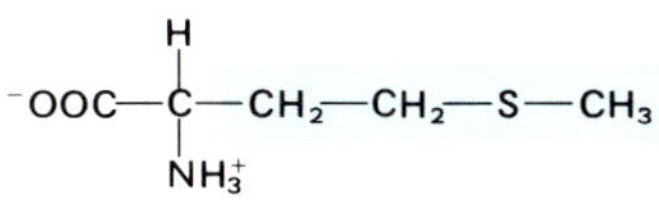	Methionin Met
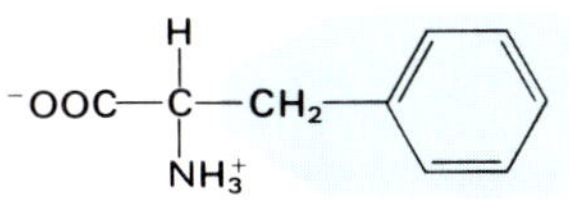	Phenyl- alanin Phe
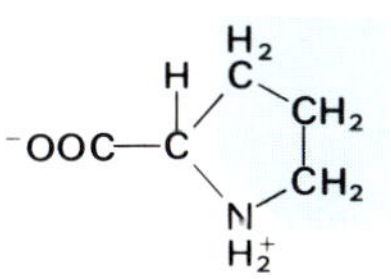	Prolin Pro
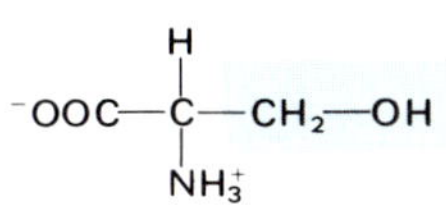	Serin Ser
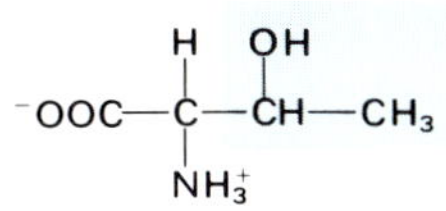	Threonin Thr

Abb. 5: Aminosäuren als Bausteine der Proteine.

Struktur Haupt- Seiten- gruppe gruppe (R)	Name, Abkürzung
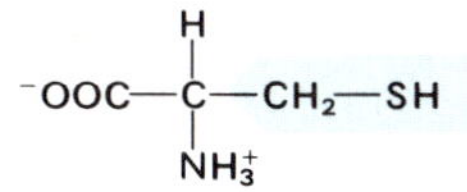	Cystein Cys
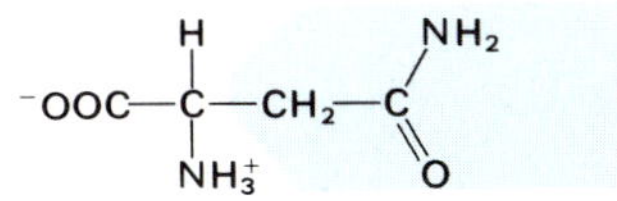	Asparagin Asn
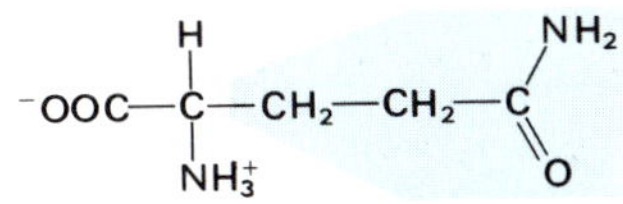	Glutamin Gln
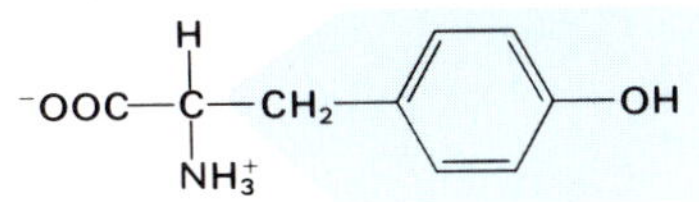	Tyrosin Tyr
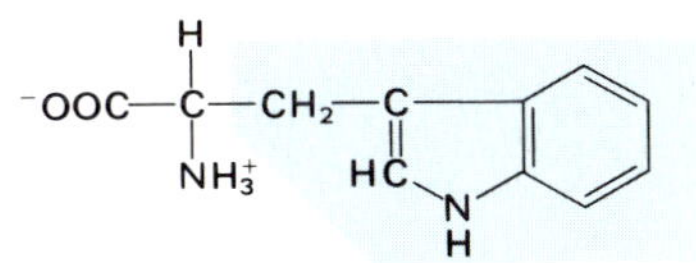	Tryptophan Trp
geladene polare Seitenketten	
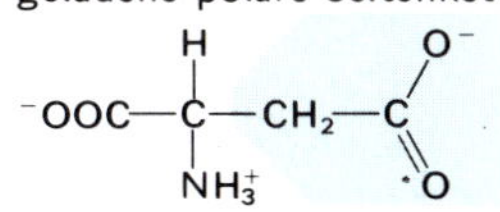	Aspartat Asp
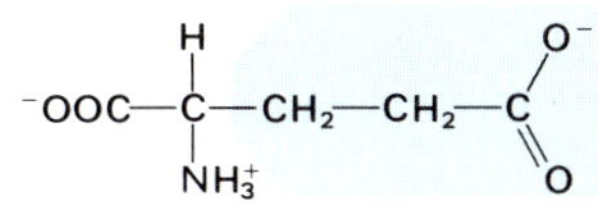	Glutamat Glu
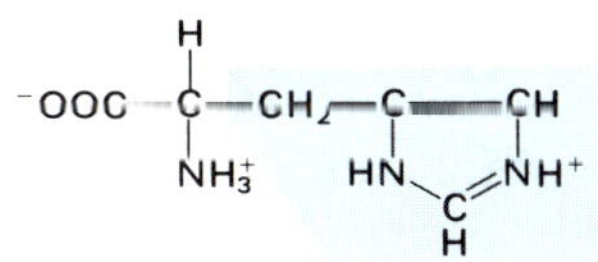	Histidin His
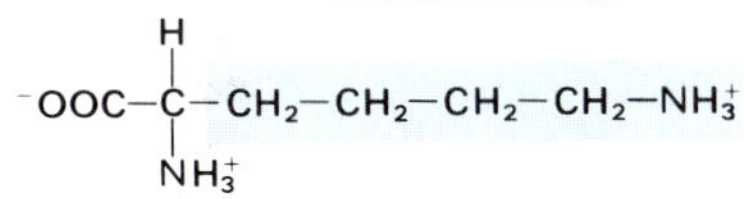	Lysin Lys
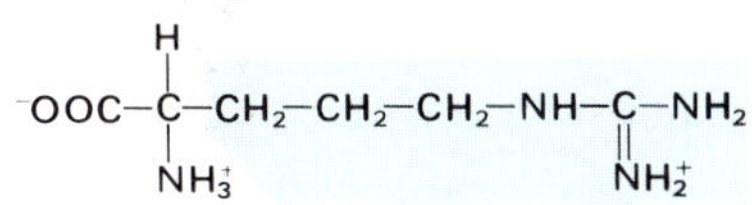	Arginin Arg

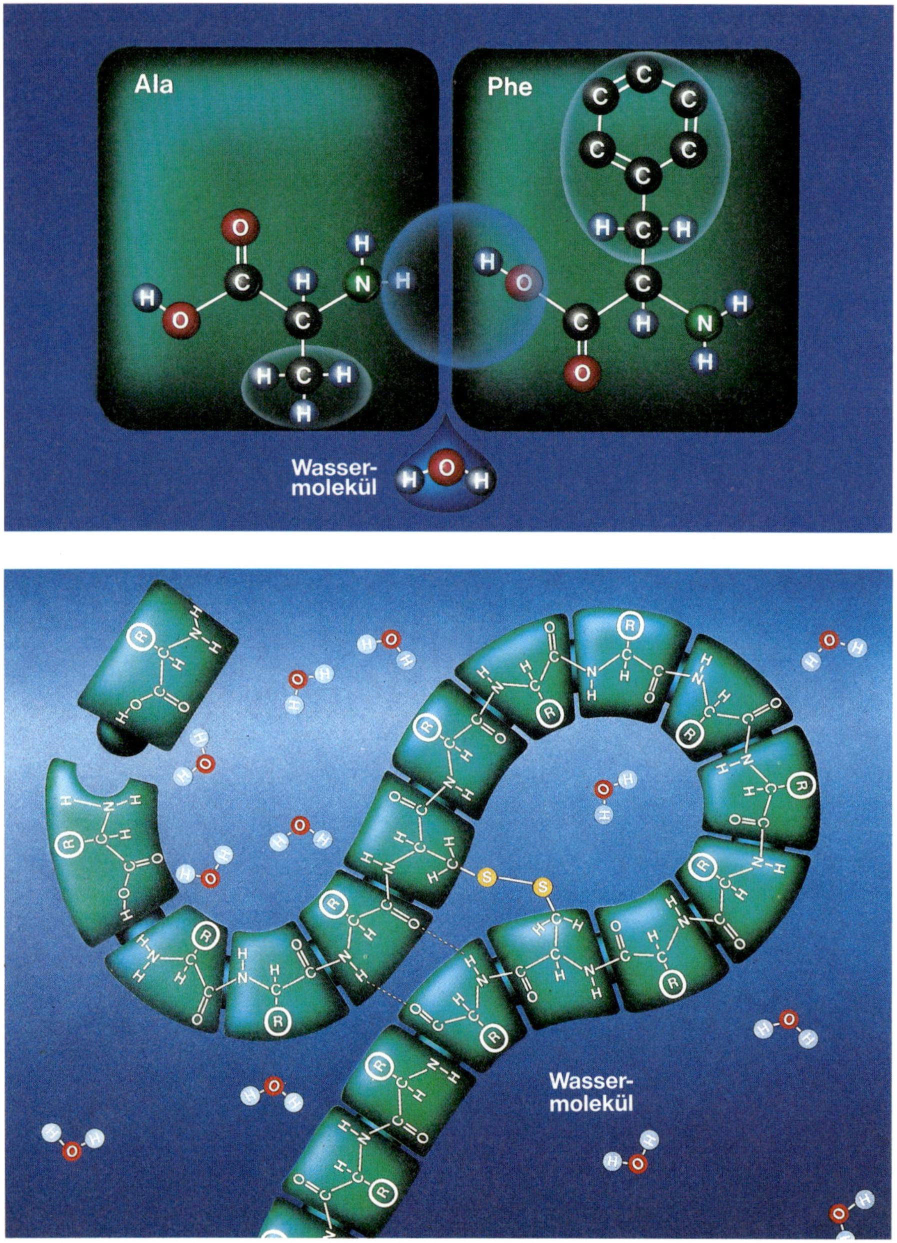

Abb. 6: *(oben)* Aminosäuren können sich unter Abgabe eines Wassermoleküls (H_2O) zusammenschließen, hier demonstriert am Beispiel von Alanin (Ala) und Phenylalanin (Phe). Die verschiedenen Aminosäuren unterscheiden sich nur durch den Inhalt von R. *(unten)* Vereinfachte Darstellung von Aminosäuren, die sich unter Einwirkung von Enzymen zu langen Ketten zusammenschließen können. Die unterschiedlichen Seitengruppen (R) geben jeder Proteinkette einen besonderen Charakter.

Die Haare wiederum bestehen u. a. aus Keratinfasern. Nichtfasrige Proteine, die eher kompakte Körper bilden, sind beispielsweise die weißen und roten Blutkörperchen. Auch die Antikörper bestehen aus solchen Proteinbausteinen. Ebenso die Hormone und viele andere Botenstoffe, aber auch einige Vitamine usw. In der Einzelzelle stellen die Proteine wichtige Erkennungsmerkmale für vielerlei Substanzen dar; auch als Nahrungsschleusen spielen sie eine Rolle.

Die Natur hat sich sogar ein eigenes Programm gegeben, nach dem diese Bausteine nach immer gleichen, reproduzierbaren Reihenfolgen zusammengesetzt werden. Dieses Programm heißt DNS, die Abkürzung für die Erbsubstanz *Desoxyribonukleinsäure*. Sie befindet sich in jeder lebenden Zelle. Auch hier handelt es sich um langkettige Moleküle, die unvorstellbar große Mengen an Informationen speichern.

Während die Proteine auf Säuren aufbauen, sind die DNS-Bausteine Basen – sogenannte *Nukleotide*. Sie bestehen aus Stickstoff-, Sauerstoff- und Wasserstoffatomen. Davon gibt es allerdings nur vier Arten; und zwar das *Adenin* (A). das *Guanin* (G), das *Thymin* (T) und das *Cytosin* (C) (vgl. *Abb. 7*). Diese vier Substanzen reichen völlig aus, um ungeheure Informationsmengen zu speichern und zu übertragen. Lediglich vier Buchstaben stellen das Programm des Lebens dar. Mit ihnen wird alles, was auf der Welt wächst und gedeiht, repliziert und dupliziert.

Die Reihenfolge dieser Buchstaben bestimmt, wie die Aminosäure in der Zelle zusammengesetzt wird, und es ist kaum vorstellbar, daß der Bauplan für ein Wesen in jeder einzelnen seiner zahllosen Zellen enthalten ist. Übertragen wir dies einmal auf die Zellen unseres Körpers. In jeder Zelle unseres Körpers – ob das nun eine Zelle der Nase, der Augen, eines Nagels oder des Gehirns ist – ist stets der Gesamtbauplan enthalten, der uns zum Menschen macht. Die Natur geht derart verschwenderisch mit diesem Instrument um, damit die von ihr geschaffenen Wesen auf jeden Fall eine Überlebenschance haben.

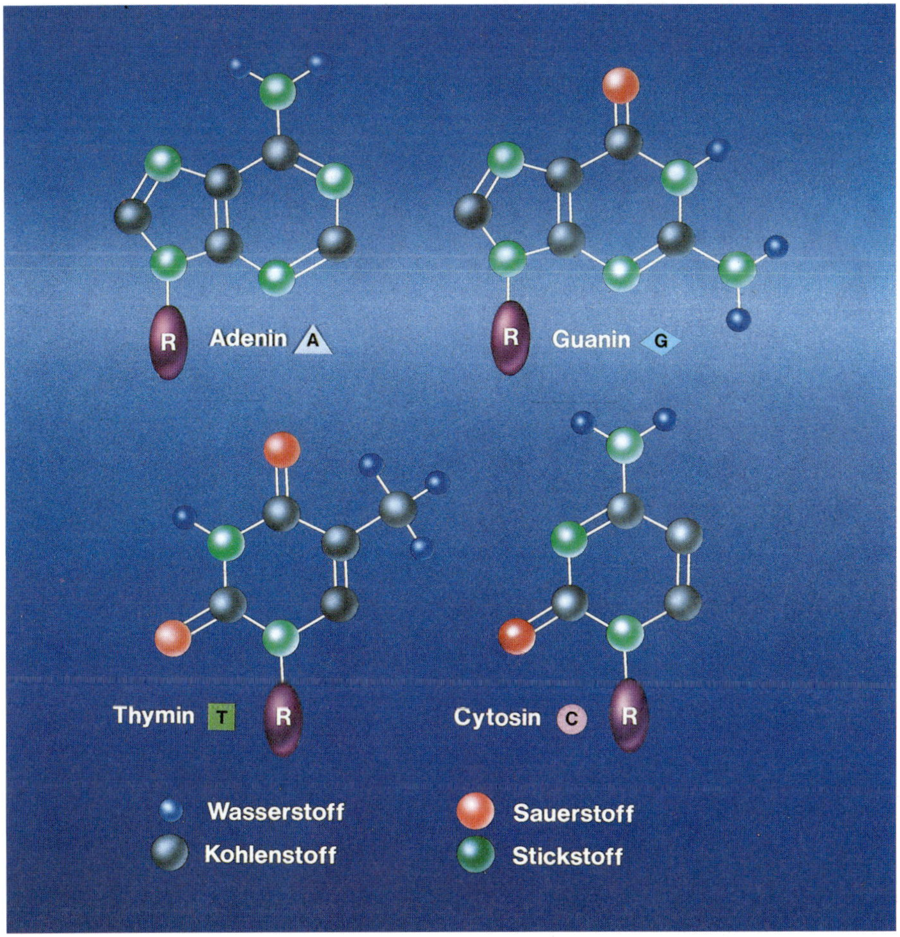

Abb. 7: Die 4 DNS-Bausteine Adenin, Guanin, Thymin, Cytosin. R = immer gleiches Molekül.

Im Prinzip beginnt das Leben zunächst in einer einzelnen Zelle; der befruchteten Eizelle. Diese Zelle enthält bereits die komplette DNS, die die Ausbildung unseres Körpers festlegt. Bei jeder Teilung wird diese DNS – sie ist angeordnet in einem sogenannten Chromosomen-Satz – kopiert; und zwar perfekt. Sollte dabei allerdings ein Fehler auftreten, kann es zu Mißbildungen kommen; eine Gefahr, die besonders im Stadium der Entwicklung des Embryos besteht. Aus einer Zelle mit kompletten DNA-Satz entstehen zwei, aus zwei vier, aus vier acht, usw., bis in jeder unserer Zellen gleiche Erbinformationen enthalten sind.

Die Fülle der Informationen in einem menschlichen Chromosomensatz kann man ermessen, wenn man sich eine Enzyklopädie, bestehend aus 48 dicksten Bänden vorstellt. Jedes Stichwort aus dieser Enzyklopädie im Umfang von etwa 10 bis 20 Zeilen, kann man mit einem *Gen* vergleichen. Es ist die kleinste Erbeinheit. Ein Gen wiederum besteht aus einer langen Kette von Nukleotiden, von DNA-Bausteinen.

Anfangs konnte man sich nicht vorstellen, wie derart viele Information im Innern der Zelle überhaupt verpackt werden können. Heute wissen wir, daß die DNA-Kette aus einer langen doppelten Wendeltreppe besteht (vgl. *Abb. 8*), einer sogenannten Doppelhelix, die vielfach um sich selbst verschlungen das Chromosom darstellt. Der Mensch besitzt davon in jeder Zelle 48.

Aber zurück zu den Aminosäuren.

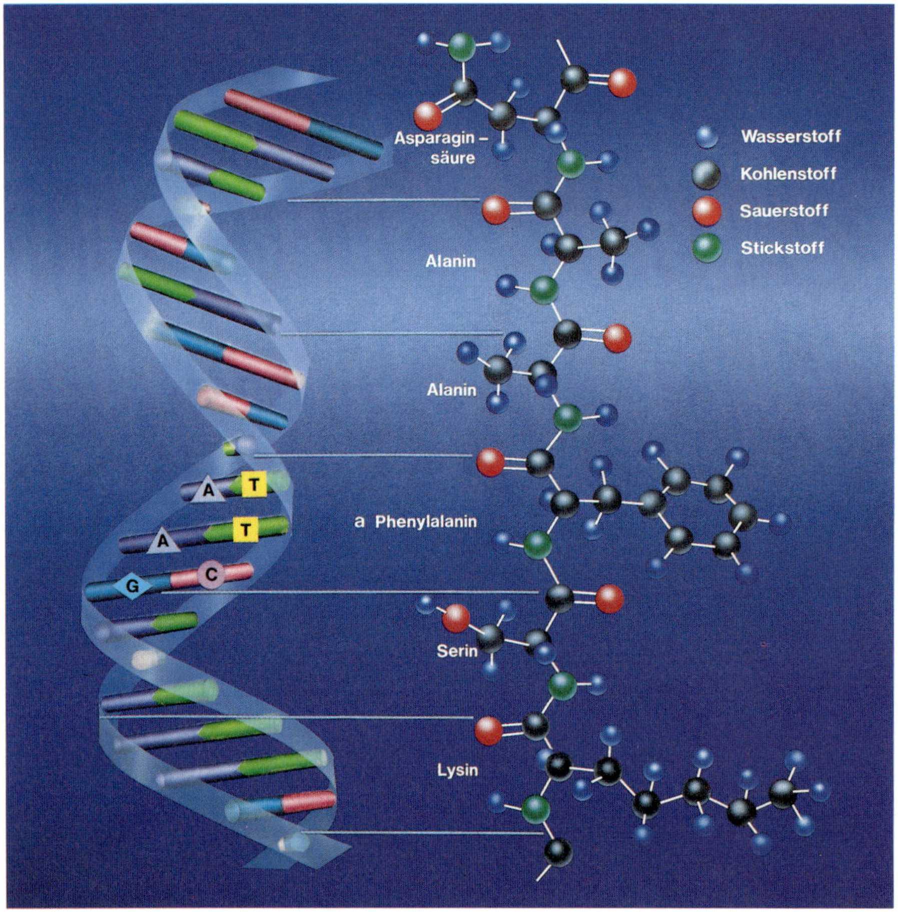

Abb. 8: Die DNS liegt in Form einer Wendeltreppe (Doppelhelix) vor. Jeweils 3 Sprossen à 2 Nukleotiden stellen eine Anweisung zur Bildung einer Aminosäure dar. Beispiel: A,T + A,T + G,C ergeben das Protein Phenylalanin (a). Es handelt sich hier um eine vereinfachte Darstellung, in der Realität gibt es noch eine Zwischenstufe zwischen DNS und Eiweißbausteinen, die RNS (Ribonukleinsäure).

Während die Aminosäuren auch wichtige Nahrungsquellen darstellen – der Kampf um Ernährung ist oft ein Kampf um Aminosäuren –, besitzt die DNA wegen ihrer Winzigkeit keinerlei ernährungsphysiologische Bedeutung. Sie hat auch keinerlei medizinische Bedeutung; denn im Magen-Darm-Trakt wird sie aufgelöst und verliert ihre Information. (Lassen Sie sich also nicht durch Werbeaussagen täuschen. Eine Firma hat einmal behauptet, daß ihre Creme mit sogenannter vegetativer DNA gut für die Haut sein soll. Wenn sie tatsächlich in die Hautzellen eingebaut würde, dann müßten später Gräser oder Bäume aus der Haut herauswachsen, denn vegetativ heißt ja pflanzlich.)
Manche Aminosäuren wie Glycin, Alanin, Prolin, Serin usw. kann unser Körper selbst aufbauen. Andere Aminosäuren wiederum wie beispielsweise Valin, Leucin, Isoleucin, Venylamin, Tryptophan, Histidin usw. kann er nicht synthetisieren. Und trotzdem brauchen wir sie. Wir müssen sie also mit unserer Nahrung aufnehmen. Man spricht in diesem Zusammenhang von sogenannten *essentiellen*, das heißt lebensnotwendigen Aminosäuren.
Da in Pflanzen- oder in der Fleischnahrung die Aminosäuren jedoch in guter Verteilung zwischen nicht-essentiellen und essentiellen Aminosäuren vorhanden sind, brauchen wir uns keine Sorgen zu machen. Bei richtiger Ernährung nehmen wir genügend Proteine auf, die essentiell sind, ohne uns darüber Gedanken machen zu müssen, ob wir gerade die richtigen erwischt haben. Die Natur geht insgesamt sehr fürsorglich mit uns um.

Ballaststoffe

Als Ballaststoffe bezeichnen wir Substanzen, die den Verdauungstrakt weitgehend chemisch unverändert wieder verlassen, weil sie von unseren Verdauungsorganen nicht abgebaut und verwertet werden können. Trotzdem übernehmen diese Stoffe eine wichtige Funktion bei der Verdauung, vor allem als Füllmaterial. Die Forderung nach ballaststoffreicher Nahrung gehört daher heute zu den wichtigsten Kennzeichen gesunder Ernährungsweise. Ballaststoffe sind zum Beispiel Zellstoffe wie Zellulose, aus der die Schalen von Getreidekörnern (Kleie) oder auch die Fasern von Gemüse und Früchten bestehen; aber auch Pektine und andere.

In letzter Zeit hat man erkannt, daß Ballaststoffe von Heilkräutern, trotz ihrer passiven Rolle beim Verdauungsprozeß, bei der Gesamtwirkung der Pflanze eine beachtliche Funktion haben. Offenbar vermögen sie durch ihre physikalischen Eigenschaften (Quellwirkung, Wasser- bzw. Wirkstoffbindung) die Aufnahmefähigkeit der Arznei erheblich zu steigern. Dr. F. Weiß beschreibt in dem erwähnten Kräuterheilbuch, daß man dies experimentell an einem Herzmittel aus Maiglöckchen bewiesen habe. Die Aufnahmefähigkeit des Wirkstoffs dieser Pflanze mit Namen *Convallatoxin* hat sich durch Ballaststoffe um das Hundertfache verstärkt.

Bitterstoffe

„Was bitter dem Mund, ist dem Herzen gesund". Dieser Spruch unserer Großeltern geht auf ein Verfahren der Vergangenheit zurück, Herzarzneien aus Pflanzen zu gewinnen (z. B. aus dem Fingerhut). Man destillierte und fraktionierte den Pflanzensaft so lange, bis eine möglichst bittere Substanz – meist in kristalliner Form – gewonnen war. Aus heutiger Sicht war das ein zufälliges, primitives Verfahren; denn der Bitterwert sagt noch nichts über die medizinische Wirkung aus. Es war eher Zufall, daß das herzwirksame Glykosid des Fingerhuts bitter schmeckt.

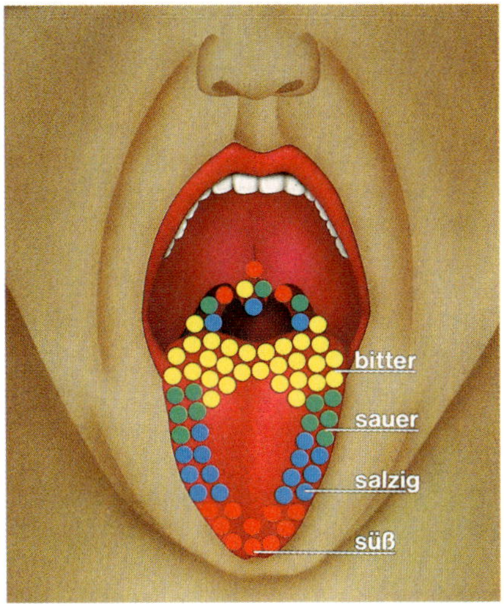

Abb. 9: Die Verteilung der verschiedenen Geschmacksnerven auf Zunge und Gaumen.

Allgemein faßt der Begriff „bitter" keine einheitliche Stoffgruppe zusammen, wenngleich manche natürlichen Gifte tatsächlich bitter schmecken, wie zum Beispiel viele Alkaloide oder die Blausäure des Bittermandelöls, die äußerst giftig ist. Wahrscheinlich hat die Natur diese Geschmacksempfindung zum Schutz geschaffen; denn Menschen wie auch Tiere meiden bitter schmeckende Substanzen. Der Geschmack ist sozusagen ein erstes Warnsignal.

Das heißt nicht, daß alles, was bitter schmeckt, giftig sein muß. Im Gegenteil: Man hat herausgefunden, daß leicht bitter schmeckende Getränke oder Nahrungsmittel sogar die Aktivität des Verdauungstraktes anregen. Das beginnt bei der Mundschleimhaut und reicht bis zur Funktion der Bauchspeicheldrüse, der Galle und der Leber, die auf solche Reize mit einer verstärkten Sekretproduktion reagieren. Vermutlich läuft der Anregungsprozeß über das reflektorische Nervensystem ab.

An der Zungenoberfläche und im Bereich des Gaumens befinden sich die Geschmacksnerven. Es gibt insgesamt vier Arten (vgl. *Abb. 9*). Eine Art der Geschmacksnerven nimmt ausschließlich den Bittergeschmack auf; die restlichen drei schmecken süße, salzige und saure Substanzen. Wahrscheinlich funktioniert dies wieder nach dem Schlüssel-Schloß-Prinzip: Bitterstoffmoleküle passen chemisch auf das Ende des Bittergeschmacksnervs, süße Moleküle auf den „süßen Nerv" usw.. Allerdings sind Schlüssel und Schloß nicht so eng ausgelegt wie beispielsweise bei den Hormonen (vgl. *Seite 15*). Es handelt sich eher um ein Passepartout. Daher läßt der Geschmack keine präzisen Schlüsse über die chemische Beschaffenheit der Substanz zu. Bitterorange schmeckt ebenso bitter wie Zyankali. Der erste ist ein Stoff, der in Grenzen gesund ist; der andere wirkt tödlich.

Übrigens tragen zum Gesamtgeschmackseindruck auch die Geruchsnerven bei (vgl. ätherische Öle). So kann man zum Beispiel eine Zwiebel kaum von einem Apfel unterscheiden, wenn man beim Hineinbeißen Augen und Nase zuhält.

Die verdauungsfördernde Wirkung von harmlosen Bitterstoffen wird im Magenbitter angewandt. Er hilft, schwere Speisen besser zu verdauen. In Medikamenten können sie die Aufnahme von anderen Wirkstoffen durch den Organismus

fördern. Manche Bitterstoffe wirken sogar direkt anregend auf die Blutgefäße und auf die Muskulatur.
Zu den Drogen, bei denen sich Bitterstoffe wesentlich an der Wirkung beteiligen, gehören Schafgarbe, Löwenzahn, Isländisch Moos, Beifuß, Mariendistel, aber auch Pomeranze (Bitterorange), Enzian und Wermut-Stoffe, die gern in Magenbitterliköre eingearbeitet werden.

Enzyme

Enzyme haben im Stoffwechsel aller Organismen – von den Mikroorganismen bis zu Pflanzen, Tieren und Menschen – eine große Bedeutung.
Sie ermöglichen einerseits die Verdauung, das heißt, sie sorgen für die Verdauung gemeinsam mit den Säuren des Verdauungstraktes (in der Regel ist das übrigens Salzsäure), das heißt für die chemische Aufbereitung der Speisen, sie zerlegen Öle und Fette in Fettsäuren und die Glyzerine oder die Eiweißstoffe in Aminosäuren. Erst nach dieser Umformung können diese Stoffe vom Organismus verarbeitet werden. Interessant ist, daß die Enzyme eigentlich an diesem Prozeß nur indirekt beteiligt sind. In gewisser Weise wirken sie wie ein Katalysator, eine Art Reaktionsverstärker. Die Verdauungssäuren allein sind zu schwach für die Zersetzung der Speisen.
Andererseits wirken Enzyme auch in den Zellen und im Blut- und Lymphsystem. Auch hier halten sie wichtige Lebensfunktionen in Gang. Außerdem stellen sie eine Reparaturkolonne für erkrankte Organe dar; sie helfen beim Heilprozeß. Ein Gesunder hat relativ wenig Enzyme im Blut. Bei einer Organschädigung allerdings treten ganz bestimmte Enzyme aus den Zellen heraus und werden ins Blutplasma ausgeschüttet. Je stärker die Schädigung der Organe, um so höher der Enzymspiegel im Blut. Der Arzt kann das bei einer Blutanalyse feststellen und für diagnostische Zwecke nutzen.
Auch Pflanzen besitzen Enzyme, deren Wirkstoffe in Arzneien eingesetzt werden können.
Enzyme sind – das kann man heute trotz aller Fortschritte in der Forschung immer noch sagen – geheimnisvolle Substanzen geblieben, deren Wirkungsweise im einzelnen noch längst nicht aufgeklärt ist. Was man aber schon von ihnen bereits weiß, ist selbst für Fachleute atemberaubend. Deshalb wollen wir nach der kurzen Beschreibung ihrer generellen Funktion auf Einzelheiten eingehen.
Ohne Enzyme gäbe es kein Leben. Enzyme sind die wichtigsten Werkzeuge der belebten Natur. Sie schaffen und lösen Verbindungen, die von der rein anorganischen Chemie nicht zustande gebracht werden können. Sie bilden einerseits die Grundbausteine des organischen Lebens, wie die Aminosäuren (vgl. *Seite 31*), Monosaccharide (vgl. *Seite 51*), Kohlenwasserstoffe usw.. Andererseits sind sie in der Lage, diese Einzelbausteine zu langen Ketten und großen Verbänden zusammenzufügen. Den Bauplan dafür liefert zwar die Erbsubstanz der Zelle (die DNS = Desoxyribonukleinsäure). Die DNS bildet sozusagen das Alphabet des Lebens (mehr dazu sagen wir bei den Aminosäuren). Die Enzyme sind aber die eigentlichen Werkzeuge, die diese Synthese durchführen oder aber auch wieder auseinanderbrechen.
Bis heute sind über 2000 Enzyme bekannt, aber vermutlich gibt es noch viel mehr. Wir sagten schon, daß sie am chemischen Geschehen des Lebens nur indirekt beteiligt sind. Ihre Bausteine – meist bestimmte Eiweißstoffe – werden nicht in die Verbindung eingebaut, sondern sie wirken nur durch ihre bloße Anwesenheit – in der Chemie nennt man das einen Katalysator.
Enzyme benötigen für ihre Aufgaben häufig selbst zusätzliche Hilfsstoffe. Oft genügen davon kleinste Mengen. Eine dieser Stoffgruppen sind die Vitamine (vgl. *Seite 50*).
Enzyme sorgen nicht nur für den Aufbau belebter Materie, sondern auch für den Abbau von Organismen – wenngleich verpackt in Form von zersetzenden Mikroben oder fressenden Tieren. Auch in unseren Mägen wird Nahrung (pflanzliche und tierische) schließlich zersetzt durch Enzyme. Die so wiedergewonnenen Grundstoffe – Aminosäuren, Kohlenhydrate und Fettsäuren – können dann nach dem Bauplan unserer DNS wieder zusammengesetzt werden oder zur Aufrechterhaltung unserer Lebensfunktionen in den Organen verwendet werden. Auch dies gehört zum ewigen Kreislauf der Natur oder ist – anders ausgedrückt – Ökologie des Lebens.
In allen Heilpflanzen befinden sich, wie überall in der belebten Natur, Enzyme, die wir möglicherweise nutzen können. Inwieweit sie zur Gesamtheilwirkung der Kräuter beitragen, ist noch eine unerforschte Sache. Aber gerade in letzter Zeit ist man auf interessante Zusammenhänge gestoßen, die beweisen, wie überaus wichtig die Enzyme für unser Leben sind.

Flavonoide

Flavonoide sind Wirkstoffe, die überwiegend in höheren Pflanzen vorkommen. Etwa 2000 verschiedene Flavonoide sind bekannt. Es handelt sich um cremefarbene bis gelbe, rote oder sogar blaue Pflanzenfarbstoffe (flavus = gelb). Wasserlösliche Flavonoide sind im Zellsaft enthalten. Fettlösliche treten als nicht flüchtige Bestandteile in ätherischen Ölen auf. Sie gelangen mit der Nahrung in den menschlichen Körper, wo sie wichtige Funktionen erfüllen können.

Die Heilwirkung der Flavonoide ist in der Schulmedizin umstritten. Es scheint aber von ihnen ein synergistischer Effekt (Verstärkung durch Zusammenwirken verschiedener Stoffe) auszugehen. Bei der Heilung des Skorbuts, einer Vitamin-C-Mangelkrankheit, die Gefäßwände von Adern brüchig macht, wirken Flavonoide ausgesprochen günstig. Daher glaubt man, ihnen ganz allgemein einen positiven Einfluß bei allgemeiner Gefäßschädigung, aber auch krampflösende Eigenschaften zusprechen zu können.

Einige Flavonoide scheinen vorbeugend gegen bestimmte Lebervergiftungen zu wirken. Sie schirmen praktisch das Gift dadurch ab, daß sie die Stellen besetzen, an denen es angreifen kann. Fachmännisch ausgedrückt: das Gift kommt nicht mehr an die Zellmembranen heran. Und da Flavonoide in der Regel harmlos sind und wenig Nebenwirkungen zeigen, läßt sich diese Tatsache zur Vorbeugung gut nutzen.

Flavonoide kommen in vielen Heilkräutern vor wie Weißdorn, in Holunderblüten, Birkenblättern, im Schachtelhalm, in Orthosyphonblättern, in Kampferöl usw..

Gerbstoffe

Leder entsteht, wenn Tierhäute mit Gerbsäure behandelt werden. Dabei wird das Bindegewebe der Häute zunächst angelöst, die Eiweißmoleküle der Haut verbinden sich mit dem Gerbstoff und es kommt zur Bildung biegsamer und widerstandsfähiger, eben lederner Flächen. Früher verwandte man als Gerblauge (Gerberlohe) ausgekochte Eichenrinde. Heute gerbt man meist mit anorganischen Substanzen wie Chromsalzen und Alaun.

Gerbstoffe sind in der Pflanzenwelt weit verbreitet und nur diese kommen für medizinische Zwecke infrage. Sie sind ebenso wie die Gerberlohe in der Lage, Eiweißstoffe – also Aminosäuren – anzulösen bzw. zu denaturieren und mit ihnen dann unlösbare Verbindungen zu bilden. Allerdings ist die Wirkung wesentlich schwächer als bei der Ledergerbung, wenngleich Gerbstoffe durch diese Eigenschaft generell ein Zellgift darstellen. Wahrscheinlich schützt sich die Pflanze mit ihnen vor Feinden. Gerbstoffe inaktivieren u. a. Enzyme, die ebenfalls aus Eiweißstoffen bestehen. Gleichzeitig be-

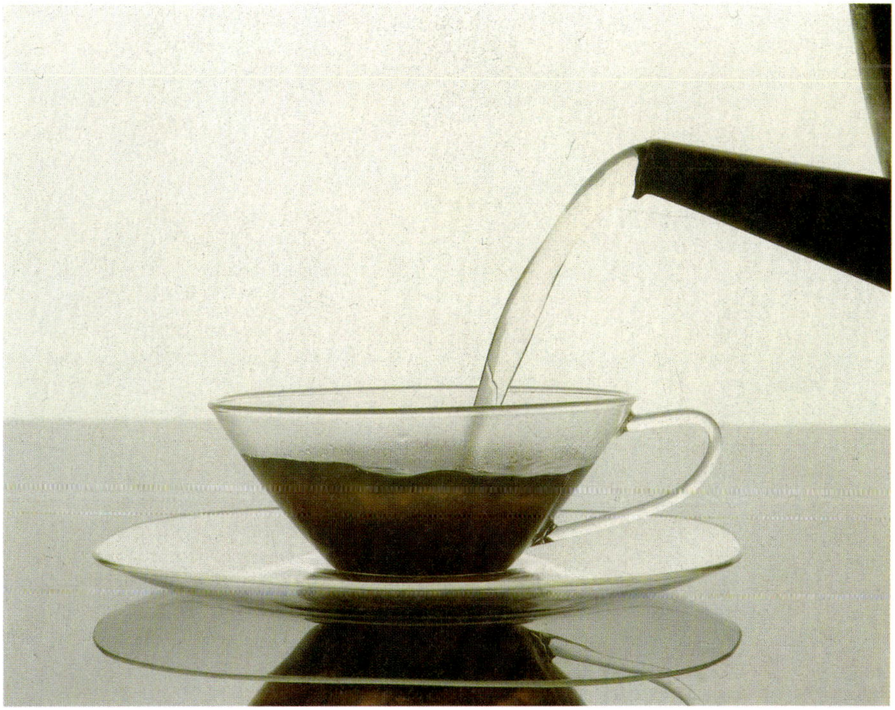

Abb. 10: Gerbstoffhaltige Tees helfen bei Durchfall, Mundspülungen bei entzündeten Schleimhäuten.

kämpfen sie Fäulniserreger wie Bakterien.
Aber keine Angst – vergiften wollen wir Sie nicht. Es kommt auch hier auf die Dosis an. In Maßen können Gerbstoffe sehr nützliche Heilwirkungen entfalten.
Gerbstoffe können krankhafte Schleimhäute verfestigen und sie können Blutkapillare abdichten. Die durch Eiweißfällung entstehende Membran schützt im Falle von Entzündungen vor bakterieller, chemischer und mechanischer Belastung. Dadurch kommt auch ein schmerzstillender Effekt zustande. Mundspülungen mit gerbstoffhaltigen Drogen wirken daher günstig bei Mundschleimhaut- und Zahnfleischentzündungen, und – durch Gurgeln – bei Rachenerkrankungen. Schleimhäute gibt es aber auch im Magen und Darm. Auch hier empfiehlt sich die Behandlung mit diesen Drogen. Interessant ist, daß ein bestimmter Gerbstoff – das *Tanin* – nicht im Magen, sondern erst im Darm durch Verdauungssäfte umgesetzt wird. Der Wirkstoff gelangt also auch noch in diese unteren Bezirke des Verdauungstraktes. Das wirkt sich günstig bei Durchfall und Darmentzündungen aus.
Selbst bei Hautentzündungen (z.B. durch Windelnässe bei Säuglingen), bei nässender Fußpilzerkrankung, bei Ekzemen usw., können Bäder und Lösungen aus gerbstoffhaltigen Drogen helfen; ebenso bei übermäßiger Schweißproduktion an Händen und Füßen.
Drogen mit höherem Gerbstoffgehalt sind Hamamelisblätter, Quercus (Eichenrinde), Ratanhiawurzel, Tomentillwurz, Heidelbeere, Hagebutten usw.; aber auch Walnußblätter, Preiselbeeren, schwarze Johannisbeere und Birkenblätter. Bei Heidelbeere und Tormentillwurz soll laut R.F. Weiß neben dem Gerbstoff noch eine bakterienhemmende Wirkung des Farbstoffs hinzukommen.

Glykoside

Glykoside, häufig auch als Glukoside bezeichnet, bilden die Pflanzen aus Zuckerstoffen, insbesondere aus *Glukose*. Daher der Name. Manche stellen äußerst starke Wirkstoffe dar und sind sogar hochgradig giftig, wie etwa der Wirkstoff aus dem Fingerhut (Digitalisglykosid). Stark wirkende Glykoside sind in nennenswerten Anteilen in vielen Pflanzen enthalten, die man im engeren Sinne als Giftpflanzen bezeichnet. Sie wirken als Nervengift insbesondere auf die Herztätigkeit und finden daher in richtiger Dosierung auch als Herzmittel Verwendung. Herzwirksame Glykoside enthalten auch Maiglöckchen, Oleander, Meerzwiebel und das Adonisröschen, das nicht umsonst diesen Namen trägt.
Für die Selbstmedikation fallen diese stark glykosidhaltigen Pflanzen natürlich aus. Aber es gibt auch Pflanzen mit Glykosiden, die weniger oder gar nicht toxisch sind. Glykoside finden Sie auch in ätherischen Ölen. Das Vanillin ist zum Beispiel ein harmloses Glykosid oder – in Grenzen – das Senföl. Allerdings würden wir die aromatische Wirksubstanz des Waldmeisters – das Kumarin – im Gegensatz zu einer weitverbreiteten Meinung nicht mehr zu den harmlosen zählen. In höherer Dosierung erzeugt es Kopfschmerzen; es kann sogar Benommenheit auslösen. Im Tierexperiment hat man außerdem eindeutig Leberschädigungen nachgewiesen. Daher empfiehlt es sich, auf die Maibowle mit frischem Waldmeister entweder zu verzichten oder nur ganz geringe Mengen zu nehmen. Streng genommen ist der Verkauf von Waldmeister sogar verboten. Aber vielleicht versuchen Sie es einmal, wenn Sie den Geschmack des Waldmeisters sehr lieben, mit einem nicht so gefährlichen künstlichen Waldmeisteraroma.
Zu den weitgehend harmlosen Glykosiden gehören auch die *Saponine* (vgl. dazu im einzelnen ab *Seite 49*).

Lecithine

Lecithin ist eigentlich eine Sammelbezeichnung für eine Gruppe von ganz besonderen Fetten, die fachmännisch als *Phospholipide* bezeichnet werden. *Phospho* deutet auf die Anwesenheit von Phosphor hin – ein Element, das im lebenden Organismus eine wichtige Rolle spielt; und *Lipid* ist der aus dem Lateinischen entlehnte Ausdruck für Fett.
Diese Phospholipide haben Eigenschaften, die sie zu unentbehrlichen Bausteinen für alle Zellen machen. In *Abbildung 12* haben wir versucht, ein Phospholipidmolekül einmal mit seinem chemischen Aufbau anschaulich darzustellen. Es handelt sich um das Phospholipid (Lecithin) mit Namen *Cholinphospholipid* (PC). Die beiden gelben Fortsätze stellen Ketten von zwei Fettsäuren dar. Über ein Glyzerinmolekül und eine Phosphatbrücke sind die Fettsäuren mit einem *Cholin* genannten Molekül verbunden; ein Stoff, den wir im Kapitel über Lecithine und ihre vielfältigen Anwendungsmöglichkeiten nochmals genauer betrachten werden (vgl. ab *Seite 190*). Dieses Cholin ist ein lebensnotwendiger Nahrungsbestandteil, nicht nur als strukturbildender Baustein, sondern auch als Steuersubstanz, die

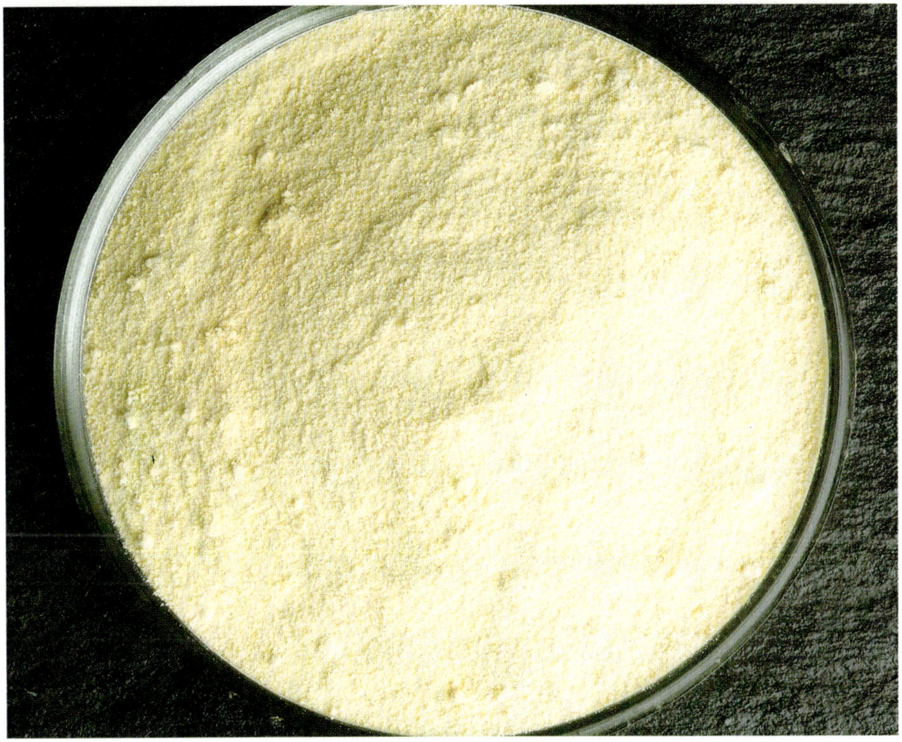

vor allem für die Übertragung von Nervenimpulsen notwendig ist.

Zwei andere Phospholipide sind für uns noch wichtig: das *Inositphospholipid* (PI), das anstelle von Cholin ein Inositmolekül enthält (vgl. *Abb. 13*) und das *Ethanolaminphospholipid* (PE). Ethanolamin ist sehr einfach aufgebaut (vgl. *Abb. 13*). Es besteht aus einem Stickstoff- und zwei Wasserstoffatomen. Darüber hinaus gibt es noch andere Phospholipide.

Abb. 11: Dieses unscheinbar aussehende Lecithin-Pulver hat sehr vielseitige gute Eigenschaften. Ab Seite 190 gehen wir in allen Einzelheiten auf die verschiedenen Lecithinarten und ihre Anwendung in Kosmetik, Lebensmitteln und für die Gesundheit ein.

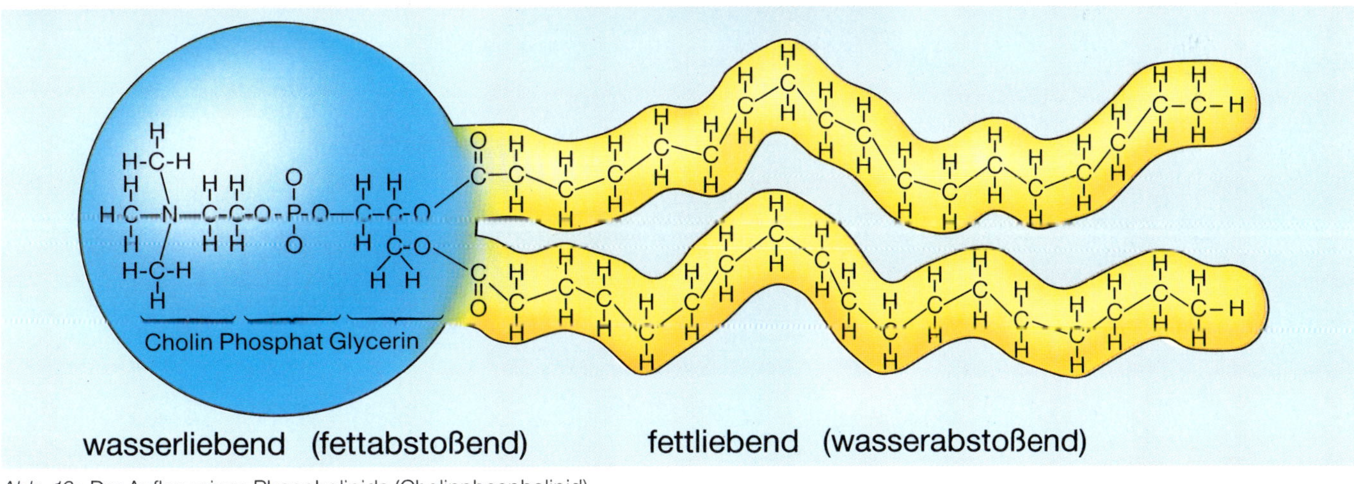

Abb. 12: Der Aufbau eines Phospholipids (Cholinphospholipid).

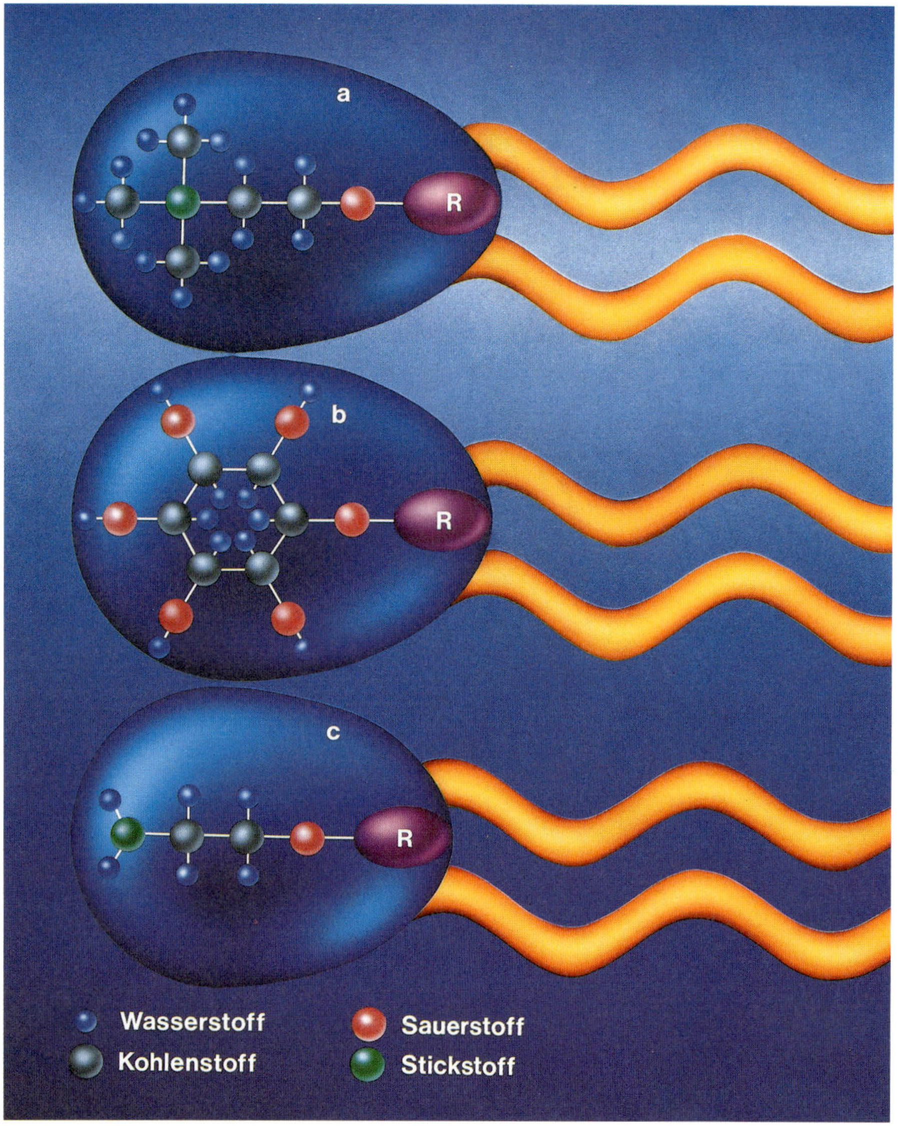

Abb. 13: Grundbausteine der wichtigsten Lecithine (Phospholipide).
(*a*) Cholin bildet Cholinphospholipid, auch Phosphatidylcholin (PC) genannt; (*b*) Inosit bildet Inositphospholipid (PI = Phosphatidylinosit); (*c*) Ethanolaminphospholipid (PE = Phosphatidylethanolamin). R = immer wieder gleiches Molekül aus Phosphat, Glycerin und Fettsäure (vgl. Abb. 12).

Interessant ist, daß diese großen Phospholipidmoleküle zwei unterschiedliche Zonen besitzen. Ein Teil ist wasserliebend, der andere fett- oder ölliebend. Wenn man versucht, die Phospholipide im Wasser aufzulösen, dann reagieren sie überraschend. Die wasserliebenden Teile stecken quasi ihre Köpfe zusammen und gleichzeitig ins Wasser, während sich die fettliebenden Fortsätze mit Widerwillen abwenden. Auf diese Weise entsteht eine dünne, zweischichtige Membran. Außen im Wasser die Köpfe, innen, vom Wasser abgeschirmt, die Fettsäurefortsätze (vgl. *Abb. 14*).

Diese Eigenschaft der Phospholipide hat sich die Natur in vielfältiger Weise zunutze gemacht. Sie bildet aus ihnen das Grundgerüst der Zellmembranen, das heißt die Schicht, die die Zelle nach außen abschirmt. Trotz dieser Abschirmung ist die Membran beweglich und für bestimmte Stoffe, wie etwa Nährstoffe, durchlässig. Diese Stoffe werden aber meist durch Eiweißkörper geschleust, die in der Membran stecken (vgl. *Abb. 15*) oder durch unterschiedliche Salzkonzen-

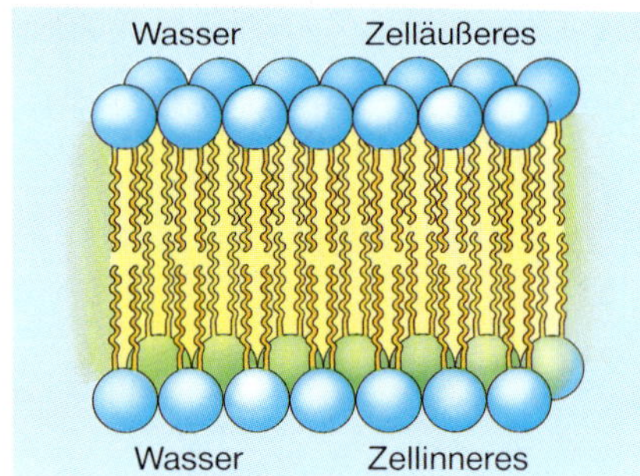

Abb. 14: Ein Stück Zellmembran, bei dem die wasserliebenden Köpfe nach außen und die fettliebenden Fortsätze nach innen weisen.

tration hineindiffundiert. Mit Cholesterinpartikeln (das ist eine andere Art Fett, ohne wasserliebenden Kopf) wird die Membran stabilisiert.
Phospholipide bzw. Lecithine bilden wichtige Bestandteile auch der pflanzlichen Zelle. In großer Menge (oft bis zu 1,5%, wie in der Sojabohne) kommen Lecithine besonders in Samen vor. Das ist verständlich; denn das Zellwachstum hat hier seinen Ausgangspunkt; der Bedarf ist also groß.
Bei der Verdauung im menschlichen oder tierischen Magen werden die Lecithine in ihre Bestandteile zerlegt und später im Körper – vor allem in der Leber – nach Bedarf wieder nach einem bestimmten Bauplan zusammengesetzt.
Lecithine können Störungen des Fettstoffwechsels beseitigen helfen. Sie wirken gegen überhöhte Anhäufung von Fetten in der Leber oder im Blut; sie können den Cholesterinwert günstig beeinflussen.
Auf weitere Wirkungen gehen wir ab *Seite 190* ein.

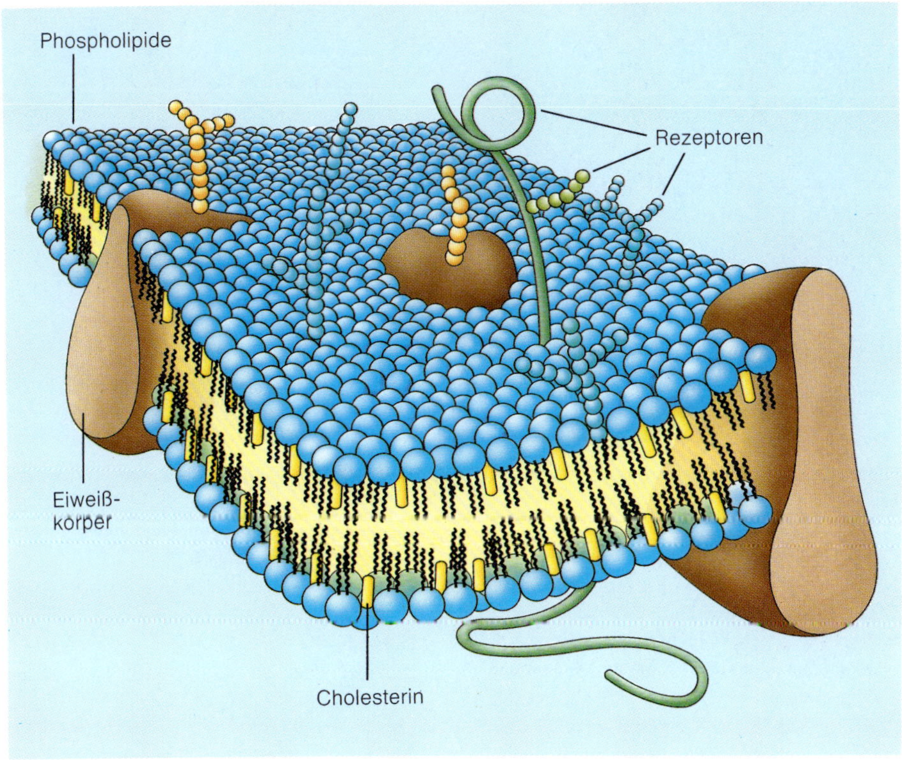

Abb. 15: Eiweißkörper übernehmen in der Zellmembran den Nährstofftransport.

Kieselsäure

Kieselsteine aus Quarz sind im Prinzip zu Kristallen verfestigte Kieselsäure. Dazu gehören auch Steine wie Bergkristall und Teile des Granits. Chemisch exakt bestehen sie aus Siliciumoxid (SiO_2). Diese mineralische Säure ist allerdings wasserunlöslich, im Gegensatz zu der Kieselsäure, die in Pflanzen vorkommt. Genaugenommen müßte man diese als Kieselsäuresalze – als Anhydrid der Kieselsäure – bezeichnen.
Kieselsäure darf man sich nicht als ätzende Flüssigkeit vorstellen. Sie ist eher eine neutrale Substanz. In Verbindung mit Wasser oder Öl – zum Beispiel in Pflanzensäften – können sich diese Siliciumoxidmoleküle zu langen Ketten zusammenfinden, die sich in die Pflanzenstruktur einbauen. Manche Gräser verfestigen damit ihre Oberfläche und Kanten. Die Graskanten können derart scharf sein, daß man sich daran schneiden kann.
Wie die Kieselsäure im menschlichen Organismus wirkt, ist noch nicht restlos geklärt. Sie scheint bei Bindegewebsschwäche zu helfen.
Kieselsäure befindet sich in höherer Konzentration beispielsweise in Zinnkraut und Lungenkraut. Sie ist absolut ungiftig.

Mineralstoffe

Mineralstoffe wie Natrium (Na), Kalium (K), Calcium (Ca), Mangan (Mg), Phosphor (P), Kupfer (Cu), Zinn (Sn), Eisen (Fe), Zink (Zn), Stickstoff (N) usw. sowie andere Spurenelemente spielen im Wachstumsprozeß der Organismen eine äußerst wichtige Rolle. Einerseits braucht die Zelle sie zu ihrem chemischen Aufbau – zum Beispiel der Phospholipide und Aminosäuren, in denen Phosphor und Sauerstoff eine wichtige Brückenfunktion im Molekül übernehmen oder wie in den roten Blutkörperchen das Eisen, das vor allem für den Transport von Sauerstoff sorgt, oder im Knochenaufbau das Calcium usw.. Andererseits benötigt die Zelle Stoffe wie Natrium, Kalium, Calcium, Mangan, Zink – meist in Form von Salzen –, um Nährstoffe durch die Membranen zu schleusen. Durch Konzentrationsunterschiede der in Flüssigkeit gelösten Salze innerhalb und außerhalb der Zelle (fachmännisch spricht man vom „osmotischen Druck“) entstehen derart starke Ausgleichsbestrebungen, daß die Stoffe in Form von Na^+-, Ka^+-, Ca^+-, Mg^+- und Cn^+-Ionen gezielt durch die Zellmembran gelangen. Dabei muß sich ein subtiles Gleichgewicht einstellen. Bereits kleinere Abweichungen können Krankheitserscheinungen auslösen. So enthält zum Beispiel das Blut des Menschen etwa 0,8% Kochsalz (NaCl), das heißt, es besteht zu 0,8% aus Natrium- und Chlor-Ionen. Hinzu kommen noch Calcium- und Magnesium-Ionen, sogar etwas Schwefelsäure und andere organische Säuren.

Die Zellflüssigkeit in den Muskelzellen enthält hingegen hohe Prozentsätze an Kalium-Ionen und Phosphorsäure, sowie Mangan-Ionen (vgl. *Abb. 15*).

Der Magensaft besteht neben Enzymen (vgl. *Seite 38*) fast ausschließlich aus Salzsäure, und erreicht sage und schreibe einen pH-Wert von 1. Das ist der Wert einer sehr starken Säure. Die stärksten Säuren (Salpetersäure, Schwefelsäure usw.) kommen auf pH-Werte in der

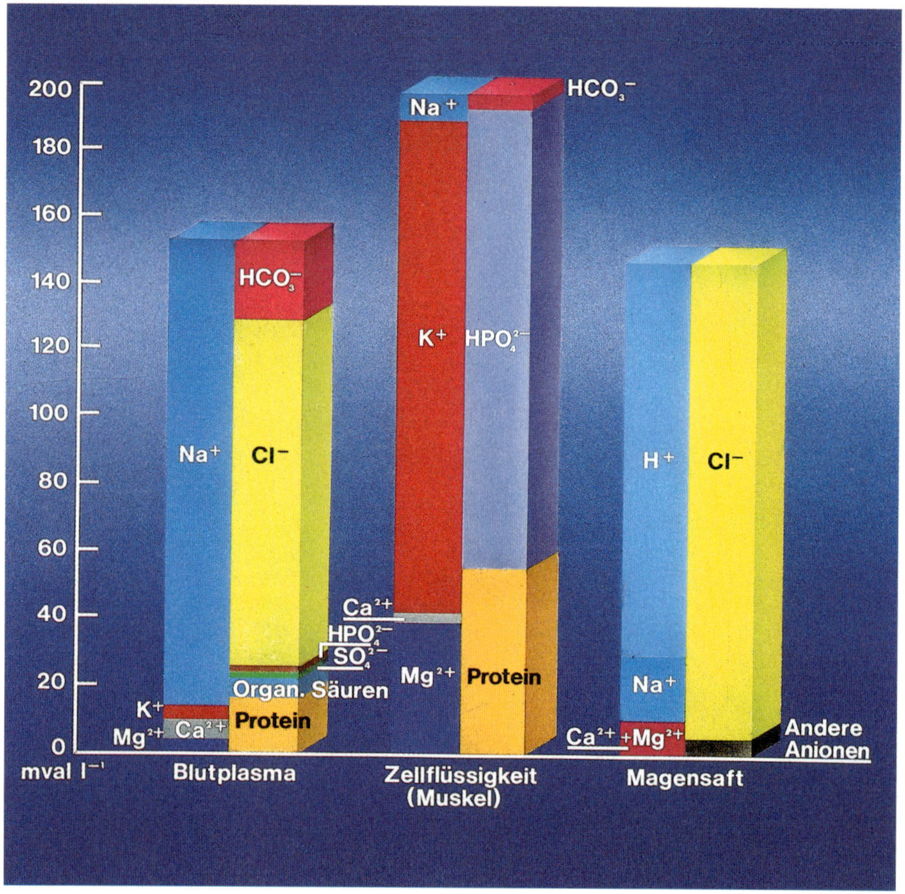

Abb. 16: Die unterschiedliche Ionenzusammensetzung von Blutplasma, Zellflüssigkeit und Magensaft.

Nähe von 0,01; der Neutralpunkt dieser Skala liegt bei 7 (dest. Wasser).

In der Regel nehmen wir ausreichend Mineralstoffe durch unsere Nahrung auf. Sie sind im Fleisch, in Pflanzen in reichlichen Mengen enthalten. Die Pflanzen nehmen außer dem genannten Stickstoff, Phosphor, Schwefel, Kalium, Mangan usw. noch Spurenelemente wie Zink, Molybdän (Mo), Selen (Se), Silicium (Si) in Form von Nährstoffen vorwiegend aus dem Boden auf, und sie synthetisieren daraus – in Verbindung mit Kohlenwasserstoff – alles, was sie für ihre Struktur und ihr Wachstum brauchen.

Natrium, das im Kochsalz (NaCl), enthalten ist, brauchen wir besonders dringend. Kochsalz war deshalb früher ein begehrtes Handelsobjekt, insbesondere im Landesinnern, wo man weder an das Meerwasser herankam, noch das Salz durch Bergbau gewinnen konnte. In extremen Mangelsituationen, wie beispielsweise nach dem Biafra-Krieg in Nigeria, haben Kinder die von der UNESCO gelieferten Salzklümpchen wie Bonbons gelutscht – Bilder, die ich nie wieder vergessen werde. Solche Mangelsituationen bei einem Pfennigprodukt können wir uns gar nicht mehr vorstellen. Salzmangel wurde in Biafra auch dadurch verstärkt, daß der Körper in den Tropen ohnehin mehr Salz braucht, weil beim Schwitzen sehr viel Salz verlorengeht (vgl. auch unser Rezept für Salznachschub bei Durchfall auf *Seite 47*).

Unsere moderne Zivilisation zeichnet sich hingegen eher durch zu reichen Kochsalzkonsum aus. Der Körper kann ihn zwar in gewissen Grenzen durch vermehrten Salzausstoß über die Nieren ausgleichen; aber auf die Dauer kann das an ein Naturwunder grenzende empfindliche Membransystem der Niere dadurch überfordert werden. Die Folge sind Organschädigungen. Außerdem gerät der gesamte elektrolytische Haushalt des Körpers aus dem Takt, worauf er häufig mit krankhaftem Blutüberdruck reagiert. Menschen mit Bluthochdruck müssen den Salzkonsum drastisch reduzieren. Natriummangel entsteht dann trotzdem nicht, denn auch mit nicht zusätzlich gesalzener Nahrung nehmen wir noch genügend lebensnotwendiges Natrium auf. Es ist in Gemüsen, Fleisch und Getreide von Natur aus ausreichend enthalten.

Wer partout auf starken Salzgeschmack nicht verzichten will, für den gibt es einen Salzersatz. Mit ihm werden die auf „salzig" eingestellten Geschmackssensoren (vgl. *Seite 37*) überlistet.

Im *Kochsalzersatz KE (HT)* wird anstelle von Natriumchlorid (Kochsalz) Kaliumchlorid verwendet, allerdings läßt sich diese Verbindung nicht so einfach herstellen. Deshalb werden noch eine Calciumverbindung – und zwar Dicalciumorthophosphat (E 341) – sowie Sorbit mit untergemischt, das durch die Süßkomponente das leicht Bittere des Kaliumchlorids reduziert. Hinzu kommen noch ein natürlicher Geschmacksverstärker (Glutaminsäure) und ein Füllstoff (Kieselsäure).

Dieser Salzersatz sieht normalem Salz sehr ähnlich und kann auch in der gleichen Menge verwendet werden. Die Substanz ist nach der Diätverordnung zugelassen. Diabetiker sollten allerdings wissen, daß in 100 g Kochsalzersatz 9,5 g Sorbit mit einem Brennwert von 48 kcal (205 KJ) enthalten sind. Das entspricht etwa 2 Broteinheiten. Dies fällt hier freilich kaum ins Gewicht, denn der Kochsalzersatz wird ja nur in Spuren verwendet. In jedem Fall sollten Diabetiker ihren Arzt fragen, ob sie Kalium vertragen können. Manchmal haben Menschen auch einen erhöhten Kaliumspiegel. Für sie ist Salzersatz natürlich nicht angebracht. Ein zu niedriger Kaliumspiegel ist selten.

Bei starker körperlicher Anstrengung, die mit Schwitzen verbunden ist, kann sich beim Erwachsenen kurzfristig ein erhöhter Kochsalzbedarf einstellen. Das macht sich dann in der Regel durch Durst und Appetit auf Salziges bemerkbar. Am besten trinken Sie dann Mineralwasser, das eine gute Quelle auch für andere Mineralstoffe ist. Sie können sich auch Kräutertees zubereiten, die ebenfalls Mineralsalz in idealer Kombination enthalten.

Nur bei akutem Mineralmangel, den der Arzt durch eine Blutuntersuchung sehr leicht feststellen kann, sollten Sie auf Medikamente aus der Apotheke zurückgreifen.

Pektin

Pektine sind gelbildende Stoffe. Sie gehören zu den Grundsubstanzen, mit denen sich die Pflanzen Struktur geben. Sie sind am Aufbau der Lamellen und der Zellwände beteiligt. Sie schaffen gallertartige bzw. gelförmige Zwischenmassen und binden Pflanzeninhaltsstoffe, wie zum Beispiel Fruchtsäfte, die sonst zu flüssig wären. Deshalb besitzen alle Früchte hohe Pektinanteile. Dies gilt vor allem für Äpfel, Quitten, Johannisbeeren, Himbeeren.

Die gelbildende Wirkung erhalten die Pektine durch die Fähigkeit einzelner Moleküle, sich zu Ketten zusammenzufügen. Das Ausgangsmolekül ist die sogenannte Galakturonsäure (vgl. *Abb. 17*).

Es gibt verschiedene Pektine: Einmal die sogenannten hochveresterten Pektine, die nur mit viel Zucker gelieren und niederveresterte Pektine, die auch ohne Zucker stabile Gele bilden, dann aber meist eine Zugabe von Calciumsalz sozusagen als Brückensubstanz brauchen.

Pektine sind im ernährungsphysiologischen Sinne Ballaststoffe; sie können nicht oder nur im ganz beschränkten Maße verdaut werden. Sie gelangen durch den Magen und Dünndarm nahezu unverändert in den Dickdarm. Dies bedeutet aber nicht, daß sie keine Funktionen erfüllen. Im Gegenteil: Sie besitzen dadurch Eigenschaften, die sie für medizinische Zwecke geeignet machen. Im

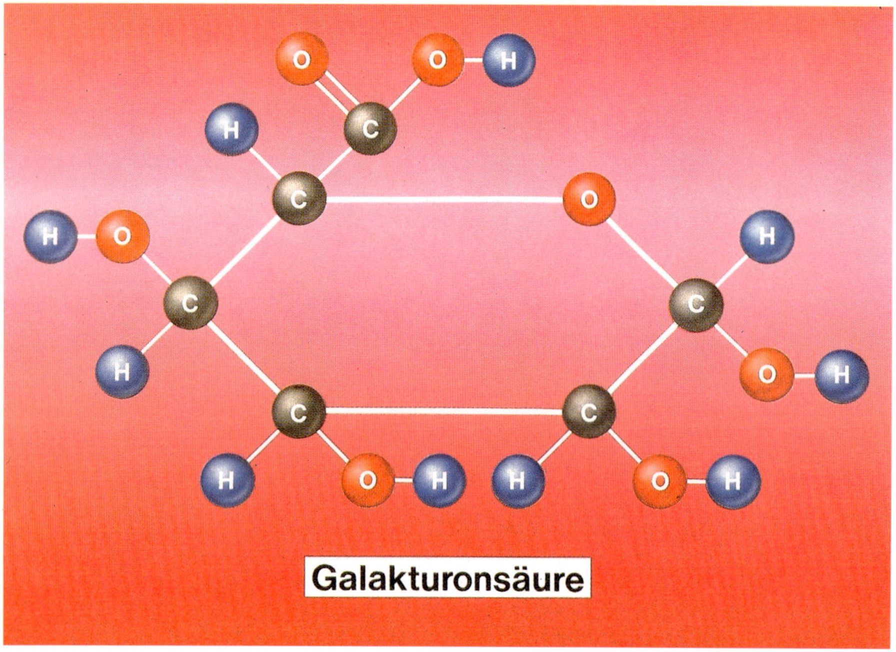

Abb. 17: Die Galakturonsäure.

Dickdarm werden sie durch die dort wirkenden Verdauungsbakterien und deren Enzyme zu milden Säuren, wie Essigsäure, gespalten. Dabei entsteht eine schwache Gasentwicklung, hauptsächlich aus Wasserstoffgas und Kohlendioxid, die aber so schwach ist, daß es nicht zu Blähungen kommt.
Bei genügend Pektinmasse im Dickdarm kommt es zu einer Vermehrung der Bakterien, die in Verbindung mit diesem Ballast, das das Pektin darstellt, zu einer Erhöhung des Stuhlgewichtes führen.
Durch Gase und Säuren wird der Stuhl außerdem weicher und voluminöser, so daß er schneller und ohne Pressen abgesetzt werden kann. Hinzu kommt, daß die unlöslichen Ballaststoffe verstärkt Wasser binden, wodurch eine Art Gel entsteht. Das führt ebenfalls zur Erhöhung der Stuhlmenge, was die Darmbewegung fördert. Deshalb wirkt Pektin auch positiv bei Stuhlverstopfung.
Bei der Krankheit *Divertikulose*, bei der säckchenförmige Ausstülpungen der Darmschleimhaut durch die Muskulatur der Darmwand auftreten, können Balaststoffe wie das Pektin ebenfalls helfen. Sie bewirken eine Füllung des Dickdarms und die Darmwandspannung sinkt ab.
Ballaststoffe wie Pektin können auch – so jedenfalls die Vermutung – Dickdarmkrebs vorbeugen, indem sie krebserregende Stoffe wie bestimmte Amine und Abbauprodukte der Gallensäuren binden. Durch die Erhöhung des Stuhlgewichts verringert sich die Konzentration dieser Substanzen im Stuhl und die Durchlaufzeit und Kontaktzeit der krebserregenden Stoffe mit der Darmwand wird verkürzt.
Interessante Eigenschaften besitzt das Pektin auch für Menschen, die einen zu hohen *Cholesterinspiegel* im Blut haben. Allein oder in Verbindung mit Guar (vgl. dazu Schleimstoffe, *Seite 49*) bindet es Gallensäuren, die der Organismus vermehrt bilden muß, damit eine normale Zusammensetzung der Gallenflüssigkeit aufrechterhalten bleibt. Für diese Gallensäurenbildung wird vor allem Cholesterin benötigt. Allerdings setzt dies höhere Gaben von Pektin und Guar voraus; und zwar vermutlich mehr als 15 g Pektin bzw. Guar, was aber kein Problem darstellt; denn Pektin läßt sich sehr leicht in Getränken vermischt zu sich nehmen.
Sogar für Diabetiker scheinen Guar und Pektin segensreich zu sein, denn eine blutzuckersenkende Wirkung ist nachgewiesen. Allerdings setzt auch dieser Effekt erst bei höheren Dosierungen von 15 bis 20 g Pektin oder 20 bis 25 g Guar ein, wobei für letzteres die Nebenwirkungen noch nicht ganz erforscht sind. Bei Pektin sind keine beobachtet worden. Die Erklärung für die blutzuckersenkende Wirkung könnte darin bestehen, daß die Zellstruktur der Ballaststoffe eine Barriere für den Abbau von Zuckerstoffen durch Enzyme und die Aufnahme der Nährstoffe durch den Organismus darstellt. Damit wird auch die Glukosefreisetzung (vgl. *Seite 51 ff.*) verlangsamt.
Sogar bei akutem Dünndarmkatarrh sind Pektine angezeigt. Außerdem bei Durchfall, weil dieser Gelbildner die krankheitserregenden Mikroorganismen und deren

giftige Zersetzungsprodukte absorbieren und die damit verbundene höhere Produktion von Flüssigkeit binden kann. Ein Vorteil dabei ist, daß die Pektine nicht nur von den Verdauungssäften des Magens und Dünndarms unbeeinflußt sind, sondern auch von den Fäulniserregern nicht angegriffen werden können. Insofern entgiftet Pektin und beugt einem zu großen Wasserverlust des Körpers vor. Gleichzeitig werden die Darmschleimhäute durch einen gallertartigen Überzug geschützt. Auf dieser Wirkung von Pektin beruht vermutlich auch der alte Brauch, Verdauungsstörungen von kleinen Kindern oder Säuglingen mit rohen Äpfeln zu behandeln. Allerdings stört hier die Fruchtsäure der Äpfel, die den Darm reizen kann, was der positiven Wirkung entgegensteht. Dies ist bei reinen Pektingaben nicht zu erwarten.

Pektin verstopft übrigens nicht.

Bei der Einnahme von Pektin muß darauf geachtet werden, daß genügend Flüssigkeit mit zugeführt wird. Deshalb empfiehlt es sich, Pektin in Tee oder in lauwarmes Wasser einzurühren. Es kann aber auch eine Limonade sein.

Unser niederverestertes Pektin – von der Hobbythek *Pektin NVM* genannt – ist dafür besonders gut geeignet. Es braucht zu seiner Wirkung Calcium, ein Mineral, das bei Durchfall sogar noch positiv wirkt.

Dafür ein Rezept:

Nehmen Sie bei Durchfallerkrankungen 5 bis 10 g Pektin NVM (2½–5 Meßl.) und vermischen es mit genau einem Fünftel der Menge *Calciumcitrat*. Bei 5 g wären das 1 g (1 Meßl.) Calciumcitrat. Rühren Sie dies in eine Flüssigkeit wie Fenchel- oder Anistee oder auch einfach in lauwarmes Wasser. Wichtig ist genügend Flüssigkeit. Es sollte schon so etwa 50 bis 100 ml sein. Trinken Sie das etwa 2 bis 3 mal am Tag. Sie werden sehen, der einfache Durchfall ist im Nu überwunden. Hält er länger an, dann suchen Sie umgehend den Arzt auf. Denn es kann auch eine organische oder bakterielle Ursache für den Durchfall geben; etwa eine Salmonellenerkrankung, die durch solche einfachen Mittel natürlich nicht zu beheben ist. Gott sei Dank tritt sie relativ selten auf. Pektin hat auch noch andere positive Wirkungen. So soll es, äußerlich in einer 2%igen sterilen Lösung angewendet, die Wundheilung begünstigen. Es bildet über der Wunde einen heilenden Schleim. Pektin verkürzt auch Blutgerinnungszeit und kann daher als Blutgerinnungsmittel bei Hämorrhoiden eingesetzt werden. Pektin wird im übrigen auch in Salben und Cremes von der Pharmaindustrie eingesetzt.

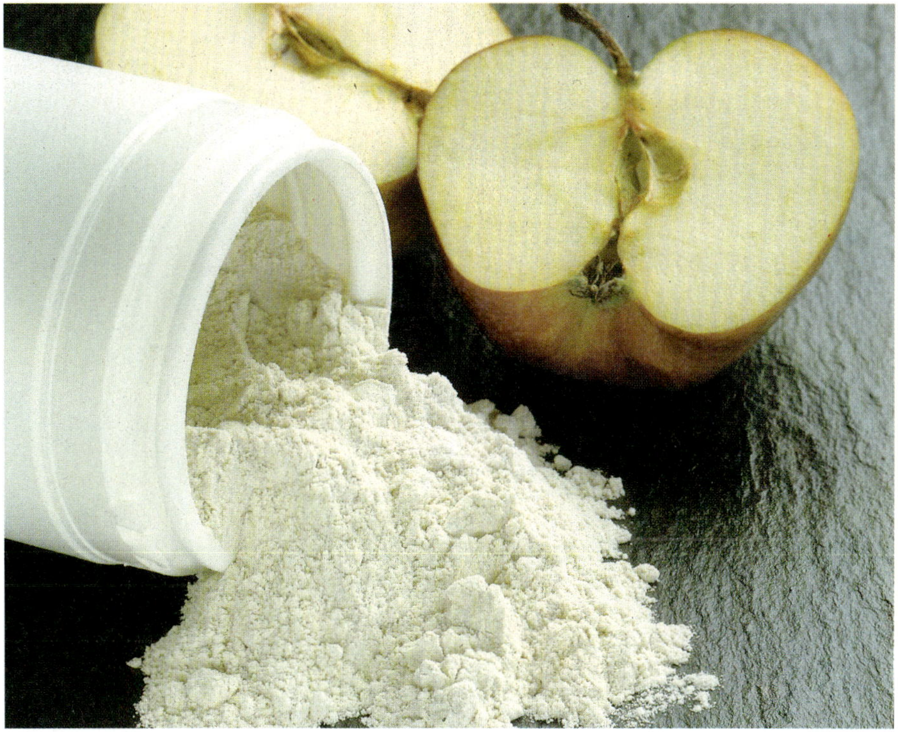

Abb. 18: Pektin kommt nicht nur in Äpfeln vor.

Zuletzt noch ein Tip:
Wenn Sie der Hunger bei einer Schlankheitskur plagt, versuchen Sie doch einmal dieses Rezept:

5 g (3 Meßl.) Pektin NVM
1 g (1 Mel.) Calciumcitrat
50 ml (1/4 Glas) Obstsaft

Alles mischen und trinken, und das Hungergefühl verschwindet.

Pflanzensäuren

Viele Pflanzen entwickeln Säuren. Sie brauchen sie einerseits für ihren Stoffwechsel und andererseits, um sich gegen Bakterien zu schützen; denn viele Bakterien gedeihen schlecht in saurem Milieu. Fruchtsäuren sind zwar nicht so stark wie mineralische – wie Schwefelsalz oder Salpetersäure etwa –, sie können aber durchaus pH-Werte unter 2,5 erreichen, wie zum Beispiel Apfel-, Zitronen- und Weinsäure.
Häufig findet sich unter diesen in Früchten gebildeten Säuren auch die Zitrus- oder *Ascorbinsäure* – das Vitamin C.
Das gilt besonders für die Zitrusfrüchte, wie man weiß. Aber Zitronensäure findet sich nicht nur in Zitrusfrüchten wie Apfelsinen, Mandarinen und Zitronen usw., sondern auch in Himbeeren, Johannisbeeren, Preisel- und Vogelbeeren usw. Hagebutten haben einen besonders hohen Gehalt an Ascorbinsäure.
Das in Pflanzen gebildete Vitamin C soll übrigens vom Organismus viel besser genutzt werden können als reines Vitamin C. Das hat möglicherweise mit den Ballaststoffen zu tun; hier insbesondere des Pektins.

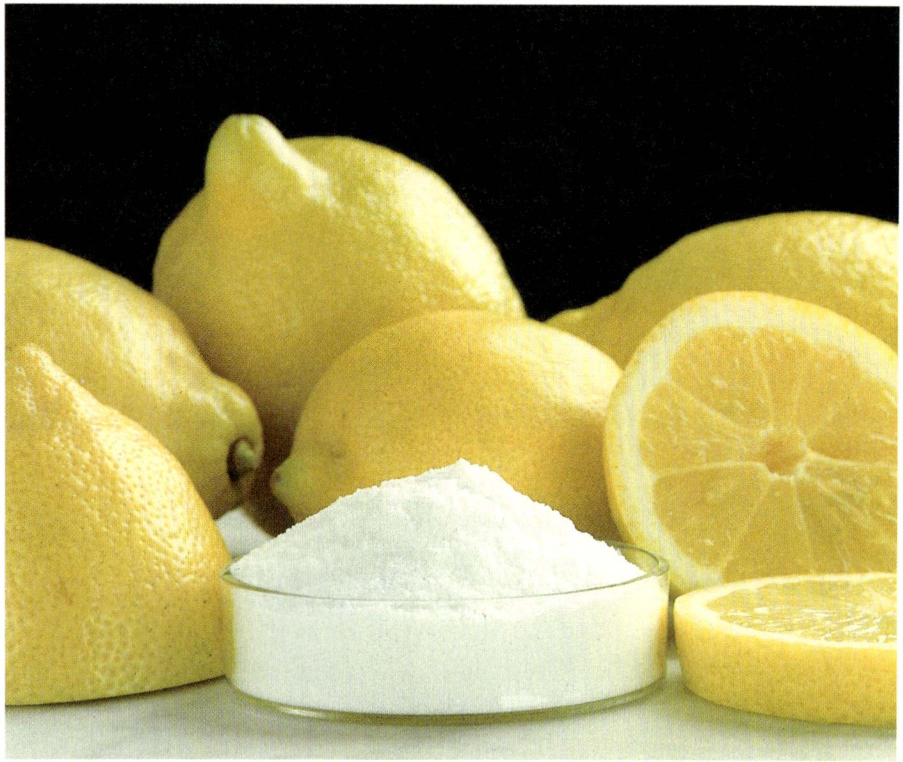

Abb. 19: Ascorbinsäurepulver ist nichts anderes als Vitamin C.

Übrigens: Der angenehm saure Geschmack von Hibiskustee rührt von einer Säure mit Namen *Allohydroxyzitronensäurelacton* (Hibiskussäure), die mit der Zitronensäure, wie der Name schon sagt, verwandt ist.
Zitronen- und Weinsäure werden vom Darm nur sehr langsam aufgenommen. Sie halten das Wasser im Darm zurück und wirken deshalb leicht abführend. Diese Wirkung geht wahrscheinlich zusätzlich auf die Verbindung mit bestimmten Fruchtzuckerarten zurück (mehr dazu im Kapitel „Zucker und Zuckerstoffe“ ab *Seite 51*).
„Sauer“ gehört zu den vier Grundgeschmacksarten (vgl. *Abb. 9* auf *Seite 37*). Das heißt, wir haben ähnlich wie für „bitter“, „süß“ und „salzig“ im Mund ganz bestimmte Sensoren, die Säuren in der Natur orten können. Interessanterweise läßt sich der Geschmacksnerv für „sauer“ aber leicht überlisten. Die Wirkung von „sauer“ wird abgeschwächt, wenn gleichzeitig „süß“ vorhanden ist. „Süßsauer“ ist sogar eine geschmacklich sehr

angenehme Kombination; ja selbst „süß-sauer-bitter“ wie in Bitter-Lemon oder in der Grapefruit wird sehr gemocht.
Verblüffend ist, daß der Geschmacksnerv sich auch durch Schleimstoffe täuschen läßt. Obwohl die Himbeere eigentlich zu den stark säurehaltigen Früchten zählt (mit ca. 2% Zitronensäuregehalt), schmeckt sie sehr mild. Ursache dafür ist, daß sie einerseits relativ viel Schleimstoffe enthält (u.a. auch Pektin) die den sauren Geschmack vermindern, andererseits aber den süßen Geschmack bewahren helfen. Himbeeren wirken daher trotz niedrigerem Zuckergehalt und höherem Säurespiegel süßer und milder als beispielsweise Apfelsinen. Dasselbe kann man auch über die Erdbeeren sagen, die ebenfalls einen Fruchtsäuregehalt bis zu 2% und gar nicht einmal so viel Zucker haben. Auch Stachelbeeren und Sauerkirschen erreichen Säurespiegel von etwa 2%, während Bananen und Birnen mit rund 0,3% recht säurearm sind. Zitronen haben einen sehr hohen Säuregehalt von bis zu 8%, Apfelsinen um 1,5%, Pampelmusen bis zu 2%, wobei bei letzteren die Bitterstoffe den Geschmack stark bestimmen. Auch Essig ist eine Art natürliche Fruchtsäure. Sie entsteht allerdings erst durch eine bestimmte Form von Gärprozeß durch Bakterien.
Obstessig gilt als sehr vielseitiges Schönheits- und Gesundheitsmittel. Durch seinen Reichtum an Mineralstoffen und Spurenelementen regt er den Stoffwechsel kräftig an, entschlackt und kann so durchaus bei einer Schlankheitskur helfen. Wir empfehlen, jeden Morgen vor dem Frühstück ein Glas Wasser mit 2 Teelöffeln Obstessig und etwas Honig zu trinken.

Saponine

Saponine sind natürliche, in Pflanzen häufig vorkommende Substanzen. Sie gehören zu den *Glykosiden*. Ihr Name deutet auf ihre oberflächenaktive Eigenschaft hin, das heißt, sie wirken seifenähnlich. In wäßriger Lösung können sie unterschiedlich starken Schaum erzeugen. (Zu den Saponinen gehören auch die *Betaine*, die – synthetisch gewonnen – interessante milde Seifen für den Hausgebrauch darstellen (vgl. dazu unser Hobbythek-Buch „Cremes und sanfte Seifen“ und das „Hobbythek-Lexikon der sanften Kosmetik“).)
Saponine sind auch ein Pilzantibiotikum, das heißt sie können Pilzsporen vernichten. Außerdem bilden sie Verbindungen mit Phenolen, Eiweißstoffen (Proteinen) und Sterolen (Fetten, zu denen das Cholesterin gehört).
Sterole und Proteine sind wesentliche Bestandteile der Zellmembran; auch derjenigen der roten Blutkörperchen. Wahrscheinlich erklärt sich damit auch die hämolytische Wirkung der Saponine, das heißt die Wirkung auf rote Blutkörperchen.
Aber Saponine können auch expektorierend (auswurffördernd und entzündungshemmend) wirken. Diese beiden Eigenschaften hat zum Beispiel die *Süßholzwurzel*, deren Hauptwirkstoffe (Glycyrrhizinsäure) Saponine sind. Sie sind auch wichtige Bestandteile der *Birkenblätter*. Ob sie harntreibend wirken, gilt nicht als erwiesen. Aber eventuell fördern sie die Aufnahme anderer harntreibender Mittel im menschlichen Körper.

Schleimstoffe

Schleime haben die Aufgabe, Flüssigkeiten und Aufbaustoffe zu binden; manchmal nur so lange, bis der Wachstumsprozeß der Zelle beendet ist. Alle Pflanzen und Tiere speichern in Zellen oder Organen solche Schleime – manche mehr, manche weniger. Die Schleimstoffe sind chemisch häufig sogenannte Polysaccharide; bestimmte Zucker also.
Besonders viel Schleimstoffe findet man im *Guarsamen*. Das Guarmehl ist kaum verdaubar, also ein Ballaststoff, den auch Diabetiker zu sich nehmen können. Außerdem empfiehlt es sich bei einer Diät zur Gewichtsabnahme. Guarmehl verdickt nämlich den Nahrungsbrei. Dadurch verzögert sich die Magenentleerung in den Dünndarm und man hat länger ein Gefühl der Sättigung. Diese Wirkung ist auch wichtig für Diabetiker; denn Guarmehl kann die Steigerung der Zuckerwerte im Blut nach der Nahrungsaufnahme verzögern. Außerdem kann der Cholesterinspiegel bei Menschen mit

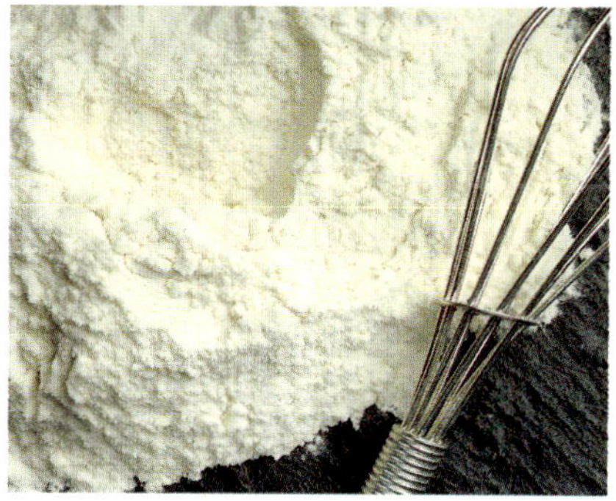

Abb. 20: Guarmehl.

Fettstoffwechselstörungen günstig beeinflußt werden.
Ähnliches gilt für die Schleimdroge *Tragant*, ein getrocknetes Pulver aus dem Harz eines Wüstenstrauchs. Der *Karayagummi* (auch indischer Tragant genannt) ist wegen der quellenden, wasserentziehenden Komponente ein hervorragendes Mittel gegen Durchfall, eventuell in Kombination mit anderen Kräutern. Weil die Wasserlöslichkeit des Tragants die geringste aller Schleimstoffe ist und dadurch die Quellwirkung verzögert erst nach der Magenpassage einsetzt, können diese Stoffe zum Teil ungequollen in den Darm gelangen.
Weitere Schleimdrogen sind *Johannisbrotkorn-Mehl*, das aus dem Samen des Johannisbrotbaumes gewonnen wird sowie *Xanthan*, das mit Hilfe von Mikroorganismen beim Gärvorgang von Glukose entsteht.
Schleimdrogen von heimischen Kräutern sind u. a. Huflattich, Malve – und zwar die Blüten und die Blätter –, Eibischwurzel und der Spitzwegerich; in Grenzen aber auch Lindenblüten und Isländisch Moos. (Vgl. Monographien ab *Seite 67*.)

Vitamine

An der subtilen Funktion der Vitamine im Stoffwechsel von Pflanzen, Tieren und Menschen läßt sich der Einfallsreichtum der Natur besonders gut ablesen. Vitamine wirken bereits in derart kleinen Mengen, daß es lange gedauert hat, sie überhaupt in der Alltagsnahrung zu finden. Von manchen Vitaminen reichen Mikrogramm und weniger als tägliche Dosis für den menschlichen Organismus aus. Trotzdem sind sie unentbehrlich; denn im Gegensatz zu Enzymen und Hormonen, die auch in minimalen Mengen wirken, kann der Körper sie nicht selbst herstellen; das heißt, sie müssen ihm mit der Nahrung zugeführt werden.
Der englische Forscher *F.G. Hopkins* wies 1912 als erster nach, daß Tiere und Menschen zur Ernährung mehr brauchen als nur Eiweiß, Fett und Kohlenhydrate.
Man wußte zwar schon vorher, daß bestimmte Krankheiten mit der Ernährung in Verbindung zu bringen sein mußten; aber der entscheidende Durchbruch gelang erst dank der Forschung des Mr. Hopkins. Ein Beispiel dafür ist die ehemals gefürchtete Seeleutekrankheit *Skorbut*. Irgend jemand hatte herausgefunden, daß sie nicht ansteckend war, obwohl sie auf Schiffen epidemisch auftrat und daß man sie ganz einfach mit frischem Zitronensaft heilen konnte. Heute wissen wir, daß Skorbut durch akuten Vitamin-C-Mangel ausgelöst wird. Die Nahrung der Schiffsleute war früher auf langen Reisen durch Mangel an frischem Gemüse, Obst usw. sehr vitaminarm.
Daß auch *Rachitis* durch Ernährungsmangel bzw. Ernährungseinseitigkeit entstehen kann, war bereits im 18. Jahrhundert bekannt. Schon damals behandelte man sie mit Lebertran. Man wußte sogar, daß man der Krankheit mit dem Auszug aus der Fischleber ganz einfach vorbeugen konnte. Ich selbst habe als Kind noch löffelweise diesen scheußlich schmeckenden Lebertran täglich einnehmen müssen, weil meine Eltern wegen der einseitigen Ernährung im und kurz nach dem Krieg dieser fürs ganze Leben folgenschweren Rachitis begegnen wollten. Noch heute danke ich ihnen dafür.
Rachitis entsteht bei Vitamin-D-Mangel; und Vitamin D ist im Lebertran in erheblichen Mengen enthalten. Allerdings muß man ihn heute nicht mehr schlucken. Man nimmt eine Kapsel mit konzentriertem Vitamin D und braucht sich nicht mehr zu quälen. Moderne Pharmazie hat also manchmal auch Vorzüge.
Hopkins hat seine Erkenntnisse durch Versuche an Tieren gewonnen. Von ihm stammt auch der Name „Vitamin“. Das lateinische Wort *Vita* heißt Leben und es verweist darauf, daß diese Stoffe essentiell sind, das heißt unentbehrlich für das Leben. Der Begriff *Amin* war die von ihm vermutete chemische Verbindung. Amine sind Verbindungen des Stickstoffs mit Kohlenstoff und gleichzeitig mit die wichtigsten Baustoffe des Lebens. Das gilt vor allem für die *Aminosäuren*. Heute wissen wir, daß viele Vitamine eigentlich gar keine Amine sind; sie sind teilweise von derart komplizierter Natur, daß wir hier auf die chemische Strukturformel ganz verzichten wollen. (So verfahren wir auch bei vielen anderen Stoffen, damit Sie, liebe Leser, nicht überfordert oder gelangweilt werden. Wer es genau wissen möchte, mag in „Hobbythek-Lexikon der sanften Kosmetik“ nachlesen.)
Wichtig für uns ist aber die Funktion der Vitamine, Pflanzen, Mikroorganismen und verschiedene Tiere können zumindest einige Vitamine selbst aufbauen. Dem Menschen ist diese Fähigkeit weitgehend abhandengekommen; wir müssen Vitamine mit der Nahrung aufnehmen. (Die meisten Tiere tun das zwar auch; aber viele von ihnen können zum Beispiel das wichtige Vitamin B_{12} selbst bilden, was die Pflanzen nicht schaffen.) So ist das Fleisch eine wichtige Vitamin-B_{12}-Quelle für uns. Vielleicht ist das ein Hinweis darauf, daß wir Menschen doch niemals vollständig Vegetarier waren. Aber keine Angst; sollten Sie Vegetarier sein, dann gibt es für Sie auch andere na-

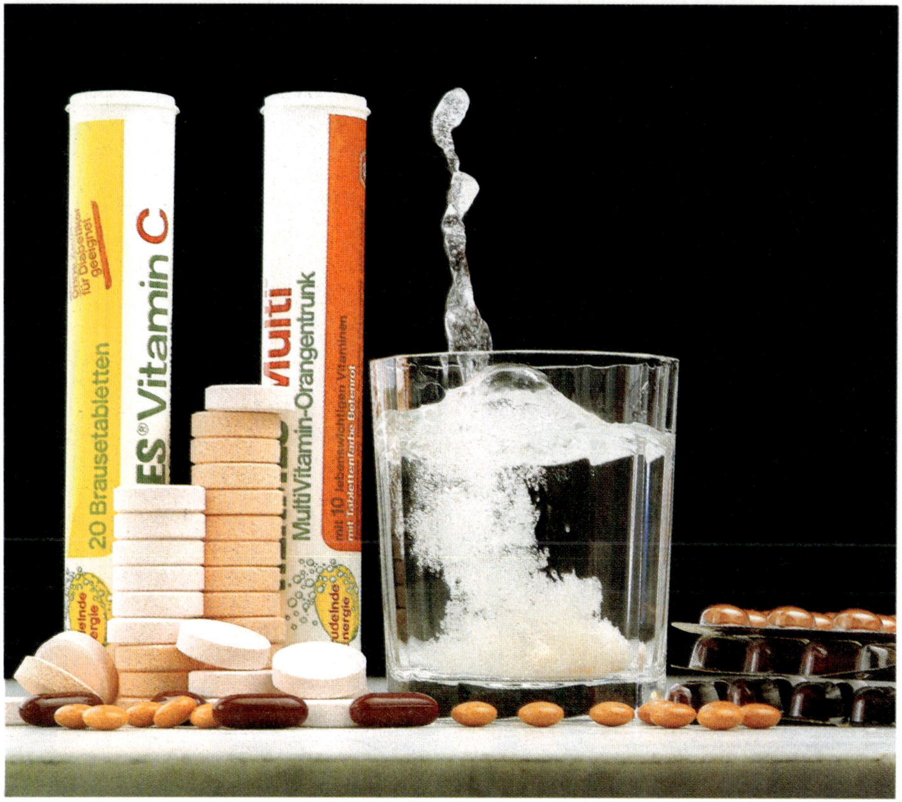

Abb. 21: Vitaminpräparate gibt es in den unterschiedlichsten Darreichungsformen.

türliche Vitamin B_{12}-Quellen. So bilden etwa bestimmte Bakterien und Pilzsporen dieses Vitamin. Sojasauce, die aus der Fermentation – das heißt der Gärung – solcher Organismen entsteht, enthält hohe Mengen von diesem Vitamin.
Fragen wir uns zunächst, warum die pflanzliche Zelle überhaupt Vitamine herstellt und offensichtlich auch braucht.
Beim Stoffwechsel spielen Vitamine wichtige Begleitfunktionen. Sie ergänzen die *Enzyme* (vgl. *Seite 38*).

Sie wirken dabei ähnlich wie Katalysatoren, das heißt, sie lösen letztlich biochemische Prozesse beim Wachstum bestimmter Zellen aus. Im Gegensatz zu den *Hormonen*, die ebenfalls in Kleinstmengen wirken, greifen sie jedoch nicht steuernd in den Stoffwechsel ein. Sie sind also keine Botenstoffe.
Nach ihren physikalischen Eigenschaften teilt man sie in *wasser*lösliche und *fett*lösliche Vitamine ein. Ab *Seite 185* gehen wir ausführlich auf die einzelnen Vitaminarten und ihre Wirkungen und Nebenwirkungen ein.
Bis auf bestimmte Vitaminarten in Pflanzen wie Hibiscus, Hagebutte (Vitamin C) spielen sie bei der pharmakologischen Bewertung von Heilkräutern eine geringere Rolle. Allerdings wollen wir hier nicht allzu streng zwischen pharmakologischen und allgemein ernährungsphysiologischen Wirkungen trennen. Für die Gesundheit sind Heilen, Vorbeugen und richtige Ernährung gleichermaßen wichtig.

Zucker und Zuckerstoffe

Zuckerstoffe gehören zu den wichtigsten Baustoffen der belebten Natur. Fachmännisch nennt man sie *Saccharide*. Ihre Bedeutung erhalten sie durch die Fähigkeit, sich im wahrsten Sinne des Wortes in nicht endenden Variationen zu präsentieren. Einmal als Rohsubstanz – als Einzelmolekül sozusagen –; in diesem Fall handelt es sich um *Glukose* und *Fruktose*, die als einzige auch ungebunden in der Natur vorkommt (z. B. als Glukosezucker und als Fruchtzucker). Man nennt sie Monosaccharide (Mono = einzel). Sie bestehen ausschließlich aus Kohlenstoff-, Wasserstoff- und Sauerstoffatomen und zählen daher zu den Kohlehydraten.
Interessanterweise haben Glukose und Fruktose exakt die gleiche chemische Formel, nämlich $C_6H_{12}HO_6$, das heißt, die Einzelmoleküle bestehen jeweils aus sechs Kohlenstoff-, 12 Wasserstoff- und 6 Sauerstoffatomen. Der Unterschied besteht ausschließlich in der räumlichen Anordnung der Atome. Es gibt jedoch Va-

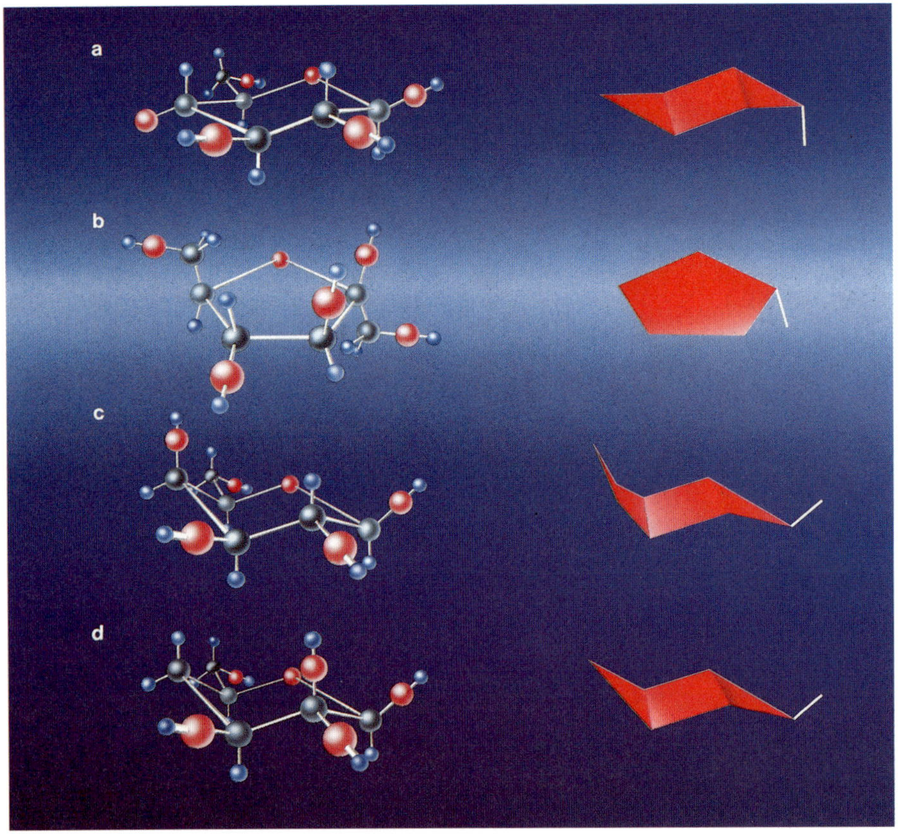

Abb. 22: (*a*) Glukosemolekül ($C_6H_{12}O_6$). (*b*) Fruktosemolekül ($C_6H_{12}O_6$). (*c*) Galaktosemolekül ($C_6H_{12}O_6$). (*d*) Mannosemolekül ($C_6H_{12}O_6$). Daneben jeweils die vereinfachte Darstellung.

rianten, sogar mehrere Glukose- und Fruktosearten. In *Abbildung 22* haben wir die räumliche Anordnung einmal versucht darzustellen. Für den Laien ist der Unterschied erst auf den zweiten Blick zu erkennen; die Natur aber weiß genau, warum sie diese feinen Differenzen macht.

Die häufigste Glukoseart kommt in Trauben vor und wird deshalb volkstümlich auch als *Traubenzucker* bezeichnet. In anderen Früchten überwiegt die Fruktose, die mit Fruchtzucker übersetzt werden kann.

Neben Glukose und Fruktose gibt es die *Galaktose* und *Mannose* (*Abb. 22*). Darüber hinaus gibt es noch andere Molekülarten, die zu erwähnen hier aber zu weit führen würde.

Alle diese Monosaccharide sind wichtige Grundbausteine in der belebten Natur. Sie werden quasi wie Bauklötzchen zusammengesetzt, und zwar ähnlich wie bei den Aminosäuren.

Wenn Glukose und Fruktose über die Sauerstoffbrücke zusammenkommen (vgl. *Abb. 23*), entsteht Saccharose, unser bekannter Kristallzucker aus der Küche. Diese Verbindung läuft in der Natur unter Einwirkung von Enzymen ab. Die Moleküle verbinden sich dann unter Austritt eines Wassermoleküls.

Mit Hilfe von anderen Enzymen läßt die Verbindung sich aber auch wieder trennen. Das Enzym, das diese Trennung bewirkt, heißt *Invertase* (invert läßt sich etwa mit „anders herum" übersetzen).

Frucht- und Traubenzucker liegen dann wieder getrennt vor. Diesen Zucker nennt man *Invertzucker.* Treue Hobbythek-Freunde wissen, daß wir mit selbsthergestelltem Invertzucker schon Bonbons und Süßigkeiten hergestellt haben. Das Enzym zur Trennung haben wir aus Zitronensaft gewonnen.

Übrigens beherrschen auch die Bienen die Invertzuckerproduktion. Honig besteht zu 70 bis 80% daraus; und zwar zu gleichen Teilen aus Trauben- und Fruchtzucker.

Laktose, bzw. *Milchzucker* entsteht, wenn Galaktose und Glukose zusammengesetzt werden (vgl. *Abb. 24*). Wenn sich zwei Glukosemoleküle verbinden, entsteht *Maltose*, auch *Malzzucker* genannt. Aber damit ist das Zuckerspiel noch keineswegs zu Ende.

Glukosemoleküle können sich unter Einwirkung von Steuersubstanzen und Enzymen zu sehr, sehr langen Ketten zusammenschließen. Sie können zum Beispiel Zellulose bilden, für die etwa 300 bis 3000 Glukosebausteine gebraucht werden (vgl. *Abb. 26*).

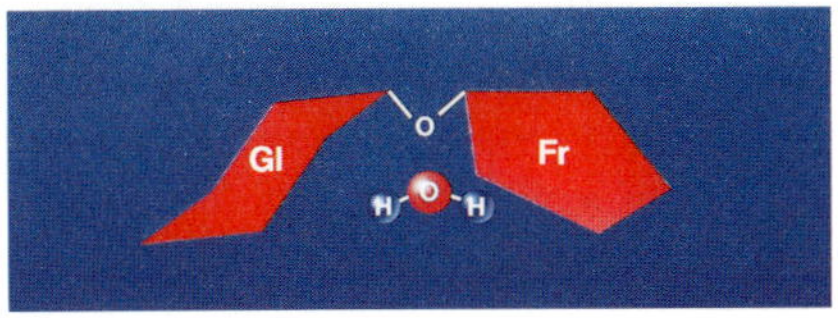

Abb. 23: Wenn Glukose und Fruktose eine Verbindung eingehen, wird jeweils ein Wasserstoffmolekül frei. Diese Verbindung nennt man Saccharose (normaler Kristall- bzw. Haushaltszucker). Mit Hilfe von Säuren oder Enzymen läßt sie sich unter Zugabe von Wasser wieder trennen (Invertzucker).

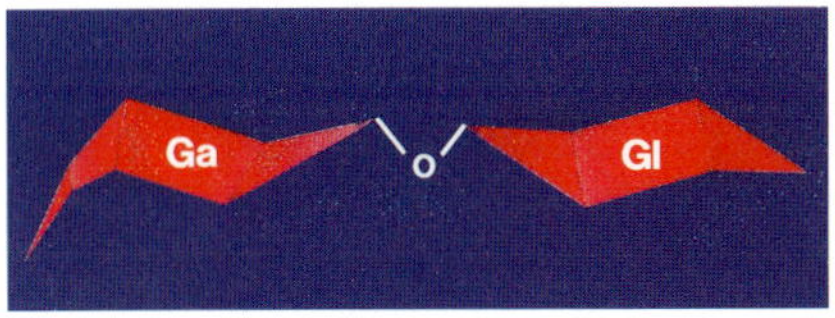

Abb. 24: Galaktose und Glukose ergeben Laktose (Milchzucker).

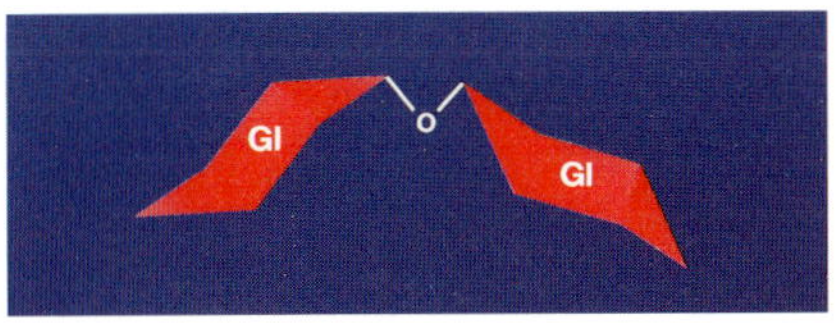

Abb. 25: Glukose und Glukose ergeben Maltose (Malzzucker).

Zellulose ist ein *natürliches* Polymer, im Gegensatz zu den *künstlichen* Polymeren – den Kunststoffen –, bei denen ebenfalls Kohlenwasserstoffe aneinandergereiht werden. Auch dies geschieht unter Einfluß von Enzymen und Katalysatoren.
Zellulose ist die häufigste Verbindung in der belebten Natur unserer Erde. In reinster Form kommt sie beispielsweise in der Baumwolle vor. Aber auch in allen anderen Pflanzen ist sie das wichtigste strukturgebende Material; im Holz ebenso wie im Stützgerüst von Pflanzenstengeln und Blättern.
Zum Aufbau der Zellulose benötigt die Pflanze Energie. Diese bezieht sie von der Sonne, wobei die Photosynthese mit Hilfe des Chlorophylls (Blattgrüns) eine entscheidende Rolle spielt. Die Pflanzen sind durch Photosynthese in der Lage, Energie zu speichern; und zwar über Milliarden von Jahren. Von dieser Fähigkeit profitieren wir heute, indem wir diese Energie in Form von Kohle, Erdöl oder Erdgas aus der Erde herausholen. In ihnen hat sich die Zellulose in Kohlenwasserstoffe zurückverwandelt. Leider gehen wir mit diesen in endlosen Zeiträumen gespeicherten Stoffen allzu verschwenderisch und sorglos um.
Wären die Enzyme unseres Magensaftes in der Lage, Zellulose wieder aufzutrennen, das heißt in die einzelnen Glukosebausteine zurückzuverwandeln, dann stünde uns Menschen praktisch ein unbegrenztes Nahrungsreservoir zur Verfügung. Für unseren Stoffwechsel ist Glukose nämlich vor allem als Energielieferant von entscheidender Bedeutung; denn einerseits entsteht bei der Auftrennung der Ketten Wärme – es handelt sich dabei sozusagen um eine langsame Verbrennung – und andererseits können die Glukosemoleküle sehr leicht im Blut transportiert werden. Sie stellen dann die entscheidende Zellnahrung dar.
Diese Nahrungsquelle steht uns Menschen leider nicht unmittelbar zur Verfügung; im Gegensatz zu manchen Tieren, die Zellulose tatsächlich verwerten können. Dazu gehören bestimmte Bakterien und Termiten (ameisenähnliche Insekten), die manche Hausbesitzer in den Tropen schon zur Verzweiflung gebracht haben; denn Termiten vermögen ganze Balken innerhalb weniger Tage völlig aufzufressen.
Aber auch wiederkäuende Säugetiere wie Rinder, Schafe, Ziegen und Kamele verdauen Zellulose. Dabei helfen ihnen im Vormagen (Pansen) Bakterien. Damit erschließen sie uns indirekt eine weitere Nahrungsressource, indem wir deren Fleisch essen.
Wir Menschen müssen auf eine andere, leichter verdauliche Kohlenhydratart zurückgreifen: die Stärke. Auch sie besteht aus Glukosebausteinen. Nur ist die Bindung ihrer Atome nicht ganz so stark bzw. wir besitzen im Magensaft ein Enzym, das in der Lage ist, die Kette der Stärke in Einzelglieder – in Glukose also – zu sprengen (vgl. *Abb. 22*).
Verdauen heißt im Prinzip nichts ande-

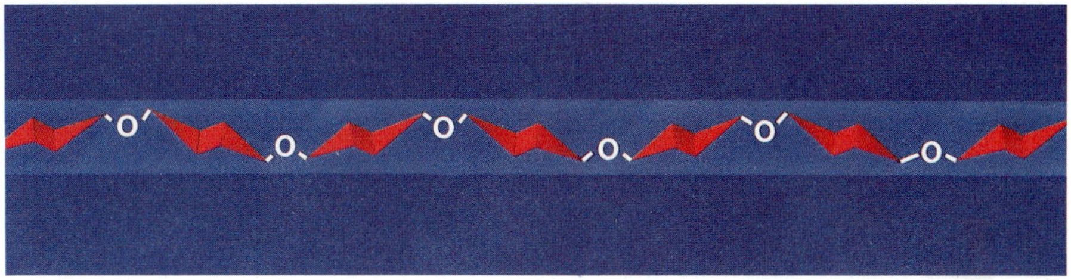

Abb. 26: Zellulose besteht aus Ketten von 300 bis 3000 Glukosebausteinen.

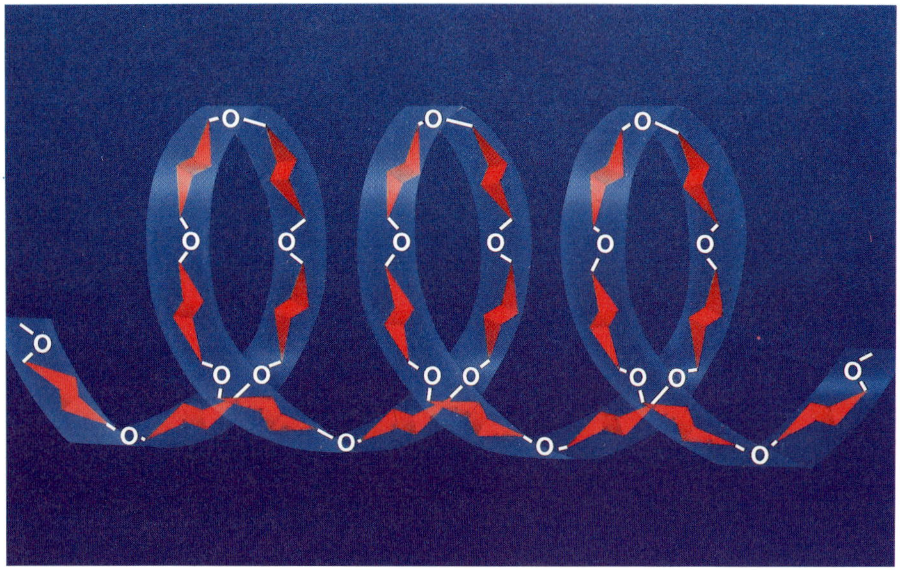

Abb. 27: Wie Zellulose besteht auch Stärke aus langen Glukoseketten, die durch andere räumliche Bindung jedoch Spiralen bilden.

res, als solche Bindungen aufzulösen. Vom Darm werden dann die Glukosemoleküle durch die Darmwand geschleust und ins Blut geleitet. Dazu bedarf es aber einer gewissen Zeit, und deshalb steigt der Blutzuckerspiegel nach Aufnahme von Stärke, das heißt von Brot oder anderen Mehlerzeugnissen, aber auch von Kartoffeln, weniger schnell an, als wenn dem Magen Zucker direkt zugeführt würde. Am schnellsten läuft dieser Prozeß bei Traubenzucker ab, der für einen erschöpften Sportler als direkt verfügbare Nahrung Vorteile bringt.

Zu Ihrer Information: Was der Arzt als Blutzucker feststellt, ist tatsächlich vorwiegend der Glukoseanteil des Blutes.

Auch Saccharose – sei es nun Rohrzukker oder unser Haushaltszucker – wird im Magen sehr schnell in die Bestandteile Glukose und Fruktose zersetzt. Diese Zersetzung beginnt bereits im Speichel der Mundhöhle. Unter dem Einfluß von Mikroorganismen bilden sich dabei Stoffwechselprodukte, die unter anderem *Karies* auslösen. Die Saccharose ist deshalb die entscheidende Ursache für diese üble Zahnkrankheit. Fruktose und Glukose sind getrennt nicht ganz so gefährlich, allerdings auch nicht ganz harmlos für die Zähne. Reiner Zucker oder Zucker in Bonbons, Getränken oder anderen Süßigkeiten bedeuten für den Körper mehr oder weniger inhaltslose Kalorien. Besser sind deshalb stärkehaltige Nahrungsmittel wie Getreide und Gemüse usw., die meist mit für die Ernährung wichtigen Vitaminen, Spurenelementen und Enzymen durchsetzt sind.

Zucker, der im Stoffwechsel nicht gebraucht wird, verwertet der Körper nämlich besonders gern als Reservedepot für schlechte Zeiten. Genauer gesagt: er setzt ihn umgehend in Fett um. Da die Zeiten heute so schlecht nicht mehr sind, leiden deshalb viele Menschen an Übergewicht.

Der Abbau des Blutzuckers wird im übrigen durch das Hormon *Insulin* gesteuert. Es aktiviert den Zuckerabbau zu Fett- und Muskelgewebe bzw. veranlaßt die Leber, die Zuckerstoffe zu speichern.

Bei Diabetikern funktioniert dieser Regelmechanismus nicht oder nur unvollständig. Das gilt vor allem für Saccharose und Glukose. Sie müssen Zucker deshalb meiden. Und, weil Stärke ebenfalls in Glukose umgesetzt wird, dürfen Sie auch diese nur kontrolliert essen (gemessen wird Stärkeanteil in „Broteinheiten"; eine Broteinheit entspricht 15g Stärke oder 12g Fruchtzucker, Xylit, Sorbit). Fruktose wird hingegen insulinunabhängig abgebaut und ist deshalb ein hervorragender Zuckerersatz – sogar mit 20% höherer Süßkraft.

Zucker und Stärke sind wegen der wichtigen biologischen Bedeutung in fast allen Pflanzen enthalten.

Bei ausgeglichener Ernährung nehmen wir davon über Pflanzen ausreichend viel auf; wir brauchten also keinen zusätzlichen Zucker zu essen. Trotzdem ist mäßiger Zuckergenuß nicht schädlich. Allerdings ist der Pro-Kopf-Verbrauch in den Industrieländern eindeutig viel zu hoch. Wir sagten schon, daß er der wesentliche Faktor zur Auslösung der Karies ist. Ohne Zucker gäbe es diese Volkskrankheit nicht. Deshalb ist es unverantwortlich, Kinder mit Bonbons und sonstigen zuckerhaltigen Süßigkeiten zu überhäufen. Wenn, dann sollten die Kinder in jedem Fall dazu angehalten werden, sich

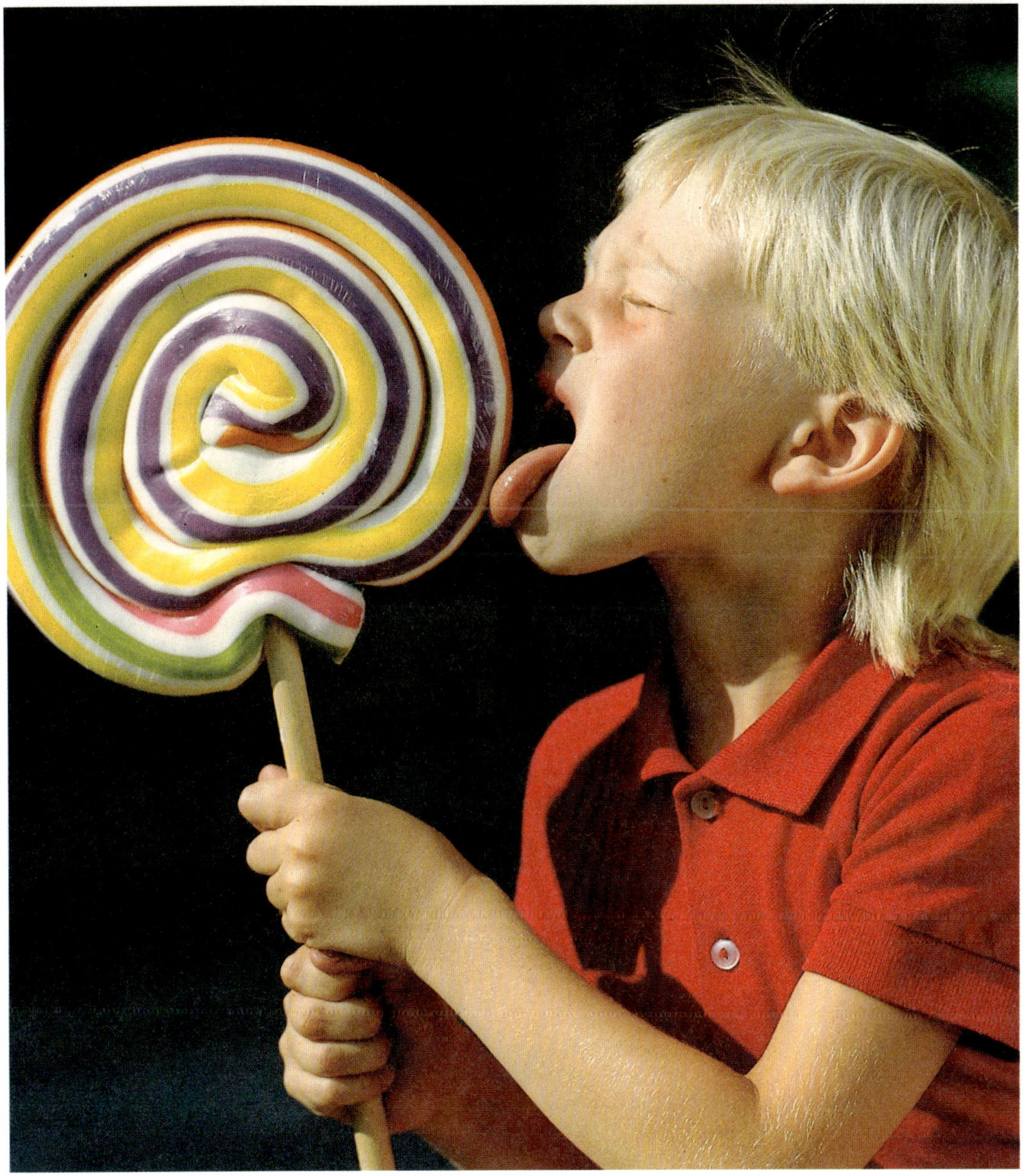

Abb. 28: Zucker ist für die Zähne schädlich. Er läßt sich durch das ebenso süße Xylit oder Sorbit ersetzen.

sofort die Zähne zu putzen. Also nicht mehr das Bonbon zwischendurch, sondern gezielt vor oder nach der Mahlzeit, mit Zahnpflege kombiniert. Am besten ist es, auf Süßigkeiten zurückzugreifen, die zuckerarm oder mit Zuckerersatzstoffen hergestellt sind.

Auch manche Verdauungsstörungen können im übermäßigen Zuckergenuß ihre Ursachen haben. Wenn nicht alle Zuckerstoffe im Dünndarm absorbiert werden, gelangen sie in den Dickdarm, wo sie Gärprozesse auslösen. Menschen, die stark unter Blähungen leiden, sollten einmal ihren Zuckerkonsum reduzieren. Vielleicht geht es Ihnen dann schon besser. Übrigens ist der braune Rohzucker aus Rüben oder aus Zuckerrohr in dieser Hinsicht keineswegs gesünder.

Zuckerersatzstoffe

In Pflanzen, vor allem in Früchten, gibt es neben der Saccharose, der Fruktose und der Glukose – also den Mono-Sacchariden – noch andere Substanzen, die süß schmecken, die aber im Verdauungstrakt des Menschen nicht unmittelbar in Blutzucker (Glukose) umgewandelt werden können. Sie sind deshalb neben Fruchtzucker besonders für Diabetiker geeignet. Diese Stoffe gehören der Stoffgruppe der *Alkohole* an. Sie spielen in der Natur ebenfalls eine wichtige Rolle. Zu den Alkoholen zählt nicht nur der flüssige Weingeist, auch Ethanol genannt (vgl. *Seite 157*) und das äußerst giftige Methanol bzw. der Methylalkohol, sondern auch eine ganze Reihe von festen Alkoholen. Einige davon eignen sich wegen ihrer Süße als Zuckeraustauschstoff. Die zwei wichtigsten möchten wir Ihnen kurz beschreiben.

Süß und unschädlich: Sorbit und Xylit

Da ist zunächst der **Sorbit** zu nennen.

Er kommt sowohl in niederen Pflanzen vor – zum Beispiel in Algen –, wie auch in den Früchten höherer Pflanzen, wie in Äpfeln, Birnen, Kirschen, Pflaumen, Aprikosen, Pfirsichen und anderen, aber auch in Heidel- und Vogelbeeren. Der Sorbitgehalt kann bis zu 10% betragen (vgl. *Tabelle*).

Der süße Geschmack dieser Früchte wird außer durch Fruchtzucker auch durch Sorbit bestimmt. Allerdings besitzt Sorbit nur die Hälfte der Süßkraft von Saccharose; leider bei gleichem Nährwert (ein Gramm Sorbit = 17 kJ oder 4 kcal). Für kalorienreduzierte Nahrung ist dieser Zuckeraustauschstoff also nicht geeignet.

Sorbit kann man sogar im Supermarkt kaufen. Um seine Süßkraft der des normalen Zuckers anzugleichen, wird er oft mit künstlichem Süßstoff (0,1 % Saccharin) angereichert. Dies wird – leider – meist nur ganz kleingeschrieben auf der Packung angegeben. Trotzdem sind die Vorteile von Sorbit unübersehbar, nur in geringem Maße kariogen (Karies auslösend) zu sein und – wie erwähnt – bei der Verdauung nicht direkt in Glukose umgewandelt zu werden.

Diabetiker sollten die Broteinheiten beachten (eine Broteinheit = 12 g Sorbit).

Mit Sorbit hergestellte Bonbons oder Schokolade (Eiskonfekt) wirken im übrigen angenehm kühl auf der Zunge, weil Sorbit beim Lösen in Wasser viel Lösungswärme benötigt. Diese Wärme wird dem Speichel entzogen.

Ein Nachteil von Sorbit ist, daß er nur sehr langsam verdaut wird und daß er da-

Art	Gehalt in 100 g
Eberesche (Sorbus aucuparia)	5,0 – 12,0 g
Weißdorn (Crateagus oxyacantha)	7,6 g
Feuerdorn (Crateagus pyracantha)	4,7 g
Bergmispel (Cotoneaster microphylla)	3,6 g
Pflaume (Prunus domestica)	1,7 – 4,5 g
Birne (Pirus communis)	1,2 – 2,8 g
Pfirsich (Prunus persica)	0,5 – 1,3 g
Apfel (Pirus malus)	0,2 – 1,0 g
Aprikose (Prunus armeniaca)	0,82 g
Erdbeere (Fragaria-Arten)	32,0 mg
Himbeere (Rubus idaeus)	8,5 mg
Heidelbeere (Vaccinium myrtillus)	4,3 mg
Apfelsaft (in Abhängigkeit vom Konzentrat)	0,44 – 5,37 g
Birnensaft (in Abhängigkeit vom Konzentrat)	0,36 – 12,0 g
Pflaumen (Fruchtzubereitungen)	9,4 – 18,8 g

Tabelle: Sorbitvorkommen in Früchten und Fruchtzubereitungen.

durch unverdaut vom Magen in den Darm gelangt, wo er viel Wasser anzieht. Das heißt, es kann bei zu hoher Dosierung (ab 15 g Einzeldosis und 30 g Tagesdosis), zu wäßrigem Durchfall kommen. Aus dem gleichen Grund ist Sorbit ein mildes Abführmittel (Laxans). Die laxierende Wirkung von Pflaumen ist zum größten Teil auf ihren Sorbitgehalt zurückzuführen. Reines Sorbit wirkt allerdings nicht ganz so stark. Auch bei empfindlichen Menschen kommt es zum Beispiel nicht zu den beim Verzehr von großen Pflaumenmengen zu beobachtenden Krämpfen (vermutlich wegen der fehlenden Fruchtsäure).

Der zweite Zuckeralkohol ist der **Xylit**. Er ist als Süßungsmittel geradezu ideal, was wir im folgenden belegen möchten. Xylit kommt wie Sorbit häufig in der Natur vor. Er ist in vielen Pflanzen enthalten, zum Beispiel in Birkenholz, aber auch in gängigen Obst-, Gemüse- und Fruchtsorten, wie Blumenkohl, Erdbeeren, gelben Pflaumen usw. Im Körper der Tiere und Menschen ist er ebenfalls vorhanden, und zwar als Zwischenprodukt unseres Stoffwechsels. So bildet die Leber eines erwachsenen Menschen pro Tag immerhin 5 bis 15 g Xylit. Daher ist er auch ein völlig unproblematischer Stoff, der unmittelbar vom Organismus verwertet werden kann.

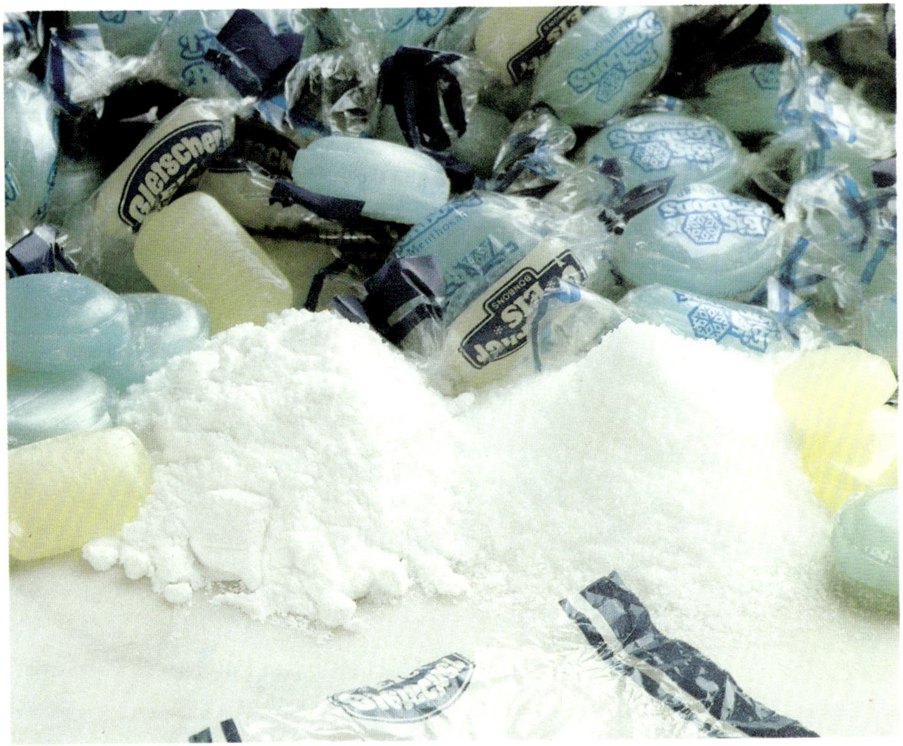

Abb. 29: Sorbit benötigt beim Lösen viel Wärme. Deshalb kühlen Eisbonbons aus Sorbit die Zunge.

Der größte Vorteil von Xylit ist, daß er die gleiche Süßkraft wie der normale Zucker hat. Er schmeckt auch genauso und löst trotzdem garantiert keine Karies aus. Es scheint, daß er sie sogar verhindern hilft.

Daß wir all diese Stoffe als süß empfinden, liegt daran, daß sie – wie die Stoffe mit einem Bittergeschmack – (vgl. *Seite 37*) offenbar einen Schlüssel zu unseren „süßen" Sensoren auf der Zunge besitzen.

Xylit wird im Körper nicht unmittelbar in Glukose verwandelt und ist daher auch für Diabetiker voll geeignet. Zu berücksichtigen sind aber hier die Broteinheiten (12 g Xylit entsprechen einer Broteinheit). Zum Abnehmen trägt allerdings auch Xylit nicht bei. Er besitzt etwa den gleichen Kalorienwert wie der Zucker (1 g = 17 kJ = 4 kcal).

Auch Xylit hat wie Sorbit einen hohen Lösungswärmebedarf; das heißt, Süßwaren, die mit ihm hergestellt werden, kühlen angenehm auf der Zunge (Eiskonfekt, Kristallbonbons usw.).

Wo es viele Vorteile gibt, gibt es leider meist auch kleinere Nachteile: Xylit löst im Darm ähnliche Symptome aus wie Sorbit. In zu großen Mengen genossen, kann er also zu Durchfall führen. Die Tagesdosis liegt aber etwas höher als bei Sorbit (Einzeldosis 30 g, Tagesdosis 50 g). Allerdings gibt es einen interessanten Unterschied zu Sorbit: Der Organismus gewöhnt sich sehr schnell an Xylit, weil die Darmbakterien sich offenbar schnell auf ihn einstellen. Deshalb tritt Durchfall bei überhöhter Dosis meist nur in den ersten Tagen auf. Danach können

selbst Dosen von mehr als 80 bis 100 g pro Tag gut vertragen werden, wie uns vorliegende ausführliche Untersuchungen bestätigen. Beachten muß man allerdings, daß der Darm sich zunächst sehr schnell an den Xylit gewöhnt, aber sich genauso schnell auch wieder entwöhnt. Bereits nach einer Pause von 2 bis 3 Tagen kann die laxierende, also abführende Wirkung erneut einsetzen. Diese Eigenschaft macht Xylit zu einem interessanten, besonders milden Abführmittel. Ein Mißbrauch ist fast ausgeschlossen. Alle sonst so negativen Begleiterscheinungen – vor allem, daß der Darm träge und gereizt wird – entfallen hier.
Hier gleich ein Tip für Xylit als mildes Abführmittel: Versuchen Sie es im Fall des Falles einmal mit einer Dosis von 20 g Xylit; am besten schmackhaft verpackt in Obstkompott, Marmelade oder Bonbons. (Ein Hobbythek-Buch über Süßigkeiten ist in Vorbereitung.)
Leider ist Xylit relativ teuer – etwa 10mal teurer als Zucker. Aber der Gesundheit kann man schon einmal eine Mark opfern. Außerdem ist Xylit noch nicht überall erhältlich. Sie können es aber in den Läden kaufen, die wir im Anhang aufführen.

Der Tee, ein Auszug aus der Natur

Tee (Kräutertee) ist nach dem „Brockhaus“ eine allgemeine Bezeichnung für ein Getränk aus Aufgüssen oder gewonnen durch Abkochung bestimmter Pflanzenteile, meist in getrockneter Form.

Getrocknete Drogen verlieren während der Lagerung manchmal schnell wichtige Inhaltsstoffe, wie etwa die ätherischen Öle, die leicht flüchtig sind. Das können Sie leicht dadurch ausgleichen, indem Sie dem Kraut einen Tropfen ätherisches Öl (z. B. Minzöl beim Pfefferminztee, Fenchelöl beim Fencheltee usw.). Auch Instant-Tees oder Extrakte können mit der Zeit ätherische Öle verlieren. Deshalb gibt die Industrie mitunter mikroverkapselte, also feinste, mit ätherischem Öl gefüllte Kügelchen, in diese Tees. In jedem Fall sollten Sie Instant-Tee oder Kräuterextrakt in einem gut verschlossenen Glas aufbewahren; dann behält er sein Aroma und seine Wirkung. Dieser Meinung der Fachleute schließen wir uns an. Die Instant-Tees haben nicht nur standardisierte Inhaltsstoffe; sie lassen sich auch besonders leicht zubereiten.

Instant-Tees und Kräuterextrakte

Es ist keineswegs gleichgültig, ob Sie einen Extrakt oder einen Instant-Tee verwenden. Zwischen beiden besteht ein wesentlicher Unterschied.

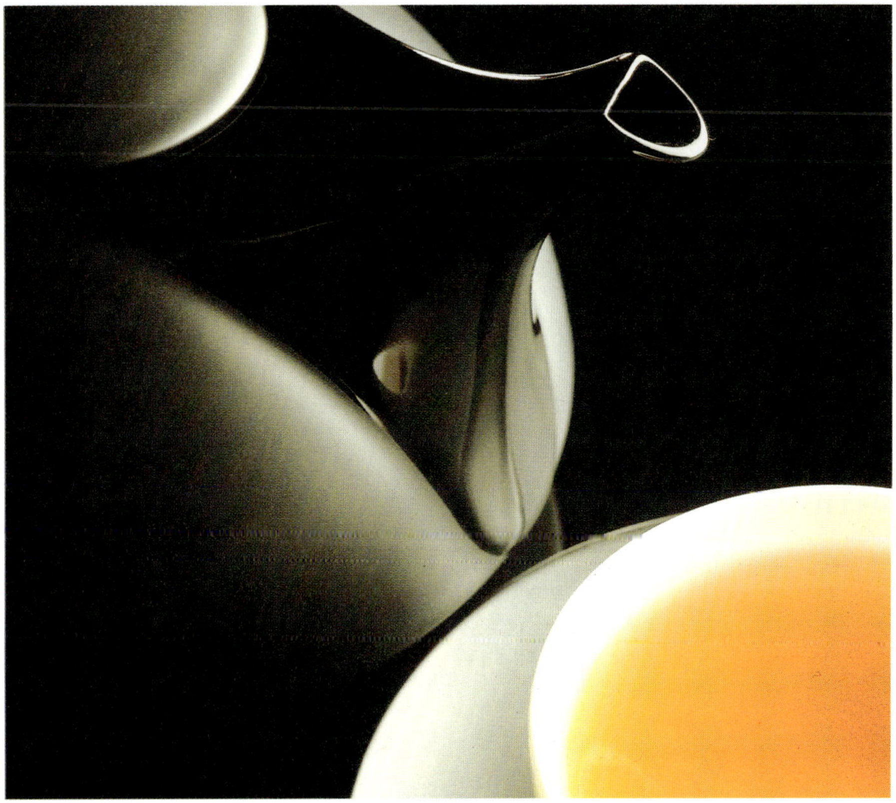

Abb. 1: Tees für die Gesundheit und zum Genießen. Rezepte finden Sie ab Seite 86.

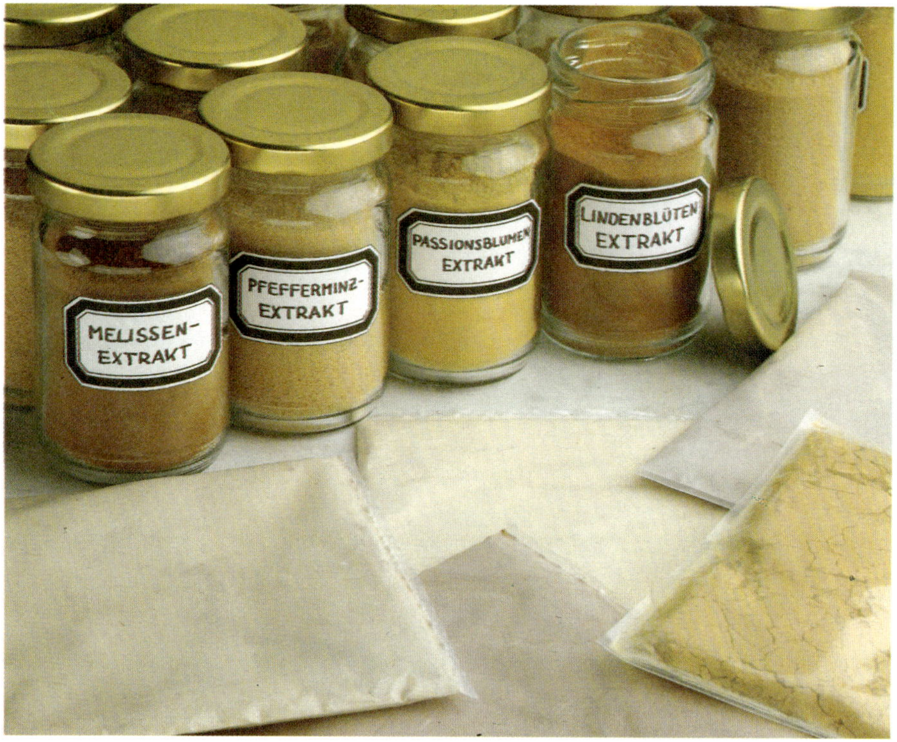

Abb. 2: Es gibt ein reiches Angebot an Extrakten (in den Gläsern) und Instant-Tee (in den Beuteln).

Ein *Extrakt* ist, wie der Name schon sagt, der eigentliche, nach optimalen Gesichtspunkten aus den Kräutern gewonnene Auszug. In der Regel besteht er aus mindestens 50% Kräuterextrakt. Er ist also hochkonzentriert, mit dem Nachteil, daß er sich nicht so leicht auflöst und feuchtigkeitsempfindlich ist. Extrakte müssen deshalb stets in luftdicht verschlossenen Behältern aufbewahrt werden; am besten in Marmeladengläsern mit dichtem Schraub- oder Patentverschluß.

Instant bedeutet soviel wie „sofort"; das heißt, die Tees lösen sich umgehend auf. Die meisten Instant-Tees sind daher mit einer Trägersubstanz vermischt, die leicht wasserlöslich ist. In der Regel enthält diese Substanz nur 10 bis 20% Kräuterextrakt; sie ist also viel weniger konzentriert als der reine Extrakt. Als Träger werden Milchzucker, Eiweißstoffe oder eine behandelte Stärke verwendet.

Die Extrakt- und Instantherstellung

Für die Gewinnung eines trockenen Extraktes gibt es verschiedene Verfahren. Zunächst wird ein flüssiger Pflanzenauszug hergestellt, der dann entweder durch Sprüh-, Gefrier- oder Walzentrocknung konzentriert wird. Durch das Trocknen wird er gleichzeitig haltbar gemacht, ohne daß Konservierungsmittel nötig wären.

Die am häufigsten angewandte Methode ist die *Sprühtrocknung*. Dazu braucht man große Sprühtürme, in die gleichzeitig das flüssige Trocknungsgut eingesprüht und heiße Luft eingeblasen wird. Der Luftstrom kann eine Temperatur von 120 bis 170°C haben. Das eigentliche Trocknungsgut – der Pflanzensaft – wird aber nicht heißer als 70 bis 90°C, weil es sich durch ständige Verdunstung sozusagen selbst kühlt. Um kleine Tropfen zu trocknen, braucht man nur Bruchteile von Sekunden. Die getrockneten Teilchen sinken zu Boden und verlassen den heißen Luftstrom, der gleichzeitig das verdampfte Wasser abtransportiert.

Im *Vakuum* dagegen kann man bei Temperaturen unter 40°C trocknen (Vakuumtrocknung).

Bei der *Sprühtrocknung* wird häufig ein Trägerstoff eingesetzt; dies vor allem, wenn sich der Pflanzensaft allein nicht trocknen läßt. Frische Öle, die beim Trocknungsprozeß verdunsten, werden zum Schluß wieder aufgesprüht.

Die *Gefriertrocknung* ist eine sehr gebräuchliche, leider aber die teuerste Methode. Dabei wird die zu trocknende Substanz im gefrorenen Zustand im Vakuum entwässert. Im Vakuum geht das zu Eis erstarrte Wasser unmittelbar in Wasser-

dampf über – der Physiker spricht von Sublimation –, so daß keine flüssige Phase stört. Die Pflanzeninhaltsstoffe (Extrakt) bleiben – bis auf einige ätherische Öle – zurück. Letztere können dem Extrakt wieder zugefügt werden. Bei dieser Methode braucht man zwar keinen Trägerstoff, aber solche Extrakte sind extrem hygroskopisch (wasseranziehend).
Die preiswerteste Technik ist die *Walzentrocknung*. Allerdings wird dabei das Trocknungsgut auch am heißesten. Entsprechend leiden Geschmack- und Inhaltsstoffe. Deshalb empfehlen wir solche Extrakte nicht. Die Walzentrocknung wird vor allem bei ganzen Fruchtstücken angewandt.

Trägerstoffe

Als Trägerstoffe für Instant-Tees und sprühgetrocknete Extrakte werden Lactose oder auch Maltodextrin, und Eiweißstoffe (Proteine) verwendet.
Laktose ist die Bezeichnung für Milchzucker (vgl. den Abschnitt *Zucker und Zuckerstoffe*). Er ist in der Milch natürlicherweise enthalten und wird aus Molke gewonnen. Er gehört zu den sogenannten Zweifachzuckern, den Disacchariden. Laktose ist für Diabetiker nicht geeignet. Seine Kariogenität ist nicht ganz so groß wie bei normalem Zucker. Laktose hat einen leicht abführenden Effekt.
Die Süßkraft von Laktose entspricht etwa 20 bis 35 % der Süßkraft des Haushaltszuckers, was im Falle der Verwendung als Trägerstoff durchaus erwünscht ist; denn man will ja nicht unbedingt süßen Tee.
Maltodextrin ist eine Stärke mit veränderten Eigenschaften. Natürliche Stärke wird hydrolisiert, das heißt, die Molekülkette wird zerkleinert bzw. gespalten. Es entsteht dabei ein Produkt, das sehr leicht wasserlöslich, aber nur schwach feuchtigkeitsanziehend (hygroskopisch) ist. Maltodextrin hat einen äußerst schwachen süßlichen Geschmack. Es wird eingesetzt in Kindernahrung, Backwaren und Süßwaren, als Trägerstoff beim Sprühtrocknen und von der pharmazeutischen Industrie als Füllstoff. Es ist für Diabetiker nicht geeignet.
Eiweiß ist als wasserlöslicher Trägerstoff für sprühgetrocknete Extrakte ein relativ neues Produkt. Es wird nach einem patentierten Verfahren hergestellt, ist nicht kariogen und für Diabetiker geeignet.

Extrakte und Instant-Tees der Hobbythek

Unsere Pflanzenextrakte, die sprühgetrocknet und damit sehr schonend hergestellt sind, haben einen äußerst natürlichen Geschmack. Wir geben Ihnen nun im folgenden eine kurze Beschreibung der Extrakte, die es mittlerweile in den Läden zu kaufen gibt, die Hobbythek-Produkte führen. Wir geben dabei jeweils das Verhältnis der getrockneten Droge zum Extrakt an (die Zahlen hinter der Droge). 4:1 bedeutet beispielsweise, daß beim Baldrian 1 g Baldrianextrakt vergleichbar ist mit dem Auszug aus 4 g Baldrianwurzel. Gleiches gilt für die anderen Kräuterextrakte.
Genaue Dosierungshinweise finden Sie bei den Beschreibungen der einzelnen Drogen bzw. bei den Monographien (vgl. *Seite 67 ff.*).
Fragen Sie in jedem Fall beim Kauf danach, ob es sich um einen Instant-Tee oder Extrakt handelt und wie hoch die Konzentration der jeweiligen Droge ist. Erst dann lassen sich vor allen Dingen die Preise vergleichen. Diese kleine Mühe können wir Ihnen leider nicht ganz abnehmen. Extrakte sind notwendigerweise teurer als Instant-Tees, weil sie konzentrierter sind. Lassen Sie sich also nicht übers Ohr hauen. Sie erkennen den Droganteil eventuell an der Dosierungsvorschrift, die in jedem Fall auf die Packung aufgedruckt sein muß. Je weniger pro Tasse vorgeschrieben wird, um so höher liegt die Extraktkonzentration. Für den Instant-Tee müssen Sie in der Regel 1 bis 2 Teelöffel pro Tasse rechnen; beim Extrakt reichen ½ bis max. 1 Meßlöffel (= 2,5 ml) pro Tasse.
Unsere Instant-Tees enthalten in der Regel 10 % Extrakt. Die restlichen 90 % sind Trägerstoff. Wir geben in der nachfolgenden Beschreibung wieder das Verhältnis Droge zu Instant-Tee an; das heißt, die erste Zahl gibt die Drogenmenge an und die zweite das jeweilige Gewicht des Instant-Tees. Mit dieser Hilfe können Sie selbst eigene Rezepte umrechnen. Ein Beispiel:
Der Baldrian hat ein Verhältnis *Instant-Tee* zu *Droge* von 1:2. Das heißt, 1 Teil Baldrianwurzel als reine Droge entsprechen 2 Teilen Baldrian-Instant-Tee. Wenn also ein Rezept 10 g Baldrianwurzel vorschreibt, so brauchen Sie dazu 20 g Baldrian Instant Tee.
Auf der folgenden Seite finden Sie nun die einzelnen Extrakte.

Extrakt	1 g Extrakt entsprechen	1 gestr. Meßlöffel entspricht	vgl. Monographie Seite	Bemerkungen
Baldrianextrakt HT 4:1	4 g getrockneter Baldrianwurzel	1,2 g Extrakt	68	
Birkenblätterextrakt HT 5:1	5 g getrockneten Birkenblättern	1 g Extrakt	69	
Eibischwurzelextrakt HT 3:1	3 g getrockneter Eibischwurzel	0,8 g Extrakt	70	
Fenchelextrakt HT 3:1	3 g Fenchelsamen	1,2 g Extrakt	71	
Hagebuttenextrakt HT 3:1	3 g Hagebuttenschalen	1,2 g Extrakt	71	
Holunderblüten-extrakt HT 4:1	4 g getrockneten Holunderblüten	1,4 g Extrakt	72	
Hopfenblütenextrakt HT 5:1	5 g getrockneten Hopfenblüten	1,3 g Extrakt	72	
Isländisch Moos-Extrakt HT 4:1	4 g getrockneter Droge	0,8 g Extrakt	73	Zur Zeit nicht lieferbar wegen des Tschernobyl-Unfalls. Dieses Moos wird weitgehend aus Finnland und Schweden bezogen.
Kamillenextrakt HT 4,5:1	4,5 g getrockneten Kamillenblüten	0,3 g Extrakt	74	
Lavendelblüten-extrakt HT 6,5:1	6,5 g getrockneten Lavendelblüten	1,3 g Extrakt	76	
Lindenblütenextrakt HT 8:1	8 g getrockneten Lindenblüten	1,2 g Extrakt	77	
Melissenextrakt HT 5,5:1	5,5 g getrockneten Melissenblättern	0,8 g Extrakt	79	Im Gegensatz zum ätherischen Melissenöl, das in Wirklichkeit Citronellöl ist (vgl. *Seite 141*), ist dieser Melissenextrakt „echt“.
Passionsblumen-extrakt HT 4:1	4 g getrocknetem Passions-blumenkraut	1 g Extrakt	79	
Pfefferminzblätter-extrakt HT 4:1	4 g getrocknete Pfeffer-minzblätter	0,3 g Extrakt	80	
Salbeiextrakt HT 6,5:1	6,5 g getrocknetem Salbei	0,8 g Extrakt	81	
Süßholzwurzel-extrakt HT 4:1	4 g getrockneter Süßholzwurzel	0,8 g Extrakt	82	

Die Extrakte der Hobbythek.

Das Sortiment der Extrakte
Alle Extrakte enthalten Maltodextrin als Trägerstoff (vgl. *Seite 61*).
Zur leichteren Dosierung haben wir alle Extrakte mit unserem Standardmeßlöffel gemessen, der genau 2,5 ml Inhalt hat. Genaue Dosierungshinweise für Extrakte und Instant-Tees finden Sie auch bei den Monographien ab *Seite 67*.

Das Sortiment der Instant-Tees
Alle hier genannten Instant-Tees haben als Trägerstoff Laktose (Milchzucker). Aus diesem Grunde lassen sie sich sehr einfach auflösen und sind nicht so feuchtigkeitsanziehend wie die Extrakte. Allerdings sind sie deshalb auch nicht für Diabetiker geeignet. In Zukunft soll es aber auch einige Tees geben, die den Eiweißträgerstoff enthalten. Fragen Sie in den Geschäften, Drogerien oder Apotheken danach.
Für alle hier beschriebenen Instant-Tees gelten die Angaben in der *Tabelle*.

Instant-Tee	Wieviel g Instant-Tee entsprechen 1 g getrockneter Droge?	Instant-Tee gewonnen aus	vgl. Monographie Seite
Baldrian 1:2	2 g	Wurzel	68
Brennessel 1:2	2 g	Blättern	69
Heidelbeere 1:2	2 g	Früchten	71
Eibischwurzel 1:2,5	2,5 g	Wurzel	70
Fenchel 1:1	1 g	Samen	71
Hagebutten 1:4	4 g	Fruchtschalen	71
Hibiskus 1:4	4 g	Blüten	72
Holunder 1:3,5	3,5 g	Blüten	72
Hopfen 1:2,5	2,5 g	Blüten	72
Kamille 1:4	4 g	Blüten	74
Koriander 1:1	1 g	Samen	75
Kümmel 1:1	1 g	Samen	76
Lakritz/Süßholz 1:2,9	2,9 g	Wurzel	82
Lavendel 1:2	2 g	Blüten	76
Lindenblüten 1:2,2	2,2 g	Blüten	77
Mädesüß 1:2	2 g	Blättern	77
Malve 1:3,5	3,5 g	Blüten	78
Mariendistel 1:1	1 g	Samen	78
Melisse 1:2,5	2,5 g	Blättern	79
Orthosiphon 1:2	2 g	Blättern	79
Pfefferminz 1:2,9	2,9 g	Blättern	80
Salbei 1:2	2 g	Blättern	81
Spitzwegerich 1:3	3 g	Blättern	82
Sternanis 1:2	2 g	Samen	82
Thymian 1:2,5	2,5 g	Kraut	84
Weidenrinde 1:1,5	1,5 g	Rinde	84

Die Instant-Tees der Hobbythek.

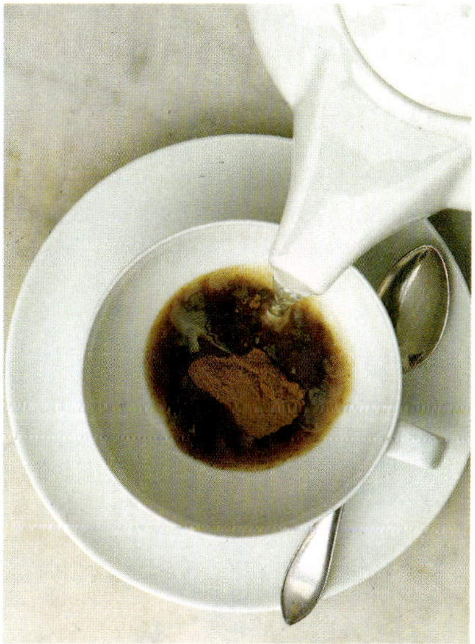
Abb. 3: Instant-Tee löst sich in der Tasse sofort.

Fruchtextrakte der Hobbythek

Die Verwendung ist vielseitig. Ausführlich werden wir darüber im nächsten Hobbythek-Buch berichten, das den Arbeitstitel „Raffinierte Leckereien und Süßigkeiten mit und ohne Zucker" trägt.

Es gibt zur Zeit folgende Fruchtpulver und Extrakte: Ananas, Apfel, Aprikose, Brombeere, Erdbeere, Grapefruit (Pampelmuse), Heidelbeere, Himbeere, Maracuja (Passionsfrucht), Orange, Sauerkirsche, schwarze Johannisbeere (Cassis), Zitrone.

Das Angebot wird sich erweitern. Fragen Sie danach.

Wenn Sie „nur" etwas für Ihre Geschmacksnerven tun möchten, dann haben wir eine Überraschung für Sie. Bei unseren Recherchen fanden wir einen absoluten Knüller: die Fruchtextrakte. Sie bestehen garantiert aus reiner Natur. Kein naturidentisches Aroma ist darin zu finden. Man kann mit ihnen wirklich sehr viel zusammenzaubern. Zum Beispiel *Früchtetee* aufbrühen oder *Fruchtsäfte*, *Fruchtsirupe*, *Drops* und *Bonbons* herstellen. Aber man kann sie auch in Puddings, Speiseeis, Likör usw. als natürliche Geschmacksgeber oder -verbesserer verwenden. Mit lauwarmem Wasser übergossen lösen sich die Fruchtextrakte relativ leicht auf. Voraussetzung ist jedoch, daß sie gut verschlossen gelagert werden und nicht verklumpt sind; dazu gleich noch ein paar Tips. Einige Sorten lösen sich sogar im kalten Wasser.

Einige Fruchtextrakte, die Sie zur Zeit kaufen können, bestehen zur Hälfte aus dem Trägerstoff *Maltodextrin* und zur anderen Hälfte aus *Fruchtkonzentrat*. Einige enthalten viel weniger Trägerstoffsubstanz, manche auch gar keine. Fragen Sie danach und achten Sie vor allem auch hier auf preisliche Unterschiede.

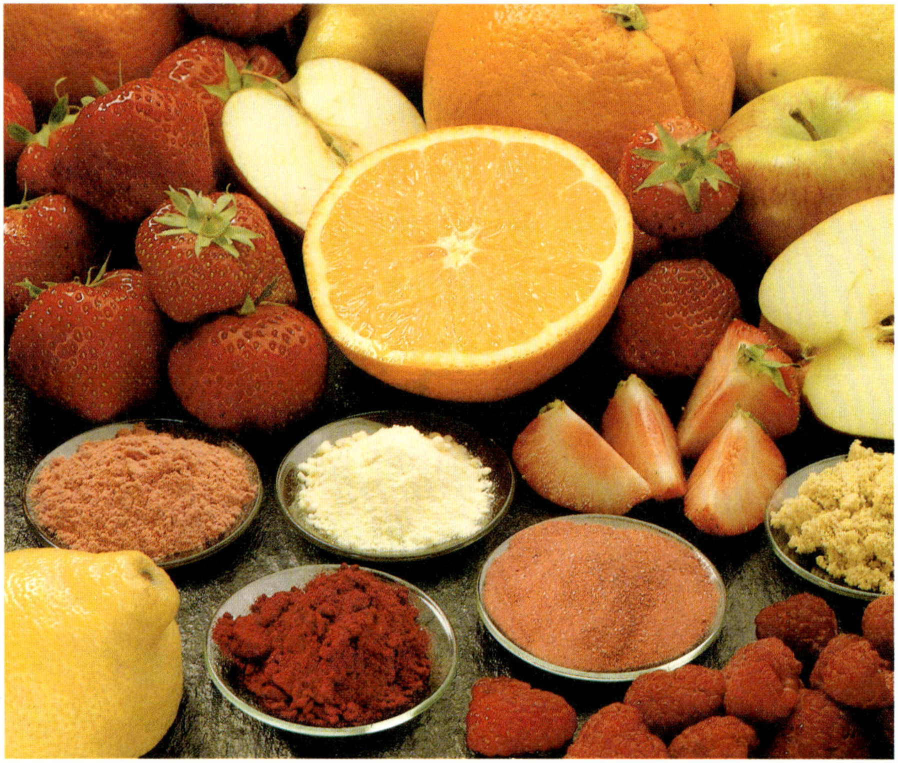

Abb. 4: Das Angebot an Fruchtextrakten ist fast so vielfältig wie das Angebot der Natur.

Aufbewahrung und Haltbarkeit der Extrakte und Instant-Tees

Das größte Problem bei allen sprühgetrockneten Extrakten ist ihre Hygroskopizität; das heißt, sie ziehen stark das Wasser aus der Luft an. Läßt man einen solchen Extrakt offen stehen, so hat er bereits nach 1 bis 2 Stunden sehr viel Feuchtigkeit aus der Luft genommen, wodurch er schnell verklumpt. Je konzentrierter ein Extrakt ist, um so stärker wirkt er hygroskopisch und zieht Wasser an. Bei Instant-Tees, die nur rund 10% Extraktanteil enthalten, ist diese Gefahr geringer.

Für alle Extrakte – auch für die Fruchtextrakte – gilt deshalb: Stets nur in wirklich gut verschließbaren Gefäßen aufbewahren. Sehr gut eignen sich dafür Marmeladengläser mit Schraub- oder Patentdeckelverschluß.

Die Gefahr des Verklumpens wird wesentlich geringer, wenn Sie die Extrakte nach dem Kauf unmittelbar mit Zucker, Sorbit oder Xylit mischen; am besten in der Konzentration, wie Sie sie später auch verwenden wollen. Aus dieser Mischung können Sie dann im Nu ein hervorragendes Fruchtgetränk durch Aufguß mit kaltem oder warmem Wasser gewinnen, ähnlich wie bei flüssigem Sirup.

Ein weiterer Vorteil dieses Verfahrens ist, daß sich die Fruchtextrakte wesentlich besser auflösen. Wir empfehlen eine Mischung von Fruchtextrakt zu Zucker oder Zuckerersatzstoff im Verhältnis von etwa 1:1. Das heißt, auf 100g Extrakt kommen 100g Zuckerstoff.

Nachsüßen kann man evtl. sogar mit Süßstoff. Das Getränk oder die Süßigkeiten werden dann kalorienärmer. Gesundheitlich bestehen gegen Süßstoffe keine Bedenken, sofern pro Tag nicht mehr als 40g Zuckeräquivalent genommen werden, das heißt, soviel Süßstoff, wie 40g Zucker entspricht. In der Regel sind das 9 kleine Tabletten; 1 Tablette entspricht etwa 4,4g Zucker.

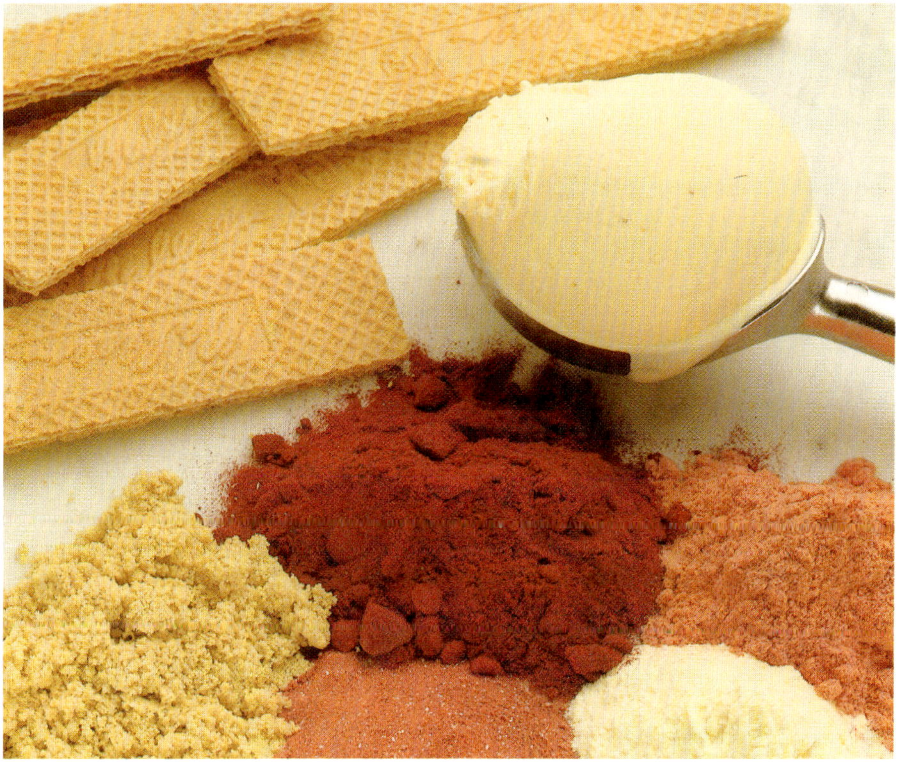

Abb. 5: Aus Fruchtextrakten läßt sich herrliches Speiseeis herstellen.

Sprühgetrocknete Extrakte als Wirkstoffe in Kosmetika

Was der Gesundheit dient, kann natürlich auch der Schönheit nutzen, denn schließlich gehören beide eng zusammen.

Unsere Extrakte können Sie in Pflegemilch oder Cremepräparaten, in Gesichtswasser oder im Haarfestiger verarbeiten. Kurzum: überall dort, wo genügend Wasser enthalten ist, um die Extrakte zu lösen.

Der große Vorteil ist, daß die Extrakte keinerlei Konservierungsstoffe und kein Propylenglycol enthalten, mit dem einige

Frischkräuterextrakte versehen sind. Die Trägerstoffe der Extrakte sind für den Einsatz in Kosmetika sehr gut geeignet. Hier einige Beispiele und Anregungen für Sie:

Birkenblätterextrakt HT 5:1

wirkt durchblutungsfördernd in Haarwasser und -festiger.

Eibischwurzelextrakt HT 3:1

wirkt schleimbildend, was gut für trokkene und gereizte Haut ist. Für Pflegeemulsionen und Gesichtswasser, aber auch bei trockenem Haar angebracht. Deswegen können Sie ihn in Shampoos, Haarkuren und Haarfestiger mischen.

Hopfenblütenextrakt HT 5:1

wirkt entspannend und beruhigend. Arbeiten Sie ihn in Pflegeemulsionen, in Gesichtswasser oder in Shampoo ein. Diese Mischung ist jedenfalls besser als Biershampoo.

Kamillenextrakt HT 4,5:1

wirkt entzündungshemmend und heilend; er ist daher angebracht in Pflegeemulsionen, aber auch in Haarkuren und Shampoos sowie in fast allen Kosmetika. Dort kann er auch die Funktion des Alpha-Bisabolols übernehmen.

Lindenblütenextrakt HT 8:1

wirkt beruhigend. Angebracht bei trockener Haut und Haar. Einzuarbeiten in Pflegeemulsionen, in Gesichtswasser, in Shampoos usw.

Melissenextrakt HT 5,5:1

Da hier tatsächlich das echte Melissenkraut verwendet wird, wirkt er beruhigend, hemmt das Wachstum von Keimen und ist vor allem angebracht bei fettiger Haut. Verwenden Sie ihn in Pflegeemulsionen, Haarkur, Shampoo, Gesichtswasser.

Pfefferminzblätterextrakt HT 4:1

geeignet für Gesichtswasser, Mundwasser, Shampoo usw.

Salbeiextrakt HT 6,5:1

hemmt das Bakterienwachstum und ist angebracht bei fettiger Haut und Haar. Einzuarbeiten in Pflegeemulsion, Gesichtswasser, Mundwasser, Shampoo, Haarkur und Haarfestiger. Gleiches gilt auch für Thymianextrakt.

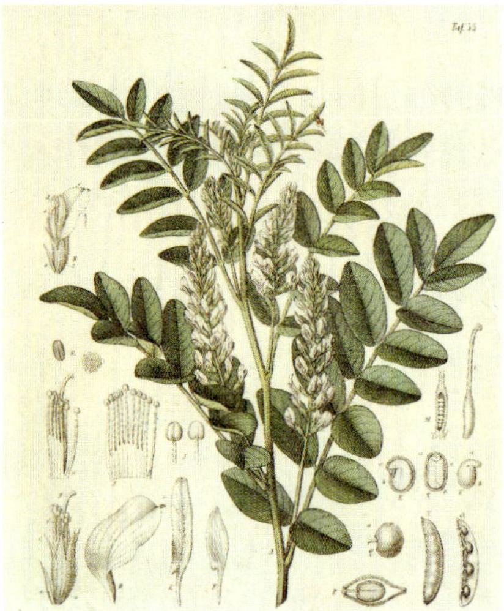

Abb. 6: Süßholz.

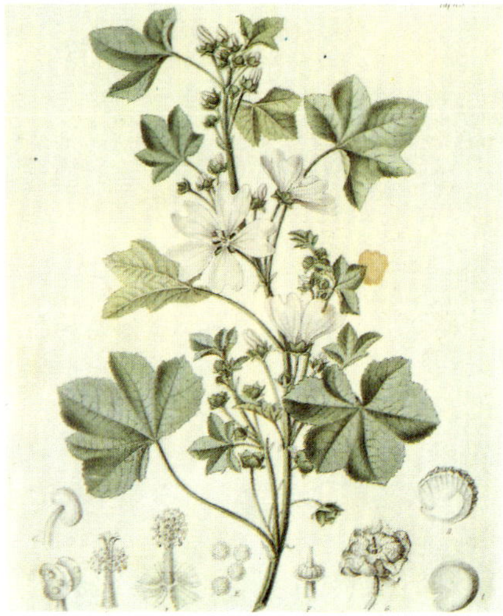

Abb. 7: Malve.

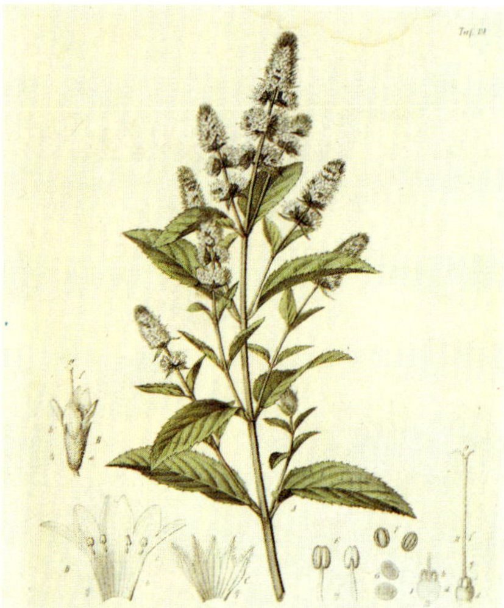

Abb. 8: Pfefferminze.

Monographien der Kräuter

Auf *Seite 27* haben wir die Monographien, die von der *Kommission E* beim Bundesgesundheitsamt in Berlin amtlich erarbeitet worden sind, bereits angesprochen.
Wir haben diese Monographien allerdings für Sie etwas gekürzt und umformuliert, damit auch der Laie in der Lage ist, etwas mit ihnen anfangen zu können. Dabei haben wir sie zugleich aus der Fachsprache in die Umgangssprache übersetzt. Das eine oder andere mag dabei leicht an medizinischer Präzision verloren haben. Wir meinen aber, dies verantworten zu können. Gleichzeitig haben wir die Ergebnisse der *Kommission D* mit eingearbeitet, die die Texte für die Standardzulassung der Packungsbeilagen von Kräuterheilmitteln erarbeitet hat.
Wenn eine Monographie noch nicht vorliegt, wurden von uns für die Beschreibung von Wirkungen und Nebenwirkungen die Lehrbücher der Phytopharmaka – wie z. B. das große Standardwerk „Lehrbuch der Phytotherapie“ von Dr. med. R.F. Weiß sowie von Steinegger und Hensel das „Lehrbuch der Pharmakognosie“ und von Georg Schneider die „Pharmazeutische Biologie“ – zu Rate gezogen.

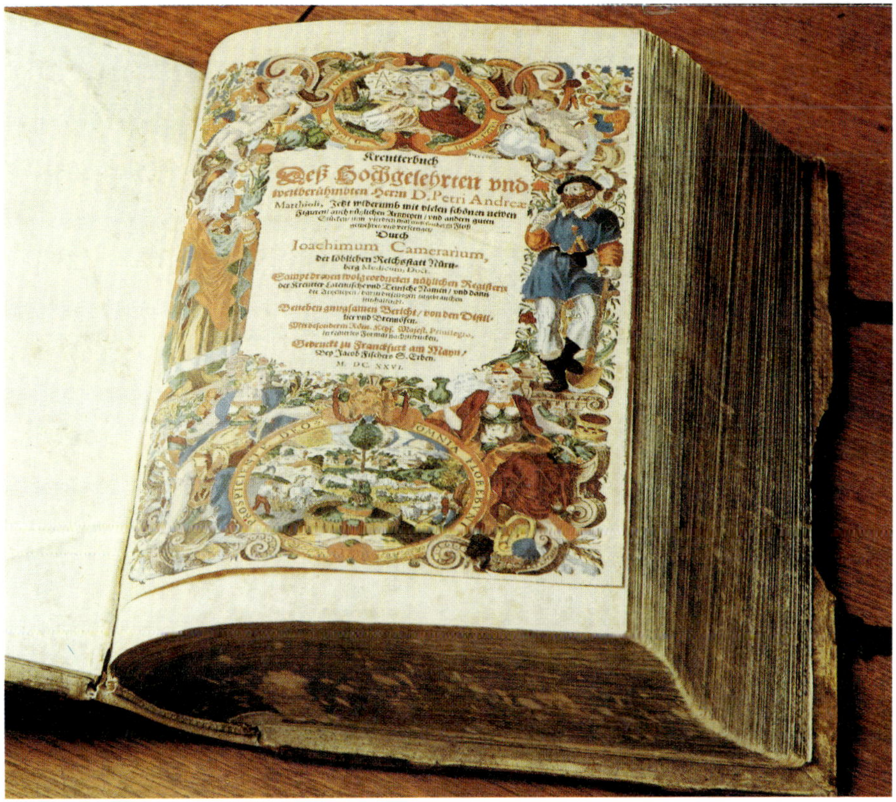

Abb. 1: Kunstvoll verzierte Titelseite eines alten „Kreutterbuches“ aus dem Jahre 1626.

Anis
(Anisi fructus)

Monographie:
Anis besteht aus den getrockneten Früchten von *Pimpinella anisum*. Die Droge enthält relativ viel ätherisches Öl (ca. 2%).
Anwendungsgebiete: Allgemeine Verdauungsbeschwerden, nicht organisch bedingt.
Innere und äußere Anwendung: Katarrhe der Luftwege.
Gegenanzeigen: Allergie gegen Anis und das Anethol im ätherischen Öl.
Nebenwirkungen: Gelegentlich werden allergische Reaktionen der Haut, der Atemwege und des Verdauungstraktes beobachtet.
Wechselwirkung mit anderen Mitteln: Keine bekannt.
Dosierung für innere Anwendung: Mittlere Tagesdosis, 3,0g Droge oder 0,3g (ca. 10 Tropfen) ätherisches Öl.
Äußere Anwendung: Zubereitungen mit 5–10% ätherischem Öl, vorwiegend zur Inhalation.
Wirkungen: Expektorierend (schleimlösend und auswurffördernd), sowie schwach krampflösend und antibakteriell.
Zu Anis existiert eine **Standardzulassung**. Darin werden als Anwendungsgebiete die Förderung der Schleimlösung bei Katarrhen der Atemwege angegeben sowie lindernd bei Blähungen und krampfartigen Beschwerden im Magen-Darm-Bereich; besonders bei Säuglingen und Kleinkindern.
Die *Dosierungsanleitung und Art der Anwendung* ist folgendermaßen beschrieben:
1–2 TL Anis werden gequetscht und mit siedendem Wasser (ca. 150ml) aufgegossen und nach 10–15 Minuten durch ein Teesieb gegeben. Soweit nicht anders verordnet wird zur Förderung der Schleimlösung morgens und/oder abends vor dem Schlafengehen eine Tasse frisch bereiteter Tee getrunken.
Bei Magen und Darmbeschwerden wird mehrmals täglich ein Eßlöffel Teeaufguß eingenommen. Säuglinge und Kleinkinder erhalten evtl. in der Flasche einen Teelöffel.
Anmerkung: Die Wirkung im Verdauungstrakt ist schwächer als bei Kümmel oder Fenchel. Es kann auch in Kombination mit diesen Drogen eingesetzt werden.

Bärentraubenblätter
(Uvae ursi filium)

Monographie:
Verwendet werden die frischen oder getrockneten Laubblätter.
Anwendungsgebiete: Entzündliche Erkrankungen der ableitenden Harnwege.
Gegenanzeigen: Keine bekannt.
Nebenwirkungen: Bei magenempfindlichen Patienten und Kindern können Übelkeit und Erbrechen auftreten.
Wechselwirkungen: Zubereitungen daraus sollen nicht zusammen mit Medikamenten gegeben werden, die zur Bildung eines sauren Harns führen (vgl. auch Standardzulassung).
Wirkungen: Hemmt das Bakterienwachstum, aber nur im alkalisch reagierenden Harn (deshalb nicht gleichzeitig Mittel nehmen, die den Harn sauer machen). Das Maximum der Wirkung liegt etwa 3–4 Stunden nach Gabe der Droge.
Es existiert eine **Standardzulassung**, die als Anwendungsgebiet die Unterstützung bei der Therapie von Blasen- und Nierenbeckenkatarrhen empfiehlt, wobei als Dosierung und Art der Anwendung folgendes angegeben wird:
1 knapper TL (2g) Bärentraubenblätterpulver wird mit Wasser (ca. 150ml) 15 Minuten lang gekocht und durch einen Kaffeefilter gegeben. Der Tee kann auch durch Ansetzen mit kaltem Wasser bei mehrstündigem Ziehen bereitet werden. Soweit nicht anders verordnet wird 3–4mal täglich eine Tasse getrunken. Dazu der Hinweis, daß bei der Einnahme durch reichlich pflanzliche Nahrung dafür gesorgt werden soll, daß ein alkalischer Harn gebildet wird. Zusätzliche Einnahme von Natron ist möglich (Natron kann sauren Harn neutralisieren).
Dauer der Anwendung: Tee aus Bärentraubenblättern soll ohne Rücksprache mit dem Arzt nicht langfristig angewendet werden.

Baldrianwurzel
(Valeriane radix)

Monographie:
Verwendet werden die Baldrianwurzeln.
Anwendungsgebiete: vgl. Standardzulassung.
Gegenanzeigen, Nebenwirkungen und Wechselwirkungen: Keine bekannt.
Art der Anwendung: Innerlich: als Tee, Pflanzenpreßsaft, Tinktur und als Extrakt. Äußerlich: als Badezusatz.
Wirkungen: Beruhigend, die Schlafbereitschaft fördernd.
Auch zum Baldrian existiert eine **Standardzulassung**, die folgende Anwendungsgebiete angibt:
Nervöse Erregungszustände, Einschlafstörungen, nervös bedingte krampfartige Schmerzen im Magen- und Darmbereich.

Art der Anwendung und Dosierungsanleitung: Ein TL Baldrianwurzel (3–5 g) wird mit heißem Wasser (ca. 150 ml) übergossen und nach 10–15 Minuten durch ein Teesieb gegeben. Soweit nicht anders verordnet, 2–3mal täglich vorwiegend vor dem Schlafengehen eine Tasse frisch zubereiteten Tee trinken.
Unser ergänzender Vorschlag: 3–5 g Baldrianwurzel oder 0,7–1,2 g (= ½–1 Meßl.) Baldrianextrakt HT 4:1 oder 4–8 g Instant-Tee. Diese Menge jeweils mit einer Tasse heißem Wasser übergießen.
Vorsicht bei Teilnahme am Straßenverkehr! Die Aufmerksamkeit kann durch Baldrian herabgesetzt werden.

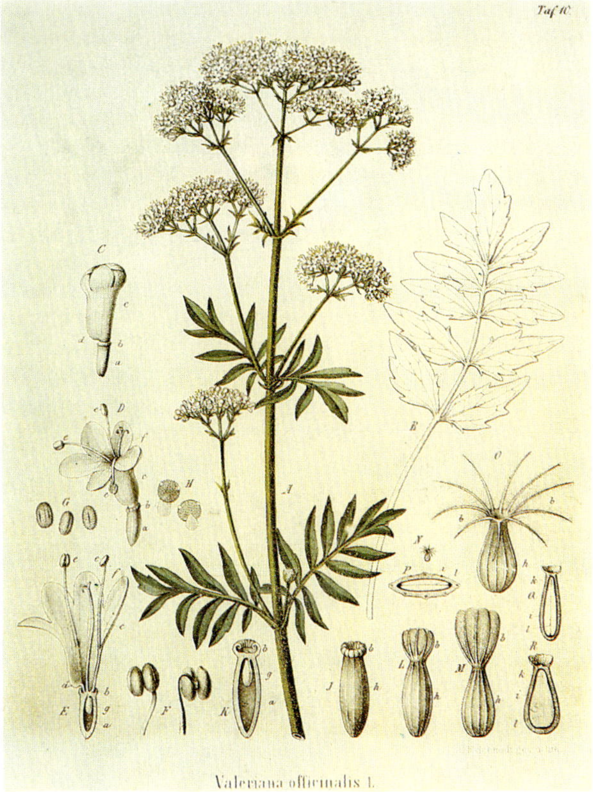

Abb. 2: Baldrian.

Birkenblätter
(Betulae folium)

Monographie:
Die Droge besteht aus Birkenblättern. Sie enthält mindestens 1,5 % Flavonoide, ferner Saponine, Gerbstoffe und ätherisches Öl.
Anwendungsgebiete: Zur Durchspülung bei bakteriellen und entzündlichen Erkrankungen der ableitenden Harnwege und bei Nierengries. Auf reichliche Flüssigkeitszufuhr ist zu achten! Außerdem zur unterstützenden Behandlung rheumatischer Beschwerden.
Gegenanzeige: Keine bekannt. Allerdings sollte man keine Durchspülungstherapie durchführen bei Ödemen (Wasseransammlung im Gewebe) infolge eingeschränkter Herz- oder Nierentätigkeit.
Nebenwirkungen und Wechselwirkungen mit anderen Mitteln: Keine bekannt.
Art der Anwendung: Zerkleinerte Droge oder Drogenextrakte für Aufgüsse (Tee), sowie Zubereitungen und Frischpflanzenpreßsäfte zum Einnehmen (vgl. auch Standardzulassung).
Wirkung: Diuretisch (harntreibend).
Die **Standardzulassung** empfiehlt: 1–2 EL (5–10 g) Birkenblätter werden mit heißem Wasser (ca. 150 ml) übergossen und nach etwa 15 Minuten durch ein Teesieb gegeben. Danach lauwarm getrunken. Soweit nicht anders verordnet 3–4 mal täglich eine Tasse frisch zubereiteten Tee zwischen den Mahlzeiten trinken.
Unser ergänzender Vorschlag: 5–10 g Birkenblätterdroge entsprechen ca. 1–2 g Birkenblätterextrakt HT 5:1 = etwa 1–2 gestrichene Meßlöffel.

Brennesselkraut
(Urticae herba)

Monographie:
Verwendet werden die während der Blüte gesammelten frischen oder getrockneten oberirdischen Teile der Brennnessel oder nur die Blätter. Die Droge enthält Mineralsalze, darunter vor allem Cal-

cium- und Kaliumsalze sowie Kieselsäure.
Anwendungsgebiete: Bei Einnahme und äußerer Anwendung zur unterstützenden Behandlung rheumatischer Beschwerden sowie zur Durchspülung bei entzündlichen Erkrankungen der ableitenden Harnwege und zur Vorbeugung und Behandlung von Nierengries (vgl. auch Standardzulassung).
Nebenwirkungen und Wechselwirkungen mit anderen Mitteln: Keine bekannt.
Gegenanzeigen: Keine bekannt; allerdings keine Durchspülungstherapie bei Ödemen (Wasseransammlungen infolge eingeschränkter Herz- oder Nierentätigkeit).
Art der Anwendung: Zerkleinerte Droge für Aufgüsse sowie andere Zubereitungen zum Einnehmen; als Brennesselalkohol zur äußeren Anwendung.
Hinweis: Bei Durchspülungstherapie auf reichliche Flüssigkeitszufuhr achten (vgl. auch Standardzulassung).
Die **Standardzulassung** gibt folgende Anwendungsgebiete präzise an: Zur Unterstützung der Behandlung von Beschwerden beim Wasserlassen (die Harnmenge wird erhöht).
Als Dosierungsanleitung und Art der Anwendung wird angegeben: 3–4 TL (ca. 4 g) Brennesselkraut mit heißem Wasser (ca. 150 ml) übergießen und nach etwa 10 Min. durch ein Teesieb geben. Soweit nicht anders verordnet wird 3–4 mal täglich eine Tasse frisch zubereiteter Tee getrunken oder – das ist unser zusätzlicher Vorschlag – nehmen Sie zwei TL (ca. 8 g unseres Instant-Tees HT 1:2) mit einer Tasse heißem Wasser.

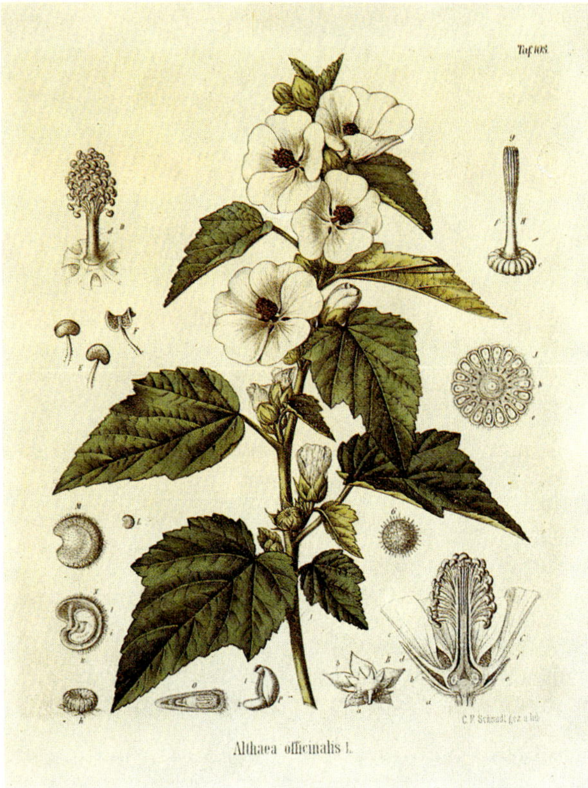

Abb. 3: Echter Eibisch.

Eibischwurzel
(Althaeae radix)

Monographie: Liegt im Entwurf vor.
Standardzulassung:
Sie gibt folgende Anwendungsgebiete an: Zur Reizlinderung bei Schleimhautentzündungen im Mund- und Rachenraum der oberen Luftwege sowie im Magen-Darm-Kanal.
Dosierungsanleitung und Art der Anwendung: Etwa 1 EL (15 g) Eibischwurzel wird mit einer Tasse kaltem Wasser (ca. 150 ml) übergossen. Unter öfterem Umrühren 1 ½ Stunden stehenlassen und durch ein Teesieb geben. Soweit nicht anders verordnet wird mehrmals täglich eine Tasse Tee getrunken. Der Tee kann vor dem Trinken leicht erwärmt werden und soll jeweils frisch zubereitet werden.
Unsere Anmerkung: Die Standardzulassung gibt eine sehr hohe Dosierung an. Im Entwurf der Monographie sind nur 6 g Droge als mittlere Tagesdosis vorgesehen. Wir möchten uns diesem Vorschlag anschließen, weil diese Dosierung offenbar in der Wirkung durchaus reicht.

Setzen Sie die Droge kalt an. Wenn Sie es einfacher haben wollen, verwenden Sie den Extrakt- und Instant-Tee. Ihn können Sie sogar heiß herstellen. Dazu brauchen Sie im Rahmen der Dosierung der Normaldroge: 1–2 g (1–2 geh. Meßl.) Eibischwurzelextrakt HT 3:1 oder 2–3 TL (ca. 8–12 g) Instant-Tee HT 1:2,5 auf eine Tasse heißen Wassers.

Eichenrinde

(Quercus cortex)

Monographie: Liegt leider noch nicht vor.
Standardzulassung:
Sie gibt folgende Anwendungsgebiete an: Entzündungen von Zahnfleisch und Mundschleimhaut, vermehrte Fußschweißabsonderung, ergänzende Behandlung bei Frostbeulen und Afterbeschwerden.
Dosierungsanleitung und Art der Anwendung: Zur Zubereitung von Spül- und Gurgellösungen werden 2 EL Eichenrinde in 500 ml Wasser 15–20 Minuten gekocht und anschließend abgegossen. Zum Bereiten eines Teilbades machen Sie dasselbe mit 500 g Eichenrinde in 4–5 l Wasser (nur äußerlich anwenden).
Soweit nicht anders verordnet wird bei Entzündungen im Mund- und Rachenraum mehrmals täglich mit der unverdünnten Abkochung gegurgelt. Als Sitz- oder Fußbad soll die Abkochung bei Körpertemperatur 15–20 Minuten lang 2mal täglich angewandt werden.

Enzianwurzel

(Gentianae radix)

Monographie:
Verwendet werden die getrockneten Wurzeln und Wurzelstöcke mit einem Bitterwert von mindestens 1000. Die Droge enthält vorwiegend Bitterstoffe.
Anwendungsgebiete: Verdauungsbeschwerden wie Völlegefühl und Blähungen sowie Appetitlosigkeit.
Gegenanzeigen: Magen- und Zwölffingerdarmgeschwüre.
Nebenwirkungen: Gelegentlich können bei bitterstoffempfindlichen Personen Kopfschmerzen auftreten.
Dosierung: Als mittlere Einzeldosis werden 1 g und als mittlere Tagesdosis 3 g angegeben. Die **Standardzulassung** gibt folgende Dosierungsanleitung und Art der Anwendung an: ½ TL (1–2 g) Enzianwurzel wird mit einer Tasse siedendem Wasser (150 ml) übergossen und nach etwa 5–10 Minuten durch ein Teesieb gegeben. Der Tee kann auch durch Ansetzen mit kaltem Wasser und mehrstündigem Ziehen bereitet werden. Soweit nicht anders verordnet täglich eine Tasse Tee kalt oder mäßig warm eine halbe Stunde vor den Mahlzeiten.

Fenchel

(Foeniculi fructus)

Monographie: Liegt noch nicht vor.
Die **Standardzulassung** gibt folgende *Anwendungsgebiete* an: Blähungen und krampfartige Beschwerden im Magen- und Darmbereich, besonders bei Säuglingen, Kleinkindern, sowie zur Schleimlösung in den Atemwegen.
Dosierungsanleitung und Art der Anwendung: 1–3 TL Fenchel werden zerquetscht und mit einer Tasse siedendem Wasser (ca. 150 ml) aufgegossen und nach 5–10 Minuten durch ein Teesieb gegeben.
Soweit nicht anders verordnet wird bei Erkrankungen im Magen-Darm-Bereich 2–4mal täglich eine Tasse frisch aufbereiteter Tee warm zwischen den Mahlzeiten getrunken. Bei Säuglingen oder Kleinkindern kann der Teeaufguß auch zum Verdünnen von Milch und Breinahrung verwendet werden.
Unser zusätzlicher Vorschlag: Die gleiche Wirkung erzielen Sie, wenn Sie 1,2–2,5 g (1–2 gestrichene Meßl.) unseres Fenchelextraktes HT 3:1 verwenden oder 1–2 TL (ca. 4–8 g) des Instant-Tees HT 1:1. Auch hier jeweils diese Menge mit einer Tasse heißem Wasser übergießen.

Hagebuttenschalen

(Cynos bati fructus)

Darüber gibt es **keine Monographie** und **Standardzulassung**. Hagebutten enthalten u. a. Vitamin C, Pektine, Gerbstoffe und Fruchtsäure. Sie sollen eine leicht harntreibende Wirkung haben, werden aber häufiger für reine Genußtees verwendet.
Dosierung: Ca. 2–3 g (½ TL) Hagebutten mit einer Tasse kochendem Wasser übergießen und 10 Minuten ziehen lassen. Oder 1 g (1 gestr. Meßl.) Hagebutten-Extrakt HT 3:1.

Hauhechelwurzel

(Ononidis radix)

Monographie:
Sie besteht aus den im Herbst gesammelten getrockneten Wurzeln der Hauhechel.
Anwendungsgebiete: Zur Durchspülung bei entzündlichen Erkrankungen der ableitenden Harnwege. Als Durchspülung zur Vorbeugung von Nierengries.
Nebenwirkungen und Wechselwirkungen mit anderen Mitteln: Keine bekannt.
Gegenanzeige: Die Droge soll nicht angewandt werden bei Wasser infolge eingeschränkter Herz- oder Nierentätigkeit.
Wirkungen: Harntreibend.
Die **Standardzulassung** gibt exakte *Dosierungsanleitung und Art der Anwendung* an: Etwa 2 TL (3–4 g) Hauhechelwurzel wird mit 1 Tasse kochendem Wasser (150 ml) übergossen, warmgehalten und nach etwa 30 Minuten durch ein Teesieb gegeben. Soweit nicht anders verordnet, wird 2–3mal täglich eine Tasse Tee zwischen den Mahlzeiten getrunken.
Dauer der Anwendung: Der Tee soll nur wenige Tage angewendet werden, da die Wirksamkeit nachläßt. Nach einer Pause von jeweils mehreren Tagen kann die Anwendung fortgesetzt werden.

Heidelbeere

(Myrtilli fructus)

Verwendet werden die getrockneten und reifen Früchte des Heidelbeerstrauchs. Die Droge enthält u. a. Gerbstoffe.
Anwendungsgebiete: Unspezifische akute Durchfallerkrankungen, örtliche Behandlung leichter Entzündungen der Mund- und Rachenschleimhaut.
Gegenanzeigen, Wechselwirkungen und Nebenwirkungen: Keine bekannt.
Dauer der Anwendung: Sollten die Durchfälle länger als 3–4 Tage anhalten, ist ein Arzt aufzusuchen.
Wirkung: Adstringierend (zusammenziehend).
In der **Standardzulassung** wird speziell vermerkt, daß der Tee die Therapie akuter und unspezifischer Durchfallerkrankungen bei Schulkindern und Erwachsenen unterstützen soll.
Dosierung und Art der Anwendung: Etwa 1–2 EL Heidelbeeren werden in 1 Tasse Wasser (ca. 150 ml) etwa 10 Minuten gekocht und noch heiß durch ein Teesieb gegeben. Der Tee kann aber auch durch zweistündiges Ansetzen und Quellen in kaltem Wasser bereitet werden. Es können auch 1–2 TL der getrockneten Früchte mit etwas Flüssigkeit eingenommen werden.
Soweit nicht anders verordnet wird mehrmals täglich bis zum Abklingen der Durchfälle eine Tasse frisch bereiteter Aufguß kalt getrunken.

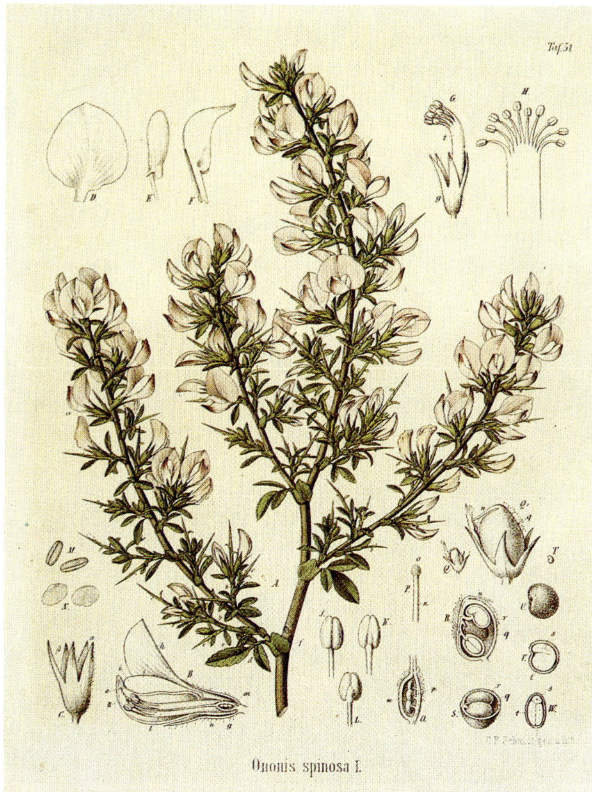

Abb. 4: Hauhechel.

Hibiskusblüten
(Hibisci flos)

Dafür gibt es **keine Monographie** oder **Standardzulassung.**
Die Blüten enthalten sehr viel Pflanzensäure (bis zu 30 %) und haben eine intensive rote Farbe. Hibiskustee ist sehr beliebt als Genießertee. In größeren Mengen kann er allerdings wegen seiner Säure leicht abführend wirken.
Dosierung: Etwa ½ TL Hibiskusblüten mit einer Tasse heißem Wasser übergießen und 5–10 Minuten ziehen lassen.

Holunderblüten
(Sambuci flos)

Monographie:
Verwendet werden die getrockneten und gesiebten Blütenstände.
Gegenanzeigen, Nebenwirkungen und Wechselwirkungen mit anderen Mitteln: Keine bekannt.
Anwendungsgebiete und Art der Anwendung sind am besten unter der **Standardzulassung** beschrieben. Dort werden Holunderblüten als schweißtreibendes Mittel bei der Behandlung von fieberhaften Erkältungskrankheiten empfohlen.
Dosierungsanleitung und Art der Anwendung: Etwa 2 TL (3–4 g) Holunderblüten werden mit 1 Tasse siedendem Wasser (ca. 150 ml) übergossen und nach 5 Minuten durch ein Teesieb gegeben. Davon mehrmals täglich, besonders in der zweiten Tageshälfte, 1–2 Tassen frisch bereiteten Aufguß so heiß wie möglich trinken.
Unser zusätzlicher Vorschlag: Nehmen Sie 0,7–1 g Holunderextrakt HT 4:1. Sie entsprechen ½–¾ Meßl., oder 3 TL (ca. 12 g) Instant-Tee HT 1:3,5.

Hopfenblüten
(Lupuli strobulus)

Monographie:
Als Droge gelten die Hopfenzapfen, bestehend aus den getrockneten Blüten des Hopfens. Sie enthält mindestens 0,35 % ätherisches Öl.
Anwendungsgebiete: Störungen im allgemeinen Befinden, wie Unruhe und Angstzustände, sowie Schlafstörungen.
Gegenanzeigen, Nebenwirkungen und Wechselwirkungen: Keine bekannt.
Art der Anwendung: Geschnittene Drogen, Drogenpulver oder Extrakt für Aufgüsse oder Abkochungen oder andere Zubereitungen. Flüssige und feste Darreichungsformen zur innerlichen Anwendung oder als Badezusätze (vgl. auch unter Standardzulassung).
Hinweis: Kombination mit anderen beruhigend wirkenden Drogen kann sinnvoll sein.
Die **Standardzulassung** gibt als Dosierungsanleitung und Art der Anwendung an: 1–2 TL Hopfenzapfen werden mit 1 Tasse heißem Wasser (ca. 150 ml) übergossen und nach 10–15 Minuten durch ein Teesieb gegeben. Soweit nicht anders verordnet 2–3mal täglich vor dem Schlafengehen eine Tasse frisch zubereiteten Teeaufguß trinken.
Dazu unser zusätzlicher Vorschlag: Nehmen Sie 0,1–0,3 g (⅓ Meßl.) Hopfenblütenextrakt HT 5:1, oder 2–4 g Instant-Tee HT 1:2,5. Beide übergießen Sie mit 1 Tasse (ca. 150 ml) heißem Wasser.

Huflattichblätter
(Farfarae folium)

Monographie liegt noch nicht vor – möglicherweise wegen erheblicher Nebenwirkungen. Dazu *unser wichtiger Hinweis:* Huflattich enthält Pyrrolizidin-Alkaloide, die giftig auf die Leber wirken und krebserregend sein können. Dies gilt allerdings nur für den Genuß von größeren Mengen. Die Konzentration im Tee ist zwar gering; trotzdem sollte er von Erwachsenen nur über einen begrenzten Zeitraum getrunken werden. Kinder sollten ihn sicherheitshalber überhaupt nicht nehmen. Auf keinen Fall soll frischer Huflattich verwendet werden.
Die **Standardzulassung** nennt folgende *Anwendungsgebiete:* Zur Reizlinderung bei Schleimhautentzündungen im Mund- und Rachenraum, zur Milderung eines trockenen Hustenreizes bei Bronchialkatarrhen.
Dosierungsanleitung und Art der Anwendung: Etwa 1 EL (ca. 2 g) Huflattichblätter werden mit 1 Tasse heißem Wasser (ca. 150 ml) übergossen und nach 10 Minuten durch ein Teesieb gegeben. Soweit nicht anders verordnet wird mehrmals täglich, besonders morgens nach dem Aufwachen und abends vor dem Schlafengehen, eine Tasse Teeaufguß getrunken.

Ingwerwurzelstock
(Zingiberis rhizoma)

Verwendet wird der geschälte, fingerlange frische oder getrocknete Wurzelstock des Ingwers. Die Droge enthält ätherisches Öl und Scharfstoffe.
Anwendungsgebiete: Allgemeine Verdauungsstörungen und Verhütung der Symptome der Reisekrankheit.

Gegenanzeigen, Nebenwirkungen, Wechselwirkungen mit anderen Mitteln: Keine bekannt. Allerdings wird darauf hingewiesen, daß man die Droge nicht bei Schwangerschaftserbrechen anwenden sollte.
Dosierung: Soweit nicht anders verordnet, liegt die mittlere Tagesdosis bei 2 g Droge.
Art der Anwendung: Zerkleinerte Droge und Trockenextrakt für Aufgüsse und andere Zubereitungen zum Einnehmen.

Wirkungen: Kann Erbrechen verhindern, steigert die Herzleistung, fördert die Speichel-, Magensaft- und Gallensekretion, deshalb auch als Gewürz empfohlen. Zumindest beim Tier wirkt Ingwer krampflösend und beim Menschen fördert es die Bewegung der Darmmuskulatur. Dadurch fördert es den Weitertransport des Darminhalts.

Isländisch Moos

(Cetrariae lichen)

Monographie liegt noch nicht vor, aber die **Standardzulassung**. Dort wird es empfohlen zur Reizlinderung bei Katarrhen der oberen Luftwege.
Dosierungsanleitung und Art der Anwendung: Etwa 1–2 TL (2–4 g) Isländisch Moos werden mit 1 Tasse heißem Wasser (ca. 150 ml) übergossen und nach 10 Minuten durch ein Teesieb gegeben. So-

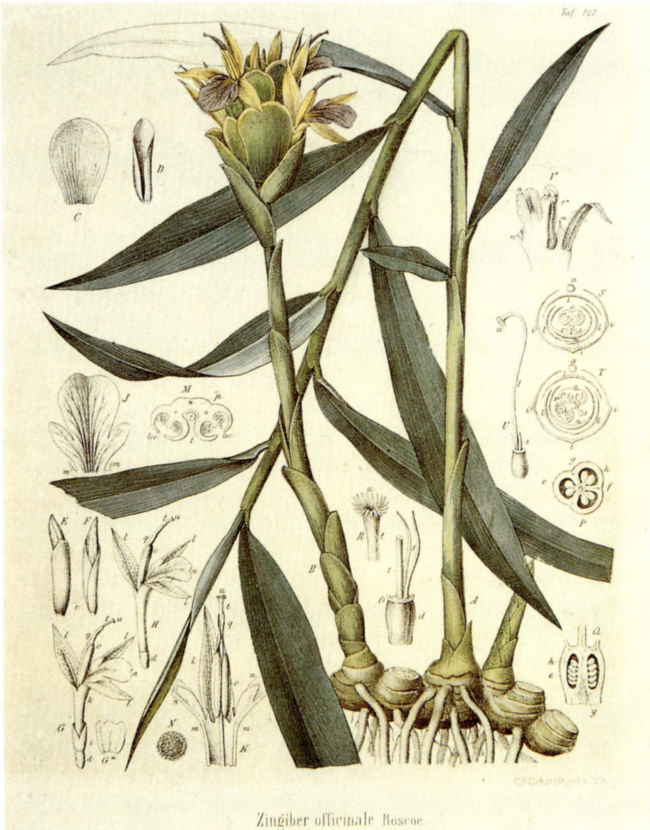

Abb. 5: Ingwer.

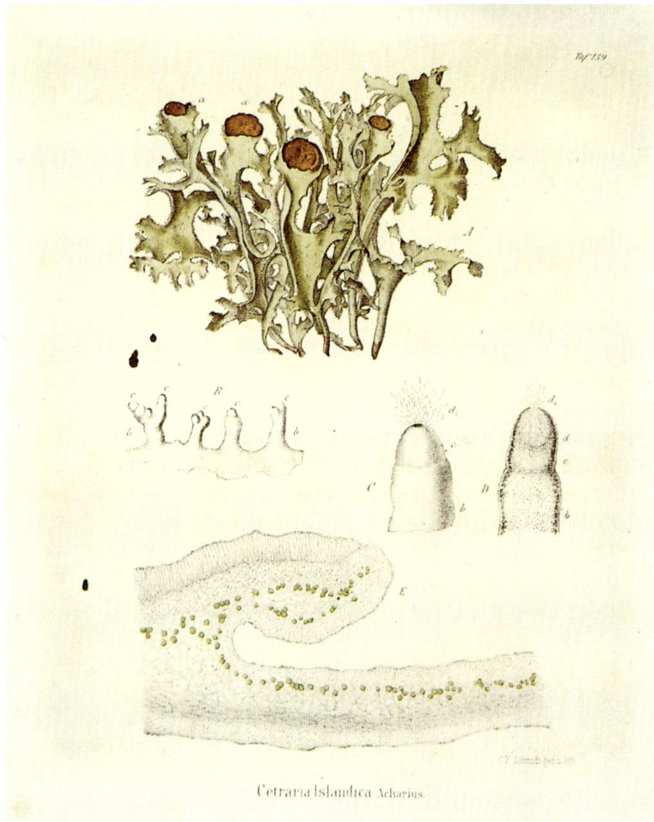

Abb. 6: Isländisch Moos.

weit nichts anderes verordnet wird mehrmals täglich eine Tasse frisch bereiteter Aufguß getrunken.
Unser zusätzlicher Vorschlag: Verwenden Sie Isländisch-Moos-Extrakt HT 4:1, und zwar ½–1 schwach gehäuften Meßl., und übergießen Sie diese Menge mit 1 Tasse heißem Wasser.
Hinweis: Wegen des bitteren Geschmacks empfehlen wir den Aufguß zu süßen.

Javanischer Gelbwurz

(Curcumae xanthorrhizae rhizoma)

Im Volksmund auch kurz Curcuma genannt.
Monographie:
Die in Scheiben geschnittenen, getrockneten knolligen Wurzelstücke der Pflanze enthalten relativ viel ätherisches Öl.
Anwendungsgebiete: Allgemeine Verdauungsstörungen.
Gegenanzeigen: Verschluß der Gallenwege, Gallensteine.
Nebenwirkungen: Bei längerem Gebrauch Magenbeschwerden.
Unsere Anmerkung: Im DAB 9-Kommentar wird erwähnt, daß Javanischer Gelbwurz im Reagenzglas Chromosomenveränderungen hervorgerufen hat. Die gelegentliche Aufnahme von 100 Mikrogramm pro kg Körpergewicht soll allerdings als unbedenklich gelten, so daß gegen eine Anwendung als Gewürz in der Küche nichts einzuwenden ist.
Dosierung: Soweit nicht anders verordnet, beträgt die mittlere Tagesdosis 2 g Droge, was uns bei den erwähnten Nebenwirkungen erstaunlich viel erscheint.
Art der Anwendung: Zerkleinerte Droge für Teeaufgüsse.
Wirkungen: Fördert die Gallensekretion.
Unsere Anmerkung: Wenn Sie Tee bereiten, zerkleinern Sie die Droge grob und nehmen 0,5–1 g davon und übergießen es mit kochendem Wasser (150 ml) und sieben es nach 15 Minuten ab.

Johanniskraut

(Hyperici herba)

Monographie:
Die Droge besteht aus den während der Blütezeit gesammelten Pflanzen oder ihren getrockneten oberirdischen Teilen.
Anwendungsgebiete: Innerlich: Psychovegetative Störungen, depressive Verstimmungszustände, Angst und/oder nervöse Unruhe.
Äußerlich: Johanniskrautöl zur Behandlung und Nachbearbeitung von scharfen, stumpfen Verletzungen, Muskelschmerzen und leichten Verbrennungen.
Gegenanzeigen und Wechselwirkungen: Keine bekannt.
Nebenwirkungen: Wirkt lichtsensibilisierend (vgl. dazu Standardzulassung).
Dosierung: Mittlere Tagesdosis für innerliche Anwendung: 2–4 g Droge oder 0,2–1 mg Hypericin (= Hauptwirkstoff der Droge, den es auch in verschiedenen Medikamenten gibt. Wenden Sie sich dazu aber an den Arzt).
Art der Anwendung: Es werden verschiedene genannt. Zum Beispiel die geschnittene Droge, Drogenpulver, flüssige und feste Zubereitungen zur innerlichen und äußerlichen Anwendung. In fetten Ölen hergestellte Präparation zur äußerlichen und inneren Anwendung (dieses Öl gibt es fertig zu kaufen).
Wirkungen: Für die Droge und daraus hergestellte Zubereitungen liegen zahlreiche ärztliche Erfahrungsberichte vor, die für eine milde, antidepressive Wirkung sprechen. Ölige Johanniskrautzubereitungen wirken entzündungshemmend.
Standardzulassung:
Als Anwendungsgebiete werden genannt: Unterstützung der Behandlung nervöser Unruhe und Schlafstörungen. Auf die Anwendung sollten Sie jedoch unbedingt verzichten, wenn Sie lichtempfindlich sind. Lichtempfindlichkeit zeigt sich in Form von sonnenbrandähnlichen Entzündungen der Haut bei stärkerer Sonnenbestrahlung.
Dosierungsanleitung und Art der Anwendung: 1–2 TL Johanniskraut mit 1 Tasse siedendem Wasser (ca. 150 ml) überbrühen und nach etwa 10 Minuten durch ein Teesieb geben. Soweit nicht anders verordnet werden regelmäßig morgens und abends 1–2 Tassen frisch bereiteter Tee getrunken. Wichtig ist auch noch die Dauer der Anwendung. Zum Erzielen einer antidepressiven Wirkung ist laut Standardzulassung eine Anwendung über mehrere Wochen oder Monate erforderlich.

Kamillenblüten

(Matricariae flos)

Monographie:
Bestandteile des Arzneimittels sind die Blüten, bestehend aus den frischen oder getrockneten Blütenköpfen der echten Kamille. Die Hauptbestandteile des ätherischen Öls sind: Alpha-Bisabolol oder Bisabolol-Oxide.
Anwendungsgebiete: Äußerlich: Haut- und Schleimhautentzündungen sowie bakterielle Hauterkrankungen einschließlich der Mundhöhle und des Zahnfleisches. Entzündliche Erkrankungen und Reizzustände der Luftwege, Erkrankun-

gen im Anal- und Genitalbereich (Bäder und Spülungen). Innerlich: Erkrankungen des Verdauungstraktes wie Magen- und Darmkrämpfe und entzündliche Erkrankungen vom Magen und Darm.
Gegenanzeigen, Nebenwirkungen, Wechselwirkungen: Keine bekannt.
Dosierung: 1 gehäufter EL Kamillenblüten (ca. 3 g) wird mit 1 Tasse heißem Wasser (ca. 150 ml) übergossen, zugedeckt und nach 5–10 Minuten durch ein Teesieb filtriert. Soweit nicht anders verordnet, wird bei Erkrankungen im Magen-Darm-Bereich 3–4mal täglich eine Tasse frisch zubereiteter Tee zwischen den Mahlzeiten getrunken. Bei Entzündungen der Schleimhaut im Mund- und Rachenbereich wird mit dem frisch bereiteten Tee mehrmals täglich gespült oder gegurgelt.
Wirkungen: Sie sind vielfältig: Antiphlogistisch (entzündungshemmend), krampflösend auf Muskeln, wundheilungsfördernd, desodorierend, antibakteriell, Anregung des Hautstoffwechsels. Kamille hemmt die Wirkung des durch Bakterien erzeugten Giftes.
In der **Standardzulassung** ist zusätzlich erwähnt, daß bei Entzündung der oberen Atemwege die Dämpfe des frisch aufbereiteten Teeaufgusses eingeatmet werden sollen (vgl. auch „Ätherisches Öl der Kamille“ auf *Seite 137*). Ein weiterer Hinweis: Der Teeaufguß darf nicht im Bereich des Auges angewandt werden, was erstaunlich ist; denn dies ist immerhin ein althergebrachtes Mittel zur Behandlung von Bindehautentzündungen.
Unsere zusätzliche Anmerkung: Zur Einnahme gibt es auch die Extrakte und Instant-Tees. 3 g Kamillenblüten entsprechen ca. 0,7 g (etwa 2 gestr. Meßl.) Kamillenblütenextrakt HT 4,5:1 oder 8–12 g (2–3 TL) Instant-Tee HT 1:4.
Achtung: Selbst kleine Dosen von Kamille können bei gleichzeitiger Einnahme homöopathische Medikamente unwirksam machen.

Knoblauchzwiebel
(Allii sativi bulbus)

Monographie:
Die Droge besteht aus den frischen oder schonend getrockneten Sproßzwiebeln, die sich aus einer Hauptzwiebel und mehreren Nebenzwiebeln zusammensetzen. Knoblauchzwiebeln enthalten das ätherische Öl Alliin oder/und dessen Abbauprodukte.
Anwendungsgebiete: Zur Unterstützung diätischer Maßnahmen bei erhöhten Blutfettwerten. Zur Vorbeugung altersbedingter Gefäßveränderungen.
Gegenanzeigen und Wechselwirkung mit anderen Mitteln: Keine bekannt.
Nebenwirkungen: Selten Magen-Darm-Beschwerden, allergische Reaktionen. Hingewiesen wird auf die bekannte Tatsache der Veränderung des Geruchs von Haut- und Atemluft.
Dosierung: Soweit nicht anders verordnet, ist die mittlere Tagesdosis 4 g frische Knoblauchzwiebel und entsprechende Zubereitungen.
Art der Anwendung: Zerkleinerte Droge und deren Zubereitung zum Einnehmen.
Wirkungen: Antibakteriell und antimykotisch (wirkt gegen Bakterien und Pilzwachstum), senkt den Blutfettspiegel, kann die Bildung von Thrombozytenknötchen hemmen (Verklumpung von Blutkörperchen), verlängert die Blutungs- und Blutgerinnungszeit, steigert die Fähigkeit der Auflösung von Gerinnseln aus dem Faserstoff des Blutes (Fibrin).

Korianderfrüchte
(Coriandri fructus)

Monographie:
Die Droge besteht aus den reifen getrockneten kugeligen Samenkörnern. Sie enthält mindestens 0,5 % ätherisches Öl. Als Anwendungsgebiete sind alle Verdauungsbeschwerden genannt, die in der **Standardzulassung** folgendermaßen präzisiert werden: Zur Unterstützung der Behandlung von Oberbauchbeschwerden wie Völlegefühl, Blähungen und leichten krampfartigen Magen-Darm-Störungen (deshalb ist Koriander ein hervorragendes Gewürz).
Gegenanzeigen, Nebenwirkungen und Wechselwirkungen mit anderen Mitteln: Keine bekannt.
Art der Anwendung: Zerquetschte und pulverisierte Droge sowie andere Zubereitungen zum Einnehmen. Darunter ist auch der Instant-Tee zu verstehen.
In der **Standardzulassung** werden folgende *Dosierungsanleitungen* zur Art der Anwendung gegeben: 2 TL Korianderfrüchte werden gequetscht, mit 1 Tasse siedendem Wasser (ca. 150 ml) aufgegossen und nach 10–15 Minuten durch ein Teesieb gegeben.
Soweit nicht anders verordnet, wird mehrmals täglich eine Tasse frisch bereiteter Tee warm zwischen den Mahlzeiten getrunken.
Unser zusätzlicher Vorschlag: Versuchen Sie es mit dem Koriander-Instant-Tee HT 1:1, bei dem 2 TL Korianderfrüchte (etwa 8 g) 2 TL Instant-Tee entsprechen. Übergießen Sie die Menge mit einer Tasse heißem Wasser.
Koriander ist insgesamt nur schwach wirksam und mehr ein Geschmacksverbesserer in unseren Teerezepten.

Kümmel
(Carvi fructus)

Monographie: Liegt noch nicht vor.
Verwendet werden die Früchte der Kümmelpflanze.
In der **Standardzulassung** sind folgende *Anwendungsgebiete* vermerkt: Beschwerden wie Völlegefühl, leichte krampfartige Magen-Darm-Störungen, Blähungen, nervöse Herz-Magen-Beschwerden sowie Verdauungsbeschwerden bei Säuglingen.
Dosierungsanleitung und Art der Anwendung: 1–2 TL Kümmel werden gequetscht und mit 1 Tasse siedendem Wasser (ca. 150 ml) aufgegossen und nach 10–15 Minuten durch ein Teesieb gegossen. Soweit nicht anders verordnet, wird 2–4mal täglich eine Tasse frisch bereiteter Teeaufguß warm zwischen den Mahlzeiten getrunken. Säuglinge und Kleinkinder erhalten 1 TL voll Teeaufguß evtl. in der Flasche.
Unser zusätzlicher Vorschlag: Es gibt den Kümmel-Instant-Tee HT 1:1. Von ihm entsprechen 1–2 TL Kümmelsamen 1–2 TL Instant-Tee (= ca. 4–8 g). Sie können ihn mit einer Tasse heißem Wasser übergießen. Er schmeckt wegen des Trägerstoffs Milchzucker nicht ganz so penetrant.

Lavendelblüten
(Lavendulae flos)

Monographie:
Das Arzneimittel besteht aus den Blüten des Lavendelstrauchs. Die Droge enthält mindestens 1,5 % ätherisches Öl.
Anwendungsgebiete: Innerlich angewendet: Störungen wie Unruhezustände, Einschlafstörungen, funktionelle Oberbauchbeschwerden (nervöser Reizmagen, Roehmheldsyndrom), Magenüberfüllung oder Blähungen und damit zusammenhängend Herzbeschwerden durch Druck auf das Herz, Meteorismus (Gasansammlung im Verdauungstrakt), nervöse Darmbeschwerden.
Weitere Anwendungsgebiete in der Balneotherapie (Anwendung von Bädern und Trink-Kuren) und zur Behandlung von funktionellen Kreislaufstörungen.
Art der Anwendung: Als Droge zur Zubereitung eines Teeaufgusses und als Extrakt sowie als Badezusatz (vgl. auch „ätherisches Lavendelöl" *Seite 140*).
Gegenanzeigen, Nebenwirkungen und Wechselwirkungen: Keine bekannt.
Dosierung: Soweit nicht anders verordnet, innerlich als Tee 1–2 TL Droge pro Tasse heiß aufgießen. Mehrmals täglich trinken, besonders vor dem Schlafengehen.
Lavendelöl: 1–4 Tropfen (ca. 20–80 mg) z. B. auf ein Stück Würfelzucker.
Unser zusätzlicher Vorschlag: Es existiert ein Lavendelblütenextrakt HT 6,5:1. Hier

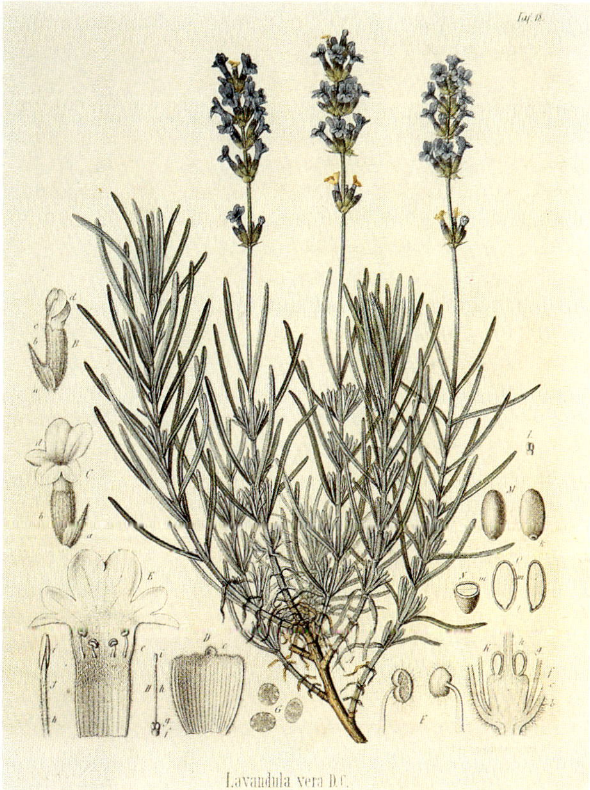

Abb. 7: Lavendel.

entspricht 1–2 TL der Droge 0,3–0,6 g (¼–½ Meßl.) Lavendelblüten-Extrakt. Beim Instant-Tee HT 1:2 entsprechen dieser Menge 4–8 g bzw. 1–2 leicht gehäufte TL. Übergießen Sie diese Substanzen ebenfalls mit einer Tasse heißem Wasser (äußerlich: vgl. „ätherisches Öl" *Seite 140*).
Lavendelblüten und das Öl sind nur relativ schwach wirksam und sollten deshalb in sinnvoller Kombination mit anderen Drogen verwenden werden. Auch geeignet als Geruchs- und Geschmacksverbesserer.

Leinsamen

(Lini saemen)

Leinsamen haben wir bewußt nicht in unsere Rezepturen aufgenommen, weil er ein starker Cadmiumsammler ist und bei der heutigen Belastung der Böden nach unserer Meinung ein zu großes Risiko darstellt. Empfehlenswert ist nur eine äußerst sorgfältig und mit vielen absichernden Stichproben ausgewählte Ware. Unabhängig davon ist Leinsamen, ganz oder geschrotet, ein mild wirkendes Quellstoff-Abführmittel mit vielen Ballaststoffen. Zu beachten ist allerdings auch der relativ hohe Ölgehalt, der mit erheblichen Kalorien verbunden ist.
Äußerst wichtig ist es, daß genügend getrunken wird, weil sonst beim Quellen der Darm verstopft werden kann.

Lindenblüten

(Tiliae flos)

Monographie: Liegt noch nicht vor.
Verwendet werden die getrockneten gelb-weißlichen Blüten der Linde.
Anwendungsgebiete sind nach der **Standardzulassung:** Milderung des Hustenreizes bei Katarrhen der Atemwege, fieberhafte Erkältungskrankheiten, bei denen eine Schwitzkur erwünscht ist.
Dosierungsanleitung und Art der Anwendung: Etwa 1–2 TL (2–4 g) Lindenblüten werden mit 1 Tasse siedendem Wasser (ca. 150 ml) übergossen und nach etwa 5 Minuten durch ein Teesieb gegeben. Soweit nicht anders verordnet, mehrmals täglich, besonders in der zweiten Tageshälfte, 1–2 Tassen frisch bereiteten Teeaufguß so heiß wie möglich trinken.
Unser zusätzlicher Vorschlag: Es gibt sowohl Instant-Tee als auch Lindenblüten-Extrakt HT 8:1. Beim Extrakt entsprechen 1–2 TL Lindenblüten 0,3–0,5 g Extrakt (¼–½ Meßl.), beim Instant-Tee HT 1:2,2 entsprechen dieser Menge 1–2 leicht gehäufte TL (4–8 g). Beides wieder mit einer Tasse heißem Wasser übergießen.

Löwenzahnwurzel mit Kraut

(Taraxaci radix cum herba)

Monographie:
Verwendet werden die Löwenzahnwurzeln mit Kraut (getrocknet), geerntet während der Blütezeit des Löwenzahns.
Inhaltsstoffe: Bitterstoffe, Triterpenoide und Sterine.
Anwendungsgebiete nach der **Standardzulassung:** Störungen im Bereich des Galleabflusses, Beschwerden im Bereich von Magen und Darm wie Völlegefühl, Blähungen, Verdauungsbeschwerden und Anregung der Harnausscheidung.
Gegenanzeigen: Verschluß der Gallenwege, Eiteransammlung in der Gallenblase, Darmverschluß.
Nebenwirkungen: Wie bei allen bitterstoffhaltigen Drogen können Beschwerden durch vermehrte Säureabsonderung im Magen entstehen.
Wechselwirkungen: Keine bekannt.
Dosierung und Art der Anwendung nach der **Standardzulassung:** Etwa 1–2 TL werden mit 1 Tasse Wasser (ca. 150 ml) kurz aufgekocht. Dann 15 Minuten ziehen lassen und durch ein Teesieb geben. Soweit nicht anders verordnet werden morgens und abends eine Tasse frisch bereiteter Teeaufguß warm getrunken.
Dauer der Anwendung: Den Tee kurmäßig 4–6 Wochen lang anwenden.
In der Monographie ist auch ein reiner Aufgußtee angegeben (1 EL Droge auf 1 Tasse Wasser, heiß übergießen) und eine Tinktur, von der täglich 3mal 10–15 Tropfen genommen werden können.
Wirkungen: Harntreibende, die Gallensekretion anregende und dadurch appetitanregende Eigenschaften.

Mädesüß

(Filipendula ulmaria)

Monographie:
Liegt noch nicht vor; allerdings ein Entwurf, den wir mit der entsprechenden Vorsicht weitergeben: Als Bestandteile des Arzneimittels werden sowohl die reinen Blüten wie das Mädesüßkraut genannt, bestehend aus den zur Blütezeit geernteten und getrockneten oberirdischen Teilen. Die Droge enthält Flavonoide und, hauptsächlich in den Blüten, Phenolglykoside sowie ätherische Öle.
Anwendungsgebiet: Erkältungskrankheiten.

Gegenanzeigen, Nebenwirkungen: Keine bekannt, wobei ausdrücklich darauf hingewiesen wird, daß Mädesüßblüten Salicylate enthalten. Sie sollten daher bei Salicylat-Überempfindlichkeit nicht angewandt werden.
Unsere Anmerkung: Aspirin besteht fast ausschließlich aus einem solchen Salicylat und zwar der Acetylsalicylsäure.
Wechselwirkungen mit anderen Mitteln: Nicht bekannt.
Dosierung: Soweit nicht anders verordnet, beträgt die mittlere Tagesdosis 3 g Mädesüßblüten bzw. 4,5 g Mädesüßkraut.
Art der Anwendung: Die zerkleinerte Droge wird für Teeaufguß empfohlen, mehrmals täglich eine Tasse.
Unsere Anmerkung: Zwischen diesem Monographieentwurf und der bereits vorliegenden **Standardzulassung** gibt es in der Dosierung große Unterschiede. Die Dosierung liegt jedenfalls dort eklatant höher, denn bereits auf 1 Tasse (150 ml) siedendes Wasser kommen 4–6 g (etwa 2 TL) Mädesüßblüten. Gleichzeitig wird auch hier wieder darauf hingewiesen, daß davon mehrmals täglich eine Tasse frisch bereiteter Teeaufguß, möglichst heiß, getrunken werden soll.
Unser Kommentar: Wenn Sie bisher Aspirin vertragen haben, ist gegen eine etwas höhere Dosierung nichts einzuwenden. Immerhin hat Mädesüß eine wesentlich mildere Wirkung als das synthetische Arzneimittel.
Anwendungsgebiete nach der **Standardzulassung:** Fiebrige Erkältungskrankheiten, bei denen eine Schwitzkur erwünscht ist, und zur Erhöhung der Harnmenge.

Malvenblüten

(Malvae flos)

Monographie:
Bestandteil des Arzneimittels sind die getrockneten Blüten des Malvenstrauchs. Verwiesen wird auf den hohen Schleimstoffgehalt der Droge.
Anwendungsgebiete: Schleimhautreizungen im Mund- und Rachenraum und damit verbundenem trockenen Reizhusten.
Die **Standardzulassung** präzisiert: Zur Reizlinderung bei Schleimhautentzündungen in den genannten Bereichen, sowie zusätzlich im Magen-Darm-Bereich. Außerdem bei Katarrhen der oberen Luftwege.
Gegenanzeigen, Nebenwirkungen, Wechselwirkungen mit anderen Medikamenten: Keine bekannt, wobei allerdings darauf hingewiesen wird, daß die Aufnahme anderer, gleichzeitig verabreichter Arzneimittel verzögert werden kann (vermutlich durch die Schleimbildung, was manchmal sogar von Vorteil sein kann).
Dosieranleitungen und Art der Anwendung: Etwa 2 gehäufte TL (3–5 g) Malvenblüten werden mit 1 Tasse siedendem Wasser (150 ml) übergossen und nach 10–15 Minuten durch ein Teesieb gegeben. Der Tee kann auch durch Ansetzen mit kaltem Wasser und 2–3stündigem Ziehen unter gelegentlichem Umrühren bereitet werden. Soweit nicht anders verordnet, wird mehrmals täglich vor allem abends vor dem Schlafengehen eine Tasse Teeaufguß langsam getrunken.
Unser zusätzlicher Vorschlag: Es gibt Malveninstant-Tee HT 1:3,5 (3–5 g Malvenblüten entsprechen 11–18 g Malveninstant-Tee = 3–4 gehäufte Teelöffel). Auch diese Menge mit einer Tasse heißem Wasser übergießen. Wegen des Trägerstoffs Milchzucker schmeckt dieser Tee sehr angenehm.

Mariendistelfrüchte

(Cardui mariae fructus)

Monographie:
Bestandteile der Droge sind die reifen, von der Schale befreiten Früchte des Mariendistelbaums. Der Hauptwirkstoff ist Silymarin.
Anwendungsgebiete: Als Tee hauptsächlich bei leichten Verdauungsbeschwerden. In weiteren Zubereitungen (Medikamenten) zur Behandlung von giftigen Leberschäden und unterstützenden Behandlungen bei chronischen entzündlichen Lebererkrankungen und Leberzirrhose.
Nebenwirkungen: Vereinzelt wird eine leicht abführende Wirkung beobachtet.
Gegenanzeigen und Wechselwirkungen mit anderen Mitteln: Keine bekannt.
Wirkungen: Silymarin hebt die schädlichen Wirkungen vieler Lebergifte auf – beispielsweise des Giftes des grünen Knollenblätterpilzes – sowie das Kaltblütervirus FV 3. Allerdings muß das Silymarin eingenommen werden, bevor eine Schädigung eingetreten ist.
Dazu unsere Anmerkung: Im Tee ist nicht genügend von dem Wirkstoff Silymarin enthalten. Deshalb wirkt er nur auf Verdauungsbeschwerden. Auf keinen Fall darf vom Mariendisteltee erwartet werden, daß die oft tödliche Wirkung einer Pilzvergiftung durch sie abgewendet werden kann.
Dosierungsanleitung und Art der Anwendung nach der **Standardzulassung:** 1 gehäufter TL (3–5 g) Mariendistelfrüchte

wird zerstoßen, mit siedendem Wasser übergossen und nach 10–15 Minuten durch ein Teesieb gegeben. Soweit nicht anders verordnet, wird 3–4mal täglich eine Tasse frisch bereiteter Teeaufguß ½ Stunde vor den Mahlzeiten getrunken.
Dauer der Anwendung: Zubereitungen aus Mariendistelfrüchten sollen kurmäßig über längere Zeit bis zum Abklingen der Beschwerden genommen werden.
Unser zusätzlicher Vorschlag: Es existiert ein Instant-Mariendisteltee HT 1:1 (3–5 g Distelfrüchte entsprechen 3–5 g Instant-Tee = etwa ein gut gehäufter Teelöffel). Übergießen Sie diese Menge mit einer Tasse heißem Wasser.

Melissenblätter

(Melissae folium)

Monographie:
Bestandteile sind die frischen oder getrockneten Laubblätter von Melissenkraut.
Gegenanzeigen, Nebenwirkungen, Wechselwirkungen: Nicht bekannt.
Art der Anwendung: Geschnittene Droge, Drogenpulver, Flüssigextrakte oder Trockenextrakte werden für Aufgüsse und andere Zubereitungen angegeben. Ein Hinweis: Kombinationen mit anderen beruhigend oder gegen Blähungen wirksamen Drogen können sinnvoll sein.
Wirkungen: Beruhigend, karminativ (beseitigt Gasansammlungen im Verdauungstrakt).
Anwendungsgebiete, die gleichzeitig auch in der **Standardzulassung** vermerkt sind: Nervös bedingte Einschlafstörungen, nervöse Magen-Darm-Beschwerden und zur Appetitanregung.
Dosierungsanleitung und Art der Anwendung: 1–3 TL Melissenblätter werden mit 1 Tasse heißem Wasser (ca. 150 ml) übergossen und nach etwa 10 Minuten durch ein Teesieb gegeben. Soweit nicht anders verordnet, mehrmals täglich eine Tasse Tee.
Unser zusätzlicher Vorschlag: Es existiert ein Melissenextrakt HT 5,5:1 (1–3 Teelöffel Melissenblätter = 0,2–0,5 g Extrakt) oder Sie verwenden Instant-Tee HT 1:2,5 (dieser Menge entsprechen 2–8 g [½–2 Teelöffel] Instant-Tee). Bei diesen Extrakten handelt es sich – im Gegensatz zum ätherischen Öl – tatsächlich um *echte* Melisse (vgl. *Seite 62*).

Orthosiphon-Blätter

(Orthosiphonis folium)

Monographie:
Bestandteil der Droge sind die kurz vor der Blütezeit geernteten und getrockneten Laubblätter und Stengelspitzen des Strauchs. Die Droge enthält fettlösliche Flavonoide, ätherisches Öl und größere Mengen Kaliumsalze.
Anwendungsgebiete: Zur Durchspülung bei bakteriellen und entzündlichen Erkrankungen der ableitenden Harnwege und bei Nierengries. In der **Standardzulassung** ist noch vermerkt, daß man es einsetzen kann zur Erhöhung der Harnmenge.
Gegenanzeigen, Nebenwirkungen, Wechselwirkungen mit anderen Mitteln: Keine bekannt. Allerdings wird der Hinweis gegeben, daß keine Durchspülungstherapie folgen soll bei Ödemen (Wasser im Gewebe) infolge eingeschränkter Herz- und Nierentätigkeit und daß im Falle der Anwendung auf reichliche Flüssigkeitszufuhr zu achten ist, was bei Anwendung als Tee ohnehin der Fall ist.
Wirkungen: Die Droge ist harntreibend und schwach spasmolytisch (krampflösend).
Dosierungsanleitung und Art der Anwendung nach der **Standardzulassung:** Etwa 1 TL (2–3 g) Orthosiphon-Blätter werden mit 1 Tasse heißem Wasser (ca. 150 ml) übergossen und nach etwa 15 Minuten durch ein Teesieb gegeben.
Der Tee kann auch durch Ansetzen mit kaltem Wasser und mehrstündiges Ziehen bereitet werden. Soweit nicht anders verordnet, wird 2–3mal täglich eine Tasse zwischen den Mahlzeiten getrunken.
Unser zusätzlicher Vorschlag: Von Orthosiphon existiert auch ein Instant-Tee HT 1:2 (2–3 g Blätter entsprechen 4–6 g Instant-Tee = ein gut gehäufter Teel.). Diese Menge mit einer Tasse heißem Wasser übergießen und trinken.
Der Orthosiphon-Blätter-Tee wird auch indischer Nieren- und Blasentee genannt.

Passionsblumenkraut

(Passiflorae herba)

Monographie:
Bestandteile der Droge sind die frischen oder getrockneten oberirdischen Teile. Die Droge enthält u. a. Flavonoide und geringe Mengen von ätherischem Öl.
Anwendungsgebiete: Nervöse Unruhezustände. Zusätzlich steht in der **Standardzulassung:** Leichte Einschlafstörungen, nervös bedingte Beschwerden im Magen-Darmbereich.
Gegenanzeigen, Nebenwirkungen, Wechselwirkungen mit anderen Mitteln: Keine bekannt.
Wirkungen: In tierexperimentellen Untersuchungen wurde mehrfach eine motilitätshemmende Wirkung (Herabsetzung

der willkürlichen und unwillkürlichen Muskeltätigkeit) beschrieben.
Art der Anwendung: Zerkleinerte Droge für Aufgüsse sowie andere Zubereitungen zur inneren Anwendung.
Dosierungsanleitung und Art der Anwendung in der **Standardzulassung:** 1 TL (2–3 g) Passionsblumenkraut wird mit 1 Tasse heißem Wasser (ca. 150 ml) übergossen und nach 10 Minuten durch ein Teesieb gegeben. Soweit nicht anders verordnet, wird 2–3mal täglich und eine halbe Stunde vor dem Schlafengehen eine Tasse frischbereiteter Teeaufguß getrunken.
Unser zusätzlicher Vorschlag: Es existiert ein Passionsblumenkraut-Extrakt HT 4:1 (2–3 g getrocknetes Kraut entsprechen 0,5–0,7 g Extrakt = ½–¾ Meßl.). Diese Menge mit einer Tasse heißem Wasser übergießen und trinken.

Pfefferminzblätter

(Menthae piperitae folium)

Monographie:
Die Droge besteht aus den frischen oder getrockneten Blättern der Pfefferminze. Sie enthält mind. 1,2 % ätherisches Öl.
Wirkungen: Direkte krampflösende Wirkung an der glatten Muskulatur des Verdauungstraktes, galletreibende und entblähende Eigenschaften (vgl. auch Wirkung des ätherischen Öls, *Seite 143*).
Anwendungsgebiete: Krampfartige Beschwerden im Magen-Darmbereich sowie der Gallenblase und der Gallenwege.
Gegenanzeigen und Nebenwirkungen: Keine bekannt.
Unsere Anmerkung: Dies ist erstaunlich, denn starker Pfefferminztee kann durchaus – sowohl kurzzeitig als auch auf die Dauer – Magenbeschwerden verursachen. Deshalb Pfefferminztee nicht zu häufig und auf jeden Fall mäßig trinken.
Dosierungsanleitung und Art der Anwendung nach der **Standardzulassung:** 1 EL Pfefferminzblätter wird mit heißem Wasser (ca. 150 ml) übergossen und nach 5–10 Minuten durch ein Teesieb filtriert. Soweit nicht anders verordnet wird 3–4mal täglich eine Tasse frisch bereiteter Teeaufguß warm zwischen den Mahlzeiten getrunken.
Unser zusätzlicher Tip: Es gibt einen Pfefferminzblätter-Extrakt HT 4:1 (1 EL getrocknete Pfefferminzblätter [etwa 3 g] entsprechen 0,8 g oder 2 gehäufte Meßl. dieses Extraktes). Ebenso gibt es einen Instant-Tee HT 1:2,9 (= ca. 8 g oder 2 TL). Zubereitung wie oben.

Pomeranzenschalen

(Aurantii pericarpium)

Monographie:
Bestandteil der Droge sind die Schalen der reifen Frucht. Sie enthält ätherisches Öl und Bitterstoffe.
Anwendungsgebiete nach der **Standardzulassung:** Als unterstützende Maßnahme bei Magenbeschwerden – z. B. durch mangelnde Magensaftbildung – sowie zur Appetitanregung.
Gegenanzeigen: Keine bekannt. So steht es jedenfalls in der Monographie. In der Standardzulassung wird dies eingeschränkt. Pomeranzenschalen sollten nicht genommen werden bei Magen- und Darmgeschwüren.
Nebenwirkungen: Eine Photosensibilisierung (Überempfindlichkeit auf Sonnenlicht) ist möglich, insbesondere bei hellhäutigen Personen.
Wechselwirkungen mit anderen Mitteln: Keine bekannt.
Art der Anwendung und Dosierungsanleitung nach der **Standardzulassung:** 1 TL (2–3 g) gut zerkleinerte Pomeranzenschalen werden mit 1 Tasse heißem Wasser (ca. 150 ml) übergossen und nach 10–15 Minuten durch ein Teesieb gegeben. Der Tee kann auch durch Ansetzen mit kaltem Wasser und 6–8stündigem Ziehen, bei gelegentlichem Umrühren, bereitet werden.
Soweit nicht anders verordnet, wird mehrmals täglich eine Tasse Teeaufguß kalt oder mäßig warm ½ Stunde vor den Mahlzeiten getrunken.
Unsere Anmerkung: Pomeranzenschalen sind häufig auch Bestandteil des Magenbitterlikörs, weil sie die Magensaftbildung anregen.

Rosmarinblätter

(Rosmarini folium)

Monographie: Bestandteile der Droge sind die während und nach der Blüte gesammelten frischen oder getrockneten Laubblätter des Rosmarins (sie sehen nadelähnlich aus). Die getrocknete Droge enthält mindestens 1,2 % ätherisches Öl.
Wirkungen: Experimentell belegt wirkt sie krampflösend an den Gallenwegen und am Dünndarm, steigert die Herzleistung und die Durchblutung der Kranzgefäße des Herzens beim Menschen. Rosmarin wirkt bei äußerer Anwendung hautreizend, durchblutungsfördernd.
Anwendungsgebiete nach der **Standardzulassung:** Innere Anwendung: Bei Befindensstörungen wie Völlegefühl, Blähungen und leichte krampfartigen Magen-, Darm- und Gallenstörungen und zur unterstützenden Therapie rheumatischer Erkrankungen. Äußere Anwen-

dung: Zur Unterstützung bei der Behandlung von Muskel- und Gelenkrheumatismus sowie Kreislaufbeschwerden.
Gegenanzeigen, Nebenwirkungen, Wechselwirkungen mit anderen Mitteln: Keine bekannt laut Monographie. Demgegenüber warnt die Standardzulassung vor Einnahme von Zubereitungen aus Rosmarinblättern (Tee, Tinkturen usw.) während der Schwangerschaft.
Art der Anwendung nach der Monographie: Zerkleinerte Droge für Aufgüsse (Tee), Drogenpulver, Trockenextrakte und andere Zubereitungen zur innerlichen und äußeren Anwendung.
Dosierungsanleitung nach der Standardzulassung: 1 gestrichener TL (2 g) getrocknete Rosmarinblätter werden mit 1 Tasse heißem Wasser (ca. 150 ml) übergossen und nach etwa 15 Minuten durch ein Teesieb gegeben. Soweit nicht anders verordnet wird 3–4mal täglich eine Tasse frisch zubereiteter Teeaufguß warm zwischen den Mahlzeiten getrunken. Äußerlich: Soweit nicht anders verordnet, kommen zur Bereitung eines Teilbades etwa 100 g Rosmarinblätter auf 20 l heißes Wasser (zum Thema Badeöl und Bade-Essenz vgl. unter „ätherisches Rosmarinöl“ und „Baderezepte“ sowie Tinkturen *Seite 118 ff.).*

Salbeiblätter

(Salviae folium)

Monographie: Bestandteile der Droge sind die frischen oder getrockneten Laubblätter von *Salvia officinalis*. Getrocknet enthalten sie mindestens 1,5 % thujonreiches ätherisches Öl.
Anwendungsgebiete u. a. nach der **Standardzulassung:** Äußerliche Anwendung: Entzündungen der Mund- und Rachenschleimhaut, Prothesendruckstellen. Innere Anwendung: Nervöse Magenbeschwerden, vermehrte Schweißsekretion und Unterstützung bei der Behandlung von Magen-/Darm-Katarrhen.
Gegenanzeige (ganz wichtig): Während der Schwangerschaft sollen das reine ätherische Öl und alkoholische Extrakte (Tinkturen) nicht eingenommen werden (vgl. auch „ätherische Öle“, *Seite 146*).
Nebenwirkungen: Bei länger andauernder Einnahme von alkoholischen Extrakten des reinen ätherischen Öls können epilepsieartige Krämpfe auftreten (Ursache ist das Thujon; vgl. dazu *Seite 147*).
Wechselwirkungen: Keine bekannt.
Wirkungen: Antibakteriell, hemmt das Wachstum von Pilzen und Viren, wirkt zusammenziehend und schweißhemmend sowie sekretionsfördernd (gallen- und magensaftfördernd), deshalb ist Salbei auch ein hervorragendes Gewürz.
Art der Anwendung: Geschnittene Droge für Teeaufgüsse, alkoholische Auszüge (Tinkturen) und Destillate zum Gurgeln, Spülen und zur Pinselung sowie zur inne-

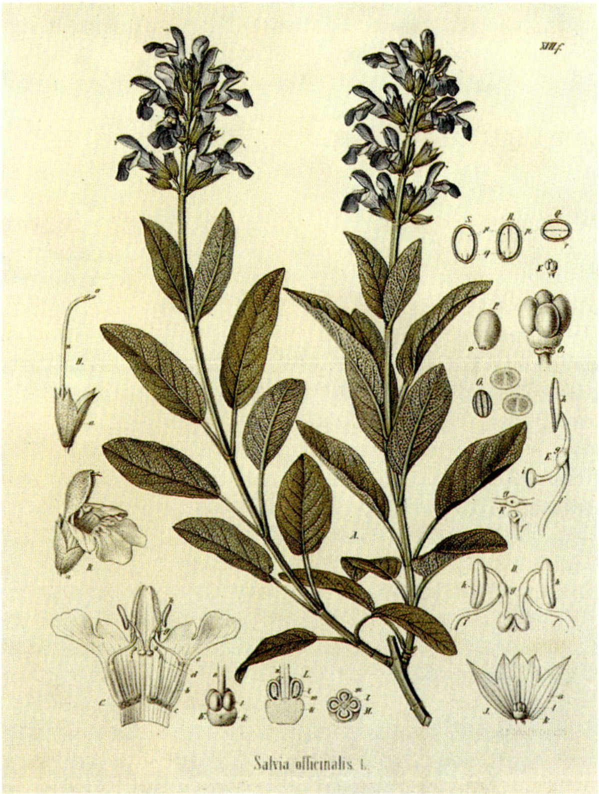

Abb. 8: Salbei.

ren Anwendung und als Frischpflanzenpreßsaft.
Dosierungsanleitung nach der **Standardzulassung:** Zur Behandlung von Magen-/Darm-Beschwerden werden ½ TL (ca. 1–2 g) und zur Behandlung von Entzündungen im Bereich der Mundhöhle 1 TL (3 g) Salbeiblätter mit heißem Wasser übergossen und nach 10 Minuten durch ein Teesieb gegeben. Soweit nicht anders verordnet, wird bei Magen-/Darm-Beschwerden mehrmals täglich eine Tasse warmer Teeaufguß ½ Stunde vor den Mahlzeiten getrunken. Zur Behandlung von Nachtschweiß wird der Tee 2 Stunden vor dem Zubettgehen getrunken. Bei Entzündungen der Schleimhäute im Mund- und Rachenbereich wird mehrmals täglich mit dem noch warmen Teeaufguß gespült oder gegurgelt.
In der Monographie wird außerdem empfohlen, daß man zum Gurgeln und Spülen auch 2–3 Tropfen ätherisches Öl auf ein Glas Wasser geben kann (vgl. dazu Beschreibung des ätherischen Öls *Seite 146*).
Unser zusätzlicher Tip: Für Magen-/Darm-Beschwerden und zur Verwendung in Kosmetika gibt es unseren Extrakt Salbei HT 6,5:1 (1–2 g getrocknete Droge entsprechen 0,15–0,3 g = 1 Messerspitze bis ⅓ Meßl. Extrakt).
Es gibt zu gleicher Anwendung auch Instant-Tee Salbeitee HT 1:2 (der oben angegebenen Menge entspricht ½ TL Instant-Tee). Übergießen Sie diese Mengen mit einer Tasse heißem Wasser. In Kosmetika jeweils eine Messerspitze verwenden. Zum Gurgeln verwenden Sie die 2–3fache der oben angegebenen Extrakt- oder Instantmenge.
Dauer der Anwendung: Salbeitee soll nicht über längere Zeit eingenommen werden.

Spitzwegerich

(Plantaginis lanceolatae herba)

Monographie:
Die Droge besteht aus den zur Blütezeit geernteten frischen oder getrockneten oberrirdischen Teilen des Spitzwegerichs. Sie enthält Schleimstoffe, Glykoside und Gerbstoffe.
Wirkungen: Reizmindernd und adstringierend (zusammenziehend), antibakteriell.
Anwendungsgebiete: Innere Anwendung: Katarrhe der Luftwege, entzündliche Veränderung der Mund- und Rachenschleimhaut. Äußere Anwendung: Entzündliche Veränderungen der Haut.
Gegenanzeigen, Nebenwirkungen, Wechselwirkungen mit anderen Mitteln: Keine bekannt.
Art der Anwendung und Dosierungsanleitung nach der **Standardzulassung:** Etwa 2 TL (ca. 3 g) in einer Tasse heißem Wasser 10 Minuten ziehen lassen und durch ein Teesieb gießen. Mehrmals täglich eine Tasse frischen Tee langsam trinken oder gurgeln.
Unser zusätzlicher Vorschlag: Es gibt einen Instant-Tee Spitzwegerich HT 1:3 (ca. 3 g Kraut entsprechen 9 g Instant). Diese Menge mit einer Tasse heißem Wasser übergießen.

Sternanis

(Illicium verum)

Hier gelten die gleichen Wirkungen wie beim Anis, obwohl die Früchte von der ganz anderen Pflanze *Illicium verum* stammen. Die Monographie unterscheidet sich nicht vom Anis. Auch er wird zur Behandlung der Katarrhe der Luftwege und der allgemeinen Verdauungsbeschwerden empfohlen, weil er schleimlösend in den Bronchien und krampflösend im Magen-/Darm-Trakt wirkt.
Den Tee bereiten Sie genauso zu wie beim Anis. Die Sterne müssen allerdings zerkleinert werden; am besten in einer Kaffeemühle mit rotierendem Schlagmesser. Davon nehmen Sie 1 g (⅓ TL) und übergießen es mit 1 Tasse (150 ml) kochendem Wasser. Nach 5 Minuten durch ein Teesieb geben.
Unser zusätzlicher Vorschlag: Es existiert der Sternanis-Instant HT 1:2 (1 g Droge entspricht 2 g Instant-Tee). Geben Sie 2 g (1 Meßl.) auf eine Tasse heißes Wasser.

Süßholzwurzel

(Liquiritiae radix)

Monographie: Die Droge besteht aus den ungeschälten getrockneten Wurzeln und deren Ausläufer des Süßholzstrauchs (*Glycyrrhiza glabra*). Sie enthält mindestens 4 % Glycyrrhizinsäure und 25 % wasserlösliche Anteile.
Anwendungsgebiete: Katarrhe der oberen Luftwege, insbesondere Bronchitis, zur Schleimlösung und Erleichterung des Auswurfs (aus **Standardzulassung**), zur Behandlung von Magengeschwüren sowie zur Unterstützung der Behandlung von krampfartigen Beschwerden bei chronischen Magenschleimhautentzündungen, oft auch als Gastritis bezeichnet (letzteres stammt aus Standardzulassung).
Gegenanzeigen: Meiden Sie süßholzhaltige Substanzen, wenn Sie eine chronische Leberentzündung haben oder sie am Abklingen ist sowie bei Leberkrebs, Bluthochdruck; aber auch bei Kaliummangel im Blut. Dies gilt auch für den Fall, daß Sie Lakritz besonders lieben, in dem die Süßholzwurzel hauptsächlicher geschmacksbildender Bestandteil ist.

Nebenwirkungen: In der Monographie steht zwar „keine bekannt", die Standardzulassung schränkt dies aber ein und präzisiert, daß diese nur bei bestimmungsmäßigem Gebrauch nicht bekannt sind. Vor allem aber gibt sie den Hinweis, daß bei längerer Anwendung und höherer Dosierung eine vermehrte Wassereinlagerung mit leichten Schwellungen, besonders im Bereich von Gesicht und Fußgelenken, auftreten kann. Die Natriumausscheidung durch den Harn wird vermindert und die Kaliumausscheidung erhöht. Gleichzeitig ist eine Erhöhung des Blutdrucks möglich.
Unsere Anmerkung, die durch den Hinweis in der Monographie gestützt ist: Gerade die Glycyrrhizinsäure, die der Hauptwirkstoff der Süßholzwurzel ist, hat eine große Ähnlichkeit mit dem Nebennierenrindenhormon Cortison. Bei überhöhter Dosis können deshalb alle Erscheinungen beobachtet werden, welche bei Verabreichung von cortisonhaltigen Medikamenten bekannt sind. Da gerade Kinder Lakritz sehr lieben, sollte die Süßwarenindustrie den Glycyrrhizinsäuregehalt möglichst niedrig halten; denn aus Erfahrung weiß man, daß für manche Kinder Lakritz geradezu ein Nahrungsmittel geworden ist. Im Zweifelsfall fragen Sie bei der Herstellfirma nach.
Laut Monographie bestehen allerdings gegen die Verwendung der Droge als geschmackskorrigierende Substanz keine Einwände. Sie können also durchaus Ihre Genießertees oder auch Ihre Magentees mit Süßholzwurzel würzen.
Die Monographie beschränkt die *Daueranwendung,* sicherlich auch wegen der oben beschriebenen Risiken, auf 4–6 Wochen.
Wirkungen: Die Glycyrrhizinsäure und das Aglucon der Glycyrrhizinsäure beschleunigen nach kontrollierten klinischen Studien die Heilung von Magengeschwüren. Auch die schleimlösende und auswurffördernde Wirkung ist im Tierversuch nachgewiesen (Tierversuche kann man der Süßholzwurzel nicht ankreiden; diese sind für medizinische Anwendungsfälle zwingend vorgeschrieben).
Wechselwirkungen mit anderen Medikamenten werden in der Monographie als „nicht bekannt" vermerkt. In der Standardzulassung allerdings wird darauf hingewiesen, daß durch die verminderte Natrium- und generelle Wasserausscheidung die Einstellung mit Arzneimitteln gegen Bluthochdruck erschwert werden kann und wegen der Kaliumverluste die Wirkung von Herzglykosiden verstärkt wird.
Art der Anwendung: Kleingeschnittene Droge, Drogenpulver, Trockenextrakte für Aufgüsse, Abkochungen, flüssige Formen und feste Formen zur oralen Anwendung, z. B. lakritzähnliche Substanzen.
Dosierungsanleitung und Art der Anwendung (die Vorschriften der Monographie und Standardzulassung haben wir zusammengefaßt): Als mittlere Tagesdosis gelten ca. 5–15 g Droge. Sie können auch Süßholzkonzentrat oder entsprechende Medikamente in der Apotheke erhalten (*Succus liquiritiae* DAB). Als mittlere Tagesdosis gelten 0,5–1 g Succus und bei Magen- und Zwölffingerdarmgeschwüren 1,5–3 g.
Teeherstellung: Etwa 1 TL (2–4 g) Süßholzwurzel wird mit 1 Tasse kochendem Wasser (ca. 150 ml) überbrüht, weitere 5 Minuten siedend gehalten und nach Abkühlen durch ein Teesieb gegeben. Soweit nicht anders verordnet, wird jeweils nach den Mahlzeiten eine Tasse Teeaufguß getrunken.
In der Standardzulassung steht der Rat, daß während längerer Einnahme von Süßholzpräparaten auf kaliumreiche Kost (z. B. Bananen, getrocknete Aprikosen) geachtet werden soll.
Unser zusätzlicher Tip: Es existiert sowohl Extrakt wie Instant. Beim Süßholzextrakt HT 4:1 entsprechen ½–1 g (½–1 gehäufter Meßl.) 2–4 g Droge. Beim Süßholzinstant-Tee HT 1:2,9 entsprechen dieser Menge 8 g (2 gehäufte TL) Instant. Extrakt und Instant sind hier besonders bequem, weil sie nur mit kochendheißem Wasser übergossen werden müssen und die Droge nicht noch gekocht werden muß.

Thymian

(Thymi herba)

Monographie: Die Droge besteht aus den abgestreiften und getrockneten Laubblättern und Blüten des Thymian.
Wirkung: Krampflösend in den Bronchien, auswurffördernd und schleimlösend, antibakteriell.
Anwendungsgebiete: Symptome der Bronchitis und des Keuchhustens, Katarrhe der oberen Luftwege (vgl. auch ätherisches Öl, *Seite 148*).
Art der Anwendung: Geschnittene Droge, Drogenpulver, Flüssigkeits-Extrakt oder Trocken-Extrakt für Aufgüsse und andere Zubereitungen. Hinweis: Kombinationen mit anderen auswurffördernden Drogen können sinnvoll sein.
Gegenanzeigen, Nebenwirkungen, Wechselwirkungen: Keine bekannt.
Dosierungsanleitung aus der **Standardzulassung:** 1 TL (ca. 2 g) Thymian mit 1 Tasse (150 ml) heißem Wasser 10 Minuten ziehen lassen und absieben. Mehr-

mals täglich eine Tasse frischen Tee trinken.
Unser zusätzlicher Tip: Es existiert Thymian-Instant-Tee HT 1:2,5 (2 g der Droge entsprechen 5 g = 1 gehäufter TL des Instant-Tees).

Tormentillwurzel

(Tormentillae rhizoma)

Monographie:
Bestandteil ist der getrocknete und vom Wurzelgeflecht befreite Tormentillwurzelstock.
Wirkungen: Adstringierend (zusammenziehend).
Anwendungsgebiete: Nicht-bakterielle Durchfallerkrankungen (z. B. durch übermäßigen Obst- und Alkoholgenuß), leichte nicht-bakterielle Schleimhautentzündungen im Mund- und Rachenraum, Prothesendruckstellen usw.
Gegenanzeigen: Bei empfindlichen Patienten können gelegentlich Magenreizungen und Erbrechen auftreten.
Gegenanzeigen und Wechselwirkungen mit anderen Mitteln: Keine bekannt.
Dosierungsanleitung und Art der Anwendung nach der **Standardzulassung:** Etwa 1 TL (3–4 g) Tormentillwurzel wird mit 1 Tasse kochendem Wasser (150 ml) übergossen, leicht siedend gehalten und heiß abgesiebt.
Soweit nicht anders verordnet, wird bei Durchfall 2–3mal täglich 1 Tasse zwischen den Mahlzeiten getrunken. Bei Schleimhautentzündungen im Mund- und Rachenraum mehrmals mit lauwarmem Teeaufguß spülen oder gurgeln.
Die Anwendung sollte auf 3–4 Tage beschränkt werden. Sollten die Durchfälle länger anhalten, ist ein Arzt aufzusuchen.
Zur Herstellung von Tinktur vgl. *Seite 118 ff.*

Weidenrinde

(Salicis cortex)

Monographie:
Die Droge besteht aus den zu Beginn des Frühjahrs von 2–3jährigen Zweigen gesammelten und getrockneten Rinden des Weidenstrauchs (*Salix alba*). Die getrocknete Rinde enthält mindestens 1 % Salicin.
Wirkungen: Antipyretisch (fiebersenkend), entzündungshemmend und schmerzlindernd.
Anwendungsgebiete: Fieberhafte Erkrankungen, rheumatische Beschwerden und Kopfschmerzen.
Gegenanzeigen, Nebenwirkungen, Wechselwirkungen: Können auftreten bei Überempfindlichkeit gegen Salicylate (vgl. auch Mädesüß). Bei der Aufbereitung des bisherigen wissenschaftlichen Erkenntnismaterials liegen jedoch keine gesicherten Hinweise dafür vor.
Dosierung: Soweit nicht anders verordnet, beträgt die mittlere Tagesdosis entsprechend 60–120 mg Gesamtsalicin.
Unser zusätzlicher Tip: Für Weidenrindentee nehmen Sie 1 TL getrocknete Droge (ca. 1–2 g) auf 1 Tasse Wasser. 5 Minuten kochen und absieben.
Es existiert Weidenrinden-Instant-Tee HT 1:1,5 (ca. 1–2 g getrocknete Droge entsprechen 1,5–3 g Instant-Pulver). Dieses mit einer Tasse heißem Wasser übergießen.
Kombinationen mit anderen schweißtreibenden Drogen können sinnvoll sein, z. B. mit Lindenblütentee, Instant oder Extrakt.

Weißdorn

(Crataegus)

Monographie:
Bestandteile der Droge sind die Blätter und Blüten und/oder Früchte des Weißdorns.
Wirkungen: Steigert die allgemeine Herzleistung, die Kraft des Herzmuskels, wirkt rhythmusregulierend, verringert die Reizbarkeit des Herzens. Gleichzeitig ist eine Zunahme der Durchblutung der Herzkranzgefäße und der Herzmuskulatur zu beobachten.
Unsere Anmerkung: Diese Wirkungen scheinen wenig abgesichert zu sein; der Wirkungsmechanismus ist bislang nicht eindeutig geklärt.
Anwendungsgebiete: Nachlassende Leistungsfähigkeit des Herzens, Druck- und Beklemmungsgefühle in der Herzgegend, noch nicht digitalisbedürftiges Altersherz (Behandlung durch Extrakt aus der Fingerhutpflanze), leichte Formen von Herzrhythmusstörungen (verlangsamte, unregelmäßige Herzschlagfolge).
Gegenanzeigen, Nebenwirkungen, Wechselwirkungen: Bisher keine bekannt.
Art der Anwendung und Dosierung nach der **Standardzulassung:** Natürlich gibt es in der Apotheke Medikamente mit Weißdornextrakten in flüssiger oder fester Form, sogar solche zur Injektion. Diese zu verschreiben ist Sache des Arztes. Wir empfehlen nur den Weißdorntee: 1 g (1 TL) Weißdornblätter mit Blüten mit 1 Tasse heißem Wasser (150 ml) übergießen und nach etwa 20 Minuten absieben. Soweit nicht anders verordnet, wird 2–3mal täglich 1 Tasse frisch bereiteter Tee getrunken.

Rezepte für Teemischungen mit medizinischer Wirkung und zum Genießen

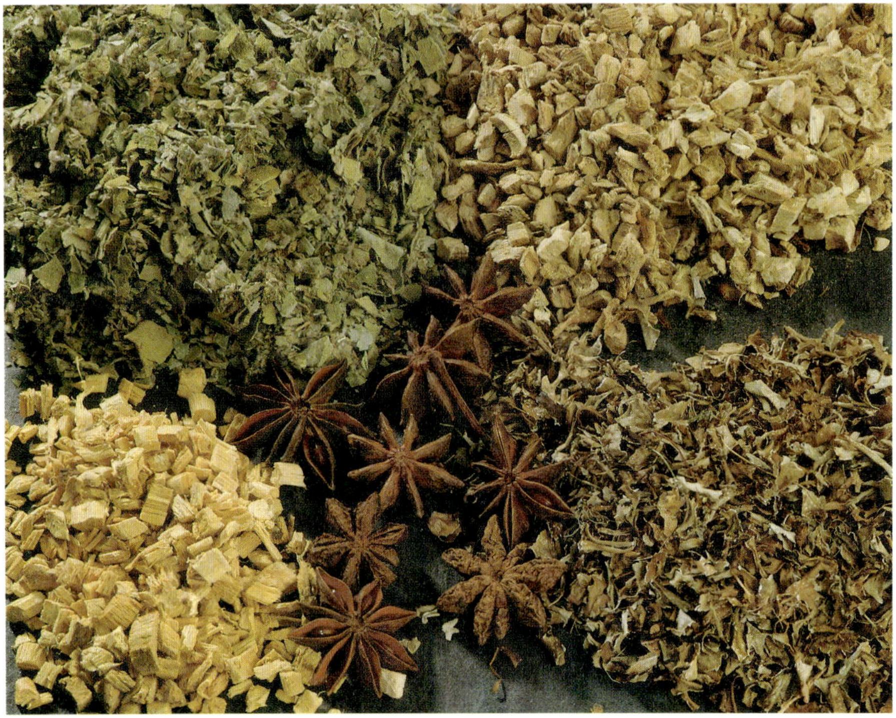

Abb. 1: Unsere Teemischungen können Sie nach eigenen Bedürfnissen variieren. Hier die getrockneten Drogen von Huflattich (*links oben*; wegen Nebenwirkungen vgl. Seite 72), Eibischwurzeln (*rechts oben*), Süßholz (*links unten*), Isländisch Moos (*rechts unten*) und Sternanis (*in der Mitte*).

Wir geben Ihnen im folgenden ein paar Rezepte für Teemischungen, die Sie nach eigenen Bedürfnissen und Geschmacksvorlieben variieren können. Selbstverständlich besteht auch die Möglichkeit, jeweils nur einzelne Drogen anzuwenden. Bitte lesen Sie unbedingt vorher jeweils die entsprechenden Beschreibungen und Monographien, die Sie ab *Seite 67* finden, damit Sie bei allen Bestandteilen Ihrer Teemischung über Wirkungen und mögliche Nebenwirkungen bzw. Gegenanzeigen informiert sind. In der *Anlage zur dritten Verordnung zur Änderung der Verordnung über Standardzulassungen vom 3. März 1987* sind u. a. auch Standardzulassungen für fertige Teemischungen veröffentlicht. Einige der Rezepte möchten wir Ihnen nicht vorenthalten; wir haben sie speziell gekennzeichnet. Ab *Seite 94* finden Sie außerdem Rezepte für die Genießertees. Zunächst bleiben wir aber bei den Tees mit nachgewiesener medizinischer Wirkung. Natürlich verwenden wir auch hier nur Drogen, die für den freien Verkauf zugelassen sind.

Für die Dosierung gilt generell:

1 Teelöffel *Instant-Tee* = ca. 4g.
Für Instant-Teemischungen gilt in der Regel: 1 bis 2 Teelöffel mit einer Tasse heißem Wasser übergießen.
Wenn Sie eine *Mischung aus Extrakten und Instant-Tee* herstellen, brauchen Sie entsprechend weniger Menge pro Tasse.
Wenn Sie *nur Extrakte* mischen, genügen häufig ½–1 Meßlöffel pro Tasse.
Genaue Hinweise entnehmen Sie den Einzelbeschreibungen der Drogen, bzw. der Monographien.

Wichtig: Stets zuerst Instant-Tee oder Extrakt in die Tasse geben und dann das heiße Wasser aufgießen; umgekehrt lösen sich Extrakt und Instant-Tee schlecht auf.
Bei allen Rezepten haben wir zunächst die Mengen für getrocknete Kräuter angegeben. Darunter folgt dann stets das gleiche Rezept als Instant-Teemischung berechnet, sofern es Instants gibt. Da die Instant-Tees nicht ganz billig sind, haben wir die Mengen für sie und die Extrakte um die Hälfte gekürzt.
Bevor Sie die Rezepte zusammenmischen, bereiten Sie sich zunächst eine kleine Menge als Kostprobe zu.
Lassen Sie uns noch einmal wiederholen, daß unsere Rezepte nur zur Behandlung von vorübergehenden kleineren Wehwehchen gedacht sind, wobei uns klar ist, daß solche Wehwehchen lästig wie Krankheiten sein können. Bei ernsteren Erkrankungen gehen Sie unbedingt sofort zum Arzt. Wir wollen hier keine Anleitung zur Selbstbehandlung von schwerwiegenden Erkrankungen geben; das wäre unverantwortlich.
Wir beginnen mit *Beruhigungstees*, weil diese Drogen auch bei anderen Beschwerden eine Rolle spielen, wie etwa solchen im Magen-Darmbereich.

Beruhigungstees

Die am stärksten wirksame Droge ist die *Baldrianwurzel.* Sie ist völlig frei von irgendwelchen Nebenwirkungen. Bevor Sie ein anderes chemisches Mittel verwenden, probieren Sie sie einfach einmal aus. Allerdings schmeckt Baldrian nicht jedermann.

Hopfenzapfen sind besonders zum Einschlafen geeignet.
Melissenblätter und *Passionsblumenkraut* wirken etwas schwächer, schmekken aber besser. Deshalb empfehlen wir Melissenblätter als Geschmacksverbesserer bei manchen Rezepten.
Das gleiche gilt für *Lavendelblüten*, die nur als schwach beruhigend wirken.
Entsprechend der Standardzulassung geben wir Ihnen nun folgendes Rezept an:

Beruhigungstee

40 g Baldrianwurzeln
10 g Pomeranzenschale
20 g Hopfenzapfen
15 g Melissenblätter
15 g Pfefferminzblätter

Anwendungsgebiete: nervöse Erregungszustände und Einschlafstörungen.

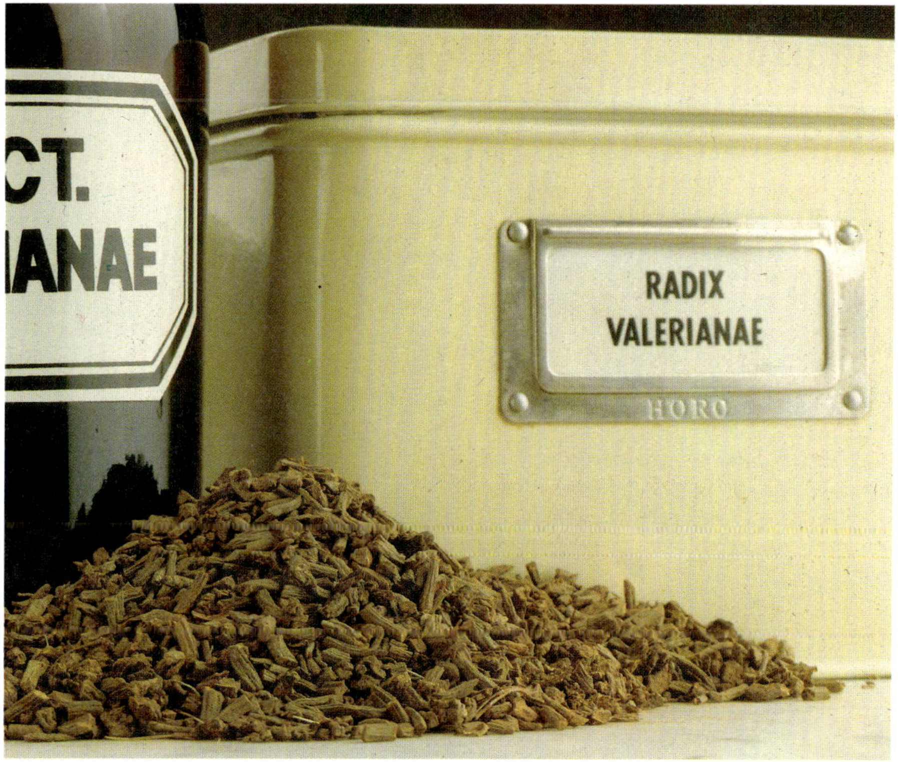

Abb. 2: Zerkleinerte Baldrianwurzel spielt in Beruhigungstees eine wichtige Rolle.

Dosierungsanleitung und Art der Anwendung: 1 Eßlöffel Teedroge wird mit einer Tasse siedendem Wasser (ca. 150ml) übergossen. Man läßt etwa 10 bis 15 Minuten ziehen und gibt es dann durch ein Teesieb. Soweit nicht anders verordnet, wird 2- bis 3mal täglich und vor dem Schlafengehen eine Tasse frisch zubereiteter Tee getrunken.

Und nun derselbe Tee unter Verwendung von Instant-Tees oder Extrakten:

40g Baldrian-Instant-Tee oder 5g (4 gestr. Meßl.) Extrakt
10g Lavendelblüten-Instant-Tee oder 1g (1 Meßl.) Extrakt
25g Hopfen-Instant-Tee oder 2g (ca. 1 gehäufter Meßl.) Extrakt
20g Melissen-Instant-Tee oder 1,5g (1 gestr. Meßl.) Extrakt
20g Pfefferminz-Instant-Tee oder 0,2g (½ Meßl.) Extrakt

Pro Tasse nehmen Sie 1 bis 2 Teelöffel Instant-Tee oder ½–1 Meßl. Extrakt. Verwenden Sie beides, dann bitte die Dosierung dazwischen einstellen.

Beruhigungstee der Hobbythek
Er weicht von der Standardzulassung etwas ab, hat aber eine sehr gute Wirkung. Nehmen Sie:

40g Baldrianwurzel
20g Melissenblätter
20g Passionsblumenkraut
20g Sternanis

Herstellung wie oben beschrieben. Pro Tasse 1 Eßlöffel Droge. Bei Instant-Tee nehmen Sie:

40g Baldrian-Instant-Tee oder 5g (4 Meßl.) Extrakt
25g Melissen-Instant-Tee oder 2g (2½ Meßl.) Extrakt
2,5g (2½ Meßl.) Passionsblumenkraut-Extrakt
20g Sternanis-Instant-Tee

Pro Tasse nehmen Sie 1–2 Teelöffel Instant-Tee oder 1 bis 1½ Meßlöffel Extrakt. Diesen Tee können Sie je nach Geschmack natürlich auch noch weiter verändern.

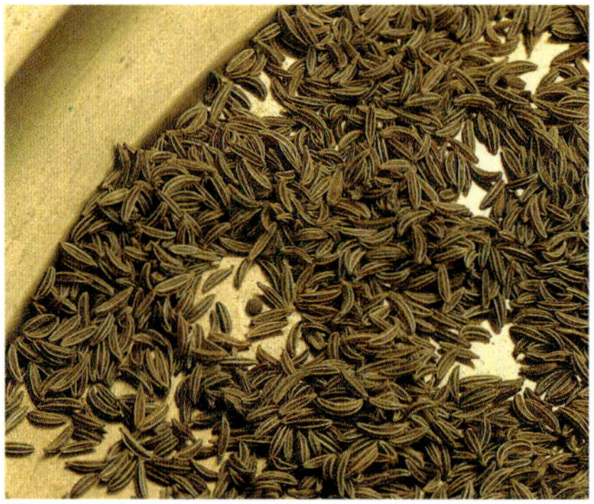

Abb. 3: Kümmel fördert die Verdauung und wirkt gegen Blähungen.

Ein weiterer, sehr wichtiger Bereich sind die alltäglichen kleinen Beschwerden des Verdauungstraktes.

Magen- und Darmtees

In den Monographien werden häufig dyspeptische Verdauungsbeschwerden erwähnt, die keine organische Ursache haben, sondern durch gestörte Enzymproduktion entstehen. Enzyme sind an der Verdauung beteiligte Stoffe, die u.a. im Magensaft enthalten sind (vgl. *Seite 44*).
Eine ausgezeichnete heilende Wirkung auf den Magen hat die *Kamille*.
Pfefferminzblätter haben dagegen eine leicht betäubende (lokal anästhesierende) Wirkung auf die Magenschleimhäute, und sie können sogar leichte Krämpfe auflösen.
Kümmel fördert besonders gut die Verdauung und wirkt gegen Blähungen.
Fenchel und *Anis* haben eine ähnliche, aber schwächere Wirkung.
Koriander wirkt noch etwas weniger, riecht aber sehr gut und kann tatsächlich den Geschmack von bestimmten Drogen angenehmer machen.
Ebenfalls wichtig und sehr wirksam für den Magen – auch bei leichten chronischen Entzündungen der Magenschleimhaut – ist die *Süßholzwurzel*. Beachten Sie allerdings die leichten Nebenwirkungen (vgl. die Monographie auf *Seite 82*). Überschreiten Sie auf keinen Fall die Tagesdosis.
Zur Reizlinderung für die Magenschleimhaut ist auch *Eibischwurzel* geeignet.
Bitter schmeckende Drogen wie *Pomeranzenschalen* regen den Appetit an, weil die Magensaftproduktion gesteigert wird; sie sind gleichzeitig auch verdauungsfördernd.
Für nervös bedingte, krampfartige Schmerzen im Magen- und Darmbereich werden zur Unterstützung der Behandlung *Mädesüßblüten* empfohlen (vgl. auch die Monographie auf *Seite 77*).
Generell leisten die beruhigenden Kräuter für alle nervösen Magen-Darmbeschwerden wertvolle Hilfe. Dazu gehören *Melissenblätter*, *Passionsblumenkraut*,

evtl. *Lavendelblüten* und natürlich auch die stark wirksame *Baldrianwurzel*.
Hier ein Rezept, das wieder der Standardzulassung entspricht:

Magen- und Darmtee

25 g Baldrianwurzel
25 g Kümmel
25 g Pfefferminzblätter
25 g Kamillenblüte

Anwendungsgebiete: Beschwerden wie Völlegefühl, Blähungen und leichte krampfartige Magen-/Darmstörungen, nervöse Herz-/Magen-Beschwerden.
Dosierungsanleitung und Anwendung:
1 Eßlöffel Tee wird mit siedendem Wasser (1 Tasse von ca. 150 ml) übergossen. Den Tee abdecken und es etwa 10 Minuten ziehen lassen. Danach durch ein Teesieb geben.
Soweit nicht anders verordnet, wird mehrmals täglich eine Tasse frisch bereiteter Tee warm zwischen den Mahlzeiten getrunken.

Instant- und Extrakt-Teerezept:

25 g Baldrian-Instant-Tee oder
3 g (2½ Meßl.) Extrakt
12 g Kümmel-Instant-Tee
35 g Pfefferminz-Instant-Tee oder
3 g (10 Meßl.) Extrakt
50 g Kamille-Instant-Tee oder
3 g (10 Meßl.) Extrakt

Pro Tasse nehmen Sie 1 bis 2 Teelöffel Instant-Tee oder 2 Meßl. Extrakt.
Bei Völlegefühl und Blähungen nach dem Essen probieren Sie folgendes Rezept:

Magen- und Darmtee der Hobbythek

30 g Kümmel oder Fenchel
30 g Anis
20 g Pomeranzenschale
20 g Melissenblätter

Kümmel wirkt stärker als Fenchel. Dosierung wie oben.

Instant- und Extrakt-Teerezept:

15 g Kümmel-Instant-Tee oder
5 g (4 Meßl.) Fenchelextrakt
30 g Sternanis-Instant-Tee
25 g Melissen-Instant-Tee oder
2 g (2½ Meßl.) Extrakt
30 g Pfefferminz-Instant-Tee oder
2,5 g (6 Meßl.) Extrakt

Pro Tasse nehmen Sie wieder 1 bis 2 Teelöffel Instant-Tee oder 2 bis 4 Meßlöffel Extrakt-Instant-Teemischung.
Rezepte für *Abführtees* geben wir Ihnen nicht, weil der Segen und Nutzen sehr umstritten ist. Der Darm gewöhnt sich zu schnell an die abführenden (laxierenden) Substanzen und wird dann noch träger als vorher (vgl. dazu auch *Seite 23*, wo wir uns auch kritisch mit *Maria Treben* auseinandersetzen). Besser ist ballastreiche Nahrung wie Vollkornbrot und frisches Obst, die die Darmtätigkeit anregen. Oder Sie essen von den Xylit- oder Sorbitbonbons. Sie wirken allerdings nur 1- bis 2mal; dann hat sich die Bakterienflora des Darms wieder an sie gewöhnt (vgl. *Seite 57* unter Zuckerstoffe).
Ein hervorragendes Stabilisierungsmittel ist auch Pektin (mehr dazu ab *Seite 45*, wo es auch ein Rezept gibt). Pektin hilft gegen Durchfall und kann mit den folgenden Tees kombiniert werden.

Bei akuten, unspezifischen Durchfallerkrankungen ist *Tormentillwurzeltee* ein gutes Mittel (beachten Sie die eventuellen Nebenwirkungen, die wir bei den Monographien auf *Seite 84* beschreiben) oder aber auch getrocknete *Heidelbeeren*, die wesentlich besser schmecken, aber schwächer wirken. Versuchen Sie es vielleicht einmal mit einer Kombination von beiden. Wichtig ist, daß der Tee nicht mit Zucker gesüßt wird; sonst können die Heidelbeeren das Gegenteil bewirken. Wenn Sie mögen, können Sie natürlich leicht mit Süßstoff nachsüßen.

Leber- und Galletee

Besonders wirksam für die Leber sind die *Mariendistelfrüchte*, die den Wirkstoff Silymarin enthalten. Es ist eine sehr wirksame Substanz, von der aber im Tee wahrscheinlich nicht genügend enthalten ist. Man kann sie also nur für leichte Beschwerden anwenden.

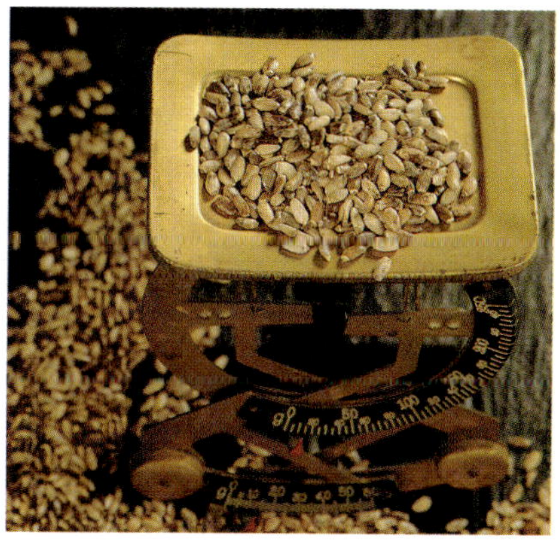

Abb. 4: Mariendistelsamen hilft vor allem bei Problemen mit der Leber.

Durch ihren verdauungsfördernden Effekt sind *Kümmel* und *Fenchel* in begrenzter Weise auch wirksam für die Galle. Dem Pfefferminztee wird ebenfalls eine entsprechende Wirkung zugeschrieben.
Weitere Drogen für Leber- und Gallentee sind Ingwer, Gelbwurz (Curcuma) und Löwenzahnkraut. Lesen Sie im Monographieteil ab *Seite 67* über deren Eigenschaften nach. Hier ein Rezept eines Leber- und Gallentees entsprechend der Standardzulassung.

Gallentee

10 g	Kümmel
20 g	Javanische Gelbwurz (Curcuma)
30 g	Löwenzahnwurzel und -kraut
20 g	Mariendistelfrüchte
20 g	Pfefferminzblätter

Anwendungsgebiete: Zur Unterstützung der Behandlung von nicht entzündlichen Gallenblasenbeschwerden, bei Störungen im Bereich des Gallenabflusses. Beschwerden im Bereich von Magen und Darm wie Völlegefühl, Blähungen und Verdauungsbeschwerden.
Gegenanzeigen:
Entzündungen oder Verschluß der Gallenwege, Darmverschluß.
Dosierungsanleitung und Art der Anwendung: Etwa 1 EL der Teemischung wird mit 1 Tasse siedendem Wasser (150 ml) übergossen, und bedeckt etwa 10 bis 15 Minuten ziehengelassen. Danach absieben.
Soweit nicht anders verordnet 3- bis 4mal täglich eine Tasse frisch zubereiteten Tee eine halbe Stunde vor der Mahlzeit trinken.

Beim Gallentee gilt diese Mischung verschiedener Drogen als sich gegenseitig ergänzend, und in ihrer Wirkung verstärkend. Deshalb sollten Sie diese Teemischung den Einzeldrogen vorziehen. Dieser Gallentee kann übrigens über längere Zeit angewendet werden, beachten Sie jedoch die Gegenanzeigen.

Gallentee der Hobbythek
Dies ist ein etwas angenehmer schmekkender Gallentee.

30 g	Fenchel
10 g	Javanische Gelbwurz (Curcuma)
50 g	Pfefferminzblätter
20 g	Melisse

Zubereitung: Wie oben beschrieben.

Hier dasselbe Rezept mit *Instant-Tees* oder *Extrakten:*

15 g Fenchel-Instant-Tee oder 5 g (4 gestr. Meßlöffel) Fenchelextrakt HT 3:1
70 g Pfefferminz-Instant-Tee oder 6 g (20 gestrichene Meßlöffel) Pfefferminzextrakt
25 g Melissen-Instant-Tee oder 2 g (2½ gestrichene Meßlöffel) Melissenextrakt

Blasen- und Nierentees

Wir verweisen dazu auf das Stichwort Harnwegserkrankungen auf *Seite 105.* Ein harntreibender Tee läßt sich aus Orthosiphon-Blättern zubereiten. Auch die Hauhechelwurzel ist geeignet, ebenso Birkenblätter, Brennesselkraut und Löwenzahnwurzel.
Bei entzündlichen Erkrankungen werden zur unterstützenden Behandlung Bärentraubenblätter empfohlen, der Tee kann unter bestimmten Bedingungen die Harnwege desinfizieren. Um die Verträglichkeit zu verbessern, können Sie den Bärentraubentee nach dem Absetzen noch mit etwa der gleichen Menge aufgebrühtem Pfefferminztee vermischen. Hier zunächst unser Rezept mit Bärentraubenblättern:

Blasen- und Nierentee für leichte Entzündungen

1 knapper Teelöffel (ca. 2 g) Bärentraubenblätter wird mit Wasser (150 ml = 1 Tasse) 15 Minuten lang gekocht und abgesiebt.

Der Tee kann auch durch Ansetzen mit kaltem Wasser und mehrstündiges Ziehen bereitet werden.
Parallel dazu bereiten Sie einen Aufguß mit folgender Teemischung vor:

30 g	Pfefferminzblätter
10 g	Birkenblätter
20 g	Orthosiphonblätter

Davon nehmen Sie einen Teelöffel (2 bis 4 g), überbrühen die Kräuter mit einer Tasse kochendem Wasser, lassen alles 10 Minuten lang ziehen. Dann absieben und mit dem vorbereiteten Bärentraubenblättertee zusammengießen und trin-

ken. Etwa 3- bis 4mal täglich diese beiden Tassen.
Die Birkenblätter und Orthosiphonblätter sorgen zugleich für eine bessere Durchspülung durch ihren harntreibenden Effekt. Beachten Sie aber die in der Monographie dargestellten Nebenwirkungen der Bärentraubenblätter-Droge.

Blasen- und Nierentee
Diese Teemischung wirkt hauptsächlich harntreibend.

20 g Birkenblätter 30 g Hauhechelwurzel 30 g Orthosiphonblätter 20 g Brennesselkraut

Dosierung: 2 bis 3 Teelöffel dieser Mischung werden mit einer Tasse siedendem Wasser übergossen, 15 Minuten ziehengelassen und abgesiebt. Nehmen Sie davon 3- bis 4mal täglich zwischen den Mahlzeiten jeweils eine Tasse frisch zubereiteten Tee. Der Tee erhöht nicht nur die Harnmenge und verbessert dadurch die Durchspülung und lindert Katarrhe von Nieren und Blase, sondern ist gleichzeitig zur Vorbeugung von Harngries und Harnsteinbildung geeignet.
Er soll allerdings nicht bei Wasseransammlung im Gewebe (Ödeme) verwendet werden, die durch eingeschränkte Nieren- oder Herztätigkeit entstanden sind.

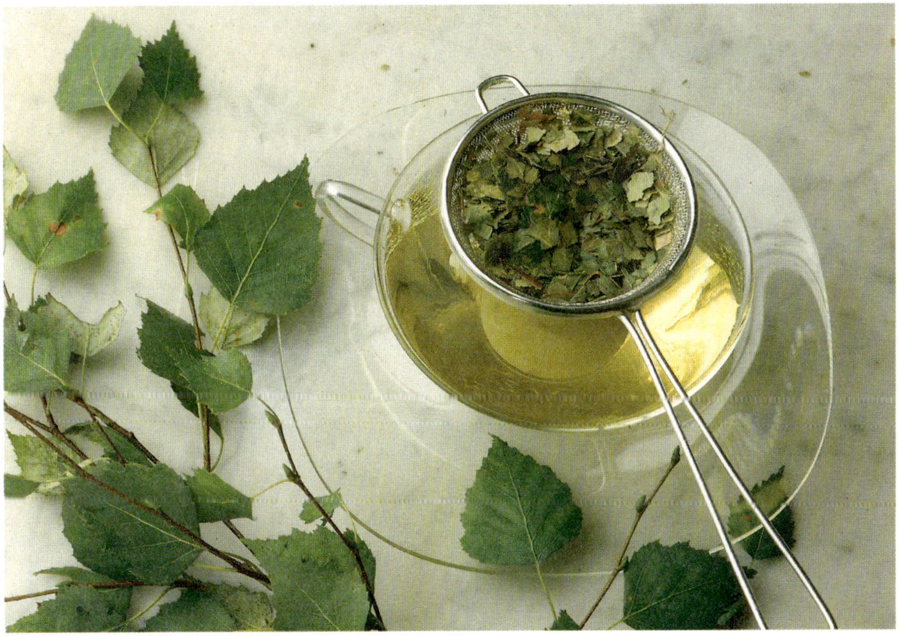

Abb. 5: In unseren Blasen- und Nierentee gehören Birkenblätter.

Brust- und Hustentee

Zunächst ein Brusttee:
Anwendungsgebiete: Zur Reizlinderung bei Katarrhen der oberen Luftwege, verbunden mit trockenem Husten.
Wir verweisen auf die Monographien der einzelnen Drogen, vor allem auf die Einschränkungen bei Huflattich, den Sie notfalls auch weglassen können. Dies vor allem, wenn Sie den Tee längere Zeit anwenden wollen. Wegen seiner positiven Wirkungen haben wir Huflattich nicht ganz streichen wollen.

Brusttee

10 g Anis 10 g Süßholzwurzel 20 g Isländisch Moos 30 g Eibischwurzel 30 g Huflattichblätter

Dasselbe Rezept mit Instant und Extrakten:

10 g Sternanis-Instant-Tee 15 g Süßholz-Instant-Tee oder 1,5 g (2 Meßl.) Extrakt 2,5 g (ca. 3 Meßl.) Isländisch Moos-Extrakt 35 g Eibisch-Instant-Tee oder 5 g (6 Meßl.) Extrakt 45 g Huflattich-Instant-Tee

Pro Tasse nehmen Sie 2 Teelöffel Instant-Tee oder ca. 2 Meßlöffel Extrakt.
Bei Verwendung von Huflattich in jedem Fall vorsichtig sein; auf keinen Fall diesen Tee Kindern zu trinken geben.
Ein weiteres Rezept nach der Standardzulassung, wirksam vor allem bei Husten mit Schleimauswurf:

Hustentee

25 g Eibischwurzel 10 g Fenchel 10 g Isländisch Moos 15 g Spitzwegerichkraut 10 g Süßholzwurzel 30 g Thymian

Anwendungsgebiete: bei Anzeichen von Bronchitis sowie bei Katarrhen der oberen Luftwege.
Dosierungsanleitung und Art der Anwendung: etwa 1 Eßlöffel Tee wird mit siedendem Wasser (ca. 1 Tasse = 150 ml) übergossen. Bedeckt etwa 10 Minuten ziehen lassen und dann durch ein Teesieb geben. Soweit nicht anders verordnet, wird mehrmals täglich eine Tasse frisch zubereiteter Tee getrunken.

Für Instant-Tee und Extrakte gilt:

35g Eibisch-Instant-Tee oder 5g (6 Meßl.) Extrakt 5g Fenchel-Instant-Tee oder 1,5g (1 geh. Meßl.) Extrakt ca. 1 g (1 Meßlöffel) Isländisch-Moos-Extrakt 20g Spitzwegerich-Instant-Tee 15g Süßholz-Instant-Tee oder ca. 1 g (1 gehäufter Meßlöffel) Extrakt 35g Thymian-Instant-Tee

Pro Tasse nehmen Sie 2 Teelöffel Instant-Tee oder 1 bis 2 Extrakt-Instant-Teemischung.
Thymian ist ein sehr häufig gebrauchtes Mittel bei Husten, speziell bei Keuchhusten. Nicht nur der Auswurf von Schleim wird gefördert, sondern auch sein Abtransport durch die Bronchien beschleunigt.

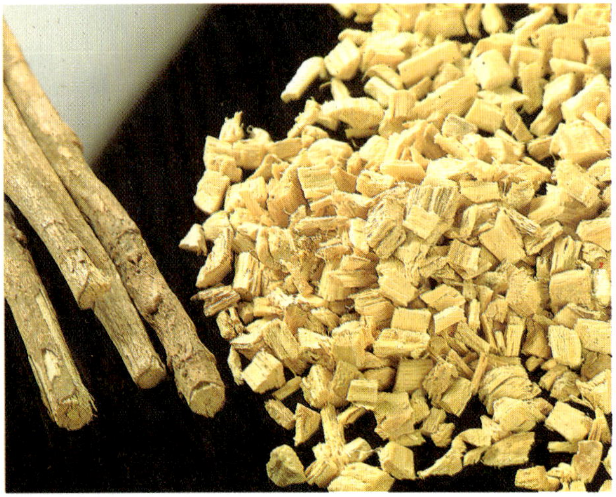

Abb. 6: In den Brusttee gehört zerkleinerte Süßholzwurzel (links sehen Sie das Holz).

Erkältungstee

Ein Tee nach der Standardzulassung
Wirksame Bestandteile:

30g Holunderblüten 30g Lindenblüten 20g Mädesüßblüten

Sonstige Bestandteile:

20g Hagebuttenschalen zur Verbesserung des Geschmacks und wegen des Vitamin C.

Anwendungsgebiete: fieberhafte Erkältungskrankheiten, bei denen eine Schwitzkur erwünscht ist.
Dosierungsanleitung und Art der Anwendung:
Etwa 1 Eßlöffel Tee wird mit ca. einer Tasse (150 ml) siedendem Wasser übergossen. Bedeckt etwa 10 Minuten ziehen lassen und durch ein Teesieb geben. Sofern nichts anderes verordnet, wird mehrmals täglich eine Tasse frisch zubereiteter Tee getrunken.
Für Instant-Tees und Extrakte gilt:

50g Holunderblüten-Instant-Tee oder 4g (ca. 3 Meßl.) Extrakt 30g Lindenblüten-Instant-Tee oder 2g (1½ Meßl.) Extrakt 20g Mädesüßblüten-Instant-Tee 40g Hagebutten-Instant-Tee oder 3,5g (3 gestr. Meßl.) Extrakt

Pro Tasse nehmen Sie 1 bis 2 Teelöffel Instant-Tee oder ½ bis 1 Meßlöffel Extrakt-Tee.

Erkältungstee mit Thymian

20 g Weidenrinde 10 g Mädesüßblüte 10 g Thymian 20 g Lindenblüten 20 g Holunderblüten 10 g Sternanis 10 g Hagebuttenschalen

Dosierung wie beim Erkältungstee.

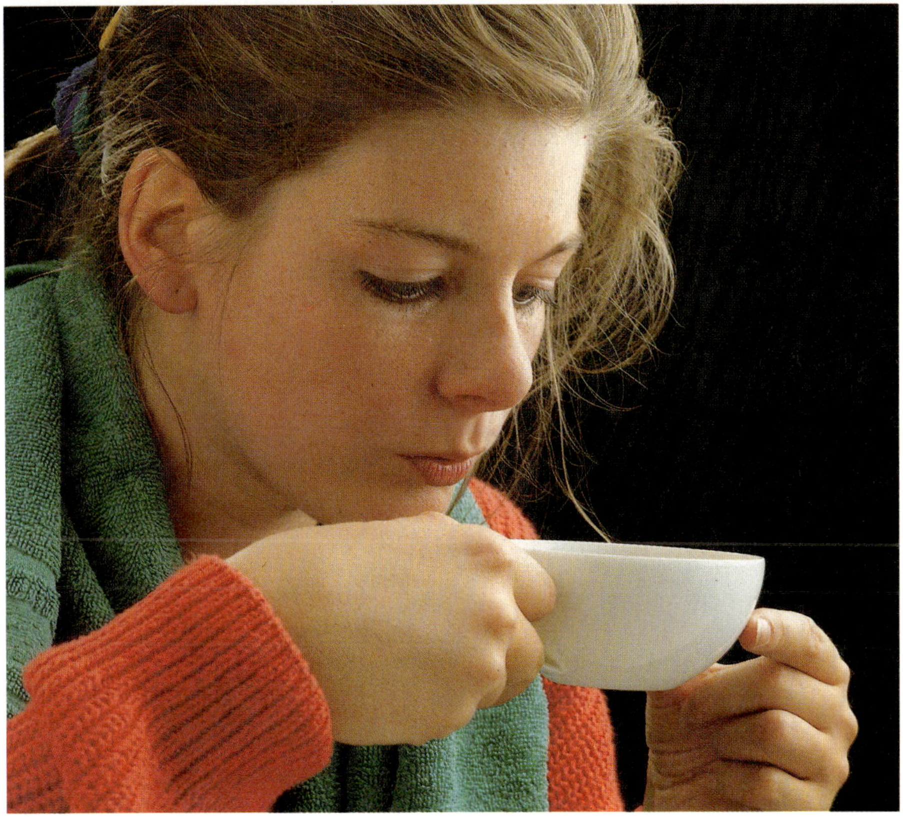

Abb. 7: Probieren Sie unsere verschiedenen Tees gegen Erkältungen aus.

Für Instant-Tee gilt folgendes Rezept:

15g Weidenrinden-Extrakt-Tee
10g Mädesüßblüten-Instant-Tee
15g Thymian-Instant-Tee
20g Lindenblüten-Instant-Tee oder
1,5g (1 gehäufter Meßl.) Extrakt
35g Holunderblüten-Instant-Tee oder
2,5g (1 gehäufter Meßl.) Extrakt
10g Sternanis-Instant-Tee
20g Hagebutten-Instant-Tee oder
1,5g (1 gehäufter Meßl.) Extrakt

Pro Tasse nehmen Sie wieder ca. 1 Teelöffel Instant-Tee oder 1½ bis 2 Meßlöffel Extrakt-Instant-Teemischung.

Schwitztee

Dieses Rezept haben wir aus den Monographien aufgebaut.

30g Holunderblüten
30g Lindenblüten

Die Dosierung entspricht der von Erkältungstees.
Das entsprechende Instant-Tee-Rezept lautet:

35g Holunderblüten-Instant-Tee oder
2,5g (1 gehäufter Meßl.) Extrakt
25g Lindenblüten-Instant-Tee oder
1,2g (1 gestr. Meßl.) Extrakt

Pro Tasse nehmen Sie 2 Teelöffel Instant-Tee oder ½ Meßlöffel Extrakt.

Tee bei Mund- und Rachenschleimhautentzündungen

Diese Tees eignen sich vorwiegend zum Gurgeln. Sie können sie aber auch trinken, wenn Sie die möglichen Nebenwirkungen vor allem beim Salbei beachten, der auf keinen Fall während der Schwangerschaft getrunken werden darf. Beim Gurgeln bestehen allerdings keine Bedenken (vgl. entsprechende Monographien ab *Seite 67*).
Als antibakteriell wirkende Drogen verwenden wir Thymian, Spitzwegerich, Salbei, der sogar gegen Pilze und eingeschränkt gegen Viren wirken kann, sowie Kamille, die gleichzeitig auch heilend wirkt. Bei nicht bakteriellen Entzündungen von Mundschleimhaut oder Zahnfleisch ist die Tormentillwurzel angebracht (schmeckt leider nicht sehr gut) oder die schwächer wirkende Heidelbeere. Diese Drogen wirken vor allem adstringierend (zusammenziehend).
Hier unsere Vorschläge:

Gurgeltee für bakterielle Mund- und Rachenentzündungen

20 g Salbeiblätter 10 g Kamille 10 g Thymian

Davon nehmen Sie jeweils einen gehäuften Teelöffel (ca. 3 bis 5 g) und übergießen es mit einer Tasse siedendem Wasser, lassen 10 Minuten ziehen und sieben ab. Mehrmals täglich wird mit diesem noch warmen oder leicht erwärmten Teeaufguß gespült oder gegurgelt. Sie können auch 2 bis 3 Tropfen ätherisches Öl mit ins warme Wasser geben, das Sie mit unserem Lösungsvermittler LV 41 zur gleichmäßigen Verteilung in den Tee bringen können (vgl. dazu auch Rezepte mit ätherischen Ölen, ab *Seite 161*).
Vergessen Sie auch nicht, zur regelmäßigen Mundpflege unsere Mundwasser (vgl. *Seite 174*).

Gurgelmittel bei nicht bakteriellen Mund- und Schleimhautentzündungen

20 g Tormentillwurzel 20 g getrocknete Heidelbeere 10 g Kamille

Nehmen Sie davon einen gehäuften Teelöffel und übergießen Sie die Mischung mit einer Tasse kochend heißem Wasser. Lassen Sie etwa 20 Minuten stehen und sieben Sie ab.
Damit mehrmals täglich den Mund spülen.

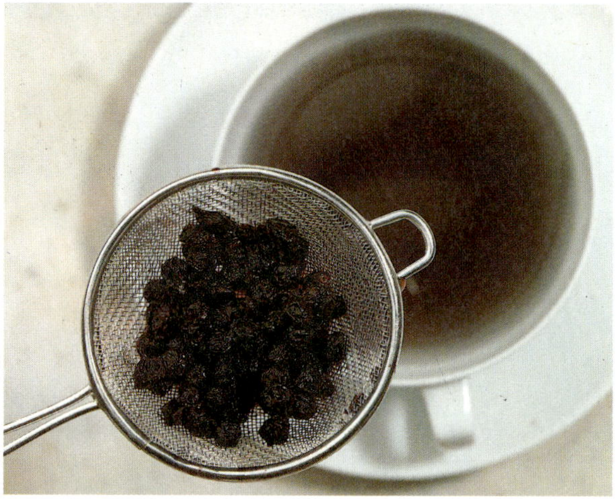

Abb. 8: Heidelbeeren sind ein wichtiger Bestandteil unseres Gurgeltees.

Genießertees

Nicht jeder Zeitgenosse verträgt Kaffee oder Schwarzen Tee. Und manche möchten ganz einfach einmal eine Abwechslung. Für sie stellen die Kräuter- und Früchtetees eine echte Alternative dar.
Es gibt ein großes Sortiment an getrockneten Kräutern, Extrakten oder Instants, denen eine medizinische Wirkung zugeschrieben werden kann oder die als Geschmacksgeber eine Rolle spielen. Nicht zu vergessen die herrlichen Fruchtextrakte, aus denen man einen aromatischen Früchtetee, warm oder kalt, zubereiten kann. Diese Fruchtextrakte können Sie auch jedem beliebigen anderen Tee beigeben; da sind der Phantasie keine Grenzen gesetzt.
Zunächst möchte ich, Jean Pütz, Ihnen ein kleines Geständnis machen. Jahrelang hatte ich erhebliche Schwierigkeiten mit meinem Magen. Vor allem morgens nach dem Aufstehen oder in stressigen Situationen verkrampfte sich mein Magen. Die vielen Ärzte, die ich aufsuchte, verschrieben mir meist relativ stark wirkende Medikamente. Die wurden mir irgendwann derart zuwider, daß ich beschloß, es einmal auf andere Weise zu versuchen. Ich probierte es zunächst mit Pfefferminztee. Aber nach anfänglichen Linderungen stellten sich bald wieder die gleichen Beschwerden ein. So prüfte ich fast alle möglichen, einigermaßen schmackhaften Kräutertees durch. Hängengeblieben bin ich letztlich beim Fencheltee. Nun werden Sie sagen: das ist doch ein Tee für Kinder. Meinetwegen, aber ihm habe ich es schließlich zu verdanken, daß mein Magen mittlerweile beschwerdefrei ist und – dies ist vielleicht noch viel wichtiger – ich ohne Magengeschwüre über diese Phase hinweggekommen bin.

Ich gebe Ihnen zunächst das Rezept, das ich verwendete, als es noch keine Kräuterextrakte gab. Versuchen Sie es damit. Sie können es natürlich nach Ihrem eigenen Geschmack variieren.

Magenfreundlicher Morgentee

50 g	Fenchel
5 g	Kümmel
10 g	Hibiskus
10 g	Koriander
10 g	getrocknete Apfelstücke

Bereits am frühen Morgen sollten Sie relativ viel Flüssigkeit zu sich nehmen. 3 bis 4 Tassen sind gerade richtig. Nehmen Sie von dieser Mischung 3 bis 4 gehäufte Teelöffel und mahlen Sie sie zunächst in einer Kaffeemühle mit umlaufenden Schlagmessern zu einem feinen Pulver. Es lohnt sich, dafür eine spezielle Mühle zu kaufen, die bereits zwischen 20 und 40 Mark zu haben ist, was einem die Gesundheit wert sein sollte.
Dieses Pulver geben Sie nun wie Kaffee in einen Kaffeefilter und überbrühen es mit heißem Wasser. Sie können dafür auch Ihre normale Kaffeemaschine verwenden. Sie sehen, die Zubereitung ist durchaus nicht umständlicher als beim Kaffee.
Plagen Sie sich morgens mit niedrigem Blutdruck, können Sie in diese Teemischung ohne weiteres 20 g Schwarzen Tee hinzufügen. Variieren können Sie ihn auch mit Früchteextrakten ganz nach Ihrem Geschmack. Sie können den Tee natürlich auch mit Zucker oder Süßstoff süßen.
Seitdem es die preiswerten Tee-Extrakte und Instant-Tees gibt, können Sie dieses

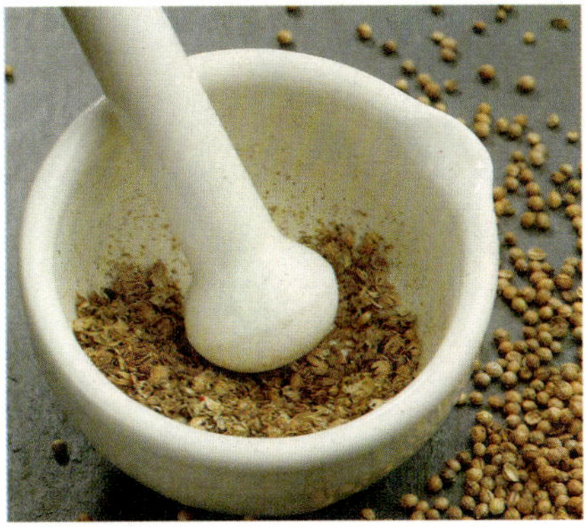

Abb. 9: Koriander wird vor der Zubereitung zerstoßen und entfaltet dann sein ganzes Aroma.

Rezept natürlich auch damit zubereiten. Mit Instant-Substanzen lautet das Rezept:

100 g	Fenchel-Instant-Tee
10 g	Kümmel-Instant-Tee
20 g	Hibiskus-Instant-Tee
20 g	Koriander-Instant-Tee
20 g	Apfelfrucht-Pulver oder Himbeere, Orange usw.

Von dieser Instant-Mischung nehmen Sie jeweils 2 Teelöffel und übergießen sie mit heißem Wasser. Fertig. Zu süßen brauchen Sie nicht, da die Trägersubstanz beim Instant-Tee Milchzucker ist, der zumindest einen leichten Süßeffekt hat.
Wer diese Süße nicht will, kann dasselbe Rezept auch mit Extrakten herstellen, die konzentrierter sind und wesentlich weniger Trägerstoffe enthalten. Sie sind nach unserer Meinung auch für Diabetiker geeignet, obwohl sie im strengeren Sinne nicht als Diabetikerprodukte angesehen werden können. Aber die Trägerstoffe sind nur mit 10 bis 20 % beteiligt.
Aus diesen Extrakten habe ich für mich ein neues Rezept zusammengestellt. Es ist wirklich sehr einfach und ergibt einen äußerst aromatischen Extrakt-Tee, den ich nicht mehr missen möchte:

Morgentee à la Hobbythek

50 g	Fenchel-Extrakt
25 g	Koriander-Instant-Tee
10 g	Apfelfrucht-Extrakt oder andere Fruchtaromen

Von dieser Mischung nehmen Sie einen gehäuften Meßlöffel pro Tasse und übergießen sie mit heißem Wasser. Evtl. leicht nachsüßen. Sie werden sehen, dieser Tee schmeckt auch Ihnen.
Aber auch unser Früchtetee hat es in sich. Hier das Rezept:

Früchtetee

10 g	Hibiskusblüten
20 g	Heidelbeeren
15 g	Hagebuttschalen

Nehmen Sie davon einen gehäuften Teelöffel pro Tasse und übergießen Sie die Mischung mit heißem Wasser. Lassen Sie es 5 Minuten ziehen und sieben es ab.
Das gleiche Rezept können Sie mit Instant oder mit Extrakten bereiten. Ich persönlich bevorzuge – sofern es sie gibt – die Extrakte, weil sie keinen Nebengeschmack durch den Trägerstoff besitzen.

Der eigentliche Kräuter- bzw. Fruchtgeschmack kommt bei ihnen am besten zur Geltung. Versuchen Sie einmal Ihre eigene Mischung. Ich bin sicher, Sie werden für Ihren Geschmack das Richtige finden.
Hier noch zur Anregung ein

Feierabendtee

10 g Melissenblätter
20 g Sternanis
10 g Lavendelblüten

Den Sternanis müssen Sie entweder im Mörser oder in der Kaffeemühle bzw. Moulinette zerkleinern. Davon nehmen Sie dann wieder 1 Teelöffel auf eine Tasse heißen Wassers.
Das Rezept läßt sich auch mit Instants bereiten. Es gibt Melissen-Instant HT 1 : 2,5 und Extrakt HT 5,5 : 1. Vom Sternanis gibt es nur den Instant-Tee HT 1 : 2. Von Lavendelblüten gibt es wiederum einen Instant HT 1 : 2 und einen Extrakt HT 6,5 : 1. Sie wissen, dies bedeutet, daß ein 1 g dieses Extraktes 6,5 g Lavendelblüten entspricht. Beim Instant ist der Extraktgehalt wesentlich geringer. Da entsprechen 2 g des Instants 1 g der Droge.

Als Einzeldrogen für diverse Tees schmecken besonders gut:

Lemongras (schwach säuerlich, aromatisch);
Pomeranzenschale (herb, leicht bitter, für den, der es mag, sehr aromatisch);
Hibiskusblütenblätter (sehr säuerlich, appetitlich, erfrischend);
Hagebutten (schwach säuerlich, Vitamin C-haltig);
Anis- oder Sternanis (süß, aromatisch);
Melissenblätter (schwach säuerlich, sehr angenehm);
Heidelbeeren (süß-säuerlich).

Wohlschmeckende Gewürze für den Tee sind Koriander; aber auch Zimt und Ingwer.
Versuchen Sie sich doch einmal als Tee-Mischer.
Noch ein Tip: Beim Lagern der Drogen können insbesondere die ätherischen Öle entweichen. Die können Sie später in Grenzen ergänzen, indem Sie auf etwa 10 g Droge oder 20 g Instant oder 5 g Extrakt jeweils 1 bis 2 Tropfen des der Droge entsprechenden ätherischen Öles zufügen. Der Tee bekommt dann einen noch stärkeren Charakter.
Damit machen Sie in Wahrheit nichts anderes, als zum Teil mit dem echten Tee auch gemacht wird. Ein Beispiel: Der berühmte Earl Grey-Tee ist nichts anderes als Schwarzer Tee, mit ein klein wenig ätherischem Öl der Bergamotte vermischt.

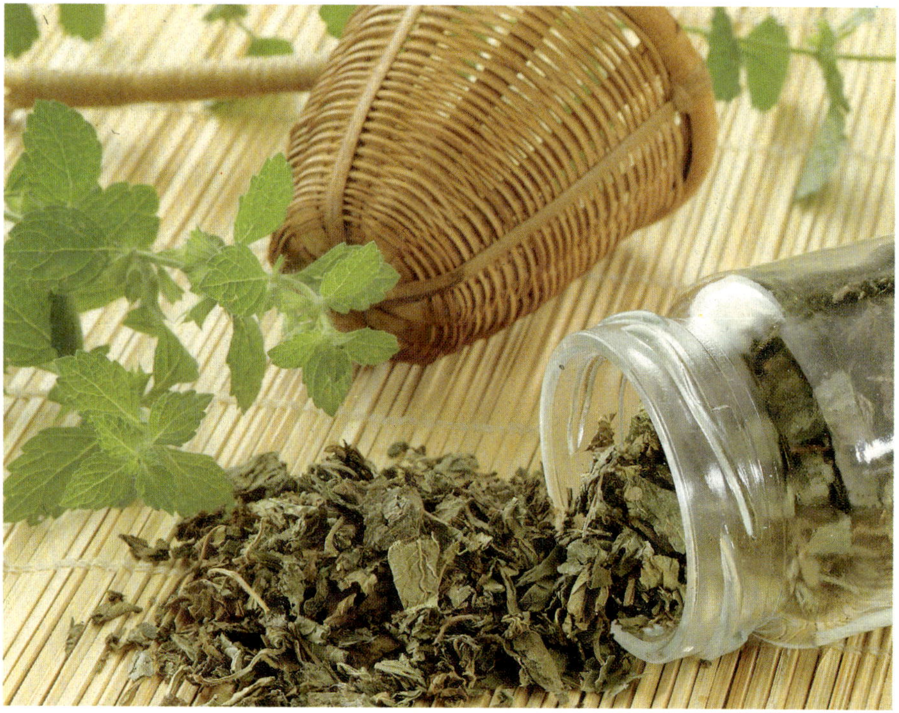

Abb. 10: Zitronen-Melisse – hier frisch und getrocknet – gibt unserem Feierabendtee einen schwach säuerlichen, angenehmen Geschmack.

Viele der in diesem Kapitel empfohlenen Kräuter sind nicht übermäßig stark wirksam. Deshalb sind sie auch nicht verschreibungspflichtig und frei verkäuflich. Trotzdem können Sie – in der richtigen Dosierung eingenommen – durchaus erstaunliche Heilwirkungen erzielen.
Über die Möglichkeiten der Therapie mit Pflanzen haben wir ja schon in den vorherigen Kapiteln sehr ausführlich berichtet. Erwarten Sie also bitte keine Wunder und lassen Sie sich vor allem bei ernsthaften, schwerwiegenden Erkrankungen nicht vom Arztbesuch abhalten.
Durch die Behandlung mit Kräutern können Sie aber in jedem Fall erheblich Ihren Tablettenkonsum einschränken. Und unterschätzen Sie eines nicht: Wenn Sie sich für eine Tasse Tee Zeit gönnen, dann bringt dies stets auch ein Moment der Ruhe und vielleicht auch der Entspannung mit sich, die bei einer Erkrankung ein ganz wichtiger Faktor sind. Vielleicht wirken deshalb manche schnell geschluckten Tabletten viel weniger als die Theorie beschreibt – und die Kräuter viel mehr.
Wo es angebracht ist, geben wir Ihnen in diesem Kapitel gleichzeitig wichtige Tips für gesunde Ernährung und Lebensweisen, die manchmal wichtiger sind als alle Medikamente und Kräuter.
Wir haben die Krankheiten in alphabetischer Reihenfolge geordnet, so daß Sie im Falle des Falles das richtige Kraut zur richtigen Zeit ganz einfach finden können.

Krankheiten und ihre Behandlung durch Heilkräuter in alphabetischer Reihenfolge

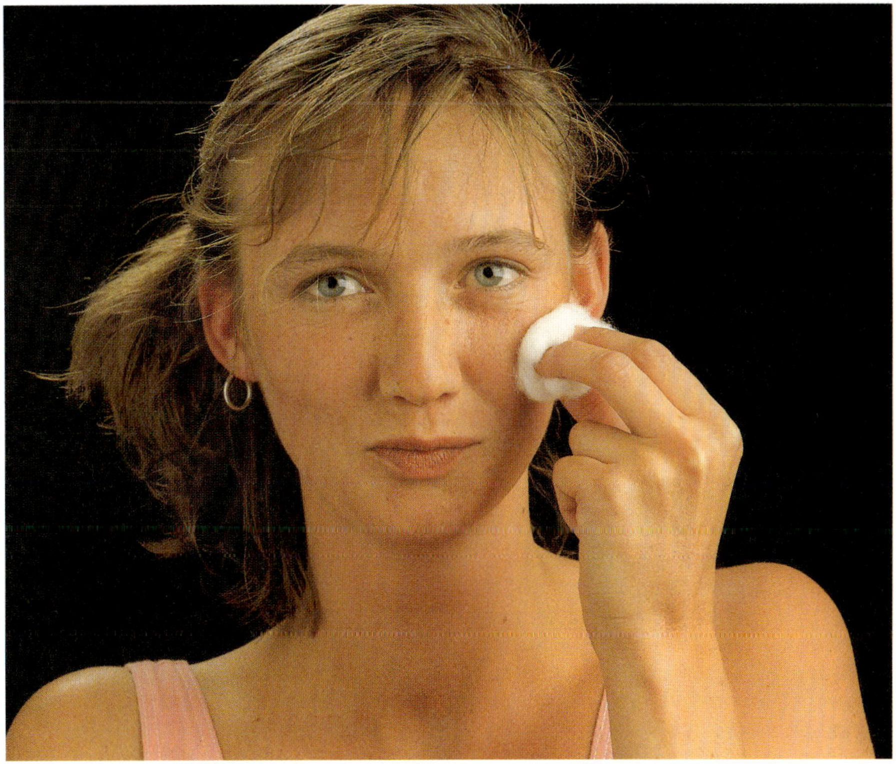

Abb. 1: Akne kann man mit Hamameliswasser oder verschiedenen Tinkturen behandeln.

Akne

Die normale Akne wird häufig durch ein Hormonungleichgewicht ausgelöst. Deshalb ist sie oft in der Pubertät zu beob-

achten, nach der sie meist wieder abklingt.
Sie entsteht in der Regel durch verstärkte Verhornung der Zellen der Oberhaut, durch die die Talgdrüsen verstopft werden. Meist ist dies verbunden mit einer vermehrten Talgbildung. Man spricht dann von fettiger Haut. Wenn der Talg nicht frei abfließen kann, sammelt sich das Fett in den Drüsen an und wird als kleiner Pfropfen unter der Haut sichtbar (sogenannte „Mitesser").
Dieses Hautfett kann durch Bakterien und Enzyme in seine Einzelbestandteile zerlegt werden, insbesondere in Fettsäuren (mehr darüber im Hobbythek-Buch „Cremes und sanfte Seifen"). Diese Fettsäuren können Entzündungen hervorrufen. Es entstehen dann die bekannten Pikkel, die – wenn sie sich vergrößern – nach dem Abheilen Narben zurücklassen.
Wir empfehlen stets gründliche Reinigung der Haut (besonders milde Seifenrezepte finden Sie in unserem Hobbythekbuch „Cremes und sanfte Seifen"). Danach evtl. mit einer *Peeling-Creme* nachpflegen, um die Verhornungen abzulösen. Gleichzeitig können Sie täglich desinfizieren. Dazu eignet sich Gesichtswasser bestehend aus Salbei, Fenchel oder Thymian (vgl. *Seite 171*). Auch eine fettreduzierte Hautmilch mit Kamille oder Alpha-Bisabolol und dem Wirkstoff des Beinwells, das Allantoin, empfehlen wir. Auch Kamillendampfbäder für das Gesicht können wirksam sein. Vorsicht allerdings bei Allergiegefahr, insbesondere bei der Verwendung von Kamille. Vergessen Sie dann nicht den Allergietest. Manchmal können auch Allergien akneähnliche Effekte auslösen.
Hamameliswasser oder Tinkturen können Sie nach der Reinigung bei fettiger Haut zum Adstringieren anwenden.
Sehr häufig entsteht Akne auch durch Kosmetika mit Inhaltsstoffen, die in der Regel nicht bekannt sind; vor allem die Konservierungsstoffe spielen manchmal eine Rolle. Deshalb versuchen Sie es einmal mit unseren nicht konservierten Cremes (vgl. Hobbythek-Buch „Cremes und sanfte Seifen").
Häufig geht Akne auch auf Umwelteinflüsse und Einwirkung von Chemikalien zurück.

Allergien

sind Überempfindlichkeitsreaktionen des Körpers auf bestimmte Stoffe. Das können fremde Stoffe sein, bei denen es keine Rolle spielt, ob sie natürlich oder chemisch hergestellt sind, ob man sie auf die Haut aufträgt oder mit der Nahrung aufnimmt. Viele Menschen sind auch gegen bestimmte Arzneimittel oder gegen Hausmittel allergisch. Als Allergie-Auslöser kommt so ziemlich alles in Frage. Deshalb ist es sehr schwierig, im Einzelnen die persönliche Anfälligkeit herauszufinden. Wir achten daher in allen unseren Rezepten darauf, daß Sie die Substanzen stets einzeln erhalten können, damit Sie sie persönlich testen können.
Bei Kombinationspräparaten ist die Allergieanfälligkeit auf einzelne Stoffe letztlich kaum herauszufinden. Natürlich können Sie sich auch einem generellen Allergietest unterziehen. Aber auch dabei sind die Ergebnisse nicht immer sehr aussagefähig.
Allergische Reaktionen können sich in Hautjucken auswirken oder in Rötungen, als Ausschlag, als Ekzem auftreten, sich in Husten, Schnupfen (Heuschnupfen), Asthma, in Bronchitis bis hin zu schweren Allergieschocks äußern, die durch Kleinigkeiten ausgelöst werden können, wie etwa einen Mücken- oder Wespenstich.
Allergien sind zu einer Volkskrankheit geworden. Es gibt kaum einen Menschen, der nicht auf irgendeinen Stoff empfindlich reagiert. Das liegt sicherlich auch daran, daß unser Körper mit immer mehr künstlichen Stoffen in Berührung kommt, mit Chemikalien, Arzneimitteln, Reinigungsmitteln. Irgendwann läuft das Faß dann über; der berühmte zusätzliche Tropfen löst die Gegenreaktion aus. Wenn Sie Allergieeffekte an sich selbst schon beobachtet haben, lohnt es sich, die Dinge, die uns im Alltag begegnen, etwas aufmerksamer zu betrachten.
Für problematisch halten wir in jedem Fall die Behandlung von Allergien mit dem *Cortisonhormon*, das wirklich nur als letztes Mittel oder bei Lebensgefahr verabreicht werden sollte.
Es ist eine Binsenweisheit, wenn wir sagen, daß Sie allergische Reaktionen nur dann verhindern können, wenn Sie den Kontakt mit den entsprechenden Stoffen vermeiden (vgl. dazu unseren Allergietest auf *Seite 151 f.*).

Angstzustände

In der Apotheke steht für solche Fälle eine unübersehbare Fülle von Arzneimitteln zur Verfügung, von sogenannten Psychopharmaka. Sie sind durchweg äußerst problematisch, weil sie viele Menschen abhängig machen. Wir empfehlen Ihnen daher vor allem Baldrian und Johanniskraut als Tee oder Tinktur (vgl. die Monographien). Bei Einnahme von Johanniskraut beachten Sie die Nebenwirkungen – es kann die Haut gegen Sonne sensibilisieren.

Appetitmangel

Er kann – wenn er nicht Folge einer organischen Erkrankung ist – behandelt werden: und zwar vorwiegend mit Bittermitteln wie Enzianwurzel, Isländisch Moos, Pomeranzenschale. Wermut empfehlen wir nicht wegen seiner Nebenwirkungen. Sie können die Bitterstoffe in Form von Tees einnehmen. Da genügen schon ein paar Schlucke oder etwas schmackhafter verpackt kann man sie auch in Form von Magenbitterlikören zu sich nehmen. Rezepte finden Sie im „Hobbythek-Buch 1". Nach dem Essen kann ein solcher Magenbitter die Verdauung fördern (Zu der Wirkung von Bitterstoffen vgl. *Seite 37*).

Arteriosklerose (Arterienverkalkung)

Sie wird meist hervorgerufen durch altersbedingte Ablagerungen in den Blutgefäßen. Die Gefäße werden dadurch enger und verhärten; die notwendige Elastizität verschwindet. Als Übeltäter gelten bestimmte Fette; vor allem das *Cholesterin*. Als Fettstoffgruppe, die solche Ablagerungen verhindern könnte, gelten die *Lecithine*, auf deren medizinische Wirkung wir ab *Seite 211* ausführlich eingehen.
Die Untersuchung des Fettstoffwechsels ist nicht ganz einfach, da er von vielen Faktoren beeinflußt wird. In den USA hat man festgestellt, daß fast die Hälfte aller diagnostizierten Werte falsch war.
Wichtig bei zu hohen Fettstoffwerten ist eine cholesterinarme Ernährung. Vermeiden oder reduzieren Sie zumindest die Aufnahme tierischer Fette, ebenso von Eigelb, das hohe Dosen von Cholesterin enthält. Ob auch Milchfett (Butter, Sahne und fetter Käse) negativ wirkt, ist umstritten.
Zusätzlich zur Diät wird die Einnahme von frischem Knoblauch empfohlen. Die Behandlung sollte mindestens einige Wochen dauern – auch wenn der Knoblauchgeruch nicht immer angenehm ist.
Auch Weißdorntee wird empfohlen (vgl. die Monographie), der vor allem die Versorgung der Herzkranzgefäße verbessern kann.

Asthma

Bei allergischem Asthma kann nur der Arzt helfen. Meiden Sie – wenn Sie sie herausfinden – die allergieauslösenden Stoffe.

Augenerkrankungen

Augenerkrankungen sollten vom Arzt behandelt werden. Das gilt auch für leichte Augenbindehautentzündungen. Alte Hausmittel wie Augenbäder mit Kamillentee oder mit Borwasser werden heute nicht mehr empfohlen, sogar als großes Risiko angesehen. In der Monographie der Kamille (*Seite 74*) wird darauf hingewiesen. Im Kommentar des DAB 9 wird von Borwasser wegen der Giftigkeit der darin enthaltenen Borsäure und des geringen bakterientötenden Effektes abgeraten.
Die Ursachen für Augenbindehautentzündungen können derart vielfältig sein, daß wir vor Selbstmedikation ausdrücklich warnen.
Sowohl Bakterien und Pilze wie Viren können Auslösungsfaktor sein, aber auch Allergien, innere organische Erkrankungen wie Nierenleiden, oder ganz einfach zu geringe Tränenflüssigkeit, die dann zu mechanischen Augenreizungen führen.
Um die einzelnen Medikamente selbst beurteilen zu können, empfehlen wir die Lektüre des Abschnitts Augenerkrankungen in dem Buch „Bittere Pillen" des Kiepenheuer & Witsch Verlages Köln.

Blähungen

Diese für einen selbst und die Mitmenschen unangenehmen Verdauungsbeschwerden lassen sich sehr wirksam mit Tee behandeln. Am besten geeignet sind in der Reihenfolge ihrer Wirkung: Kümmel, Fenchel, Anis. Koriander ist nur schwach wirksam, dient aber gleichzeitig als Geschmacksverbesserer vor allem von Kümmeltee, der nicht jedermanns Sache ist (auch das äth. Öl ist wirksam).
Bei Krämpfen empfiehlt sich außerdem noch Pfefferminz.
Beachten Sie, daß viele Kräuter, die in der Küche als Gewürz dienen, auch positiv auf die Verdauung wirken. Da wäre zum Beispiel das Bohnenkraut zu nennen. Damit können Sie den alten Spruch „Jedes Böhnchen gibt sein Tönchen" Lügen strafen. Geben Sie entweder das frische oder getrocknetes Bohnenkraut hinzu. Es darf allerdings nicht zu lange

gekocht werden, sonst verliert es seine Wirkung.

Blasenentzündung und -beschwerden

(vgl. Harnwegserkrankungen)

Blutdruckunregelmäßigkeiten

Beim Messen des Blutdrucks werden zwei Werte angegeben: der *systolische* und der *diastolische* Wert, ausgedrückt in Millimeter Quecksilbersäule (ausgedrückt in Hg).
Ein Blutdruck von 140:90 bedeutet: Der obere (systolische) Wert liegt bei 140 mm und der untere (diastolische) bei 90 mm Quecksilbersäule. Der diastolische Wert entsteht, wenn das Blut aus dem Herzen ausgestoßen wird. Normalerweise liegt er zwischen 110 und 150. Der untere, diastolische Wert wird gemessen, wenn das Blut zurückfließt. Diesem wird die entscheidende Aussage über eine Verengung der Adersysteme entnommen. Er sollte in der Regel 90 mm Quecksilbersäule nicht überschreiten.

Hoher Blutdruck

Diastolische Werte von 90 bis 104 mm Hg bedeuten nur einen leichten Hochdruck. Ab 105 mm Hg spricht man von mittelschwerem und über 115 mm Hg von schwerem Hochdruck.
Häufig werden beim Messen des Blutdrucks selbst von Medizinern Fehler gemacht. Der untere Blutdruck kann bis zu 10 mm schwanken, je nachdem wie hoch der Arm beim Messen gehalten wird. Er sollte immer in Höhe des Herzens gehalten werden, gleichgültig ob im

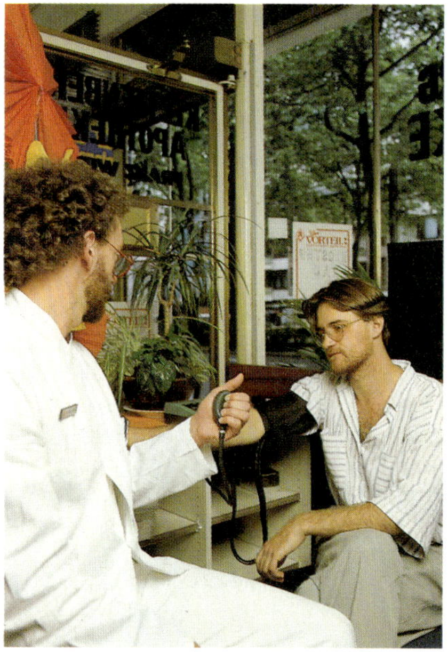

Abb. 2: Achten Sie auf Ihren Blutdruck.

Sitzen oder Liegen gemessen wird. Lageabweichungen von 10 mm nach oben oder unten, bedeuten bereits eine Schwankung von +/– 7 bis 8 mm.
Die Höhe des Blutdrucks kann aber auch innerhalb des Tages sehr stark variieren. Außerdem hängt er mit dem psychischen Erregungszustand zusammen. Viele Patienten regt ein Arztbesuch auf. Dies alles sollte man berücksichtigen.
Ein ständig zu hoher Blutdruck bedeutet in jedem Fall eine hohe Belastung für den Kreislauf und ein großes Risiko für das Herz. Die Gefahr eines Herzinfarktes oder Schlaganfalls steigt mit zunehmendem Wert. Deshalb muß Bluthochdruck unbedingt vom Arzt behandelt werden.
Zusätzlich können Sie selbst auch eine ganze Menge gegen ihn tun. Hier nur die wichtigsten Tips:

- Wichtig ist viel Bewegung, vernünftige sportliche Betätigung (nach Rücksprache mit dem Arzt);
- salzarme Ernährung;
- Alkoholgenuß reduzieren;
- Rauchen einstellen;
- Übergewicht reduzieren, indem Sie sich auf weniger Nahrung und vor allem weniger fettreiche Nahrung einstellen;
- meiden Sie, wo Sie können, Dauerstreß. Gönnen Sie sich in jedem Fall Entspannungspausen. Versuchen Sie die Methoden des autogenen Trainings zu lernen; damit können Sie in kürzester Zeit tiefe Entspannung erzielen;
- Überprüfen Sie Ihre Medikamente, die Sie regelmäßig einnehmen. Antibabypillen und Hormonpräparate können blutdrucksteigernd wirken. Vorsicht auch bei Kräutern. Bei Süßholzwurzel (Lakritz) kann der Blutdruck steigen. Bluthochdruck-Patienten sollten also auf keinen Fall große Mengen Lakritz essen.

Leicht blutdrucksteigernd wirkt auch der bei uns am meisten verwendete Süßstoff *Natrium-Cyclamat*. Meiden Sie ihn möglichst. Es gibt demnächst den Ersatzstoff *Acesulfam*, auch unter dem Handelsnamen „Sunett“ erhältlich.
Als leichtes Naturheilmittel gegen Bluthochdruck gilt frischer Knoblauch. Umstritten ist, ob Knoblauchpillen, wie die Werbung behauptet, ebenfalls Wirkungen erzielen.
Auf jeden Fall sollten Sie bei dauernd erhöhten unteren Blutdruckwerten den Arzt aufsuchen. Stellen Sie sich nicht zu sehr gegen stärker wirksame Medika-

mente. Das Risiko ist einfach zu hoch. Das gilt ganz besonders bei diastolischen Werten über 104 mm Hg.
Sehr qualifizierte Urteile über blutdrucksenkende pharmazeutische Präparate finden Sie in dem Buch „Bittere Pillen" von Langbein, Martin, Weiß. Wir empfehlen es als Zusatzlektüre, da dort auch Wirkungen und Nebenwirkungen sehr kompetent dargestellt sind.

Niedriger Blutdruck
Er gefährdet die Gesundheit nicht und sollte auch nicht um jeden Preis behandelt werden. Für die Betroffenen ist er allerdings manchmal etwas lästig. Sie fühlen sich oft antriebslos und müde. Sofern man ihn verträgt hilft Kaffee und Schwarzer Tee (der Wirkstoff ist in beiden Fällen das Alkaloid Coffein).
Wem dies alles suspekt ist, kann auch Rosmarin verwenden; entweder als Tee oder als Tinktur. Aktivierend wirken auch ätherische Öle in unseren Badeessenzen.

Brechreiz

Auf die Schnelle kann möglicherweise ein Pfefferminztee helfen. Er wirkt leicht betäubend auf die Magenschleimhaut. Wirksam kann auch ein Ingwertee sein; dies gilt vor allem bei Reisekrankheiten. Allerdings sollten Schwangere Ingwer nicht nehmen.
Bei anhaltenden Beschwerden sollten Sie jedoch schleunigst einen Arzt oder das Krankenhaus aufsuchen; denn als Ursache könnte auch eine allgemeine Vergiftung oder Lebensmittelvergiftung vorliegen.

Bronchitis

ist eine Erkrankung der Atemwege, die mit Hustenreiz und manchmal sogar mit Atemnot verbunden ist, weil die Bronchien sich verkrampfen können und die Schleimhaut anschwillt.
Chronische Bronchitis ist eine typische, durch Luftverschmutzung oder durch entsprechende Belastung am Arbeitsplatz ausgelöste Krankheit. Ganz besonders gefährdet sind Raucher.
Der produzierte Schleim darf nicht in den Bronchien bleiben und muß abgehustet werden. Das geschieht meist unwillkürlich. Auf keinen Fall dürfen Sie den Hustenreiz zu stark unterdrücken; vorausgesetzt, der Schleim wird frei.

Wir empfehlen die Dampfinhalation mit Thymian, Salbei, Pfefferminz oder auch mit Kamillenblüten, wobei hier vor allem die ätherischen Öle empfohlen werden (vgl. *Seite 137 ff.*).
Außerdem empfehlen wir unsere Brustsalben, die ebenfalls auf der Basis von ätherischen Ölen entwickelt sind (vgl. *Seite 178*).
Krampflösend können auch Thymian und Pfefferminztee wirken. Die gereizte Rachenschleimhaut können Sie außerdem mit schleimhaltigen Drogen behandeln, etwa mit Tee aus Eibischwurzel oder Malve.
Spitzwegerichtee wirkt nicht nur schleimlösend, sondern auch leicht antibiotisch.

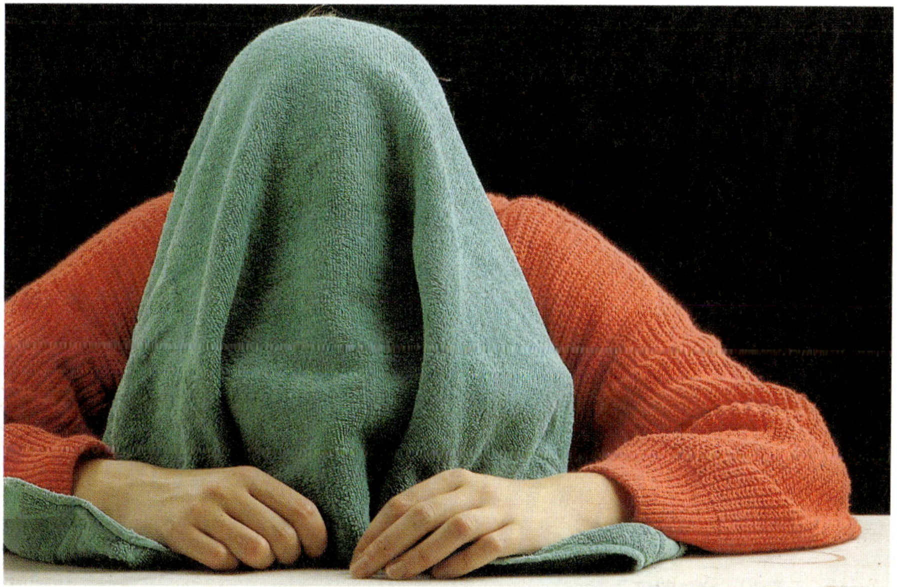

Abb. 3: Bei Bronchitis hilft Dampfinhalation mit Thymian und anderen Kräutern.

Cholesterinspiegelerhöhung

(vgl. *Seite 46*)

Darmkrämpfe

Hier empfehlen wir – bei kurzfristiger Behandlung – Kümmel, Fenchel und Pfefferminz. Außerdem ist Kamille angebracht (vgl. die entsprechenden Monographien, wo Sie auch die Zubereitungen finden).

Durchfallerkrankungen

Einfache Beschwerden werden wirkungsvoll mit gerbstoffhaltigen Kräutern behandelt.
Das wichtigste Mittel ist die *Tormentillwurzel*. Sie enthält bis zu 20 % Gerbstoff. Der Geschmack ist zwar nicht besonders angenehm; aber der Tee ist wirksam. Hier gilt einmal: „Was bitter dem Mund ist dem Leibe gesund".
Getrocknete Heidelbeeren enthalten nur etwa 7 % Gerbstoff; dafür schmeckt der Tee aber wesentlich besser. Probieren Sie vielleicht eine Mischung aus beiden Kräutern.
Tormentillwurzel gibt es weder als Instant-Tee noch als Extrakt. Hier müssen Sie sich die Mühe machen, die getrockneten Wurzelstückchen zu kochen. Kombinieren Sie ihn mit dem Instant-Heidelbeertee, der wegen des darin enthaltenen Milchzuckers als Trägerstoff sogar leicht süßt. Natürlich können Sie auch getrocknete Heidelbeeren abkochen.
Übrigens: auch Schwarzer Tee ist gerbstoffhaltig und kann leichte Linderung bringen.
Durchfallerkrankungen sind meist mit hohem Salzverlust verbunden, den man bei langanhaltenden Beschwerden ausgleichen sollte. Die Weltgesundheitsorganisation schlägt dafür folgende Lösung vor:

5 g Natron
7 g Speisesalz
3 g Kaliumchlorid
40 g Traubenzucker und
2 l Wasser

Alle Zutaten werden in Wasser gelöst. Davon sollen Sie täglich 1–2 Liter trinken.

Ekzeme

Legen Sie auf das entzündete, nässende Ekzem ein feuchtes Tuch – z. B. einen Waschlappen, den Sie vorher durch Abkochen sterilisiert haben – den Sie mit einer Lauge aus Eichenrinde tränken (vgl. *Seite 70*).
Ein milder wirkendes Mittel ist ein Sud aus Hamamelisblättern. Ist die Entzündung des Ekzems abgeklungen oder im Vorfeld einer Entzündung, dann können Sie es mit Salben behandeln, in denen Kamille oder Kamillenöl enthalten ist.

Erkältung

Meist gehören dazu die üblichen Beschwerden wie Halszentzündung, Husten, Schnupfen, Fieber usw. (vgl. dazu die entsprechenden Stichworte).
Die Bekämpfung einer Erkältung sollte man am besten dem Immunsystem überlassen. Sie können es allerdings unterstützen, sobald sich erste Anzeichen zeigen. Sehr wohltuend ist zunächst ein heißes Bad mit ätherischen Ölen (Rezepte vgl. *Seite 161 ff.*). Wirksam kann auch ganz einfach eine Schwitzkur sein. Dafür trinkt man möglichst heißen Lindenblüten- oder Holunderblütentee und wickelt sich in ein großes Badetuch oder einen Bademantel aus Frotteestoff, legt sich ins Bett und deckt sich mit allem, was man hat, zu. Nach dem Schwitzen nehmen Sie sofort ein heißes Bad wie oben beschrieben und wickeln sich danach noch einmal in frische Badetücher ein. Natürlich haben wir auch einen speziellen Erkältungstee für Sie bereit (vgl. *Seite 92*).

Fieber

ist immer eine Kampfansage des Körpers gegen Krankheitserreger, die in der Regel hitzeanfällig sind. Es gehört zu den natürlichen Abwehrreaktionen, mit denen der Körper sich gegen Krankheit schützt. Deshalb ist Fieber nur ein Anzeichen für im Körper vorhandene Krankheitskeime und keine Krankheit an sich. Deshalb sollten Sie in erster Linie die Ursachen des Fiebers bekämpfen.
Übermäßig hohes Fieber – über 40 °C – oder lang andauernde erhöhte Temperatur können dem Körper schaden. Deshalb ist es gelegentlich angebracht, mit Medikamenten die Temperatur herabzusetzen. Lassen Sie sich diese aber vom Arzt verschreiben.
Leichtes Fieber können Sie durchaus mit Hilfe einiger Kräuter reduzieren; etwa mit Weidenrinde. Sie enthält das Alkaloid Salicylsäure, die auch im Aspirin enthalten ist. Während es in der Weidenrinde auf natürliche Weise entstanden ist, enthält Aspirin den chemisch hergestellten Wirkstoff.
Der Vorteil eines Weidenrindetees ist, daß Sie kaum der Gefahr einer Überdosie-

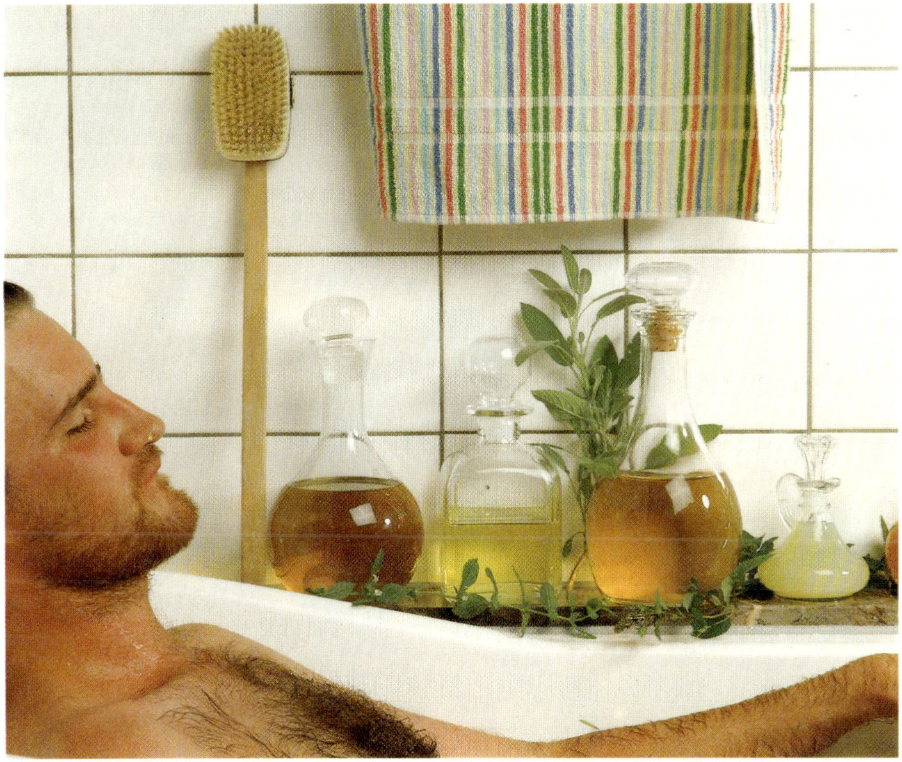

Abb. 4: Ein heißes Bad und eine Schwitzkur können bei Erkältungen Wunder wirken.

rung unterliegen. Außerdem nehmen Sie genügend Wasser auf; eine wichtige Voraussetzung für gute Verträglichkeit und Wirkung.
Jugendliche unter 20 Jahren sollten bei fieberhaften Erkrankungen nie oder nur in sehr geringen Mengen Acetylsalicylsäure einnehmen. Bei bestimmten Krankheiten können sehr unangenehme Nebenwirkungen auftreten.
Eine gute Methode der Fiebersenkung ist die Schwitzkur, bei der durch Verdunsten der Körper sehr viel Wärme abgibt. Vorsicht, daß Sie sich dabei nicht erkälten. Also gut einpacken.
Mädesüßblüten enthalten ebenfalls Salicylsäure; allerdings in wesentlich geringerer Konzentration.

Gallebeschwerden

Gallebeschwerden können sehr langwierig sein, ohne daß sich eine organische Ursache für sie finden läßt. Sie machen sich vor allem nach fettem Essen bemerkbar.
In solchen Fällen hilft es schon sich auf fettarme Ernährung umzustellen. Unterstützend können die entsprechenden Tees wirken, die weitgehend für eine vermehrte Produktion der Gallenflüssigkeit und ihren besseren Abfluß in den Magen sorgen; die Galle ist ja eine Art Vorratsbehälter für Magenenzyme. Bei den Tees hat sich eine Kombination mehrerer Heilkräuter als sinnvoll erwiesen. Sie können sich gegenseitig ergänzen und dadurch die Wirkung steigern.
Kräuter, die speziell für die Galle wirksam sind: Ingwerwurzel, Javanische Gelbwurz (Curcuma), Löwenzahnwurzel und das Kraut, Pfefferminzblätter (diese wirken vor allem krampflösend), Rosmarinblätter und Mariendistelfrüchte. Kombinationsrezepte finden Sie ab *Seite 85*.
Die Tees sollten über längere Zeit regelmäßig getrunken werden.
Völlig falsch ist die Anwendung bei entzündlichen Prozessen im Bereich der Gallenblase, die dann Ruhe und keine Anregung braucht. Mit einer Gallenblasenentzündung müssen Sie sofort den Arzt aufsuchen, ebenso bei Gallensteinen und Leberentzündungssymptomen.

Haarausfall

Zunächst sei gesagt, daß pro Tag durchaus bis zu 60 Haare ausgehen können, ohne daß eine Erkrankung vorliegt. So viele wachsen auch wieder nach.

Starker Haarausfall bis hin zur Glatze ist zum einen erblich, zum anderen hormonell bedingt. Beides läßt sich kaum behandeln. Vor Medikamenten oder sogenannten Wundermitteln auf hormoneller Basis sei wegen der vielen Nebenwirkungen gewarnt.
Manchmal ist Haarausfall auch auf eine vorübergehende Erkrankung der Kopfhaut zurückzuführen. Dann kann möglicherweise ein Sud aus Brennesselblättern, Birkenblättern, Rosmarintinktur oder Haarwasser mit ätherischen Ölen Abhilfe schaffen. Diese Mittel wirken zum Teil durchblutungsfördernd. In dem Zusammenhang sei auch auf die Substanz „Vitamin E Nicotinat" verwiesen, die nach unseren Erfahrungen sehr wirksam und aktivierend ist (vgl. Hobbythek-Buch „Schminken, pflegen, schönes Haar" Seite 140 ff.).

Hämorrhoiden

Sie entstehen am Ende des Dickdarms, wo der After beginnt. An dieser Stelle gibt es besonders viele Blutgefäße. Einige davon können sich ähnlich wie Krampfadern unnatürlich vergrößern; man spricht dann von Hämorrhoiden.
Leichte Beschwerden äußern sich in Juckreiz, aber auch in Schmerzen. Wenn Blutungen auftreten, sollten Sie besonders vorsichtig sein. Blutungen aus Hämorrhoiden sind meist relativ hell. In einem solchen Fall sofort den Arzt aufsuchen, damit festgestellt werden kann, daß keine Entzündung oder gar Darmkrebs vorliegt. Falsche Scham ist völlig unangebracht. Hämorrhoiden lassen sich meist sehr einfach durch Veröden behandeln.
Leichte Beschwerden und Nachversorgung von überstandenen Hämorrhoidenerkrankungen bedürfen auf jeden Fall peinlicher Hygiene. Nach jedem Stuhlgang sollten Sie den After mit Toilettenpapier gründlich reinigen und evtl. mit einer gekauften Kamillencreme oder mit einer selbst angerührten, in die Sie Kamillenöl oder Bisabolol zugesetzt haben, pflegen. Vorbeugend wirken auch Allantoin (vgl. *Seite 153*) und Hamamelisextrakt.
Bei mittelschweren Erkrankungen hilft ein warmes Sitzbad mit Kamillentee, zubereitet entweder aus Kräutern oder aus unseren Extrakten und gleichzeitige Einnahme von Kamillentee. Aber Vorsicht – einige Menschen reagieren allergisch auf Kamille.
Lindernd und heilend wirkt wegen seiner adstringierenden (zusammenziehenden) Wirkung auch ein Sud aus Eichenrinde. Verwenden Sie ihn aber nur in einem eng begrenzten Sitzbad oder indem Sie ihn leicht auftupfen.
Häufig werden Hämorrhoiden durch mangelnde Bewegung und falsche, ballaststoffarme Ernährung und dem damit zusammenhängenden harten Stuhl verursacht. Abführmittel können allerdings die Beschwerden ebenso verstärken wie Fruchtsäuren.
Ich, Jean Pütz, habe an mir beobachtet, daß die Beschwerden sich rasch verstärken, wenn ich stark Vitamin-C-haltige Früchte esse oder auch Vitamin-C-Präparate zu mir nehme. Fruchtsäuren können eine vorhandene Hämorrhoidendisposition zumindest verstärken.
Generell sollten Sie bei chronischen Hämorrhoiden Ihre Ernährung auf ballaststoffreiche Nahrung umstellen.
Mildeste, leicht abführende Mittel sind Xylit oder Sorbit (vgl. *Seite 56*).

Halsentzündung

Mehrmals täglich mit einer Teemischung aus Salbei, Kamille und Thymian gurgeln. Nach Abklingen der Entzündung reicht Kamillentee.
Reizlindernd wirken auch Gurgelflüssigkeiten aus Eibisch- oder Malventee. Damit können Sie Mund und Hals nach dem Gurgeln nachspülen.

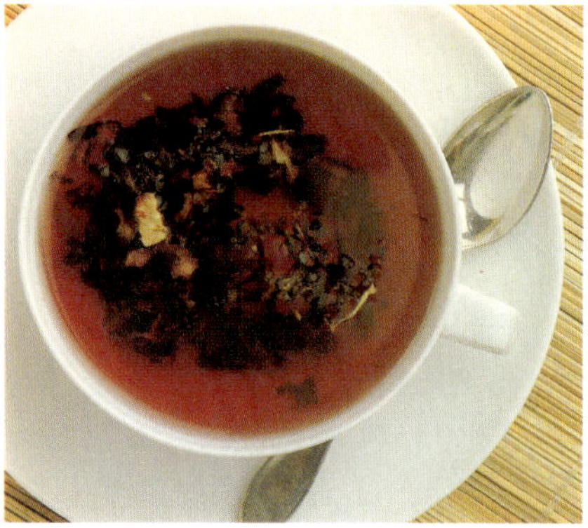

Abb. 5: Bei Halsentzündung wirkt ein Malventee lindernd.

Harnausscheidungsprobleme

Damit sollten Sie unbedingt sofort zum Arzt gehen, denn sie können vielfältige Ursachen haben, wie Nieren- und Prostatabeschwerden, Blasen- und Harnweginfektionen. Häufig sind mit solchen Beschwerden auch Bluthochdruck und Herzschwäche verbunden.
Wenn die Ursache relativ harmlos ist, können Sie die Beschwerden mit folgenden Drogen relativ mild bekämpfen: Mit

Tee aus Bärentraubenblättern, Hauhechelwurzel, Orthosiphonblättern, Birkenblättern, Brennesselkraut und -wurzel. Beachten Sie bei den entsprechenden Monographien in jedem Fall auch die Gegenanzeigen.

Harnwegsentzündungen

Sie werden vor allem bei Frauen häufig durch Bakterien, Pilze oder Viren verursacht. Auch hier raten wir zum Arztbesuch; denn Blasen- und Harnwegsentzündungen können auch eine leichte Nierenentzündung zur Folge haben. In einem solchen Fall werden Antibiotika das kleinere Übel sein.
Bei leichten Beschwerden sollten Sie es einmal mit einem Nierentee versuchen. Wichtig ist aber auch, daß Sie viel Flüssigkeit zu sich nehmen, damit die Harnwege ständig durchgespült werden und die Bakterien wenig Möglichkeit haben, sich festzusetzen und zu vermehren. Gleichzeitig sollten Sie die Blase häufiger entleeren; denn wenn sie stärker gefüllt ist, ist ihre Widerstandskraft gegen Bakterien geringer.
Die in unserem Nierentee empfohlenen Kräuter wirken hauptsächlich harntreibend. Am wirksamsten – allerdings auch nicht nebenwirkungsfrei – sind Bärentraubenblätter. Milder wirken Orthosiphon-, Birken- und Brennesselblätter.
Harnwegentzündungen können auch durch aggressive Seifen und Intimpflegemittel verursacht werden, die die Haut und Schleimhaut angreifen. Ein Rezept für milde Intimwaschlotion finden Sie im Hobbythek-Buch „Cremes und sanfte Seifen".

Hauterkrankungen

(vgl. dazu auch *Akne, Ekzem* und *Herpes*)
Generell lassen sich entzündliche Hauterkrankungen mit adstringierenden (zusammenziehenden) Mitteln wie Eichenrinde, Tormentillwurzel oder Hamamelis (Reihenfolge der Wirksamkeit) behandeln.
Gleichzeitig empfiehlt sich auch eine Behandlung mit Kamillenblütensud.

Heiserkeit

Wir empfehlen Gurgeln mit einer Teemischung aus Salbei, Thymian und Eibisch bzw. Malvenblättern. Gleichzeitig können Sie inhalieren mit unserem Heilpflanzenöl aus ätherischem Salbei-Thymian- und Pfefferminzöl, evtl. auch mit einem Mundwasser aus diesen ätherischen Ölen, dem Sie unseren Lösungsvermittler LV 41 zugeben. Bei lang anhaltender Heiserkeit den Arzt aufsuchen.

Herpes

Herpes ist eine durch Viren ausgelöste Krankheit, die sich in der Regel durch Bläschen auf der Haut bemerkbar macht. Sie ist oft sehr unangenehm, weil sie nicht nur schmerzt, sondern häufig auch größere Hautflächen zur Entzündung und Eiterung bringt.
Herpesviren hat vermutlich jeder Mensch in seinem Körper; aber das Immunsystem hält sie normalerweise in Schach. Bei starker Hautbeanspruchung durch intensive Sonnenbestrahlung, Kälte oder große Hitze usw., kann die Widerstandsfähigkeit an bestimmten Stellen herabgesetzt werden, so daß der Herpesvirus sich festsetzt und die entzündlichen Bläschen bildet. Es wird oft beobachtet, daß sie immer wieder an gleicher Stelle entstehen.
Wir empfehlen eine Salbe mit Melissenextrakt, die allerdings keine Wunder bewirkt, aber immerhin den Heilprozeß beschleunigen kann (Rezepte vgl. *Seite 177*). Die Salbe müssen Sie sofort auftragen, wenn die allerersten Anzeichen eines Lippenbläschens auftreten. Vermutlich unterstützt sie die lokale Immunreaktion gegen Viren.

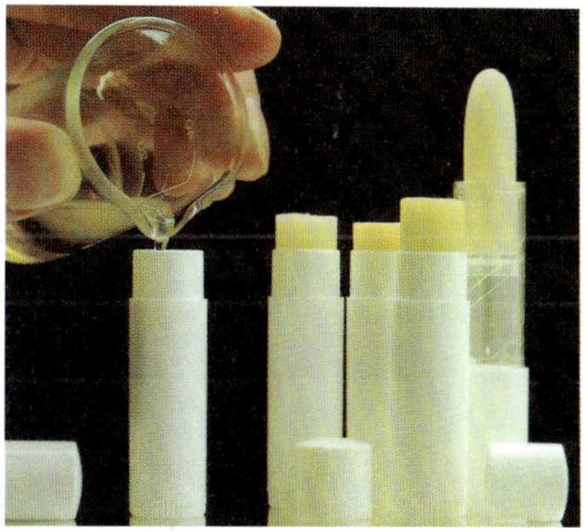

Abb. 6: Wie man Pflegestifte für die Lippen selbst herstellen kann, zeigen wir Ihnen im Hobbythek-Buch „Schminken, pflegen, schönes Haar".

Herzbeschwerden

Für das Altersherz, das noch keine ernsthaften Anzeichen von Krankheit zeigt, gilt der Weißdorntee als hervorragendes Mittel. Dies nicht zuletzt wegen der Freiheit von Nebenwirkungen.
Bei stärkeren Beschwerden sofort den Arzt aufsuchen.

Husten

Husten kann verschiedene Ursachen haben. Bei hartnäckigem oder mit hohem Fieber verbundenen Husten sollten Sie sofort den Arzt konsultieren. Es gibt verschiedene Arten, ihn mit Kräutern zu behandeln: mit Tee, Sirup und ätherischen Ölen.
Wir geben Ihnen einige Brust- und Hustentee-Rezepte auf *Seite 91 f.* Ätherische Öle, die Husten lindern können, sind Anis, Baldrian, Eukalyptus, Fenchel, Fichtennadel, Melisse bzw. Citronell, Pfefferminz, Salbei, Sternanis und Thymian. Kurzum alle Öle, die entweder auswurffördernd, schleimlösend, krampflösend und bakterienhemmend sind. Verwiesen sei auf das Rezept „Heilpflanzenöl" der Hobbythek auf *Seite 167*, das aus Thymian-, Salbei- und Pfefferminzöl besteht, aus Substanzen also, die bei Katarrhen der oberen Luftwege, bei Husten und Bronchienleiden angezeigt sind.
Bei Keuchhusten wird vor allem der Thymiantee bevorzugt, der auch bei anderen krampfartigen Husten Linderung bringt. Bei ihm empfehlen wir eine Mischung aus ätherischen Ölen zum Inhalieren, z. B. aus Pfefferminz-, Baldrian- und Salbeiöl zu gleichen Teilen.
Zur Methode des Inhalierens lesen Sie mehr auf *Seite 125 f.*
Bei Reizhusten kann Tee aus Huflattichblättern für begrenzte Zeit angewendet werden (beachten Sie bitte die Nebenwirkungen), aber auch Tee von Isländisch Moos, Anis und Sternanis. Auch Tee aus Eibischwurzel wird empfohlen, vor allem wegen der den Reiz mildernden Schleimstoffe.
Reizhusten kann auch mit Thymian-, Spitzwegerich- und Süßholzwurzeltee bekämpft werden. Süßholz, Anis und Fenchel sind zugleich wirkungsvolle Geschmacksverbesserer.
Wir haben auch Rezepte für Hustensirupe mit und ohne Zucker und für Brustsalben mit ätherischen Ölen anzubieten.

Insektenstiche

Sprechen wir zunächst vom Verhindern. Einige Stechmücken mögen ätherische Öle wie Citronellöl, Zedernöl, Lavendelöl, Zimtöl usw. überhaupt nicht. Diese kann man durchaus als insektenabweisende Mittel verwenden, entweder in Cremes oder Hautwasser.
Die Wirkung von Insektenstichen können Sie mit purem Lavendelöl oder mit unserem Mentholstift (Rezept auf *Seite 176*) behandeln. Insbesondere Menthol kühlt die Stichstelle und lindert den Juckreiz.
Oft ist ein Insektenstich mit einer Allergiereaktion verbunden, die sich in Grenzen durch Calcium oder calciumreiche Nahrungsmittel vermindern läßt. Bei hoher Empfindlichkeit sollten Sie – sogar bei einem einzelnen Wespenstich – sofort den Arzt aufsuchen; denn manchmal ist bereits ein einziger Stich lebensbedrohend.

Keuchhusten

(vgl. unter *Husten*)

Kopfschmerzen

Kopfschmerzen können auch organische Ursachen haben. Bei lang andauernden Beschwerden sollten Sie unbedingt Ihren Arzt konsultieren.
Linderung können Sie mit Weidenrindentee und Mädesüßtee erzielen. Beide Substanzen enthalten Salicylat, den Wirkstoff, der auch im Aspirin enthalten ist. Vorsicht bei Empfindlichkeit gegen diesen Wirkstoff!
Zusätzlich haben wir für leichte Migräne auch einen Mentholstift entwickelt (Rezept vgl. *Seite 176*). Tragen Sie ihn auf Stirn und Schläfen auf. Das kühlt, entspannt und wirkt lokal leicht schmerzlindernd.

Leberbeschwerden

Leberkrankheiten sind meist sehr ernster Natur. Da kann nur der Arzt helfen.
Bei leichten Leberbeschwerden, wie sie beispielsweise nach einer durchzechten Nacht entstehen können, ist aber Mariendisteltee durchaus ein klassisches Mittel. Da der Hauptwirkstoff allerdings schwer wasserlöslich ist, wirkt der Tee, nach Aussage der Monographie nur allgemein gegen Verdauungsbeschwerden. Aber auch das kann schon eine lindernde Wirkung bringen. Wirksamer sind Fertigpräparate, die man in der Apotheke bekommt. Fragen Sie den Apotheker oder den Arzt.

Die sogenannte Fettleber entsteht durch falsche Ernährung und durch übermäßigen Alkoholgenuß. Verändern Sie dann unbedingt Ihre Eß- und Trinkgewohnheiten, wobei Sie häufiger einmal Artischokken essen sollten.

Magenbeschwerden, Völlegefühl

Störungen im Verdauungstrakt sind wohl die häufigsten Alltagsbeschwerden, die vor allem auch durch psychischen Streß ausgelöst werden. Es muß sich nicht immer eine organische Ursache dafür finden lassen. Manchmal ist es auch einfach nur falsches Essen.
Zunächst einmal empfiehlt sich Kamillentee, der bei infektiösen Prozessen ganz sicher Linderung bringt, aber auch Fenchel- und Anistee, die den Vorteil haben, wesentlich angenehmer zu schmecken.
Mit Fencheltee habe ich, Jean Pütz, meine chronischen, vor allen Dingen streßbedingten, Magenbeschwerden weitgehend behoben. Heute brauche ich keine Medikamente mehr.
Verdauungsfördernd wirken auch Tees aus Enzianwurzel (oder Magenbitter), Isländisch Moos und evt. Pomeranzenschalen – alles Substanzen, die durch Bittermittel auf die Ausschüttung der Verdauungssäfte aus der Galle wirken.
In diesem Zusammenhang sei auch auf die segensreiche Wirkung von Küchengewürzen verwiesen, angefangen von Ingwer, Curcuma, Kümmel, Fenchel, Anis bis zum Koriander usw. Vorbeugend gegen Blähungen wirken vor allem Kümmel, Fenchel, Koriander und bei den schwer verdaulichen Bohnen das Bohnenkraut.
Pfefferminztee hilft bei akuten Schmerzen, weil er gärungswidrig, krampflösend und lokal betäubend wirkt.

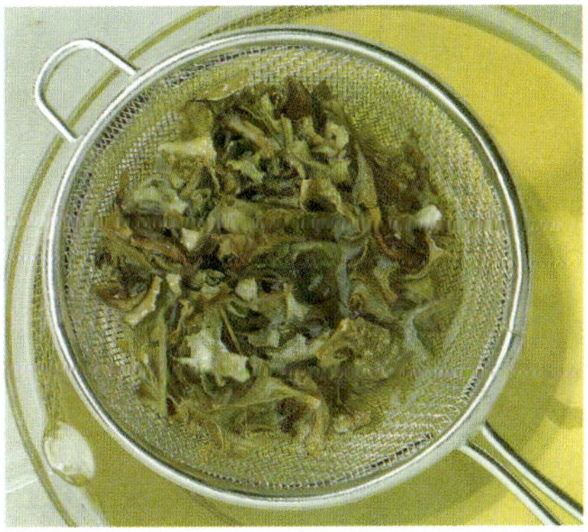

Abb. 7: Isländisch Moos ist eine verdauungsfördernde Droge.

Magenschleimhautentzündung (Gastritis)

Hier sollten Sie in jedem Fall den Arzt aufsuchen; denn aus einer chronischen Entzündung können leicht schlimme Magengeschwüre entstehen. Bei nicht so schwerwiegender Erkrankung können Sie Kamillentee und Süßholzwurzeltee einsetzen. Und da diese Erkrankung immer auch mit Magenbeschwerden zusammenhängt, gilt alles, was wir unter diesem Stichwort gesagt haben.

Migräne

Migräne ist eine sehr komplexe Krankheit, die psychisch und organisch bedingt sein kann. Ihre langfristige Behandlung gehört in die Hand des Arztes. Kurzfristig können Sie mit Mitteln behandeln, die wir unter dem Stichwort „Kopfschmerzen" vermerkt haben.

Mund- und Rachenschleimhautentzündungen

(vgl. Halsentzündung, Mundwasser und Zahnpastarezept auf Seite 167).

Nervosität

Hier empfehlen wir vor allem Baldriantees, Baldriantinktur oder Baldriansirup. Geeignet sind aber auch Hopfen, Melisse, Passionsblumenkraut und Lavendelblüten, aufgezählt in der Reihenfolge ihrer Wirksamkeit. Empfohlen wird bei Nervosität auch ein Bad mit Rosmarinöl oder aus Rosmarindrogen.
Auch die Aromatherapie hat dazu einiges beizutragen. Lesen Sie dazu ab *Seite 127*.

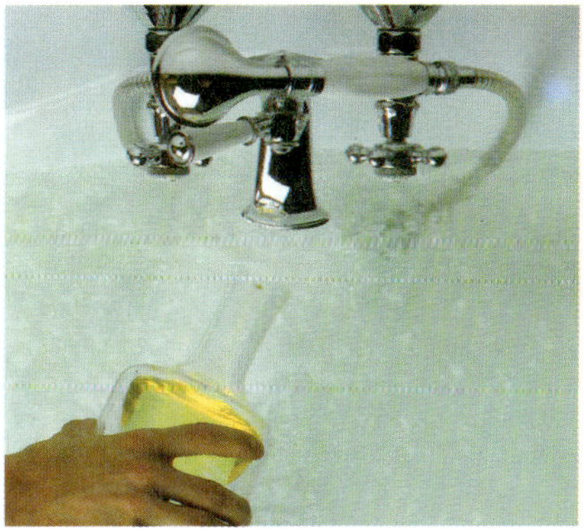

Abb. 8: Bei Nervosität hilft oft schon ein Bad mit Rosmarinöl (vgl. Rezept auf *Seite 162*).

Nierenbeschwerden

Hier empfehlen wir Tee aus Bärentraubenblättern, Ortosiphonblättern, Birkenblättern und Hauhechelwurzel. Sie sollen Nierengries verhindern können und auch bei entzündlichen Erkrankungen einsetzbar sein. Beachten Sie aber auch die in den Monographien stehenden Nebenwirkungen.
Wir sagten schon, daß Sie bei ernsthaften Erkrankungen wie diesen unbedingt den Arzt aufsuchen sollten. (Vgl. auch die Stichworte „Harnwegentzündungen" und „Harnausscheidungsprobleme".)

Prostatabeschwerden

Die Vorsteherdrüse (Prostata), die zu den Geschlechtsorganen des Mannes gehört, beginnt sich im Alter häufig zu vergrößern. Dann drückt sie auf die Harnröhre und kann den Abfluß des Harns verhindern. Eine exakte Diagnose des Arztes ist unumgänglich; im ersten Stadium der Beschwerden können aber harntreibende pflanzliche Mittel wie Brennessel, Birkenblätter, Ortosiphonblätter und Hauhechelwurzel Linderung verschaffen.
Die Prostata kann bis ins hohe Alter in diesem ersten Stadium der Symptome bleiben. Allerdings ist eine Verschlechterung, bis hin zur völligen Harnsperre, nicht auszuschließen. Deswegen sollten Sie sich regelmäßig untersuchen lassen.

Rheuma

Der Begriff Rheuma wird auf viele Beschwerden angewendet, die nicht Rheuma im engeren Sinne sind. Dazu gehören Muskel-, Glieder- oder Gelenkschmerzen, ja sogar Bänder- und Bindegewebsschmerzen.
Meist handelt es sich um entzündliche Erkrankungen. Am schmerzhaftesten ist wohl der Gelenkrheumatismus, bei dem sich durch Entzündung die Gelenkflüssigkeit vermehrt, manchmal verbunden mit Eiter, das Gelenk schwillt an und erhält eine höhere Temperatur. Dann ist die Entzündung akut und muß unbedingt vom Arzt behandelt werden, zumindest bis die Schwellung wieder beseitigt ist. Diese Krankheit kann in Schüben immer wiederkehren.
Wegen der vielfältigen Ursachen des Rheumatismus ist es sehr schwer, Behandlungsmaßnahmen zu empfehlen. Es gibt kein Allheilmittel. Auf keinen Fall dürfen Sie diese Krankheit auf die leichte Schulter nehmen; denn Spätfolgen – bis hin zu Herzschäden – sind nicht auszuschließen.
Bei *chronischem* Rheuma ist eine ärztlich kontrollierte Bewegungstherapie angebracht, nicht jedoch bei *akuten* Entzündungen. Häufig gehört zu diesem Stadium sogar eine erhöhte Temperatur (Fieber). Manchmal kann Rheuma auch durch Fehlsteuerung der körpereigenen Abwehrkräfte entstehen (Autoimmunerkrankung).
Arthrosen- sowie Bandscheibenschäden können Ursache eines regelrechten Verschleißes der Gelenke sein. Auch diese werden häufig fälschlicherweise als Rheuma bezeichnet. Gleiches gilt für die Gicht.
Bei echtem Rheuma sind die Gelenkerkrankungen häufig nur ein Symptom, hinter dem eine viel tiefer liegende Krankheit verborgen ist. Deshalb wird neuerdings versucht, den Stoffwechsel günstig zu beeinflussen, gekoppelt mit einer Behandlung von Nieren, Leber und Galle. Der Altmeister der Pflanzentherapie, Dr. med. R. F. Weiß, empfiehlt hierfür besonders Löwenzahntee, von dem morgens und abends einige Wochen lang je eine Tasse getrunken werden sollen. Er meint, daß chronische Krankheiten auch langfristig behandelt werden müssen. Allerdings sollte man nach einiger Zeit zu einem anderen Tee wechseln, damit sich der Körper nicht zu sehr an die Wirkstoffe des einen gewöhnt. Brennesselkraut wird ebenfalls empfohlen und – allerdings schwächer wirkend – Birkenblätter.
Unser Rheuma-Gel oder das Rheuma-Bad beziehen sich nur auf den im Volksmund gebräuchlichen Allgemeinbegriff „Rheuma". Damit können bestenfalls rheumaähnliche kurzzeitige Beschwerden behandelt werden.

Schlafstörungen

Hopfentee wirkt schlaffördernd. Versuchen Sie es vielleicht einmal mit dem wesentlich besser schmeckenden Sirup, hergestellt mit Hopfenextrakt und gegebenenfalls kombiniert mit Baldrianextrakt oder Instant-Tee.
Auch Johanniskrauttee kann bei Einschlafstörungen helfen.

Schnupfen

Schnupfen wird durch ein Virus ausgelöst und ist in seinem Krankheitsverlauf kaum zu beeinflussen. Linderung kann man erzielen mit Inhalation von Pfeffer-

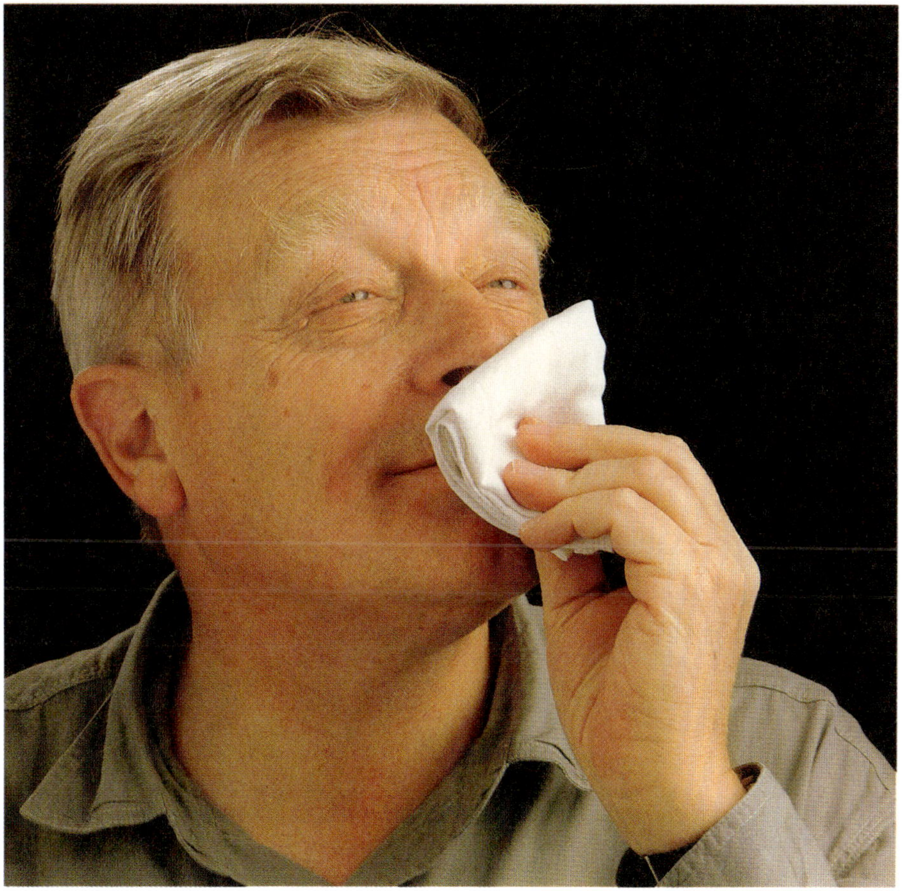

Abb. 9: Mit ein paar Tropfen Pfefferminzöl im Taschentuch können Sie sich bei Schnupfen erste Linderung verschaffen.

minzöl, Kamillenblütenöl und Eukalyptusöl durch die Nase (zur Inhalation vgl. *Seite 125 f.*).
Dampfbäder mit unseren Bade-Essenzen für Erkältung können den Krankheitsverlauf gegebenenfalls beschleunigen. Versuchen Sie es auch einmal mit Nasentropfen. Hier das Rezept:

Zu 10 ml Sonnenblumen-, Mandel- oder Avocadoöl geben Sie jeweils 5 Tropfen Eukalyptus- und Pfefferminz- sowie 2 Tropfen Salbeiöl. Alles miteinander vermischen und stündlich einen Tropfen in jedes Nasenloch geben.
Auf ähnliche Weise können Sie eine Nasensalbe herstellen (vgl. *Seite 177 ff.*).

Schwitzen

Äußerlich angewendet wird z. B. bei Fußschweiß ein Fußbad mit Eichenrinde. Übermäßiger Schweiß ist keine Krankheit, was stört ist nur der Geruch. Den können Sie auf natürliche Weise mit unserem Deostift, mit dem Hauptwirkstoff Farnesol oder äth. Salbeiöl behandeln.
Die Schweißabsonderung ist bei den Menschen anlagebedingt unterschiedlich und kann nur in Grenzen beeinflußt werden. Schweißhemmend wirkt Tee aus Salbeiblättern. Beachten Sie aber die Nebenwirkungen.
Künstlich herbeigeführtes Schwitzen kann aber auch zur Krankheitsbekämpfung dienen.
Eine Schwitzkur können Sie hervorragend mit Lindenblütentee und Holunderblütentee unterstützen.

Unruhe

(vgl. „Angstzustände“ und „Nervosität“.)

Verdauungsstörungen

(Vgl. dazu die Stichworte „Magenbeschwerden“ und „Blähungen“.)

Sirupe, Bonbons und Drops mit und ohne Zucker

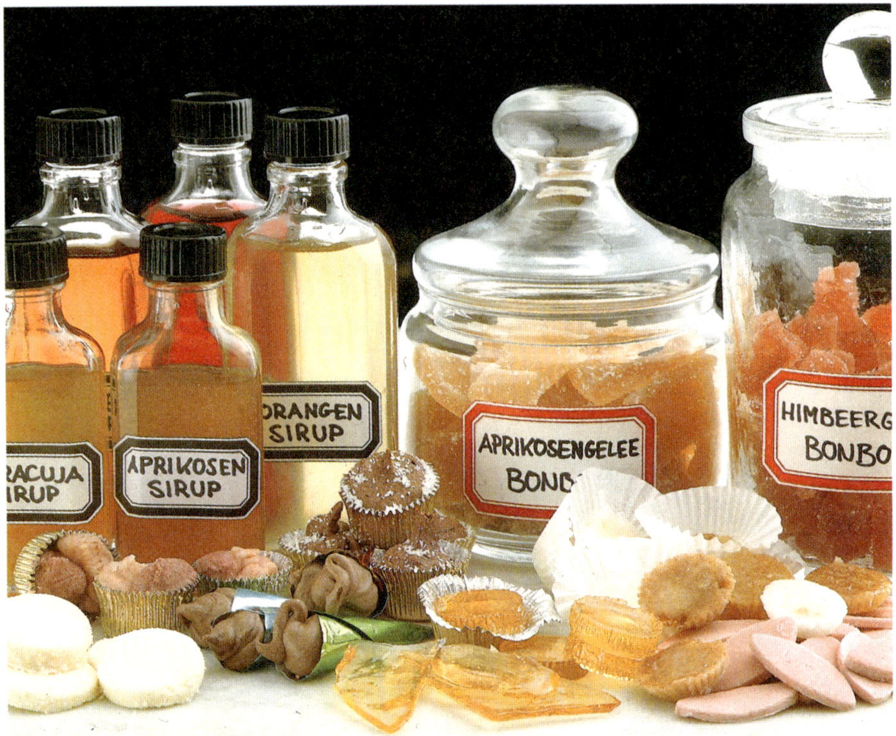

Abb. 1: Süßigkeiten mit und ohne Zucker und nur mit den besten Zutaten.

Bei all diesen verlockenden Dingen haben Sie stets zu entscheiden: mit Zucker oder zuckerfrei?

Zuckerfrei bedeutet bei Süßigkeiten, daß Sie statt Haushaltszucker oder Fruchtzucker – der leider ebenfalls Karies auslösen kann – Zuckeralkohole wie Xylit und Sorbit verwenden können, die diese Eigenschaft nicht haben. Diese Zuckerersatzstoffe enthalten zwar ebenso viele Kalorien wie normaler Zucker; sie sind aber uneingeschränkt für Diabetiker geeignet. Allerdings müssen sie die Broteinheiten im Diätplan berücksichtigen. 12 g Fruchtzucker, Xylit oder Sorbit entsprechen einer Broteinheit (BE).

Auch bei gekauften Süßwaren sollten Sie stets beachten, daß die Aufschrift „Zuckerfrei" nicht bedeutet, daß weniger Kalorien enthalten sind. Das gilt auch für die Bezeichnung „Diätschokolade" (dies nur als Hinweis für Diabetiker, die Probleme mit dem Insulin bzw. mit dem Blutzucker haben). Mit Diät hat das nichts zu tun. Wenn Sie Kalorien sparen wollen, dann ist dies nur mit Süßstoff möglich. Aber daraus kann man leider weder Sirup noch Bonbons herstellen.

Ein paar Worte zur „Physik" der Bonbons:

Für die Herstellung von Sirup oder Bonbons sollten Sie einiges zur Physik der Zucker- und Zuckeraustauschstoffe wissen:

Der normale Haushaltszucker (Saccharose) wird auch als *Kristallzucker* bezeichnet, weil er von selbst – aus seinem inneren Molekülaufbau heraus – Kristalle bildet. Wie groß diese werden können, sieht man beim Kandiszucker. Unter idealen Wachstumsbedingungen ist es durchaus möglich, lupenreine Kristalle (Monokristalle) von über einem Kilogramm zu züchten. Interessant ist bei diesen Kristallen, daß die äußere Form Aufschluß gibt über die innere Ordnung der Moleküle und Atome. Wie wir auf *Seite 52* beschrieben haben, kann Haushaltszucker (Saccharose) durch Säure oder Enzyme gespalten werden; und zwar in Traubenzucker (Glukose) und Fruchtzucker (Fruktose). Diesen Vorgang nennt man *Invertieren*, das heißt *umdrehen, umkehren*. Die dabei entstehende Mischung aus Glukose und Fruktose heißt entsprechend *Invertzucker*. Der Name rührt daher, daß hier ein natürlicher Vorgang, der bei der Bildung der Saccharose vor sich geht, sozusagen umgekehrt wird.

Enthält eine Lösung mehr als 66 % Zukker, so ist sie bei Zimmertemperatur *gesättigt*. Bei höherem Zuckergehalt entsteht eine übersättigte Lösung. Bei höherer Temperatur können noch mehr Zukkerprozente in Lösung gehen. Wenn sich die Lösung wieder abkühlt, rekristallisiert sich der Zucker allerdings wieder. Das ist der Grund, weshalb wir bei unserem Zukkersiruprezept auf *Seite 112* nur einen Zuckergehalt von 60 bis 65 % gewählt haben. Auf diese Weise bleibt er immerhin eine gewisse Zeit flüssig. Steht dieser Sirup allerdings längere Zeit, dann können sich trotz allem Kristalle bilden. Wenn Sie die wieder auflösen wollen, brauchen Sie den Sirup einfach nur erneut zu erhitzen.

Wenn man die Kristallisation aber generell verhindern will, dann braucht man den Invertzucker.

Der Grund, warum Invertzucker nicht kristallisiert, ist im darin enthaltenen Traubenzucker (Glukose) zu suchen. Er kann keine Kristalle bilden, und er verhindert zugleich, daß die Fruktose sich in Kristalle umsetzt; zumindest für eine erheblich längere Zeit, als es bei der Saccharose der Fall ist. Daß auf lange Sicht – also in etwa 3 bis 6 Monaten, auch Invertzucker rekristallisiert, kann man sehr schön am Honig beobachten. Honig hat in der Regel einen hohen Anteil von Invertzucker, denn die Bienen können mit ihren Enzymen Saccharose spalten, die sie von Blüten sammeln. Ebenso geschieht das ja auch bei der menschlichen Verdauung. Dort wird das große Molekül des Kristallzuckers (Saccharose) in zwei kleinere Moleküle aufgespalten.

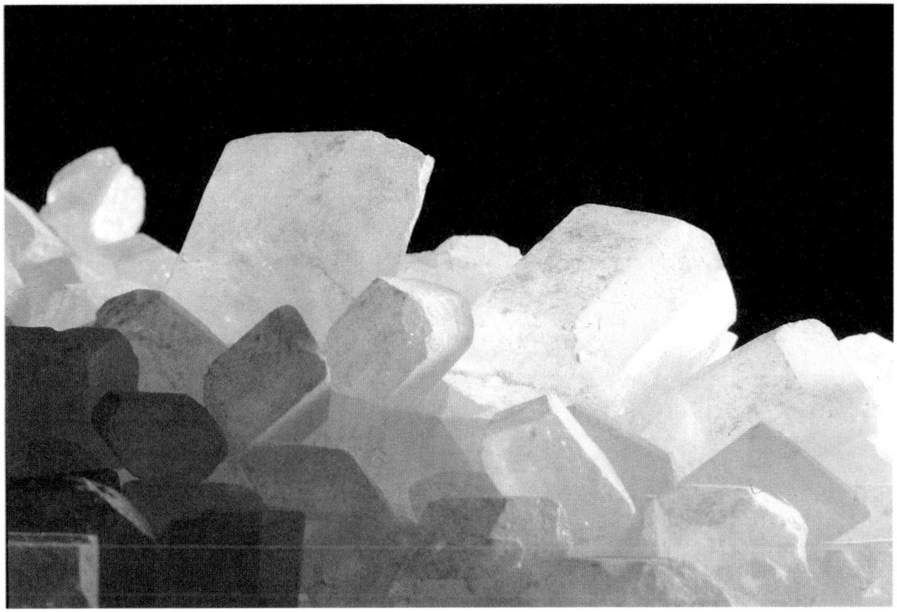

Abb. 2: Der normale Haushaltszucker bildet – wie beim Kandis – durch seinen inneren Molekülaufbau regelmäßige Kristalle.

Das Invertzuckerkochen wird genau im Hobbythek-Buch 3, Seite 86 ff. beschrieben.

Wenn Sie sich die Mühe des Invertzukkerkochens nicht machen wollen, dann können Sie auch sogenannten Glykosesirup nehmen; sogenannt sagen wir deshalb, weil dieser Sirup keineswegs nur aus Glukose besteht, sondern auch aus anderen Zuckerarten (17 % Glukose, 15 % Maltose, der Rest ist Maltodextrin u. a.). Glukosesirup können Sie bei freundlichen Konditoren bekommen oder aber in den Läden, die Hobbythek-Produkte führen. Glukosesirup wird allerdings auch beim Bonbonkochen notwendig, kurzum: bei allen Süßigkeiten, die nicht kristallisieren sollen.

Wir sagten schon, daß ein großer Nachteil von Saccharose, Glukose und Fruktose die Kariogenität ist, das heißt, daß sie Karies an den Zähnen auslösen. Daher sollten Sie, wenn Sie Ihre Lust auf Süßes partout nicht zähmen können, ent-

weder nach jedem Bonbon die Zähne putzen, oder aber Sie gehen auf *Zuckeraustauschstoffe* über, die wenig oder nicht kariogen sind. Zu diesen zählen die schon beschriebenen Stoffe *Xylit* und *Sorbit*. Diese Substanzen haben physikalische Eigenschaften, die für uns sehr interessant sind.
Während der Xylit sehr kristallisationsfreudig ist, ist das bei Sorbit nicht der Fall. Deshalb ist es überhaupt kein Problem, mit Sorbit einen Sirup herzustellen, der nicht rekristallisiert. Anders beim Xylit. Und deshalb verwenden wir ihn im Sirup stets in Kombination mit Sorbit.

Sirupgrundbasis mit und ohne Zucker

Für uns Kinder hatte der Husten stets etwas Gutes. Wir freuten uns, daß es dann Hustensirup gab. Dabei war es uns eigentlich völlig gleichgültig, ob der wirkte oder nicht. Hauptsache, er schmeckte gut. Ganz im Gegensatz zum Tee, den wir nur mit Widerwillen tranken. Nun, alle die ungern Tee trinken, finden im Sirup durchaus eine Alternative. Außer mit Hustenmitteln kann man ihn auch mit pflanzlichen Wirkstoffen zur Beruhigung versehen (z.B. mit Melisse, Hopfen und Baldrian). Besonders bequem geht das mit unseren Kräuterextrakten oder Instant-Tees.
Selbstgemachte Sirupe können Sie für die vielfältigsten Zwecke, sogar zum Süßen von Tee verwenden. Hierfür empfehlen sich Sorten wie Anis-, Fenchel-, Koriander-, Orangensirup; natürlich am besten wieder mit Extrakten oder Instant-Substanzen.

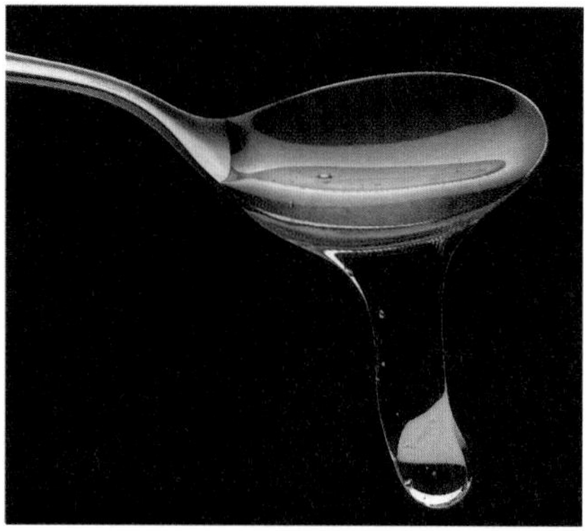

Abb. 3: Für alle Süßigkeiten, die nicht kristallisieren sollen, brauchen Sie den glasklaren Glukosesirup.

An dieser Stelle ist noch ein Wort zum *Ahornsirup* zu sagen, den viele Menschen in dem Glauben kaufen, eine Alternative zum Zucker zu haben. Es handelt sich dabei um den eingedickten Saft aus dem Ahornbaum. Der Ahornsirup besteht jedoch aus fast 67 % Saccharose; allerdings verbunden mit einigen Vitaminen und Spurenelementen. Die restlichen 33 % sind Wasser. Karies löst also auch der Ahornsirup aus. Das kann man auch billiger haben und Rübenkraut verwenden, das ungefähr die gleiche Zusammensetzung hat. Beidem würde ich jedoch den Honig vorziehen, der reich an Enzymen und Vitaminen ist. Aber auch Honig ist kariogen. Und deshalb empfehlen wir den zuckerfreien Sirup, der sich zudem hervorragend mit Früchtepulver verrühren läßt. Auf diese Weise kann man herrliche erfrischende Himbeer-, Erdbeer-, Ananas-, Maracuja-Sirupe herstellen.
Aber zunächst ein einfaches Grundrezept *mit* Zucker:

Grundrezept Zuckersirup

64 g Zucker
36 g Wasser
4 g Kräuterextrakt

Zucker und Wasser kochen Sie auf und rühren dabei leicht. Wenn es siedet, nehmen Sie den Kochtopf von der Herdplatte und lassen es auf etwa 80 °C abkühlen und geben dann den Kräuterextrakt hinein. Dadurch werden die Wirkstoffe des Extraktes geschont. Sollte sich der Extrakt nicht gut lösen, dann ist die Temperatur vielleicht schon zu stark abgesunken. In diesem Fall das Ganze nochmals kurz erhitzen. Füllen Sie den Sirup in Glasflaschen ab, die gut verschließbar sind. Wegen des hohen Zuckeranteils ist dieser Sirup lange Zeit haltbar.

Hustensirupe

Diese Sirupe können Sie mit Extrakten aus Thymian, Spitzwegerich, Eibisch, Isländisch Moos, Süßholz, Salbei, Pfefferminz, Anis, Fenchel, Pomeranzen- oder Orangenschalen usw. herstellen. Probieren Sie es einmal aus. Sie schmecken keineswegs so scheußlich wie manche Tees aus diesen Drogen (weitere Informationen bei den Monographien ab *Seite 67*).
Hier ein Vorschlag für einen durchaus wirksamen Hustensirup:

Hustensirup mit Zucker

64 g Zucker
36 g Wasser
3 g Thymianextrakt – sprühgetrocknet
1 g Fenchelextrakt – sprühgetrocknet

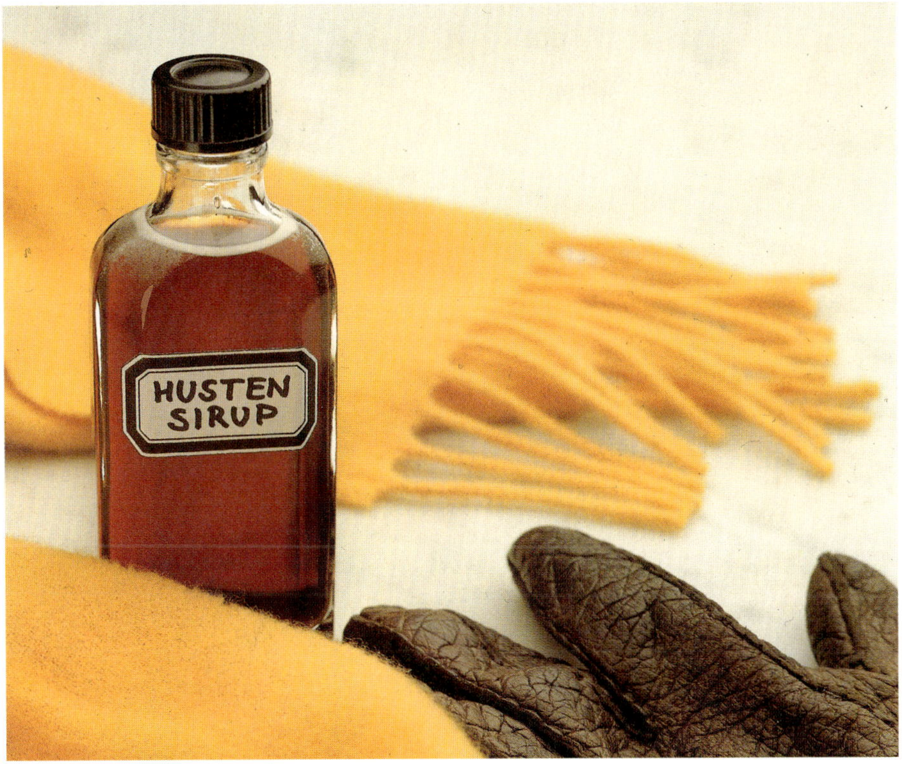

Abb. 4: Probieren Sie bei der nächsten Erkältung einmal unseren Hustensirup.

Herstellung wie beim Grundrezept beschrieben. Dieses Rezept können Sie selbstverständlich variieren und – wenn Sie wollen – noch einen besonders gut schmeckenden Kräuterextrakt zugeben wie Süßholz, Anis, Salbei. Auch Früchte-Extrakte bewirken, daß es noch besser schmeckt. Davon nehmen Sie dann jeweils alle 2 bis 3 Stunden einen Eßlöffel.

Grundrezept Sirup ohne Zucker

Hier haben Sie die Gewähr, daß keine kariogenen Stoffe enthalten sind.

35 g Sorbit
35 g Xylit
30 g Wasser
4 g Kräuterextrakt

Wasser, Sorbit und Xylit erhitzen, bis alles geschmolzen ist. Dann den Topf vom Herd nehmen und etwas abkühlen lassen. Die Kräuterextrakte unterrühren und in Glasflaschen abfüllen.
Aus Xylit allein können Sie – wie gesagt – einen solchen Sirup nicht herstellen. Er würde zu schnell auskristallisieren.
Sie können auch einen reinen Sorbitsirup herstellen. Dann nehmen Sie 70 g Sorbit und 30 g Wasser. Wenn Sie reinen Sorbit verwenden, schmeckt der Sirup nur etwa halb so süß als der mit Zucker oder Xylit hergestellte; denn Sorbit hat nur die halbe Süßkraft. Lieben Sie es süß, dann können Sie auch den handelsüblichen *Sorbit + S* verwenden. Diese Bezeichnung bedeutet, daß der Sorbit mit dem Süßstoff Saccharin auf die volle Süßkraft des Kristallzuckers gebracht worden ist. Sorbit + S bekommen Sie im Supermarkt; nicht aufgesüßten Sorbit in den Läden, die Hobbythek-Produkte führen.

Kräuterbonbons aus Zucker

Das klassische Bonbonrezept läßt sich nur mit Zucker verwirklichen. Und wenngleich wir Bedenken wegen der Karies auslösenden Wirkung von Zucker haben, wollen wir es Ihnen nicht vorenthalten. Wir empfehlen, nach dem Lutschen dieser Bonbons die Zähne zu putzen.
Das Zuckerkochen ist nicht ganz einfach. Aber wem es einmal gelungen ist, dem macht es später immer mehr Spaß. Das Problem ist, daß die Zuckerlösung so lange eingekocht werden muß, bis sich eine Temperatur von 155 bis 160 °C einstellt. Dafür brauchen Sie unbedingt das entsprechende Thermometer (Zuckerthermometer). Und Sie müssen besonders achtsam mit der heißen Masse umgehen, um sich nicht zu verbrennen.
Hier zunächst das neue Rezept:

Grundrezept der Zuckerbonbons

150 g Zucker
60 g Wasser
50 g Honig oder Glukosesirup
8 g Kräuterextrakt

Wenn Sie Honig verwenden wollen, müssen Sie darauf achten, daß es flüssiger Honig ist. Wen der Honiggeschmack stört, der kann – wie die Profis auch – den schon auf *Seite 112* angesprochenen Glukosesirup verwenden, der preiswerter als Honig ist. Aber auch selbstgemachter Invertzucker ist möglich.

Das Zuckerkochen:

Zucker, Wasser, Honig bzw. Glukosesirup werden im offenen Kochtopf (möglichst aus Edelstahl) solange erhitzt, bis sich alles restlos aufgelöst hat. Dann beginnt das eigentliche Zuckerkochen. Während das Wasser langsam verkocht, bilden sich an der Innenwand des Kochtopfs Zuckerkristalle. Diese müssen immer wieder entfernt werden, sonst wirken sie wie Kristallisationskerne. Das machen Sie folgendermaßen: Mit einem Kuchenpinsel wischen Sie diese Kristalle mit kaltem Wasser immer wieder ab, das heißt, Sie lösen sie auf.

Während des Kochens kontrollieren Sie die Temperatur mit dem Zuckerthermometer (es reicht von etwa 50 bis 200 °C). Je mehr Wasser verdampft, um so höher wird logischerweise die Zuckerkonzentration. Zugleich steigt die Temperatur. Achtung! Je heißer die Masse wird, um so schneller vollzieht sich der Temperaturanstieg. Schalten Sie deshalb die Herdplatte am besten schon bei 130 °C auf schwächere Hitze. Zum Schluß müssen Sie ganz besonders gut aufpassen: die Zuckermasse soll nur bis etwa 155 bis 158 °C gekocht werden.

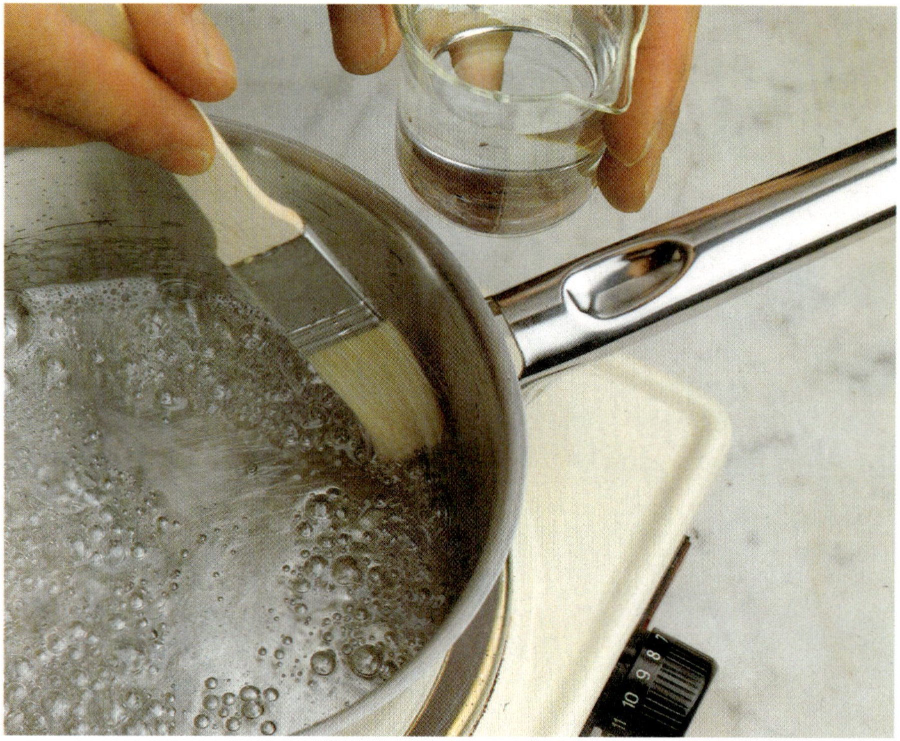

Abb. 5: Während beim Zuckerkochen das Wasser verdunstet, werden die Kristalle am Topfrand mit einem Kuchenpinsel immer wieder abgestreift.

Ziehen Sie den Topf sofort von der Herdplatte und lassen ihn etwas abkühlen. Wenn Sie versehentlich zu hohe Temperaturen erreicht haben, beginnt der Zukker braun zu werden. Das ist bei dieser Art von Bonbons nicht erwünscht. Wenn die Temperatur zu niedrig war, wird die Masse hinterher zu weich.

In den Abkühlvorgang fügen Sie bei etwa 120 °C die geschmacksgebenden Extrakte hinzu; also Kräuter-Extrakte oder auch Frucht-Extrakte. Profis verwenden zur Herstellung von Kräuterbonbons allerdings zähflüssige Extrakte auf einer Glukosebasis. Vor allem Salbei, Thymian, Fenchel und Anis-Extrakte sind beliebt. Geben Sie davon etwa ½ Teelöffel oder 2 bis 4 unserer Meßlöffel hinzu.

Sie können auch Pfefferminz- oder Hustenbonbons mit ätherischen Ölen (Pfefferminz, Salbei, Thymian usw.) selbst herstellen. Allerdings gehört dazu schon etwas mehr Übung, weil die ätherischen

Öle in der Zuckermasse leicht verdampfen, so daß manches an Aroma und Wirkung verlorengeht. Auch Instant-Teesubstanzen sind durchaus geeignet. Sie müssen davon nur größere Mengen nehmen; etwa bis zu 20 g. Aber das müssen Sie einfach einmal geschmacklich ausprobieren.
Lecker sind auch Bonbons, die einfach nur Honig enthalten. Dann müssen Sie natürlich auf den Glukosesirup verzichten. Wenn Sie den Honiggeschmack intensivieren wollen, können Sie zusätzlich Honigextrakt hinein tun.
Wenn Sie diese geschmacksbildenden Substanzen untergerührt haben, ist die Temperatur der Zuckermasse noch etwas weiter abgesunken. Jetzt müssen Sie die heiße Masse schnell ausgießen, sonst erstarrt sie im Topf. Profis machen das auf einer Marmorplatte, die leicht eingefettet ist. Diese Marmorplatte bekommen Sie für wenig Geld beim Steinmetz oder im Baumarkt. Es geht auch – allerdings wesentlich unbequemer – auf etwas größeren Marmorfrühstücksbrettchen. Zur Not können Sie auch eine Unterlage aus gespanntem Backpapier (von unten mit Doppelklebeband auf einem großen Holzbrettchen befestigen) vorbereiten und die Masse darauf gießen.
Der Vorteil der Marmorplatte besteht darin, daß Sie die Zuckermasse mit einem Spachtel aus nichtrostendem Stahl ganz gut führen können. Ist diese noch heiß genug, dann können Sie sie auch zusammenklappen wie einen Teig. Sie läuft anschließend immer wieder zu einer ebenen Fläche aus, die Sie mit dem Spachtel etwas nachformen können. Ist die Masse zu hart geworden, können Sie sie im Backofen leicht wieder etwas aufwärmen.

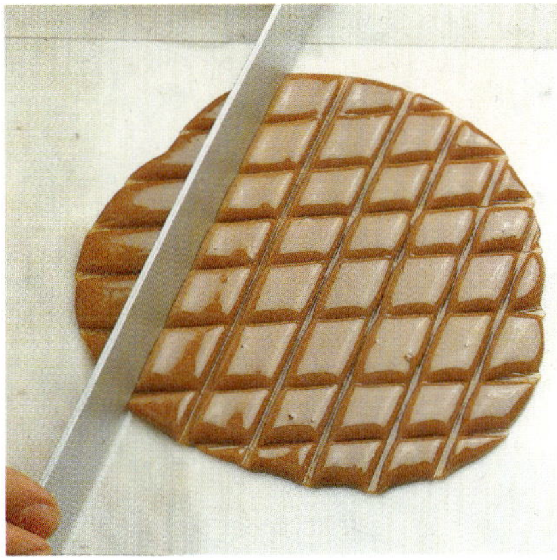

Abb. 6: Lassen Sie die Zuckermasse auf eine Marmorplatte laufen. Mit einem Spachtel oder Messerrücken können Sie einzelne Bonbons voneinander trennen.

Drücken Sie möglichst bald mit der Kante des Spachtels oder dem Rücken eines Brotmessers Rillen in den Bonbonfladen. Und zwar in regelmäßigen Abständen kreuz und quer, so daß ein Karo entsteht. Nach dem Abkühlen lassen sich die so entstandenen Stückchen leicht auseinanderbrechen.

Zuckerfreie Bonbons mit Xylit

Diese Bonbons haben den Vorteil, nicht nur Karies nicht auszulösen, sondern sogar Karies verhüten zu helfen. Sie verhindern nämlich die Milchsäuregärung an den Zähnen. Leider ist Xylit etwa zehnmal teurer als Zucker. Aber die Gesundheit der Zähne sollte uns das wert sein.

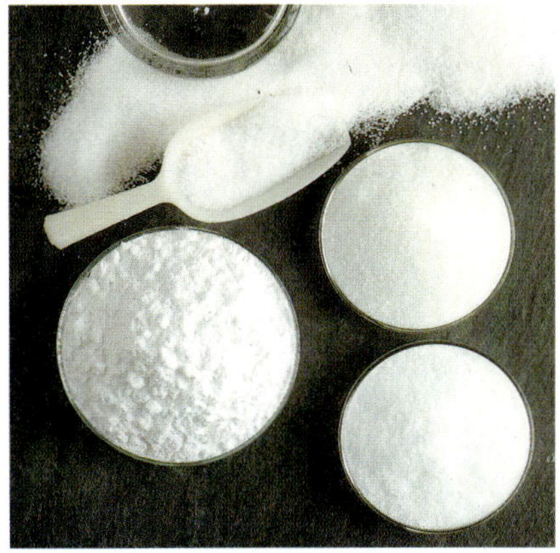

Abb. 7: Xylit (die beiden Näpfchen rechts) hat die gleiche Süßkraft wie Zucker (oben), ist aber leider teurer. Das sollte Ihnen aber die Gesundheit Ihrer Zähne wert sein. Das billigere Sorbit (links) hat nur die halbe Süßkraft von Zucker.

Grundrezept für Xylitbonbons

250 g Xylit
ca. 4 Meßl. oder 2 Teel. Kräuterextrakt

Alle Extrakte kommen in Frage; auch solche, die medizinische Wirkungen bei Husten, Heiserkeit usw. haben. Von Pfefferminz, Salbei, Thymian bis hin zu magenfreundlichen Drogen wie Fenchel, Anis, Baldrian, Kamille, Melisse usw. Verwenden können Sie auch ätherische Öle wie Eukalyptus, wieder Pfefferminz, Thymian, Anis, Fenchel, Kamille, Zimt usw.
Nehmen Sie auf die angegebene Menge 10 bis 20 Tropfen. Die genaue Menge ist Geschmackssache. Probieren Sie die Ihnen zusagende Menge aus. Bedenken Sie dabei, daß ein Teil der ätherischen Öle durch die hohe Temperatur verdunstet.

Und so wird's gemacht:
Xylit wird im Kochtopf erwärmt, bis es bei 90 °C schmilzt. Die Temperatur brauchen Sie dabei nicht zu kontrollieren. Sobald das Xylit anfängt zu schmelzen, rührt man den Extrakt oder die ätherischen Öle unter.
Am besten gießt man die Masse in Alu-Pralinenkapseln, in die man jedoch vorher etwas Puderxylit gestreut hat. Puderxylit bekommen Sie ebenfalls in den Zutatenläden der Hobbythek. Aber Sie können es sich auch aus kristallinem Xylit selbst herstellen; und zwar in einer Kaffeemühle mit Schlagmesserwerk.
Füllen Sie also die heiße Xylitmasse in die Kapseln; und zwar so hoch, daß die Drops etwa 4 bis 6 mm dick werden.
Zum Schluß streut man obendrauf noch etwas Puderxylit. Dieser Puderxylit hat eine wichtige Funktion. Er sorgt dafür, daß die Masse sich besser rekristallisiert, was hier ausdrücklich erwünscht ist. Die feinen Puderkörnchen wirken dabei wie Kristallisationskerne. Sie sind sozusagen kleine Impfkristalle, die dafür sorgen, daß der Kristallisationsvorgang schneller abläuft. Trotzdem müssen Sie schon damit rechnen, daß es 24 bis 48 Stunden dauert, bis Sie die Dropse aus den Pralinenhütchen herausnehmen können. Diese Hütchen können Sie natürlich immer wieder verwenden (Sie bekommen sie in Konditor-Zubehörgeschäften oder in den im Anhang genannten Läden).
Schließlich kann man mit Xylit auch herrliche Fruchtdrops machen.
Xylit erzeugt im Mund einen angenehmen kühlenden Effekt. Die Ursache dafür ist, daß Xylit eine relativ hohe Lösungswärme benötigt. Diese Wärme wird beim Lutschen der Zunge entzogen.
Für Sie haben wir außerdem noch ein anderes Rezept für zahnschonende Drops

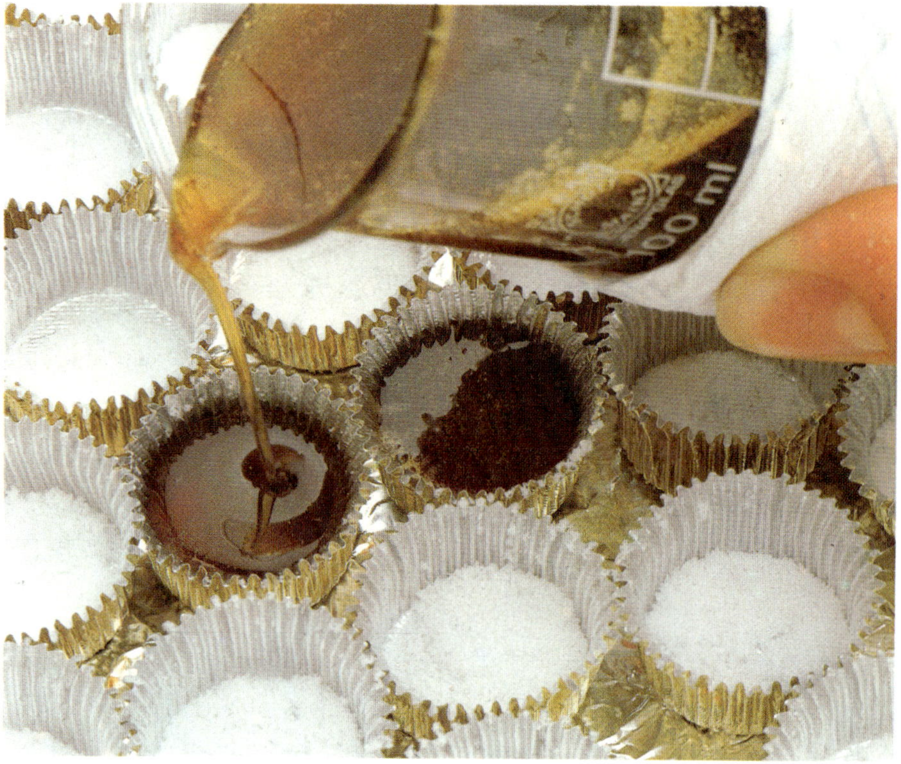

Abb. 8: Die Bonbonmasse wird noch warm in Alu-Pralinenkapseln gegossen.

entwickelt, das sogar ohne Erhitzen hergestellt werden kann.

Grundrezept kalthergestellter Puderxylit-Drops

20 g Eiklar (frisches Hühnereiweiß)
220–230 g Puderxylit
15 g Gummi arabicum, walzengetrocknet
10 g Kräuterextrakt, sprühgetrocknet

Mit einem elektrischen Handrührgerät schlagen Sie das Eiklar mit 10 g Puderxylit auf. In diese Masse geben Sie während des Rührprozesses 15 g Gummi arabicum und den Kräuterextrakt. Erst dann wird nach und nach die restliche größere Puderxylitmenge (210 g) zugefügt, bis sich ein Teig bildet. Zur Weiterbearbeitung beginnen Sie jetzt am besten – –ähnlich wie bei einem Kuchenteig – die Masse mit der Hand zu kneten. Falls der Teig noch klebt, müssen Sie vorsichtig weiteren Puderxylit zugeben. Vorsicht!

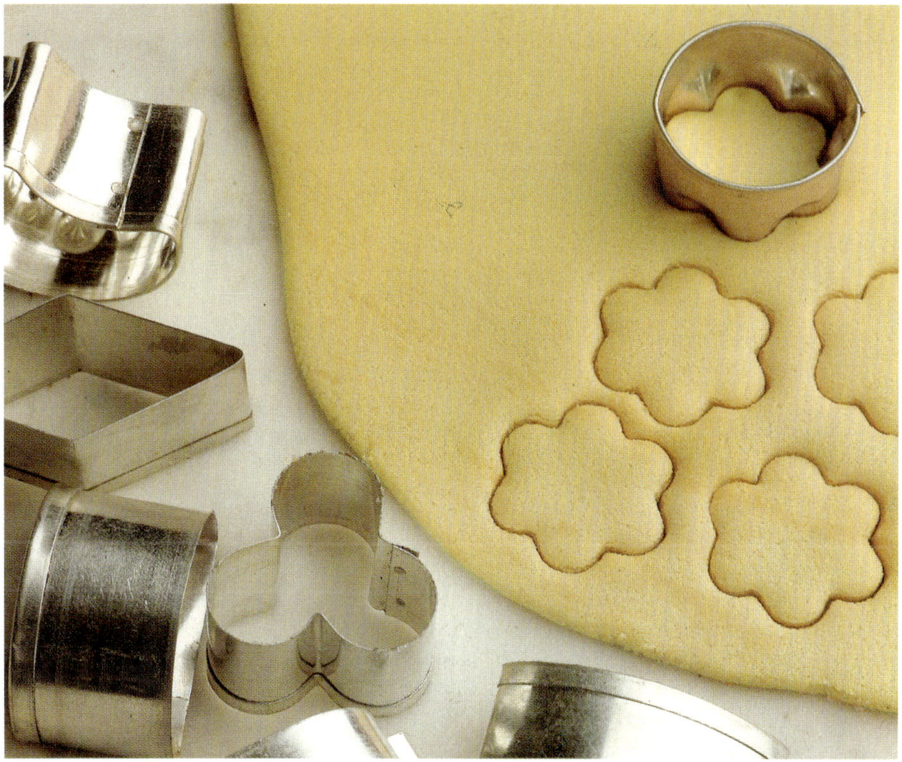

Abb. 9: Xylit-Bonbons werden wie Plätzchen mit Formen ausgestochen.

Nicht zuviel auf einmal; sonst wird der Teig brüchig. Sie müssen das einfach ausprobieren. Übergroße Schwierigkeiten gibt es dabei nicht.

Der Teig muß später eine Konsistenz haben, daß er sich wie Plätzchenteig ausrollen läßt. Als Unterlage ist die bei den Xylitbonbons beschriebene glatte Marmorplatte geradezu ideal. Es geht aber auch mit einem großen Küchenbrett, das Sie mit Hilfe von Doppelklebeband mit Alufolie bespannt haben.

Streuen Sie auf die Unterlage, bevor Sie den Teig daraufgeben, ebenfalls Puderxylit, damit er nicht anklebt. Rollen Sie den Teig auf eine etwa 2 bis 3 mm dicke Schicht aus und stechen Sie ihn dann mit kleinen Förmchen, die es für Kleinstgebäck im Haushaltswarengeschäft gibt, oder mit einem kleinen dünnwandigen Aluminiumröhrchen oder einem Reagenzglas aus. Wir haben auch ein Pillendöschen aus Glas verwendet. Ein kurzes Aluminiumröhrchen hat den Vorteil, daß Sie die ausgestochene Platte von hinten herausdrücken können, was bei den anderen Vorschlägen nicht geht. Da müssen Sie die Bonbons herausschütteln.

Danach lassen Sie die noch feuchten Drops mindestens 24 Stunden trocknen. Schneller geht es, wenn Sie sie nach einiger Zeit einmal wenden.

Die gut getrockneten Drops bewahren Sie am besten in einem Marmeladenglas mit dichtverschließbarem Deckel auf.

Hier noch einige Tips für verschiedene Geschmacksrichtungen: Lakritzartig schmecken die Drops, wenn Sie sie mit Süßholzextrakt herstellen. Für Erkältungskrankheiten sind Salbei, Pfefferminz und Eukalyptus zu empfehlen. Anis, Fenchel und Kamille helfen, wenn Sie Magenprobleme haben. Der Geschmacksvielfalt sind keine Grenzen gesetzt. Sie können ihn mit ein, zwei Tropfen ätherischer Öle sogar verstärken.

Tinkturen für die Gesundheit

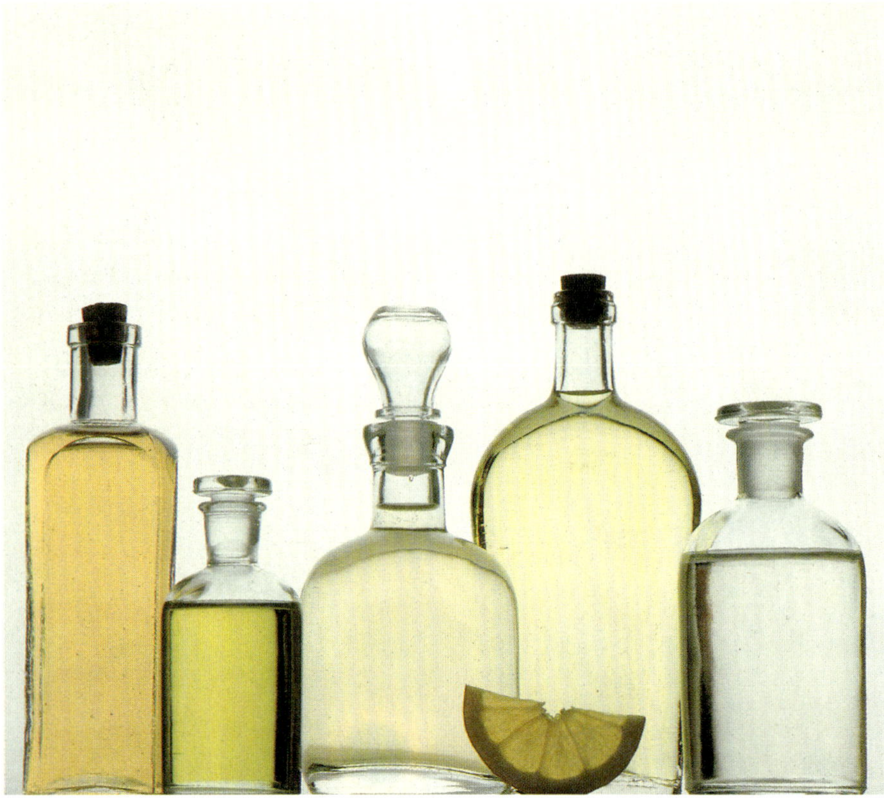

Tee enthält – weil er mit *Wasser* aufgebrüht wird – nur die wasserlöslichen Wirkstoffe der Heilpflanzen. Bei Tinkturen zieht man mit *Alkohol* ganz andere Inhaltsstoffe heraus, die für die entsprechenden Anwendungsgebiete sehr hilfreich sein können. Ein weiterer Vorteil: der Alkohol konserviert die Substanzen auf natürliche Weise. Die jeweiligen Anwendungen sind in den *Monographien* und *Standardzulassungen* der Heilpflanzen beschrieben (vgl. ab *Seite 67*).

Tinkturen kann man tropfenweise, meist mit etwas Wasser verdünnt, einnehmen. Für den äußerlichen Gebrauch werden sie – ebenfalls leicht verdünnt oder pur – zum Einreiben, aber auch für Umschläge, zum Gurgeln usw. verwendet.

Der Name Tinktur kommt aus dem Lateinischen und heißt „gefärbt", weil die Auszugssubstanzen den wasserklaren Alkohol meist leicht mit Farbe versehen.

Abb. 1: Tinkturen kann man zum Einreiben, Gurgeln und für vieles andere verwenden, was der Gesundheit dient.

Die Herstellung von Tinkturen

Das exakte Herstellungsverfahren wird im deutschen Arzneimittelbuch (DAB) beschrieben. Es gibt zwei Verfahren: die Mazeration und die Perkolation.
Bei der *Mazeration* wird 1 Gewichtsteil der zerkleinerten und getrockneten Droge mit 5 bis 10 Gewichtsteilen Alkohol (70–90 %ig) übergossen und in einem gut verschlossenen Gefäß bei Raumtemperatur und im Dunkeln ca. 5 Tage gelagert. Es muß mehrmals täglich geschüttelt werden. Danach siebt man die Flüssigkeit ab und preßt die Drogenrückstände noch mit einem Baumwolltuch aus. Dann wird die Tinktur nochmals 5 Tage unter 15 °C gelagert und anschließend evtl. durch ein Kaffeefilterpapier filtriert. Jetzt können Sie sie verwenden.
Die *Perkolation* ist eine Sonderform der Mazeration, die vor allem in der Industrie verwendet wird.

Baldriantinktur

10 g getr. Baldrianwurzel 50 g Weingeist (Ethylalkohol) 70 %ig

Zubereitung wie bei Mazeration beschrieben. Für diese Tinktur gibt es eine Standardzulassung, die folgende *Anwendungsgebiete* beschreibt: Unruhezustände, nervös bedingte Einschlafstörungen.
Nebenwirkungen: vgl. Baldrianmonographie. Vorsicht, wenn Sie Auto fahren wollen.
Dosierungsanleitung und Art der Anwendung: Soweit nicht anders verordnet nehmen Erwachsene zur Beruhigung 2-3mal täglich ½ TL (1 Meßl.) und bei Schlafstörungen eine halbe Stunde vor dem Schlafengehen 1 TL Baldriantinktur, verdünnt mit einem halben Glas Wasser. Kinder nehmen die Hälfte.

Brennesselalkohol

Für ihn gibt es keine besondere Vorschrift. Da er nur äußerlich zum Einreiben verwendet wird, können Sie als Alkohol auch unser kosmetisches Haarwasser D 95 % oder Isopropylalkohol verwenden. Beide können durch Zugabe von 25 bis 30 % Wasser verdünnt werden. Sie erhalten dann ca. 70 %igen Alkoholanteil. Nehmen Sie davon 50 g und geben Sie 10 g getrocknetes Brennesselkraut hinein. Herstellung wie bei Mazeration beschrieben.

Enziantinktur

10 g getr. Enzianwurzel 50 g Weingeist (Ethylalkohol) 70 %ig

Herstellung wie bei Mazeration beschrieben.
Wirkung und Dosierung: Bei Einnahme Steigerung der Magensaft- und Gallenmenge, dadurch Appetitanregung. Mildert Krämpfe im Magen. Bei Bedarf 10 Tropfen in etwas Wasser.

Hamamelistinktur

10 g Hamamelisblätter und/oder -rinde 50 g Weingeist (Ethylalkohol) 70 %ig

Herstellung wie bei Mazeration beschrieben. Diese Tinktur eignet sich hervorragend für Mundwasser.

Für kosmetische Zubereitungen, die nur äußerlich aufgetragen werden, wie z. B. Gesichtswasser, haben wir folgendes Rezept:

10 g Hamamelisblätter und/oder -rinde 40 g kosmetisches Haarwasser D 95 % oder Isopropylalkohol 10 g Wasser

Hamamelistinktur wirkt adstringierend. Sie ist nur für äußerliche Anwendungen gedacht.

Johanniskrauttinktur

Dafür gibt es keine besondere Vorschrift (zur Verwendung vgl. Monographie *Seite 74*)

10 g getr. Johanniskraut 50 g Weingeist 70 %ig

Wirkung: Ähnlich wie beim Tee gegen Nervosität und depressive Zustände. Man nimmt 10–30 Tropfen auf ein ½ Glas Wasser. Nötigenfalls 2-3mal täglich. Beachten Sie, daß Sie bei sehr langer Anwendung abhängig werden können.

Löwenzahntinktur

10 g getr. Löwenzahnwurzel und -kraut 50 g Weingeist (Ethylalkohol) 70 %ig

Herstellung wie bei Mazeration beschrieben. Dosierung und Anwendung vgl. Monographie *Seite 77.*

Mariendisteltinktur

10 g getr. Mariendistelfrüchte (zerkleinert in Kaffeemühle) 50 g Weingeist 90 %ig

Ansetzen wie bei Mazeration beschrieben.
Innerlich anzuwenden bei Leber- und Gallenbeschwerden, vor allem nach Alkoholgenuß. 3mal täglich bis zu 30 Tropfen in etwas Wasser (vgl. auch Monographie *Seite 78*).

Melissengeist

Da das ätherische Öl sehr teuer ist, ist der alkoholische Auszug besonders interessant. Sie brauchen dafür nur die billigen Melissenblätter, die Sie sogar selbst züchten können.

10 g getr. Melissenblätter 50 g Weingeist 70 %ig

Mazeration wie oben beschrieben.
Anwendung und Dosierung: Äußerlich zum Einreiben und innerlich 2mal täglich bis zu 30 Tropfen in etwas Wasser. (Vgl. dazu die Monographie Melisse, *Seite 79*).

Myrrhetinktur

10 g Myrrhe 50 g Weingeist 90 %ig

Die Myrrhe zunächst in einer Kaffeemühle pulverisieren und dann mazerieren wie oben beschrieben.
Myrrhe wirkt adstringierend (zusammenziehend) und ist daher blutstillend, außerdem desinfizierend und heilend. Sie ist ein gutes Mittel bei Verletzungen im Mund und an der Zunge und deshalb vor allem als Mundwasser gedacht.
Myrrhetinktur können Sie auch im Verhältnis 1:1 mit Tormentillwurzeltinktur mischen. Beides kann auch als Kraut gemeinsam angesetzt werden.
Zur Myrrhetinktur gibt es eine *Standardzulassung*, in der folgende *Anwendungsgebiete* genannt werden: Entzündungen von Zahnfleisch und Mundschleimhaut; Prothesendruckstellen.
Dosierungsanleitung und Art der Anwendung: Soweit nicht anders verordnet, werden die betroffenen Stellen des Zahnfleisches oder der Mundschleimhaut 2-3mal täglich mit der unverdünnten Myrrhentinktur eingepinselt. Zur Bereitung einer Spül- und Gurgellösung werden 30-60 Tropfen in ein Glas warmes Wasser gegeben. Bei unverdünnter Anwendung kann vorübergehend ein leichtes Brennen auftreten, was auf die Wirkung hindeutet.

Rosmarintinktur

10 g getrocknetes Rosmarinkraut 50 g Weingeist 70 %ig

Herstellung durch Mazeration wie oben beschrieben.
Wirkung wie beim Tee (vgl. *Seite 81*). Bei rheumatischen Schmerzen äußerlich durch Einreiben anwenden, was entkrampfend und durchblutungsfördernd wirkt.
Man kann die Tinktur auch gewinnen, indem man 2 Tropfen ätherisches Rosmarinöl in 10 ml 70 %igen Alkohol gibt.

Salbeitinktur

10 g getr. Salbeiblätter 100 g Weingeist (Ethylalkohol) 70 %ig

Herstellung wie bei Mazeration beschrieben. Dosierung und Anwendung vgl. *Seite 81*.

Tormentillwurzeltinktur

10 g getr. Tormentillwurzel 50 g Weingeist 70 %ig

Mazerieren wie oben beschrieben.
Wirkung wie beim Tee. Man nimmt sie zum Gurgeln und Spülen des Mundes. Bei Zahnfleisch- und Halsschmerzen 2 TL Tinktur auf ⅛ Glas lauwarmes Wasser. Auch mischbar mit Myrrhetinktur. Zum Pinseln des Zahnfleisches und der Mundschleimhaut unverdünnt oder nur leicht verdünnt nehmen.
Innerlich anwendbar bei Durchfällen. Man nimmt bis zu 50 Tropfen auf 1 Glas lauwarmes Wasser.

Pomeranzentinktur

10 g getrocknete Pomeranzenschalen 50 g Weingeist 70 %ig

Mazerieren wie oben beschrieben.
Sie wird innerlich als aromatisches Bittermittel verwendet, regt die Magensaftbildung an und ist deshalb appetitanregend und verdauungsfördernd. Nehmen Sie sie ca. ½ Stunde vor den Mahlzeiten ein; und zwar 20–30 Tropfen in ¼–½ Glas Wasser.

Düfte und Aromen zum Heilen und Genießen

Etwa ein Drittel aller Pflanzen enthalten ätherische Öle; manche mehr, manche weniger. Diese ätherischen Öle sind leicht flüchtige Substanzen, das heißt, sie verdunsten sehr schnell und entwickeln dabei sehr charakteristische und auch besonders intensive Düfte. Sie kennen das von der Pfefferminze, der Kamille, dem Lavendel, dem Thymian usw.. Wenn sogenannte fette Öle wie Sonnenblumenöl, Olivenöl, Weizenkeimöl auf Papier getropft werden, entsteht ein bleibender Fleck. Tropfen Sie hingegen ätherisches Öl darauf, so verdunstet es fast spurlos – es hinterläßt jedenfalls keine Rückstände.

Chemisch betrachtet setzen sich die ätherischen Öle aus insgesamt weit über 1000 verschiedenen Stoffen zusammen. Ein einzelnes Öl kann aus einem Gemisch von mehr als 100 verschiedenen Inhaltsstoffen bestehen.

Die wohl wichtigste Stoffgruppe sind die sogenannten Terpene. Von ihnen gibt es sehr viele. Zu nennen sind vor allem die Mono-Terpene und die Sesquiterpene, die als Alkohole, als Aldehyde, als Ketone, Säuren, Ester und Äther auftreten. Ein *Mono-Terpen* ist zum Beispiel auch das Genariol im Geraniumöl; ebenso das Limonen im Zitronenöl, das Menthol im Pfefferminzöl, das Pinen im Terpentinöl, der Kampfer im Kampferöl (vgl. *Abb. 2*).

Zu den sogenannten *Sesquiterpenen* gehört beispielsweise das Farnesol (vgl. *Seite 122*).

Schließlich gibt es noch *Diterpene* wie das Phytol. Dies ist ein linearer Terpenalkohol, der mit dem Chlorophyll vererstert ist. Ätherische Öle spielen also auch bei der Photosynthese eine Rolle.

Ein sogenanntes *Triterpen*, das Squalen, ist eine wichtige Vorstufe des Cholesterins usw. Aber die Reihe geht noch wei-

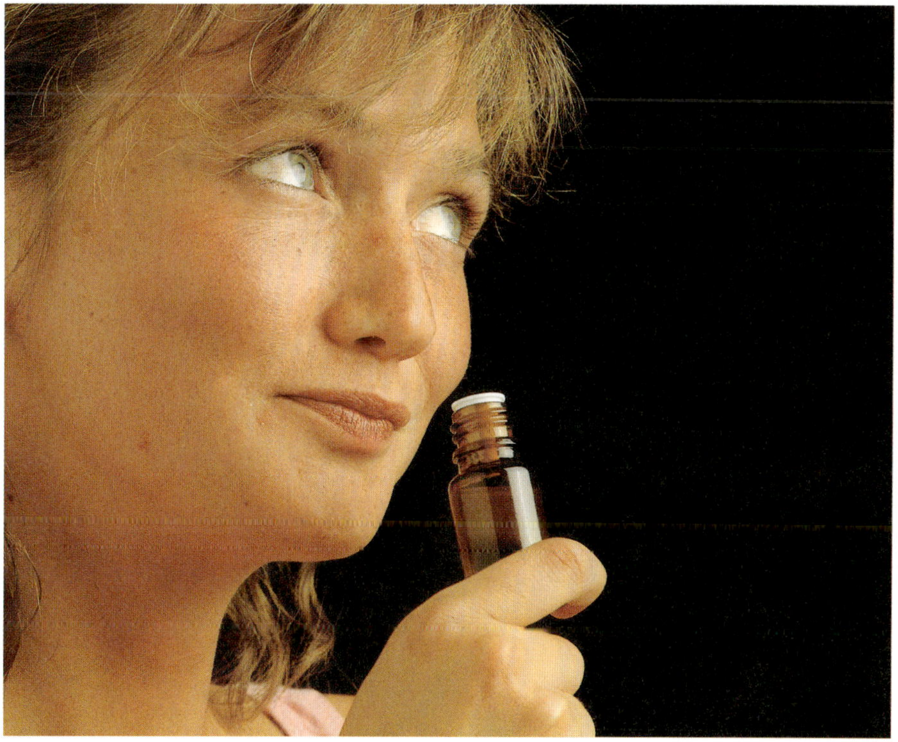

Abb. 1: Krank oder gesund – schon der Duft von ätherischen Ölen wirkt auf die Verfassung eines Menschen ausgesprochen positiv.

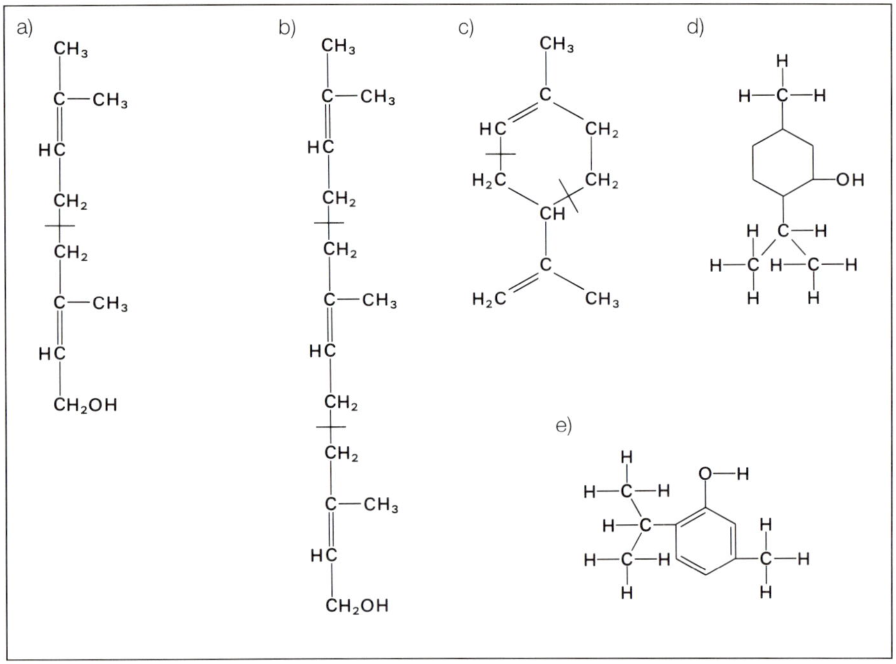

Abb. 2: Strukturformeln wichtiger Stoffgruppen in ätherischen Ölen: die Mono-Terpene Geraniol (*a*), Limonen (*b*), Menthol (*c*), das Sesquiterpen Farnesol (*d*) und der Phenolabkömmling Thymol (*e*).

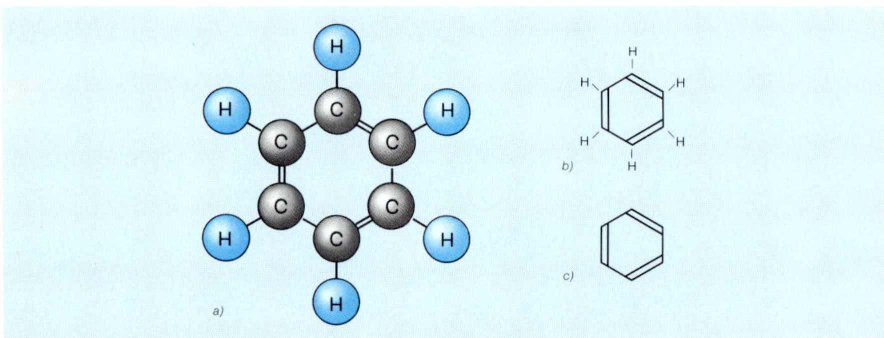

Abb. 3: Solche aus Kohlenstoffatomen gebildete Sechsecke nennt man Benzolringe (*a*). Bei der grafischen Darstellung vereinfacht man den Benzolring (*b*). Bei weiterer Vereinfachung läßt man die Wasserstoffverbindungen weg (*c*).

ter. So gibt es beispielsweise noch *Tetraterpene*, zu denen die Karotinoide zählen. Das sind im Prinzip reine Kohlenwasserstoffe, die häufig Verbindungen mit Sauerstoff eingegangen sind.

Die Terpene sind vielfach linear aufgebaut, das heißt, die einzelnen Moleküle und Atome reihen sich kettenförmig aneinander. Es gibt aber auch solche aus ringförmigen Verbindungen wie beispielsweise das Limonen. Ringe sind in der Natur vielfach zu finden. Sie bauen z. B. auf dem vom berühmten Chemiker A. Kekolé entdeckten Benzolringen (vgl. *Abb. 3*) auf. Die Chemie bezeichnet diese Art von Verbindungen auch als aromatische Verbindungen, weil sie in der Regel einen intensiven Duft abgeben, der freilich auch ganz einfach ein Gestank sein kann.

Zu den Stoffen, die auf dem Benzolring aufbauen, gehören auch die *Phenole*. Ein Phenolabkömmling ist z. B. das Thymol des Thymianöls (vgl. *Abb. 2*). Weitere Phenolabkömmlinge sind gewisse Flavonoide, insbesondere die Flavone sowie das Lignin.

Aus ringförmigen Kohlenwasserstoffen besteht auch die Valeriansäure des Baldrians, Fenchol aus dem Fenchel, das Anethol aus dem Anis, das Azulen und das Alpha-Bisabolol aus der Kamille, das Borneol aus dem Kampfer und dem Koriander.

Menthol baut ebenfalls auf Benzolringen auf und ist ein sogenannter sekundärer Alkohol (vgl. *Abb. 2*).

Dies ist durchaus keine vollständige Auflistung der möglichen Wirk- und duftgebenden Stoffe der ätherischen Öle. Wenn man als Laie diese Namen liest, hat man den Eindruck, daß eine chemische Fabrik beschrieben wird. Dieser Eindruck ist gar nicht einmal falsch. Es ist die chemische Fabrik mit Namen Pflanze. Allerdings sind alle diese Stoffe insofern nicht wie übliche chemische Substanzen zu werten, weil sie das Leben sozusagen von Anbeginn an begleiten und deshalb im Kreislauf der Natur einen wichtigen Platz einnehmen.

Ätherische Öle als Wirkstoffe

Schon in ältesten Zeiten hat sich der Mensch diese Stoffe zunutze gemacht. Die Wirksamkeit mancher Heilpflanzen auf den menschlichen Körper beruht häufig auf den darin enthaltenen ätherischen Ölen; oder genauer: auf den eben genannten Wirkstoffen.

Ätherische Öle sind in der Regel nicht mit Wasser mischbar. Gleichzeitig verdunsten bzw. verdampfen sie relativ schnell. Das macht man sich bei der Gewinnung dieser Öle aus den Pflanzen zunutze.

Qualitativ hochwertige ätherische Öle sollten durch Wasserdampfdestillation gewonnen werden. Keinesfalls dürfen sie mit irgendwelchen Lösungsmitteln herausgezogen werden. Leider gibt es unter den Firmen, die ätherische Öle vertreiben, auch schwarze Schafe. Deshalb ist der Kauf eines ätherischen Öls Vertrauenssache. Darauf müssen auch die Firmen bauen können, die diese ätherischen Öle importieren und im Großhandel verkaufen. Importeure sollten also in jedem Fall die jeweiligen Chargen genau untersuchen. Dafür gibt es beispielsweise den Gaschromatographen, mit dem man Insektenvertilgungsmittel wie DDT nachweisen kann. Hier gilt im Prinzip dasselbe, was wir schon in unserem Kapitel „Eine kleine Drogenkunde" gesagt haben (vgl. *Seite 28 ff.*).

Im Hinblick auf die Qualität spielen natürlich auch die Zusammensetzungen der Öle eine Rolle. Aber das ist bei Pflanzen nun einmal ein Problem. Die Ölanteile können stark schwanken je nach Anbauregion, Wetter, Sonnenbestrahlung usw. Allerdings kann man die Qualität durchaus positiv beeinflussen. So kommt es zum Beispiel sehr auf den richtigen Erntezeitpunkt an und natürlich auch darauf, ob die Pflanzen schon an Ort und Stelle in ätherische Öle verwandelt werden und ob dies sachgemäß geschieht.

Das *Deutsche Arzneimittelbuch* (DAB) schreibt innerhalb gewisser Bandbreiten Qualitäten vor. Das heißt, die wichtigen Inhaltsstoffe müssen immer in einer vorgeschriebenen Mindestmenge enthalten sein. Hat ein natürliches ätherisches Öl zu wenig dieser Stoffe, dann werden bestimmte Wirkstoffe in der entsprechenden Menge sogar nachträglich zugefügt. Das kann allerdings auch ein Problem sein. Besser ist es, wenn nur die Öle verwendet werden, die von Natur aus die vorgeschriebenen Bestandteile enthalten. Sie sehen schon: ätherische Öle bleiben immer Vertrauensartikel.

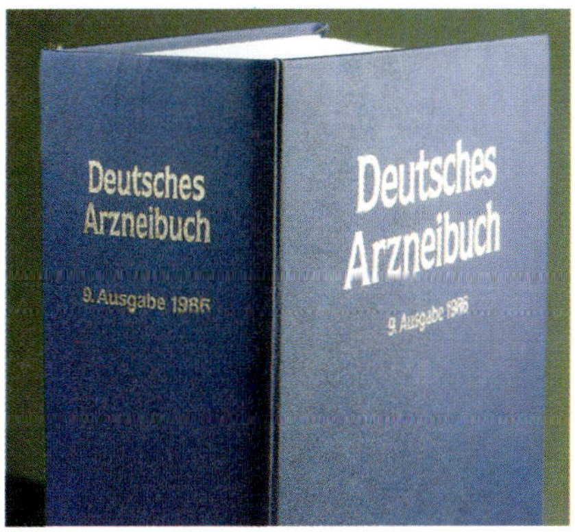

Abb. 4: Das Deutsche Arzneimittelbuch (DAB) schreibt die Qualitäten von Medikamenten vor.

Wir haben mit den wichtigsten deutschen Produzenten gesprochen, um mehr Zuverlässigkeit zu erreichen. Viel Erfolg haben wir bisher nicht gehabt. Allerdings haben wir die Lieferanten, die Rohstoffe für die Hobbythek verkaufen, gebeten, unbedingt darauf zu achten, nur erste Qualität einzukaufen. Manche haben uns ihre Lieferanten genannt, und wir haben darunter bisher kein schwarzes Schaf gefunden. Mehr können wir leider nicht tun.

Gesagt werden muß allerdings auch, daß teure ätherische Öle nicht unbedingt besser sein müssen. Auf dem Markt gibt es Firmen, die einen Glorienschein um sich verbreiten und die zum Teil unverschämte Preise fordern, obwohl ihre Öle nicht besser sind als billigere. Sie nutzen nur geschickt die Bereitschaft der Menschen aus, für die Gesundheit viel Geld auszugeben.

Noch ein Wort zu einer Problematik, die ebenfalls etwas mit dem Preis zu tun hat. Manche natürlichen ätherischen Öle sind derart teuer, daß man sie durch natürliche Austauschprodukte ersetzt. Das gilt zum Beispiel für Melissenöl. Was normalerweise als Melissenöl verkauft wird, ist häufig natürliches Citronellöl (auch indisches Melissenöl genannt, vgl. *Seite 133*).

Andere ätherische Öle kann man so exakt kopieren, daß gar kein Unterschied mehr zwischen den chemisch und den natürlich hergestellten besteht. Für welches man sich entscheidet, ist natürlich auch ein wenig Glaubenssache – immerhin ist ein synthetisches nicht in der che-

mischen Fabrik „Pflanze“ gewachsen. Für Menschen, die unter Allergien leiden, können die naturidentischen Öle aber durchaus eine echte Alternative sein; denn sie sind in der Regel weniger allergen als die natürlichen. Oft ist nämlich nicht nur der Hauptwirkstoff des ätherischen Öls allergieauslösend, sondern auch viele der Begleitstoffe.
Manche Riechstoffe, die die Chemie präsentiert, sind völlig ohne Vorbild in der Natur. Es sind Neukreationen des Menschen, der es darin zu einer unglaublichen Fertigkeit gebracht hat. Ob man sie nimmt oder nicht, ist wieder eine Frage der Einstellung. Aber in den meisten Parfüms – und seien sie noch so teuer – werden Sie diesen Stoffen begegnen. Sie gehören ganz einfach zur High-Tech der Pharma-Industrie.

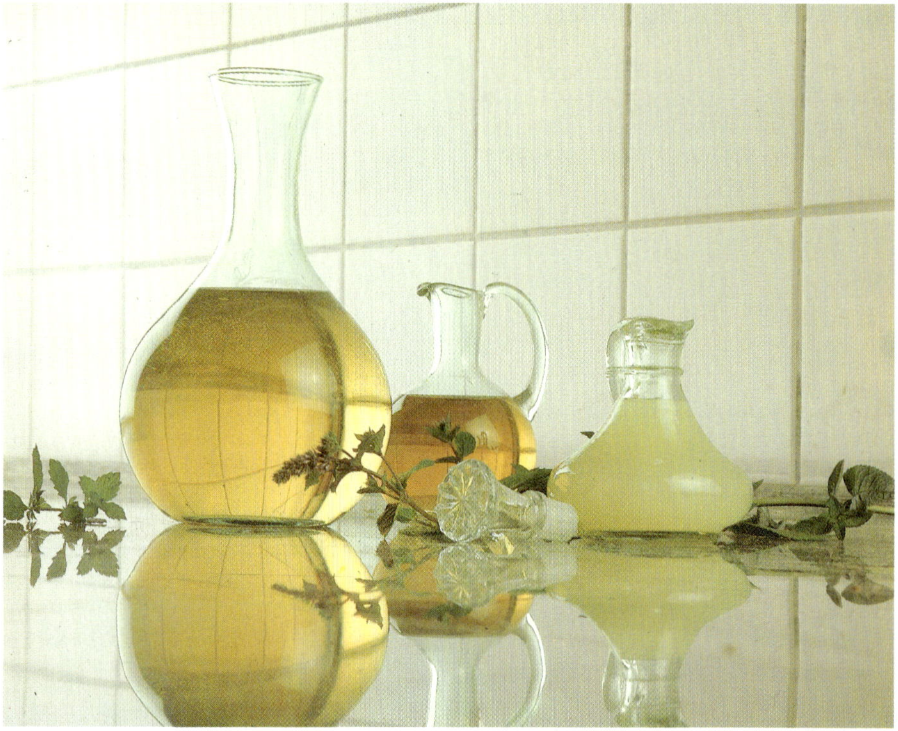

Abb. 5: Verwöhnen Sie sich mit Badeölen.

Ätherische Öle und ihre medizinische Wirkung

Ätherische Öle haben sehr angenehme Eigenschaften. Sie sind nicht nur „Träger“ der Wirksubstanzen der verschiedensten Kräuter und Gewürze, sondern auch sehr gut *resorbierbar*, wie der Fachmann sagt. Gemeint ist damit, daß der Körper sie leicht aufnehmen kann. Als Bestandteil von Balsamen und Tinkturen dringen sie auch durch die Haut, die sonst eine fast unüberwindliche Barriere für viele Stoffe bildet. Je nach Ölart dauert dieser Diffusionsprozeß (das Eindringen durch die Haut, quasi Molekül für Molekül) zum Teil nur 20 Minuten bis zu 2 Stunden. Natürlich gelingt dies immer nur einem geringen Teil der in dem Träger enthaltenen ätherischen Öle. Auch durch die Schleimhäute des Mundes, der Nase und des Rachenraums, durch den Magen-Darm-Kanal, gelangen sie ohne Schwierigkeiten in den Körper, um dort ihre Wirkungen zu entfalten. Auch durch Einatmen – wie etwa durch Inhalieren – werden ätherische Öle vom Körper aufgenommen; und zwar durch die Membranen der in der Lunge befindlichen Bläschen.
Die Wirkungen der ätherischen Öle sind sehr unterschiedlich. Am bekanntesten ist die *durchblutungsfördernde Wirkung* von Eukalyptusöl oder von Wacholderbeeröl. Der Effekt dieser Öle beruht darauf, daß sie die Haut zunächst oberflächlich anregen. Das zeigt sich in einer leichten Rötung, die auf stärkere Durchblutung der oberen Hautschichten hinweist. Dadurch lösen sie körpereigene Reflexe aus, die über die Haut innere Organe beeinflussen können. Meist entsteht ein angenehmes Wärmegefühl und schließlich sogar eine Schmerzlinderung. Dies ist vor allem bei Muskel- und Nervenschmerzen der Fall.
Für ihre *entzündungshemmende Wirkung* sind Kamillenöl, aber auch verschie-

dene andere Pflanzenöle und ätherische Öle bekannt. Wir werden das im folgenden noch genauer erläutern.

Außerdem wirken manche ätherischen Öle *desinfizierend*. Die Wissenschaft ist sich noch nicht endgültig darüber einig, auf welchem Weg dies geschieht. Man weiß aber, daß diese Öle in das Stoffwechselgeschehen von Mikroorganismen – wie zum Beispiel von Bakterien – eingreifen können und sie dadurch abtöten oder zumindest ihre Vermehrung verhindern. Es scheint, daß das Nelkenöl, Zimtöl sowie der Wirkstoff der Heliotropium-Pflanzen (vgl. Heliozimt, *Seite 156 f.*) die breiteste desinfizierende Wirkung gegen Keime besitzen.

Neben der Desinfektion wirken ätherische Öle aber auch ganz *allgemein heilungsfördernd*. Bei Schürfwunden ist das wichtigste Heilmittel die Kamille durch ihren Wirkstoff Alpha-Bisabolol. Allerdings darf man diesen Stoff nicht pur auf die Haut bringen. Davor sei hier noch einmal ausdrücklich gewarnt. Er muß immer in entsprechende Träger eingearbeitet werden, sonst wirkt er schädlich. Deshalb sollte auch in einer Hautcreme Bisabolol nur in der von uns angegebenen Dosierung untergerührt werden (vgl. dazu das Hobbythek-Buch „Cremes und sanfte Seifen").

Bei innerer Anwendung wäre zunächst die *schleimlösende Wirkung* von ätherischen Ölen hervorzuheben. Sie ist besonders erwünscht bei Husten, Erkältungen und Bronchienbeschwerden. Am besten kommen die Wirkstoffe bei diesen Beschwerden an den Krankheitsherd heran, wenn sie inhaliert werden. Durch die Inhalation gelangen ätherische Öle aber auch relativ schnell in den Blutkreislauf – schneller jedenfalls als bei oraler Einnahme, also durch Essen oder Trinken.

Bei Erkältungskrankheiten helfen vor allem Latschenkieferöl, Eukalyptusöl, Fichtennadel- und Thymianöl, aber auch Kampfer- und Menthol- bzw. das Pfefferminzöl, das zu hohen Prozentsätzen aus Menthol besteht. Sie lindern und heilen.

Echtes Melissenöl dagegen wirkt *krampflösend* bei Darm- und Gallenbeschwerden. Und es wirkt vor allem beruhigend. Leider ist echtes Melissenöl außergewöhnlich teuer.

Ein ganz altes Hausmittel ist der Baldrian, der ebenfalls durch sein ätherisches Öl wirkt. Es hat eine unzweifelhaft beruhigende Wirkung und beeinflußt Angst- und Spannungszustände günstig und erhöht die Konzentration.

Ätherische Öle können auch *kreislaufanregend* wirken, wie beispielsweise das Rosmarinöl. Zum Teil kann dadurch sogar der Kreislauf stabilisiert werden.

Obwohl die positiven Eigenschaften der ätherischen Öle überwiegen, dürfen ein paar Nachteile nicht übergangen werden.

Bestimmte ätherische Öle haben leider auch allergieauslösende Eigenschaften. Gott sei Dank reagieren nur relativ wenige Menschen allergen. Aber das Problem ist, daß es nicht einfach ist, festzustellen, ob man selbst davon betroffen ist. Deshalb geben wir Ihnen auf *Seite 151 f.* einen Hinweis, wie Sie das selbst testen können.

Wie setzt man ätherische Öle ein?

Wir sprachen es eben schon an: Die meisten ätherischen Öle werden durch Wasserdampf-Destillation aus der Pflanze ausgezogen. Das alte Hausrezept, bei dem man unter einem Handtuch die Dämpfe einatmet, die von einem kochendheißen Kräutertee bzw. Aufguß aufsteigen, ist nichts anderes als eine Art Dampfdestillation. Mit Hilfe von Kamille kann man auf diese Weise sehr gut Erkältungskrankheiten und Halsentzündungen kurieren. Da die Wirksamkeit vieler Pflanzen auf den menschlichen Körper auf den darin enthaltenen ätherischen Ölen beruht, kann man in solchen Fällen genauso gut das reine ätherische Öl verwenden. Das ist nicht nur effektiver, sondern in der Anwendung auch sicherer; denn viele getrocknete Kräuter verlieren durch Lagerung besonders diese leicht flüchtigen Substanzen.

In der Apotheke gibt es sehr preiswerte Inhalatoren, mit denen das Inhalieren zum Kinderspiel wird. Sie bestehen aus einem becherähnlichen Gefäß und einem aufgesetzten Trichter, den man an

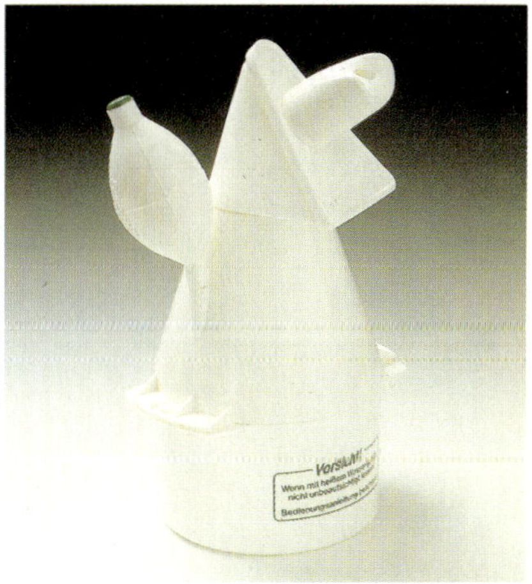

Abb. 6: Ein einfacher Inhalator, wie man ihn in jeder Apotheke kaufen kann.

den Mund führt. Genaue Hinweise finden Sie unter der Beschreibung der einzelnen ätherischen Öle. Dabei sollte man allerdings nie vergessen, daß ein ätherisches Öl hochkonzentriert ist und damit auch die Wirkung wesentlich stärker als beim eigentlichen Kraut. Aus einem Kilogramm frischen Pfefferminzblättern gewinnt man beispielsweise nur 15 bis 20 ml ätherisches Öl. Bei anderen Pflanzen ist es zum Teil noch viel weniger. Deshalb müssen Sie sehr streng auch die Dosierung beachten. Im Falle der Inhalation reichen teilweise 2, 3 oder 4 Tropfen eines Heilpflanzenöls auf 100 bis 150 ml heißes Wasser.

Hier haben wir noch einen ganz persönlichen Tip für Sie, sozusagen die transportable Inhalationsmethode, die mir äußerst gute Dienste geleistet hat. Sie können damit sowohl einzelne ätherische Öle wie Mischungen inhalieren.
Geben Sie das ätherische Öl in eine kleine Tropfflasche, die Sie leicht bei sich tragen können.
Von Zeit zu Zeit träufeln Sie 3 oder 4 Tropfen auf ein Papiertaschentuch, das Sie geknickt so in die hohle Hand nehmen, wie es untenstehende Abbildung zeigt. Bilden Sie also zunächst eine Faust und formen Sie mit Daumen und Zeigefinger einen Kreis, der als Öffnung zum Mund genommen wird. In die hohle Hand stopfen Sie nun das Taschentuch und beträufeln es mit dem Heilpflanzenöl der Hobbythek. Stecken Sie das Taschentuch soweit in die Faust, daß Ihr Mund das Taschentuch nicht berührt, sonst kommt das ätherische Öl auf Ihre Lippen, wo es ein leichtes Brennen verursachen kann. Atmen Sie zunächst tief aus und dann tief ein. Achten Sie darauf, daß der gesamte Luftstrom durch das Taschentuch und Ihre Handöffnung zieht. Das muß man zunächst ein wenig probieren, aber es ist – wenn man es einmal kann – sehr einfach. Sie werden sehen, Erkältungskrankheiten verlieren auf diese Art ihren Schrecken.

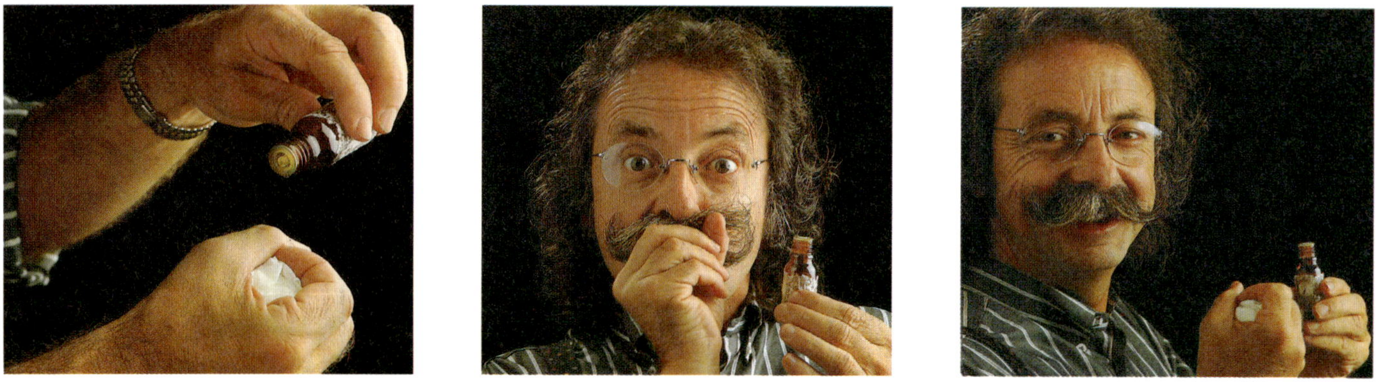

Abb. 7: Hier zeigt Jean Pütz, wie man sich bei Schnupfen mit ätherischen Ölen und einem Taschentuch helfen kann.

Aromatherapie: Heilkunst oder Quacksalberei?

Oberflächlich betrachtet sind Düfte eine Domäne der Nase. Nun haben allerdings die Menschen ihr Riechorgan immer schon etwas vernachlässigt. Im Laufe unserer Entwicklungsgeschichte hat unser Geruchssinn mehr und mehr an Bedeutung verloren; viele seiner Fähigkeiten sind ihm einfach abhanden gekommen. Dies wird besonders deutlich, wenn man ihn mit der Spürnase von Tieren vergleicht. Unser Haushund beispielsweise hat – obwohl es bei manchen Arten schon weitgehend degeneriert ist –, ein etwa hundertfach besseres Riechvermögen als wir.

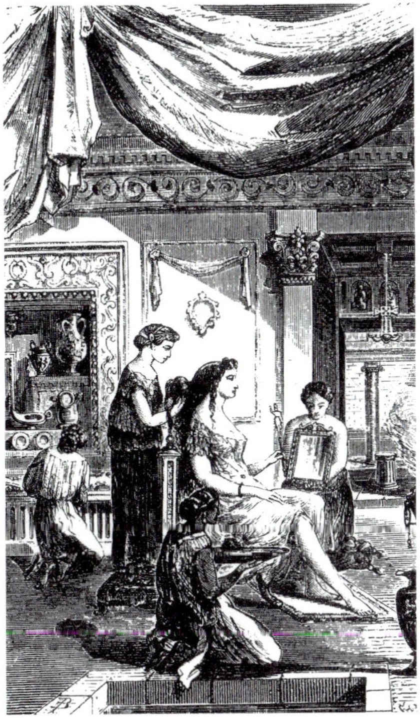

Abb. 1: Die Römer kannten und liebten bereits den Duft und die heilende Wirkung von ätherischen Ölen.

Hätten wir die ursprünglichen Fähigkeiten unseres Geruchsinns bewahrt, dann könnten wir die Heilwirkung von bestimmten Düften – oder besser gesagt: von pflanzlichen ätherischen Ölen – möglicherweise sogar unmittelbar riechen. Die Nase könnte uns sagen, welche Krankheit mit welchem Duft behandelt werden sollte.

Da wir diese Fähigkeit nicht besitzen, sind wir auf Spekulationen angewiesen, wobei uns die Wissenschaft durchaus wertvolle Hinweise geben kann. Allerdings steht auch sie vor ähnlichen Problemen, wie wir sie bereits bei der Bewertung der Heilkräuter im allgemeinen angesprochen haben (vgl. *Seite 23 ff.*). Denn es führt nicht sehr viel weiter, die ätherischen Öle in ihre Bestandteile zu zerlegen und dies einzeln auf ihre Wirksamkeit zu untersuchen. Ätherische Öle bestehen zum Teil aus Hunderten von Substanzen, und der Ganzheitswirkung dieser natürlichen Kombinationen kommen wir durch Einzelanalyse nur unbefriedigend auf die Spur.

Die Aromatherapie glaubt hingegen, eine ganzheitliche Antwort gefunden zu haben. Sie beruft sich dabei auf alte Überlieferungen. Und die gibt es in der Tat. Die Ägypter, Griechen und Römer, die bereits sehr früh die Pflanzensäfte durch Auspressen gewonnen haben, aber auch durch Abzapfen von Bäumen und Sträuchern die Harze sammelten, gaben ihre Erfahrungen weiter. Die Araber haben, um Essenzen aus Pflanzen und Pflanzenteilen herauszuziehen, als erste die Kunst des Destillierens angewendet. Das gelang ihnen freilich erst im Mittelalter. Aber mit dieser Kunst begann im Prinzip die chemische Pharmazeutik. Sie bestand zunächst zwar nur in der Extraktion und Konzentration von Wirkstoffen; später kam aber die künstliche Synthese hinzu, also die künstliche Gewinnung von Stoffen, die entweder naturidentisch sind – das heißt in ihrer chemischen Formel denen der natürlichen entsprechen – oder von Substanzen, die es in der Natur gar nicht gibt.

Die Rosmarin-Essenz, das ätherische Öl des Rosmarin, war im 13. Jahrhundert eine der ersten „Arzneien“, die isoliert werden konnten. Etwa um 1500 gelang es dann, Essenzen aus Zimt, aus der Zeder, dem Weihrauch, Wacholder, aus Salbei, Anis, Fenchel, Nelke, Thymian usw. herzustellen.

Die heutige Bedeutung des französischen Mittelmeerraums für die Parfümherstellung reicht bis in die damalige Zeit zurück. Ganz wesentlich für diese Entwicklung war, daß es gelang, den Duft der Rose und des Lavendels in Fläschchen zu bannen. Später entstanden in dieser Gegend die ersten Industrien für diese Produkte und Montpellier, Narbonne und vor allem Grasse in der Provence wurden dank der angenehmen und heilenden Düfte zu reichen Handels- und Produktionsstädten.

Im Barock und Rokoko profitierten die Destillateure vor allem von der Tatsache, daß Hygiene kleingeschrieben war. Waschen war etwas für das profane Volk, vorausgesetzt, es konnte sich die Seife leisten. Wer vornehm war und etwas auf sich hielt, wusch sich nicht, sondern puderte und parfümierte sich. Vielleicht blätterte dabei gelegentlich die alte Puderschicht ab. Insofern war das Puder damals wie das heutige Trockenshampoo eine Art trockene Seife. Daß Schweißgeruch mit dieser Methode nicht ganz zu verscheuchen war, versteht sich von selbst. Aber ihn zu überdecken, dafür hatte man ja die schönen Düfte. Der Sonnenkönig Ludwig XIV. soll Parfüms tonnenweise verbraucht haben, kein Wunder bei diesen Praktiken. Ohne es zu wissen, taten er und seine Zeitgenossen sich damit sogar etwas Gutes an. Etwas Gutes insofern, daß es damals noch keine synthetischen Parfüms gab. Warum? Wie später nachgewiesen wurde, besitzen viele natürliche ätherische Öle keimtötende Wirkungen, so daß die Menschen sich damals unbewußt – zumindest in gewissen Grenzen – vor Mikroben schützten. Vor Mikroben im übrigen, von denen man damals noch gar nichts wußte. Ansteckende Krankheiten, so glaubte man, würden vor allem durch böse Geister, durch bösen Duft, durch böse Gedanken übertragen. Dem bösen Duft glaubte man durch Parfüm begegnen zu können. Deshalb hatten die Parfümeure vor allem dann Hochkonjunktur, wenn wieder einmal eine der schrecklichen mittelalterlichen Seuchen wie die Pest, die Cholera und die Pocken wüteten. Hier ein Rezept aus der damaligen Zeit, mit dem man der Pest vorbeugen wollte:

„Man forme aus den Harzen Laudanum, Styrax, Gummi-arabicum und Tragant eine Kugel und mische darunter die ätherischen Öle der Rose, der Nelke, des Muskats, des Lavendels und trage diese Kugel immer bei sich. Vor allem halte man sie sich häufig vor Nase und Mund."

Wie viele Menschen den Düften wirklich ihr Überleben verdanken, ist nicht überliefert und kann auch nicht nachgewiesen werden. Nachgewiesen hat aber die moderne Forschung die eindeutige antiseptische Wirkung bestimmter ätherischer Öle, zu denen das Öl des Eukalyptus, der Nelke, des Thymian, des Zimt, der Salbei, der Pfefferminze, aber auch des Lavendel, der Zitrone, des Sandelholz gehören. Alle diese Öle haben antibakterielle Wirkungen. Unter Laborbedingungen tötet zum Beispiel bereits eine im Verhältnis von 1:6000 verdünnte Nelken-Essenz sicher den Tuberkelbazillus. Und Zimt-Essenz soll in einer Verdünnung von 1:3000 den Typhusbazillus unschädlich machen.

Ob diese Eigenschaften der ätherischen Öle sich aber auch im Körper vom Kranken heilend auswirken, ist zwischen Schulmedizinern und Aromatherapeuten sehr umstritten.

Zur Verdeutlichung des Verhältnisses von Schulmedizin und Aromatherapeuten lassen Sie uns den historischen Faden weiter verfolgen:

Ein Chemiker namens *Renee Maurice Gattefosse* aus dem Duftzentrum Grasse in der Provence, hatte Anfang unseres Jahrhunderts in seiner Parfümdestillerie ein Schlüsselerlebnis. Bei seinen

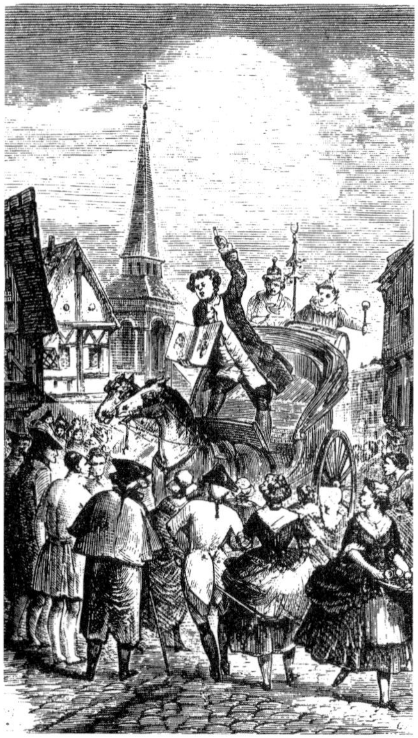

Abb. 2: Im Rokoko profitierten die Destillateure von der Tatsache, daß Hygiene kleingeschrieben war.

Experimenten kam es zu einer kleinen Explosion, wie das jedem einmal passieren kann, der mit Chemikalien umgeht. Er verbrühte sich dabei seine Hand. Geistesgegenwärtig steckte er sie umgehend in einen Topf mit Lavendelöl – und siehe, die Verbrennung verheilte außerordentlich rasch, ohne Entzündung und Narben zu hinterlassen. Seitdem gilt Lavendel als eine wichtige Heilessenz der Aromatherapie (vgl. *Seite 76*).

Gattefosse untersuchte daraufhin alle möglichen ätherischen Öle und fand, daß viele von ihnen als segensreiche Heilsubstanz verwendet werden könnten. 1928 veröffentlichte er ein erstes Buch mit dem Titel „Aromatherapie". Er war es, der diesen Begriff in den Sprachschatz der europäischen Völker einführte.

Aber die Resonanz war nicht besonders groß. Schon damals waren die Schulmediziner äußerst skeptisch. Der Therapieansatz wäre bald in Vergessenheit geraten – nicht zuletzt durch den Beginn des zweiten Weltkrieges –, wenn nicht ein in der Schulmedizin durchaus anerkannter Arzt die Ideen von Gattefosse wieder aufgegriffen hätte. *Dr. Jean Valnet* war Arzt an der Front und hatte unter Medikamentenmangel zu leiden. Ätherische Öle konnte er sich jedoch einfach beschaffen. Und so wandte er als erster auf breiter Basis die Beobachtungen von Gattefosse an, und es seien ihm – wie er sagt – ungeahnte Erfolge beschieden gewesen.

Als Mediziner war er geradezu prädestiniert, die Idee weiterzuverfolgen. 1964 veröffentlichte er sein erstes Buch, ebenfalls unter dem Titel „Aromatherapie". Darin setzt er sich zum Teil sehr kritisch und sachkundig mit angeblich gedankenlosen Praktiken der Schulmedizin auseinander. Dazu gehört die nach seiner Meinung viel zu häufige Verordnung von Antibiotika und Hormonpräparaten, in denen er einen brutalen Eingriff in das Regelsystem des Körpers sieht. Wohlgemerkt: das schrieb er vor gut 25 Jahren, als man noch glaubte, die Schulmedizin habe unbegrenzte Möglichkeiten.

Ich, Jean Pütz, bin kein Mediziner und kann mich nur auf meine persönliche Erfahrung und meinen kritischen Verstand berufen – und auf viele Gespräche mit Ärzten, Professoren und Patienten. Ich meine, daß sich tatsächlich manches Positive an der Aromatherapie entdecken läßt, daß sie im Rahmen unserer Definition durchaus zur Behandlung kleiner Wehwehchen in Selbstmedikation geeignet ist und daß sie manchmal auch bei chronischen und schweren Krankheiten unter Aufsicht erfahrener Ärzte oder Heilpraktiker durchaus sinnvoll sein kann.

Wenn Sie sich ausführlicher informieren wollen, empfehle ich Ihnen das Buch von Jean Valnet. Sein Titel: „Aromatherapie", erschienen im P. Kart Verlag, Le Monte/ Lausanne.

Ich warne allerdings davor, die Rezepte unbesehen anzuwenden. Denn daß ätherische Öle nicht nur heilen, sondern mitunter auch Nebenwirkungen haben, daß sie – falsch angewandt – sogar lebensbedrohend wirken können, wird in diesem Buch kaum oder bestenfalls im Text versteckt erwähnt. Valnets „Aromatherapie" ist eher ein Buch für den kritischen Arzt, der sich mit dieser Therapie auseinandersetzen will.

Was an dem Buch außerdem befremdet, ist, daß es dem Laien die Orientierung schwer macht. Da ist jedes Öl gegen fast jede Krankheit gut. Manchmal wird sogar die Heilung von Krankheiten versprochen, gegen die die moderne Medizin machtlos ist. Allerdings tut das Valnet – da wollen wir gerecht bleiben – niemals in reißerischer Weise, wie das in anderen Büchern dieser Art häufig der Fall ist.

Interessante Aussagen sind hingegen die Hinweise auf mögliche Stimulierungen des Immunsystems durch Pflanzendüfte, wobei auf die botenstoffähnliche Struktur der ätherischen Öle hingewiesen wird. Gemeint sind Stoffe, die zum Teil hormonanregend auf Drüsen, insbesondere der Hypophyse, wirken sollen. Spekulationen dieser Art werden von Valnet relativ unterkühlt angestellt. In Publikationen anderer Autoren spielen sie eine deutlich stärker werdende Rolle, je später sie erschienen sind. Manche legen sich eigene esoterische oder entwicklungsgeschichtliche Krücken zurecht, indem sie zum Beispiel die Öle mit bestimmten Entwicklungsphasen der embryonalen Entwicklung des Menschen in Zusammenhang bringen oder mit religiösen Aussagen aus der Bibel spicken. Daraus entwickeln sie eine – so möchte ich sagen – medizinische Ideologie, die ich persönlich nicht nachvollziehen kann und will.

Ein relativ moderates Buch mit durchaus brauchbaren Tips ist das Buch des englischen Heilpraktikers *Robert B. Tisserant*. Der Titel: „Aromatherapie, Heilung durch Duftstoffe" (Bauer Verlag, Freiburg im Breisgau). Hier empfehle ich in jedem Fall, die Erklärungen sehr gut durchzulesen. Der Autor macht, gottlob, gelegentlich auch auf Nebenwirkungen der ätherischen Öle aufmerksam. In einigen Fällen zeigt er sich aber auch dabei nicht von übermäßigem Sachverstand. Dazu nur ein Beispiel:

Sein Tip, das Bergamotteöl als Beschleunigungsmittel fürs Bräunen beim Sonnenbaden zu benutzen, ist unverantwortlich. Das einzige, was Bergamotteöl bewirkt, ist, daß Sonnenbrand unter Umständen mehr als doppelt so schnell entstehen kann. Denn das Bergamotteöl hat einen Zusatz, der photosensibilisierend wirkt. Fachleute sprechen von Phototoxizität (Giftigkeit). Es ist ein völliger Irrtum zu glauben, daß man mit diesem Öl schneller braun wird. Man wird bestenfalls rot, denn nur die Wirkung der den Sonnenbrand auslösenden UVB-Strahlen wird verstärkt. Die Rötung der Haut signalisiert in Wahrheit eine Hautentzündung, die zu einer bleibenden Verletzung führen kann. Auf jeden Fall altert die Haut viel schneller. Braun aber wird man bekanntlich nur durch die UVA-Strahlen des Sonnenlichtes, die den Pigmentfarbstoff in der Haut, das Melanin, anregen (vgl. dazu das Hobbythek-Buch „Schminken, Masken, schönes Haar".

Anstatt die Wirkung der UVB-Strahlen zu verstärken, sollte man sie – übrigens auch bei durchbräunter Haut – mit einer guten Sonnencreme gezielt herausfiltern. Das bewirken zum Beispiel unsere Sonnenfiltersubstanzen SofiO und SofiW. Sie lassen die bräunenden UVA-Strahlen fast ungehindert passieren, während sie die UVB-Strahlen fast völlig blockieren. Sie können sicher sein, daß dadurch die Bräune nachhaltiger wird und sich nicht beim ersten Duschen gleich wieder abwaschen läßt. Also tragen Sie mit solchen Rezepten nicht Ihre Haut zu Markte.

Im folgenden finden Sie nun eine detaillierte Beschreibung der ätherischen Öle. Viele der genannten Wirkungen sind heute auch wissenschaftlich bestätigt; einige basieren weiterhin auf Erkenntnissen der Volksmedizin. Zu wenigen ätherischen Ölen gibt es zusätzlich auch Monographien, ähnlich denen der Heilkräuter (vgl. *Seite 67 ff.*). Auch diese Monographien werden vom Bundesgesundheitsamt herausgegeben und in den Bundesgesetzblättern veröffentlicht.
Die Beschreibung der ätherischen Öle und die entsprechenden Monographien stellen wir wieder in alphabetischer Reihenfolge dar.

Die Wirkung der ätherischen Öle im einzelnen

(Volksmedizin, Schulmedizin und Aromatherapie)

Anisöl

Anisöl wird aus dem Anissamen der Pflanze *Pimpinella anisum* gewonnen. Diese Anisart wird hauptsächlich in Osteuropa angebaut. Das ätherische Öl schmeckt angenehm, leicht süßlich. Der Hauptwirkstoff ist das Trans-Anethol, es ist mit 80 bis 95 % in Anisöl enthalten.
Anethol hat einen Schmelzpunkt von 21 °C. Bei tieferen Temperaturen hat dieses ätherische Öl deshalb die Eigenschaft, zunächst einzutrüben und schließlich zu erstarren bzw. zu kristallisieren. Man kann diese Eigenschaft durchaus als Qualitätsindiz nehmen. Je höher der Anetholgehalt, um so früher tritt dieser Effekt ein.
Anisöl wirkt expektorierend, d. h. es verflüssigt den Schleim in den Bronchien und erleichtert seinen Abtransport. Außerdem wirkt es krampflösend im Magen-/Darm-Trakt und wird deshalb auch gegen Blähungen empfohlen. Im Prinzip wirkt es in etwa gleicher Weise wie das Kraut; denn der Anissamen hat einen hohen Anteil von ätherischen Ölen (vgl. auch die Monographie von Anis auf *Seite 68*).
Hier nun die Wirkungen, die die *Aromatherapie* dem Anisöl zuschreibt:
Bei äußerlicher Anwendung soll es krampflösend, magenstärkend, blähungstreibend, allgemein anregend (Herz, Lunge und Verdauung), harntreibend wirken. Bei innerlicher Anwendung wird es empfohlen bei Blähungen, nervösem Erbrechen, Verdauungsbeschwerden, Migräne, Koliken bei Kindern, Herzklopfen, Bronchialkrämpfen, Husten, ja sogar bei Impotenz und Frigidität, wobei Jean Valnet allerdings hier ein Fragezeichen hintersetzt.
Diese Wirkungen gelten sowohl für den Tee (vgl. *Seite 50*) als auch für das ätherische Öl, wobei Sie dieses niemals pur anwenden dürfen. Für äußere Anwendungen geben wir Ihnen ab *Seite 160* etliche Rezepte. Für innere Anwendung empfiehlt Jean Valnet unter anderem eine Tinktur, bestehend aus 2 g ätherischem Öl auf 98 g 90 %igem Weingeist, wobei nicht mehr als 5 bis 15 g pro Anwendung genommen werden sollen. Als krampflösenden Heiltrank empfiehlt er 10 Tropfen ätherisches Anisöl auf 150 g Sternanis-Tee.
Dazu unsere Anmerkung: Es kann auch Fencheltee genommen werden.

Baldrianöl

Gewonnen wird es aus der Wurzel von *Valeriana officinialis*; dies der botanische Name für die Baldrianwurzel. Wir erwähnten schon seine beruhigende Wirkung. Der Geruch ist allerdings nicht jedermanns Sache. Katzen lieben ihn allerdings über alle Maßen. Bei ihnen bewirkt Baldrian genau das Gegenteil: er macht sie ausgesprochen aktiv; er ist sozusagen ein auslösender Faktor für Cherchez la Femme, was meist verbunden ist mit infernalischem Miauen. Aber Spaß beiseite – Baldrian ist für den Menschen tatsächlich eine der nebenwirkungsfreiesten Beruhigungsdrogen (vgl. auch Monographie der Baldrianwurzel auf *Seite 68*).
Interessanterweise kommt Baldrian bei der Aromatherapie nicht vor.

Bergamotteöl

Das Bergamotteöl wird aus den unreifen Schalen einer Zitrusfrucht mit Namen Bergamotte gewonnen (*Citrus bergamia*). Aus 100 kg Früchten lassen sich etwa 500 g Essenz gewinnen.
Das Öl wird wegen seines sehr angenehmen Duftes hauptsächlich in der Parfümerie, aber auch von Konditoren als Gewürz in Marzipanpralinen und Feingebäck verwendet. Allerdings nur in sehr, sehr geringer Dosierung. Auch wir empfehlen bestenfalls mit einem Tropfen pro 500 g Teig zu beginnen.
In der Naturheilkunde hat Bergamotteöl keinen besonderen Stellenwert, im Gegensatz zur Aromatherapie. Dort werden ihm antiseptische, krampflösende, magenstimulierende und wurmvertreibende Eigenschaften nachgesagt.
Die Aromatherapie geht nach unserer Meinung zu unkritisch mit diesem Öl um. In dem Buch von Jean Valnet wird nichts über Nebenwirkungen erwähnt, die bei normalem Bergamotteöl sehr unangenehm sein können. Es enthält nämlich sogenannte *Furocumarine*, die für die phototoxischen Eigenschaften des Öls verantwortlich sind. Phototoxisch bedeutet, daß es die Haut besonders lichtempfindlich macht. Man sollte es also niemals kurz vor einem Sonnenbad oder vor sportlicher Betätigung oder längerer Wanderung verwenden; denn es setzt den Selbstschutz der Haut vor Sonnenstrahlen erheblich herab. Außerdem kann die Haut durch Lichteinwirkung fleckig werden.
Mittlerweile gibt es aber Bergamotteöl, aus dem durch Vakuumdestillation die photosensibilisierenden Furocuramine entfernt sind. Diese Qualität sollten Sie unbedingt kaufen. Fragen Sie den Händler also danach.
Bergamotte ist im übrigen ein typischer Bestandteil von Kölnisch Wasser. Also auch hier darauf achten, daß es möglichst kein Furocumarin enthält.

Kampfer

Kampfer ist ein uraltes chinesisches Heilmittel. Die Araber brachten ihn etwa im 11. Jahrhundert nach Europa. Schon damals verwendete man ihn als Anregungsmittel für Herz und Kreislauf, bei Kollaps, Herzkrankheiten, Lungenentzündung und akuter Kreislaufschwäche sowie als Beruhigungsmittel bei Epilepsie.
Kampfer bildet weiße, durchscheinende Kristalle oder kristallines Pulver mit starkem Geruch. Es ist im engeren Sinne kein ätherisches Öl. Allerdings verflüchtigt sich Kampfer schon bei gewöhnlichen Temperaturen, ohne daß er flüssig werden muß. Der Physiker spricht von Sublimation. Er läßt sich in 90 %igem

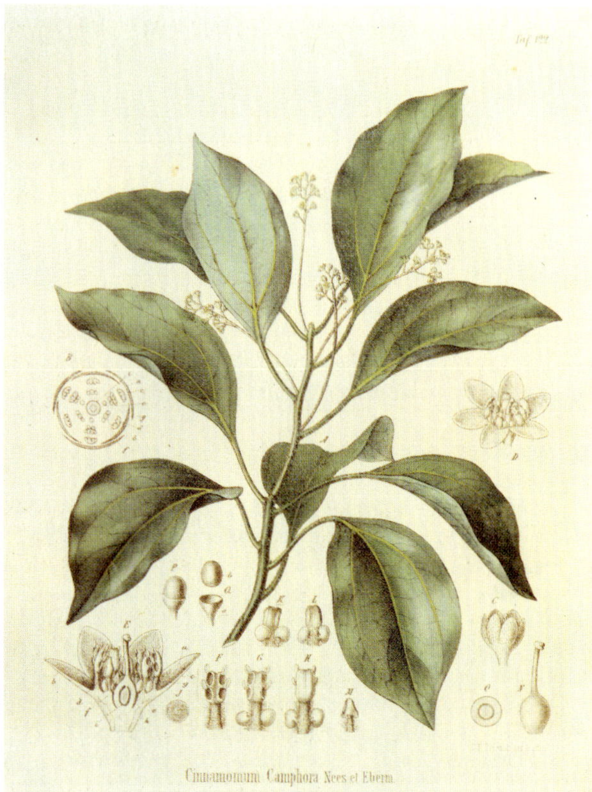

Abb. 1: Kampfer.

Weingeist auflösen; und zwar in einer Dosierung von 2 g auf 10 ml.
Kampfer (auch *Campher* geschrieben) stammt vom Kampferbaum (*Cinamomum camphora*), der vor allem in China und Japan, aber auch in Amerika, Marokko, Sri Lanka und Ostafrika wächst. Für Kampfer liegt eine ausführliche *Monographie* vor. Hier die wichtigsten Ausführungen daraus:
Die Bestandteile des Arzneimittels werden durch Wasserdestillation aus dem Holz des Baumes gewonnen.
Anwendungsgebiete:
Äußerlich: Bei Muskelrheumatismus, katarrharlichen Erkrankungen (Schleimhaut, Erkrankungen der Atemwege), Herzbeschwerden.
Innerlich: Bei Kreislaufregulationsstörungen durch niedrigen Blutdruck und Erkrankungen der Atemwege.
Gegenanzeichen:
Äußerlich: Geschädigte Haut, z. B. bei Verbrennungen. Bei Säuglingen und Kleinkindern sollten kampferhaltige Zubereitungen nicht im Bereich des Gesichts – speziell der Nase – aufgetragen werden.
Nebenwirkungen:
Kontaktekzeme sind möglich.
Wechselwirkungen:
Keine bekannt.
Dosierung:
Äußerlich: Je nach umschriebener Anwendung im allgemeinen in Konzentrationen von max. 25 %, bei Säuglingen und Kleinkindern von max. 5 %.
Innerlich: Mittlere Tagesdosis: 30 bis 300 mg.
Dazu unsere Empfehlung:
Am besten tropfenweise in die oben beschriebene Alkohollösung geben, d. h. 2 g auf 10 ml Alkohol. Von dieser Lösung nehmen Sie pro Tag max. 0,15 ml (= 6 Tropfen) bis 1,2 ml (= 60 Tropfen). Am besten in gut schmeckendem Kräutertee oder in Wasser verdünnt trinken.
Art der Anwendung:
Lokal oder zur Inhalation: In flüssigen oder halbfesten Zubereitungen (vgl. unsere Rezepte ab *Seite 161*).
Innerlich: In festen oder flüssigen Zubereitungen (vgl. oben).
Wirkungen:
Äußerlich: Schleimlösend in den Bronchien, durchblutungsfördernd.
Innerlich: Kreislaufanregend, atemanaleptisch, krampflösend auf die Bronchien.
(Dazu unser Hinweis: Natürlicher Kampfer ist auch in anderen ätherischen Ölen enthalten, etwa im Rosmarinöl. In der *Aromatherapie* wird eine besondere Art genannt: das Borneol, auch als Kampfer von Borneo bezeichnet. Zur inneren Anwendung nimmt man 6–60 Tropfen (= 0,25 – 0,5 %) pro Tag von unserer Alkohollösung. Es soll antiseptisch wirken, das Herz stärken, die Nebenniere stimulieren und bei Nervosität beruhigen.

Citronellöl

Davon gibt es verschiedene Arten. Das im engeren Sinne als Citronellöl bezeichnete stammt aus einer Zitronengrasart mit Namen *Adropogon nardus*. Dieses Gras ist in ostasiatischen Ländern ein beliebtes Gewürz. Es hat antiseptische Eigenschaften und kann auch Insekten fernhalten. Citronellöl – oft auch als indisches Melissenöl (*Olium melisse indicum*) bezeichnet – wird oft als Ersatz für das sehr teure reine ätherische Öl der Melisse verwendet (vgl. dazu Melissenöl). Dieses Öl spielt in der Parfümerie eine Rolle. In medizinischen Anwendungen wird es zur Verbesserung des Geruchs von Einreibungen verwendet.
In der Aromatherapie wird es nicht erwähnt, wohl aber eine ähnliche Art, das sogenannte Lemongras (vgl. *Seite 141*).

Eukalyptusöl

Das ätherische Öl des Eukalyptus wird seit alten Zeiten zu Heilzwecken verwendet. Seine Bedeutung geht auch daraus hervor, daß bereits eine Monographie vorliegt. Hier die wichtigsten Inhalte:
Bestandteile des Arzneimittels:
Eukalyptusöl, bestehend aus dem durch Wasserdampfdestillation und anschließende Rektifikation (wiederholte Destillation, um das Öl von restlichen unerwünschten Beimengungen völlig zu reinigen) gewonnenen ätherischem Öl, vorwiegend aus den frischen Blättern oder frischen Zweigspitzen verschiedener Eukalyptusarten, insbesondere *Eucalyptus globulus, Eucalyptus fructicetorum* und *Eucalyptus mithii.* Das ätherische Öl soll mindestens aus 70 % Cineol – auch als Eukalypthol bezeichnet – bestehen.
Anwendungsgebiete:
Innere und äußere Anwendung: Erkältungskrankheiten der Luftwege
Äußere Anwendung: Rheumatische Beschwerden
Gegenanzeigen:
Innere Anwendung: Entzündliche Erkrankungen im Magen-/Darmbereich und im Bereich der Gallenwege.
Äußere Anwendung: Vorsicht bei Säuglingen und Kleinkindern (vgl. dazu die Standardzulassung).
Nebenwirkungen:
In seltenen Fällen können nach Ein-

nahme von Eucalyptuszubereitungen Übelkeit, Erbrechen und Durchfall auftreten.

Wechselwirkung mit anderen Mitteln:
Eukalyptusöl beeinflußt das fremdstoffabbauende Enzymsystem in der Leber. Die Wirkung anderer Arzneimittel kann deshalb abgeschwächt und/oder verkürzt werden.

Wirkungen:
Schleimlösend, auswurffördernd, schwach krampflösend und lokal schwach durchblutungsfördernd.

Zu Eukalyptus existiert auch eine *Standardzulassung* mit folgenden wichtigen Informationen.

Dosierungsanleitung und Art der Anwendung:
Soweit nicht anders verordnet, werden bei innerlicher Anwendung mehrmals täglich 3 bis 6 Tropfen Eukalyptusöl in ein Glas warmes Wasser gegeben und langsam getrunken. Zur Inhalation werden 2 bis 3 Tropfen Eukalyptusöl in siedend heißes Wasser gegeben und die Dämpfe eingeatmet.

Hinweis: Eukalyptusöl darf bei Säuglingen und Kleinkindern nicht zur Inhalation verwendet werden und nicht im Bereich von Hals und Gesicht aufgetragen werden – auch nicht unbeabsichtigt – da asthmaähnliche Zustände ausgelöst werden können.

Dazu unsere ergänzenden Hinweise:
Eukalyptusöl kommt aus Australien, Spanien und Portugal. Bei der Gewinnung durch Wasserdestillation müssen unbedingt unerwünschte Begleitstoffe aus dem ätherischen Öl entfernt werden, die sonst die Atemwege reizen. Gerade hier ist es also wichtig, auf eine gute Qualität zu achten. Wir empfehlen auf jeden Fall die DAB-Qualität.

Eukalyptus wird bei Erkältungskrankheiten gern zum Einreiben der Brust oder als Nasensalbe verwendet (Rezepte ab *Seite 161*). Es hat außerdem antiseptische, desodorierende und kühlende und insektenabweisende Wirkungen.

In der *Aromatherapie* wird ihm sozusagen alles zugetraut. Empfohlen wird die innere Anwendung als Tee (1 EL getrocknete Blätter auf 1 Tasse, 1 Minute kochen, 10 Minuten ziehen lassen, 3 Tassen täglich). Vom ätherischen Öl nehme man 2 Tropfen in alkoholische Lösung (2 ml Korn oder Weinbrand) oder 5 ml Speiseöl. Zur äußerlichen Anwendung verweisen wir auf unsere Brustsalbe und Badeöle.

Fenchelöl

Herkunftsland ist hauptsächlich der Mittelmeerraum. Man unterscheidet normales und süßes Fenchelöl. Hauptbestandteil ist – wie bei Anis – das Anethol und zwar zu etwa 50 bis 70%. Der Geschmack wird geprägt durch das im Öl enthaltene Fenchon.

Durch den Anetholgehalt hat Fenchelöl ähnliche Eigenschaften wie Anis. Es wirkt auch – allerdings schwächer – auswurffördernd bei Husten und krampflösend bei Leibschmerzen. Die appetitanregende und verdauungsfördernde Wirkung des Fenchels ist größer als die von Anisöl. Fenchelöl hat außerdem antiseptische und leicht beruhigende Eigenschaften.

In der Aromatherapie wird es nicht erwähnt; aber man kann ihm durchaus die Eigenschaften des Anis zusprechen.

Mit Fenchel lassen sich hervorragende Genießertees zubereiten. Mit dem ätherischen Öl (1 bis 2 Tropfen genügen) läßt sich der Geschmack und die Magenfreundlichkeit noch steigern.

Fichtennadelöl

Ähnlich wie Eukalyptusöl hat das Fichtennadelöl von alters her in der Medizin eine Rolle gespielt, vor allem bei Erkrankungen der Luftwege. Aber auch in Genießerprodukten wie dem ehemals berühmten Fichtennadelsalz ist es enthalten, das in der Badewanne unserer Großeltern nicht fehlen durfte.

Seine Bedeutung spiegelt sich darin nieder, daß es zum Fichtennadelöl eine ausführliche Monographie gibt.

Dieses Öl wird aus den Nadeln verschiedener Fichtenarten oder aus denen von Tannen gewonnen. Das reine Nadelöl besitzt allerdings gegenüber dem aus Zweigen gewonnenen keine Vorteile; vorausgesetzt, daß frische Zweige verwendet werden. Die Hauptmenge des Fichtenöls stammt von *Picea abies*, aber auch von *Abies alba*. Das sogenannte „sibirische Fichtennadelöl" wird aus der *Abies sibirica* gewonnen.

Anwendungsgebiete:
Äußere und innere: Bei katarrhalischen Erkrankungen der oberen und unteren Luftwege.
Äußere: Bei rheumatischen Beschwerden und Nervenschmerzen.

Gegenanzeigen:
Bronchialasthma, Keuchhusten.

Nebenwirkungen:
An Haut und Schleimhäuten können verstärkte Reizerscheinungen auftreten; Krämpfe in den Bronchien (Bronchospasmen) können verstärkt werden.

Wechselwirkungen:
Keine bekannt.

Dosierung:
Soweit nicht anders verordnet: Individuell, entsprechend Art und Schwere des Krankheitsbildes.
Dazu unsere Anmerkung:
Bei innerer Anwendung sollten Sie nicht mehr als 2 bis 3 Tropfen als Einzeldosis und 10 Tropfen als Tagesdosis nehmen. Sie können sie entweder in heißem Kräutertee aus Fenchel, Anis usw., oder in heißem Honigwasser oder Sirup zu sich nehmen. Bei äußerer Anwendung verwenden Sie am besten die Form, wie wir sie in unseren Rezepten ab *Seite 161* beschrieben haben.
Art der Anwendung:
Einreibung in Form von alkoholischen Lösungen, Salben, Gelen, Emulsionen und Ölen, sowie als Badezusatz und als Inhalat (vgl. unsere Rezepte).
Wirkungen:
Schleimlösend, durchblutungsfördernd, schwach antiseptisch
Dazu unsere Anmerkung:
Äußerlich angewendet kann Fichtennadelöl auch als durchblutungsförderndes Mittel bei Bindegewebsentzündungen der Haut und bei Verstauchungen verwendet werden. Ferner eignet es sich hervorragend zur Herstellung von Essenzen, um den Geruch in Räumen zu verbessern. Oft reicht es, einfach ein paar Tropfen des Öls in ein kleines Deckelchen oder Gläschen zu geben und es auf der Heizung verdunsten zu lassen.
Empfehlungen der Aromatherapie:
In der Aromatherapie wird Fichtennadelöl ausdrücklich erwähnt. Es wird zur innerlichen Anwendung empfohlen, bei allen Beschwerden der Atemwege (Erkältungen, Bronchitis, Lungenentzündung, sogar bei Asthma und Tuberkulose). Wir meinen jedoch, daß es gerade bei Asthma sehr vorsichtig angewandt werden sollte; denn Asthmatiker sind häufig auch Allergiker und deshalb ist nicht auszuschließen, daß sie auch auf Fichtennadelöl allergisch reagieren. Die Behandlung der Tuberkulose ist natürlich Sache eines Facharztes.
Weiterhin wird eine aromatherapeutische Behandlung mit Fichtennadelöl bei grippalen Infekten empfohlen. Der Grund dafür ist vermutlich, daß es nicht nur lindernd wirkt, sondern auch die Nebennierenrinde stimulieren soll, das heißt, auf die Eigencortisonausschüttung Einfluß nehmen kann.
Es wird auch empfohlen bei Beschwerden des Harntraktes (bei Nierenbeckenentzündung, Blasenentzündung und Entzündung der Prostata).
Dazu unsere Anmerkung:
Auch hier sollten Sie das Öl sehr vorsichtig verwenden; denn es kann durchaus auch sehr reizen.
Ebenso werden Gallenblasenentzündungen erwähnt, allgemeine Infektionen – was immer damit auch gemeint sei –, Nierensteine, Rachitis, Magenschmer-

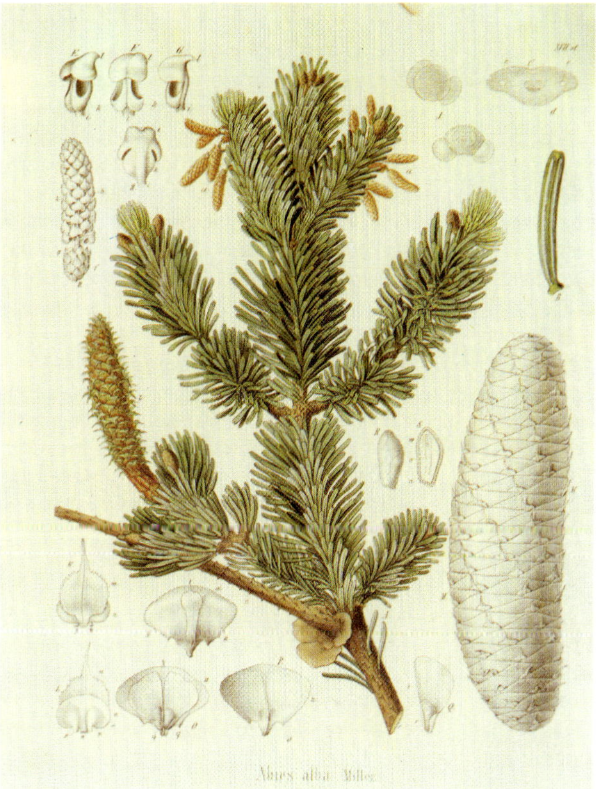

Abb. 2: Weißtanne.

zen, Darmschmerzen und sogar Impotenz. Vorgesehen ist für all dies innere Anwendung. Das heißt, sowohl über die direkte Einnahme, als auch über Inhalation.

Äußere Anwendung sei, so die Aromatherapie, angebracht bei Lungenleiden, Grippe, Stirnhöhlenentzündung, Rheuma, Gicht (Bäder) und bei Fußschweiß.

Als Anwendungsart wird einerseits die Tinktur empfohlen – und zwar 10 bis 12 Tropfen 2 bis 3mal täglich –, wobei Sie sich diese Tinktur durchaus auch in der von uns beschriebenen Weise (vgl. *Seite 118*) aus 90%igem Alkohol (10ml) und ätherischen Ölen (2ml) anfertigen können.

Es wird aber auch vorgeschlagen, 5 bis 10 Tropfen (Einzeldosis) mit Honig 3 bis 4mal täglich oder in alkoholischer Lösung zusammen mit anderen Essenzen zu nehmen. Eine Mischung für die Inhalation wird folgendermaßen im Buch von Jean Valnet angegeben.

1 ml Lavendelöl
2 ml Fichtennadelöl
2 ml Thymianöl
4 ml Eukalyptusöl
gegebenenfalls 150 ml 90%igen Alkohol (Weingeist)

Dazu unsere Anmerkung:

Auf den Alkohol kann man ohne weiteres verzichten; denn inhaliert kann er ähnliche Wirkungen haben wie getrunkener. Die möglichen Methoden des Inhalierens haben wir bereits ausführlich auf *Seite 125ff.* beschrieben.

Geraniumöl

Zunächst möchten wir richtigstellen, daß Geraniumöl nicht von unserer Balkonpflanze mit gleichem Namen stammt, sondern von anderen Pelargonienarten; und zwar der *Pelargonia graveolens* oder der *Pelargonia capitatum*.

Das Öl wird aus den Blättern dieser Pflanzen gewonnen, die eigentlich unangenehm riechen. Das Geraniumöl selbst aber duftet sehr lieblich – manchen vielleicht schon etwas zu süß.

Das Hauptanbaugebiet ist die Insel Reunion im Indischen Ozean. Von dort her kommt auch das beste Geraniumöl. Das afrikanische Öl erreicht nicht diese Qualität. Hauptbestandteil dieses Öls ist das Geraniol, ein Monoterpen (vgl. *Seite 121 f.*). Weitere Bestandteile sind Citronellol, Linalol und Phenylethylalkohol, dem zum Beispiel die Rose eine Komponente ihres Duftes verdankt. Wer eine gute Nase hat, kann eine gewisse Verwandtschaft mit dem Rosenöl erriechen.

Wie vielfältig sich ätherische Öle zusammensetzen, sehen Sie auch daran, daß sogar Spuren von Menthol im Geraniumöl enthalten sind.

Im Mittelalter wurde dem Geraniumöl auch medizinische Wirkung zugeschrieben. In dieser Hinsicht ist die moderne Schulmedizin jedoch eher skeptisch. Dem widerspricht allerdings entschieden die

Aromatherapie,

die ihm grundsätzlich aufbauende Eigenschaften zuweist. Sie empfiehlt das Öl sogar zur innerlichen Anwendung. Dann soll es stärkend sein, antiseptisch und sogar gegen Krebs wirken. Allerdings setzt Jean Valnet dahinter ein dickes Fragezeichen. Immerhin soll es bei äußerlicher Anwendung wundheilend, ebenfalls antiseptisch, schmerzlindernd wirken. Es soll Parasiten töten und Mücken vertreiben, was nicht ausschließt, daß es wegen seines süßlichen Geruchs durchaus auch die Schönen der Nacht anziehen kann.

Die Aromatherapie verschreibt es zur innerlichen Anwendung bei verschiedenen Schwächezuständen, insbesondere bei einem Defizit der Nebennierenrinde – was nicht näher beschrieben wird –, bei Diarrhö, Magen-/Darm-Entzündungen, Sterilität, Magengeschwüren und – wie schon erwähnt – bei Krebs. Für die äußerlichen Anwendungen werden genannt: Geschwollene Brüste, Wunden, Verbrennungen, Angina, Mundentzündungen, Zungenentzündungen, Augenentzündungen, Nervenschmerz im Bereich des Gesichts, bei Hautkrankheiten wie Flechten und trockenen Ekzemen, bei Läusen und wenn die Mücken Sie zu sehr plagen.

Als Dosis empfiehlt die Aromatherapie zur inneren Anwendung 2 bis 4 Tropfen 3x täglich auf einem Würfelzucker oder in Honig.

Dazu unsere Anmerkung:

Meiden Sie – wegen der Kariesgefahr – solche Träger und verwenden Sie lieber Xylit oder Sorbit – am besten auf einem Teelöffel oder in Sirupen dieser Zuckerersatzstoffe. Bei äußerlicher Anwendung können Sie es ins Gurgelwasser mischen, ähnlich wie wir es beim Mundwasser empfehlen.

Sie können Geraniumöl natürlich auch sehr gut Badeölen und anderen Essenzen zugeben, sofern Sie seinen Geruch mögen.

Es ist nicht jedermanns Sache.

Schaden kann man sich mit Geraniumöl nicht zufügen; denn es ist ungiftig und relativ wenig allergen, obwohl ein Allergietest vor Anwendung bei Personen durchaus Sinn hat, die anfällig sind. Dies ist einer der Gründe, weshalb wir das Geraniumöl zur Parfümierung von unseren kosmetischen Produkten empfehlen. Sie können es aber auch als Gewürz oder als exotischen Geschmacksgeber zum Beispiel in Süßigkeiten mischen.

Jasminöl

Jasmin ist eine Kletterpflanze mit weißen oder gelben Blüten. Sie wird praktisch in den gesamten Subtropen angebaut; vor allen Dingen in Nordafrika, im südlichen Frankreich, in Italien und der Türkei, aber auch in Ägypten, wo er mit zu den rituellen Pflanzen gehört. In China gilt Jasmin als der Duft der Jugend. Junge Mädchen schmücken sich gern ihr Haar mit Jasminblüten, mit denen sie im übrigen auch den schwarzen Tee parfümieren, der zu einer Art Nationalgetränk der Chinesen geworden ist.
Jasmin entwickelt einen betörenden Duft, der natürlich wieder auf seine ätherischen Öle zurückgeht, die sich aus einer Vielfalt von Substanzen wie aus Jasmon, Geraniol, Nerol, Eugenol, Farnesol usw. zusammensetzen.
Das natürliche Öl gehört zu den wertvollsten Blütendüften, die es gibt. Sein Preis hängt allerdings von der Art der Gewinnung ab. In Frankreich wurde es lange Zeit durch sogenannte *Enfleurage* gewonnen, bei der man die Blüten in ein fettes Öl legt. Dabei werden die Duftstoffe nach und nach herausgezogen und gehen in das Fett über. Daraus wird dann die eigentliche Duftessenz extrahiert. Preiswerter ist die Gewinnung durch flüchtige Lösungsmittel. Dies sind allerdings in der Regel Stoffe, die gesundheitlich nicht unbedenklich sind, wie Dichloräthylen, Tri, Per usw. Spuren davon im Endprodukt sind möglich.
Das durch Enfleurage gewonnene Öl ist derart teuer, daß man es sich für normale Zwecke kaum leisten kann. 1 Kilo kostet etwa 15000 Mark. Es läßt sich sehr einfach nachrechnen, daß nur 10g dann einen Preis von über 150 Mark haben. Bevor Sie aber auf das mit Lösungsmitteln extrahierte Jasminöl ausweichen, empfehlen wir Ihnen das synthetisch gewonnene, das in seiner Zusammensetzung fast naturidentisch ist und – zumindest hinsichtlich der unerwünschten Begleitsubstanzen – völlig risikolos ist. Für viele Menschen ist es sogar weniger allergieauslösend als das natürliche.
In jedem Fall empfehlen wir Ihnen, den Händler nach der Art der Gewinnung zu fragen, sollten Sie sich für das teuere natürliche Jasminöl entscheiden. Auch hier sind Sie wieder auf das Vertrauen zum Händler angewiesen.
Die *Aromatherapie* schreibt dem Jasminöl vor allem emotionale Wirkung zu und empfiehlt es bei psychischen und psychosomatischen Erkrankungen. Es soll die Nerven beruhigen und gleichzeitig die Stimmung anheben und ein Gefühl von Optimismus, Vertrauen und manchmal sogar Euphorie hervorrufen. In seiner Wirkung sei es dem Rosenöl ähnlich, und da es außerdem noch eine Wirkung auf die Geschlechtsorgane habe, verwendet man es, um Schmerzen der Gebärmutter, schmerzhafte Menstruation und Entbindung zu lindern. Außerdem soll es die Milchabsonderung anregen. Generell meint die Aromatherapie, daß Jasmin als Aphrodisiakum angesehen werden könne; es soll den Körper wärmen und entspannen.
Aber das ist noch nicht alles, was ihm nachgesagt wird. Wir wollen aber auf die Aufzählung weiterer Wirkungen verzichten, weil es für andere Beschwerden sicher wesentlich bessere und vor allem preiswertere Substanzen gibt. Übrigens: Diese Wirkungen schreibt die Aromatherapie nur dem natürlichen Jasminöl zu, nicht dem naturidentischen, weshalb die Behandlung ein teurer Spaß werden kann.
Demgegenüber hält sich der Aufwand in Grenzen, wenn man das natürliche Öl als Parfüm oder zur Parfümierung von vielfältigen kosmetischen Produkten verwendet; denn dafür benötigt man wirklich nur ganz geringe Mengen.

Kamillenöl

In der Volksmedizin nimmt die Kamille eine Vorrangstellung ein. Alles deutet darauf hin, daß man ihre heilenden Eigenschaften schon in der Vorantike nutzte. Bei den Ägyptern galt sie wegen ihrer fiebersenkenden Eigenschaft als die „Blume des Sonnengottes". Die Römer nannten die Kamille auch Mutterkraut, weil man ihr besondere Wirkungen auf die Unterleibsorgane zuschrieb. Das heutige Wort Kamille soll sich vom römischen „Mater" ableiten (Matricia).
Heute weiß man, daß viele medizinische Eigenschaften der Kamille auf ihr ätherisches Öl zurückzuführen sind, das weitgehend aus den Kamillenblüten gewonnen wird; und zwar denen der echten Kamille (*Matricaria chamomilla*) wie der römischen Kamille (*Anthemis nobilis*), die in ihrer Zusammensetzung der echten Kamille nahekommt.
Eines der Bestandteile ist das tiefblaue Chamazulen (das Azulen der Kamille), das das aus der Pflanze gewonnene

ätherische Öl tiefblau färbt. In der Pflanze selbst ist diese Substanz interessanterweise nicht enthalten; denn sonst müßten die Kamillenblüten ja ebenfalls blau sein. Des Rätsels Lösung: Die Kamillenblüten enthalten eine Vorstufe des Azulens, das sogenannte Proazulen, auch Matricin genannt. Erst beim Destillieren entsteht daraus das blaue Chamazulen.

Lange Zeit glaubte man, daß die heilenden Eigenschaften der Kamille vor allem auf das Chamazulen zurückzuführen sind. Solch vordergründige, auf auffälligen Merkmalen basierende Erklärungen führten die Menschen in der Vergangenheit immer wieder in die Irre. Im Falle des Chamazulens hatte man aber noch nicht einmal ganz unrecht. Es wirkt, auch als isolierter Stoff, tatsächlich entzündungshemmend. Später entdeckte man jedoch einen weiteren Stoff, der eine noch stärkere Wirkung besitzt: das sogenannte Alpha-Bisabolol (vgl. auch Monographie auf *Seite 74 f.*). Bisabolol wirkt entzündungshemmend, weil es einerseits eine milde antiseptische (bakterientötende) Eigenschaft besitzt und andererseits die mit jedem Entzündungsprozeß verbundene Erweiterung der feinen Blutäderchen (Kapillare) rückgängig macht. Daneben ist auch die krampflösende Wirkung des Bisabolols eindeutig nachgewiesen.

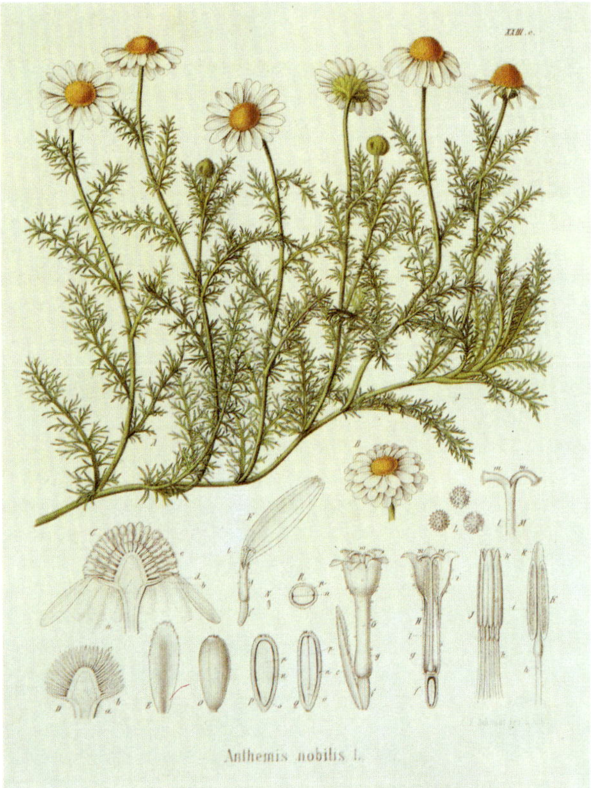

Abb. 3: Kamille.

Das ätherische Öl der Kamille kann im Prinzip überall dort angewendet werden, wo auch das Kraut angebracht ist (vgl. *Seite 74 f.*); und zwar innerlich wie äußerlich. Besonders bequem ist seine Anwendung in Mund- und Gurgelwassern; denn es hat auch einen schützenden und wundheilungsfördernden Einfluß auf die Schleimhäute.

Bei der Verwendung des Krauts als Teeaufguß können Sie die Wirkung der Kamille erheblich steigern, wenn Sie 1 bis 2 Tropfen Kamillenöl pro Tasse hinzugeben. Bei der Lagerung der getrockneten Kräuter gehen besonders die ätherischen Öle verloren.

Auch die Schulmedizin macht sich die Wirkungen der Kamilleninhaltsstoffe heute zunutze und bestätigt damit nachdrücklich die alte Überlieferung.

Übrigens kann Kamillenöl homöopathische Arzneien unwirksam machen (vgl. *Seite 74 f.*).

Verwendung der Kamille in der *Aromatherapie:*

Auch die Aromatherapie verweist auf die seit Urzeiten bekannten Eigenschaften – allerdings wieder in einer solchen Breite, daß Skepsis angebracht ist.

So soll sie neben den bekannten entzündungshemmenden, wundheilenden, antiseptischen und krampflösenden Wirkungen auch schmerzstillende, fiebersenkende, schweißtreibende, appetitanregende und wurmtreibende Eigenschaften haben und sogar die Bildung der weißen Blutkörperchen fördern. Die Aromatherapie empfiehlt deshalb innere Anwendungen bei Migräne, Nervenentzündungen, Schwindel, Schlaflosigkeit, Verdauungsschwierigkeiten, Blähungen, Appetitmangel, bei Magen- und Darmgeschwüren, bei Kinderkrankheiten – die allerdings nicht näher beschrieben werden –, bei Anämie, bei nervösen Depressionen und Krisen, bei Kreuz- und Kopfschmerzen in Verbindung mit Grippe, bei Darmparasiten, bei Wechselfieber und fiebernervösen Menschen.

Äußerliche Anwendung soll vor allem bei der Behandlung von Bindehautentzündungen der Augen, bei Furunkeln, Exzemen, bei gewöhnlichen und infizierten Wunden usw. helfen, aber auch bei Jukken der Scham.

Die *Aromatherapie* empfiehlt folgende Anwendungen:

Innerlich: Den Tee, aber auch das ätherische Öl; und zwar 2 bis 4 Tropfen mehrmals täglich in etwas Honig. Man kann es auch in Form einer Tinktur anwenden.

Äußerlich: Empfohlen wird ebenfalls der Tee, vor allem für die Behandlung von Bindehautentzündungen oder Lidentzündungen des Auges. Mit dem Tee die Augen lauwarm baden (die Monographie widerspricht hier der Aromatherapie: vgl. *Seite 74 f.*).

Gegen rheumatische oder gichtige Schmerzen empfiehlt sie Kamillenöl.

Hier ein eigenes Rezept nach Vorschlägen der Aromatherapie:

5 g echtes Kamillenöl
100 g Pflanzenöl (z.B. Weizenkeim- oder Sonnenblumenöl)
10 g Kampfer

Damit sich die Kampferkristalle auflösen, Pflanzenöl und Kampfer in leicht erwärmtem Zustand miteinander vermischen, abkühlen lassen und erst dann Kamillenöl zugeben. Dies ist ein hervorragendes Massageöl. Das Kamillenöl – ob römisch oder echt – können Sie auch zur Herstellung von hervorragenden Bade-Essenzen verwenden.

Kiefernnadelöl

Die Wirkungen und Eigenschaften des Kiefernnadelöls (gewonnen aus Nadeln und Zweigspitzen von *Pinus sylvestris* und *Pinus mugo*, sowie *Pinus nigra* und *Pinus pinaster*) entsprechen fast vollkommen denen des Fichtennadelöls.

Es existiert zwar eine eigene Monographie; sie unterscheidet sich aber nur in der Beschreibung der Bestandteile des Arzneimittels von der des Fichtennadelöls. Deswegen verzichten wir hier auf die ausführliche Darstellung. Alles andere finden Sie unter dem Stichwort Fichtennadelöl. Sie können zwischen beiden Ölen frei wählen und Ihre Nase entscheiden lassen.

Krauseminzeöl

Dieses Öl wird aus den blühenden Zweigspitzen und Blättern der *Mentha crispae* und der *Menta spicata* gewonnen. Es

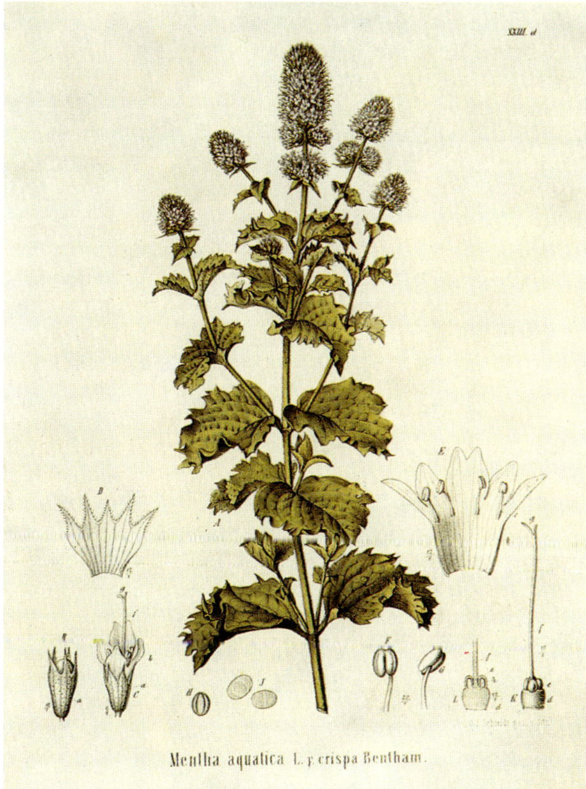

Abb. 4: Krauseminze.

kommt vorwiegend aus USA, aber auch aus Spanien, Marokko und Tunesien.
Dieses Öl hat den typischen Spearmint-Geschmack, den Sie vielleicht vom Kaugummi her kennen. Dieser Geschmack rührt nicht vom Menthol der Pfefferminze her, sondern geht auf 42 bis 66 % L-Carvon zurück, ein Monoterpen wie auch das Menthol des Kampfer, das Pinen usw. Carvon ist auch im Kümmel enthalten. Den Geschmack bestimmt aber auch das Limonen, das ebenfalls ein Monoterpen ist.
Ähnlich wie Kümmel wirkt Krauseminzeöl gegen Blähungen und leicht antiseptisch.
Krauseminzeöl schmeckt sehr intensiv und sollte daher vorsichtig eingesetzt werden. Immer zunächst nur einige Tropfen verwenden. Da es kein Menthol enthält, erzeugt es auch keine kühlende Wirkung auf der Haut oder im Mund. Dies kann aber ausgeglichen werden durch Verwendung von süßendem Xylit oder Sorbit (z. B. in Zahnpasta oder Kaugummi). Dann wirken diese auch mit Spearmintgeschmack äußerst erfrischend.

Latschenkieferöl

Dieses Öl wird aus den frischen Nadeln und Zweigspitzen der Kiefer *Pinus montana* gewonnen. Herkunftsland ist Tirol sowie andere Hochgebirgsregionen in Mitteleuropa.
Latschenkieferöl wirkt antiseptisch und auswurffördernd und es kann ähnlich wie Eukalyptusöl und Fichtennadelöl verwendet werden. Es besitzt auch weitgehend die gleichen Eigenschaften, darf also ebenfalls nicht bei Asthma und Keuchhusten genommen werden, weil es zu spastischen Lähmungen im Atembereich führen kann.

Lavendelöl

Es wird aus verschiedenen Lavendelsorten gewonnen. Hauptproduzent ist Frankreich, vor allem der Mittelmeerraum und die Gegend um Grasse in der Provence. Die Lavendelblüte ist dort ein „olfaktisches Ereignis“ (eine Orgie für die Nase). Aber auch aus Spanien, Bulgarien und Rußland kommen hervorragende Lavendelprodukte.
Lavendel hat vermutlich schon den Neandertaler verzaubert. Jedenfalls ist es als Öl eine berühmte Duftnote geworden. Man findet es praktisch in fast allen Parfums, und es wird sehr gern zur Seifenparfümierung verwendet.
Versuchen Sie es einmal in unseren sanften Seifen aus dem Hobbythekbuch „Cremes und sanfte Seifen“.
In der Volksmedizin wird dem Lavendelöl auch eine medizinische Wirkung zugeschrieben, was die Schulmedizin skeptisch beurteilt. Zumindest wirkt es psychisch anregend auf denjenigen, der für diesen Duft empfänglich ist. Stechende Insekten scheinen diesen Duft allerdings nicht übermäßig zu lieben. Deshalb kann man Lavendelduft durchaus zum Abweisen von Insekten beispielsweise in Aftersunmilch einsetzen. Das ist besonders praktisch für lange Sommerabende, an denen die Stechmücken sehr aktiv sein können.
Unsere Großmütter haben Lavendelsäckchen zur Abwehr von Motten und sonstigen Insekten in die Kleiderschränke gelegt. Mit Lavendelsäckchen macht man heute seine Wäsche duftend. Ähnlich wie bei unseren Kräuterkissen kann man mit Hilfe von ätherischen Ölen die Wirkung intensivieren und erhalten.
Dazu muß man nur wöchentlich ein paar Tropfen des Öls am besten direkt in die Blüten der geöffneten Säckchen träufeln.
In der *Aromatherapie* spielt Lavendelöl im Gegensatz zur Schulmedizin offenbar eine wichtige Rolle. Dort verwendet man es sowohl innerlich wie äußerlich. Innerlich soll es krampflösend, schmerzlindernd, beruhigend und antiseptisch auf die Luftwege sowie hustenstillend wirken, aber auch gallefördernd durch positive Einwirkung auf die Leber. In Verbindung mit Rosmarin soll es die arterielle Durchblutung verbessern. Auch gegen Migräne und Rheuma soll es positiv wirken. Für Menschen mit zu hohem Blutdruck scheint es – so jedenfalls wird in der Aromatherapie behauptet – auch blutdrucksenkend wirken. Bei äußerer Anwendung auf die Haut soll es die Durchblutung verbessern, gleichzeitig wundheilend und antiseptisch wirken und das Nervensystem regulieren.
Zusätzlich wird es bei Läusen und Krätze sowie bei Haarschwund empfohlen. Parfümerieren Sie also ruhig Ihr Haarwasser mit Lavendel; zumindest riecht es dann gut.
Nach der Aromatherapie können Sie es auch innerlich einnehmen; und zwar 2 bis 5 Tropfen mit Honig (oder in Sorbit- oder Xylit-Sirup; vgl. *Seite 113*) oder auch in Form einer alkoholischen Lösung als Tinktur.
Wirkungen gegen Geschlechtskrankheiten, wie sie die Aromatherapie ebenfalls behauptet, bezweifeln wir. Auch viele äußerliche Anwendungen – etwa in Form von Salben – werden in der Aromatherapie empfohlen.
Für uns ist wichtig, daß man mit Lavendel

ohne Risiko seine Hautcremes oder auch Salben mit keineswegs unangenehmem Geruch parfümieren kann. Allerdings sollten Sie auch hier den Allergietest nicht vergessen, denn ätherische Öle sind in dieser Hinsicht für viele Überraschungen gut.
Noch ein Tip: Insektenstiche können mit einer Mischung, die zu gleichen Teilen aus Lavendelöl und 90%igem Alkohol besteht, behandelt werden. Der Juckreiz vermindert sich merklich.

Lemongrasöl (Zitronengras)

Zunächst einmal verbreitet es einen äußerst erfrischenden Duft. Es ist in der Zusammensetzung dem Citronellöl verwandt. Allerdings besteht es zu einem wesentlich höheren Teil aus Citral (70 bis 75%). Hinzu kommen Geraniol – das kennen wir aus dem Geraniumöl, aus Farnesol, Nerol und anderen. In der Parfümerie spielt es von alters her eine Rolle.
Es wird aus den Grasarten *Cymbopogon citratus* oder *Cymbopogon flexuosus* gewonnen. Herkunftsländer sind Mittel- und Südamerika, Afrika und vor allem Ostasien, wo es ein wichtiges Küchengewürz ist. Es scheint die Verdauung anzuregen, und es schmeckt sehr gut, was man vor allem in thailändischen und vietnamesischen Restaurants nachschmekken kann. Dort gibt es eine hervorragende Lemongrassuppe.
In der *Aromatherapie* gibt es Vertreter, die dem Öl eine Wirkung auf die Milz andichten, wo es den Abbau überalteter roter Blutkörperchen und die Antikörperbildung anregen soll. Auch die Thymusdrüse wird in diesem Zusammenhang genannt, deren Funktion durch das Lemongrasöl unterstützt werden soll.

Mandarinenöl

Man erhält es durch kalte Pressung von Fruchtschalen der Mandarinen. Es kommt hauptsächlich aus Italien, aber auch aus Spanien und Südamerika. Die Hauptbestandteile gleichen dem ätherischen Orangen- und Zitronenöl. Entscheidend ist bei diesem Öl die Qualität, da es leicht Pestizide (Insektenvertilgungsmittel), die beim Spritzen auf die Pflanzen kommen, enthalten kann. Wirklich empfehlenswerte Öle dieser Art können nur aus biologisch kontrolliertem Anbau kommen. Dann allerdings sind diese Öle ganz herrliche Duftstoffe und Gewürze. Nicht umsonst werden sie von der Lebensmittelindustrie gern verwendet. Auch in unserer Küche können sie den Geschmack von vielen Speisen verfeinern. Würzen Sie doch einmal Ihre Salatsoße mit Orangen-, Zitronen- oder Mandarinenöl. Nur wenige Tropfen erzeugen einen herrlich fruchtigen Geschmack. Wir empfehlen es deshalb vor allem für Rohkostsalate aller Art, angefangen von geraspelten Möhren, Sellerie, Kraut, Chicoree, Fenchel, aber auch für Blattsalate.
Überhaupt können Sie viele ätherische Öle als Geschmacksgeber und Gewürz verwenden. Von fast allen Gewürzen gibt es auch das entsprechende ätherische Öl, angefangen von Koriander, Kümmel, Estragon, Rosmarin, Anis, Thymian, Zimt, Majoran, Nelke, Vanille, Ingwer, Lemongras bis zu Lorbeer, Pfeffer, Basilikum und Fenchel. Einige dieser Öle sind sehr intensiv, so daß Sie mit 1 bis 2 Tropfen auskommen. Würzen Sie am Anfang auf jeden Fall äußerst vorsichtig. Die richtige Dosierung finden Sie sicher sehr schnell heraus. Am besten notieren Sie sich die Dosierung für Ihre „individuelle Note".

Melissenöl

Das ätherische Öl der Melisse wird aus den Blättern der *Melissa officinalis* gewonnen, die wegen des zitronenähnlichen Geruchs auch Zitronenkraut oder Zitronenmelisse genannt wird. Es besteht aus Citral, Citronellöl, Geraniol und noch einigen anderen Stoffen.
Sowohl der Tee aus den Blättern wie das echte Melissenöl haben beruhigende Wirkung; dies ist in experimentellen Untersuchungen eindeutig bewiesen worden. Melisse wirkt außerdem leicht krampflösend.
Leider ist das natürliche Melissenöl so teuer (1 kg kostet ebenso wie Jasmin ca. 15000 DM, d.h. 10 Milliliter etwa 150 DM), daß es so gut wie gar nicht im Handel angeboten wird. Der Grund für diesen hohen Preis liegt darin, daß die Blätter au-

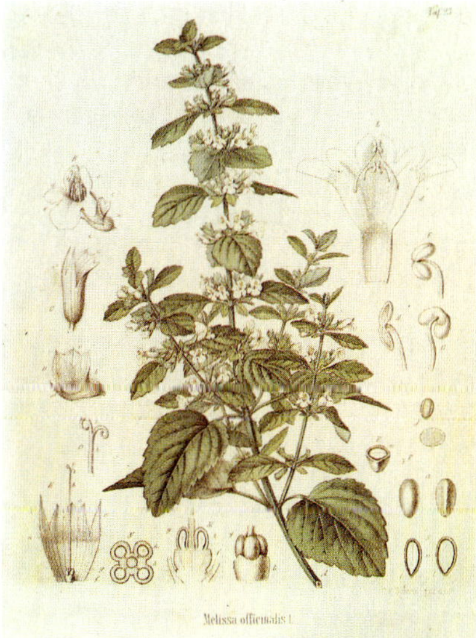

Abb. 5: Melisse.

ßergewöhnlich wenig ätherische Öle enthalten, 100 kg Blätter: 100 bis max. 300 g. Außerdem ist die zur Ölgewinnung angewendete Wasserdampfdestillation zeitlich aufwendig und kompliziert.
In den meisten Fällen wird deshalb als Melissenöl das *indische Melissenöl* verkauft. Diese Bezeichnung ist irreführend: denn in Wahrheit handelt es sich um Citronellöl. Aber wir halten diese Ungenauigkeit für vertretbar; denn das Citronellöl hat eine ähnliche Zusammensetzung. Außerdem ist der frische zitronenartige Geruch sogar angenehmer als der des echten Melissenöls.

Nelkenöl

Gewonnen wird es nicht aus den gleichnamigen Blumen, sondern aus den Gewürznelken, die Sie gewiß kennen. Diese Nelken sind nicht nur ein hervorragendes Gewürz, sondern auch in anderen Anwendungen äußerst interessant. Nelkenöl wird aus den Nelkenblüten und den Stielen dieser Blüten, manchmal auch aus den Blättern des sogenannten Nelkenbaums (*Cygium aromaticum*) gewonnen. Das feinste und teuerste ätherische Öl ist das Nelkenblütenöl.
Hauptbestandteil ist mit 80 bis 90 % das Eugenol und interessanterweise auch Salicylsäure-Methylesther, der als Medikament innerlich und äußerlich bei Rheumatismus angewendet wird. Außerdem wird das Öl in der Parfümerie, als Lichtschutzmittel in Hautcremes und zur Abwehr von Stechmücken genutzt.
Sie können Nelkenöl in Ihre Creme oder Bodylotion geben, wobei 0,1 % bereits ausreichen, was auf 100 g bestenfalls 4 Tropfen bedeutet. Da Nelkenöl wohl die stärkste keimtötende Wirkung aller ätherischen Öle besitzt, können Sie damit in Grenzen sogar Ihre Creme natürlich konservieren. Auch hierfür reichen 0,1 % aus.
Nelkenöl wirkt also stark antiseptisch und lokal anästhesierend (betäubend). Deshalb wird es gern bei Zahnschmerzen verwendet. Wenn man in alten Zeiten ein Loch im Zahn hatte, steckte man den runden Kopf einer getrockneten Gewürznelke hinein. Das linderte den Schmerz. Heute können Sie es sich bequemer machen, indem Sie einen ganz kleinen Tropfen Nelkenöl auf den Zahn träufeln. Aber bitte vorsichtig sein; in höherer Dosierung ist das Öl wegen seiner antiseptischen Wirkung nicht ganz harmlos. Sie können auch einen Tropfen Nelkenöl in Ihr Mundwasser geben.
Mit Nelkenöl zu würzen hat einen doppelten Sinn, denn es würzt nicht nur, sondern hat auch medizinische Wirkung.
Als Arznei verordnet man das Aromatikum bei Gastritis und bei Blähungen. In der Regel wird es dann mit anderen Drogen gemischt, zum Beispiel mit Korianderöl, mit Anis oder Kardamom. Sie können auch eine Art Tinktur herstellen.

Hier das Rezept:

20 Tr. Nelkenöl
20 Tr. Korianderöl
20 Tr. Anisöl
20 Tr. Kardamomöl

Diese Öle vermischen Sie mit 10 ml 90 %igem Alkohol bzw. Weingeist.
Von dieser Tinktur nehmen Sie bei Beschwerden etwa 5 bis 10 Tropfen auf einen Eßlöffel Wasser. Wenn Sie wollen, können Sie aus dieser Tinktur auch ein sehr gutes Mundspülwasser machen. Vielleicht empfiehlt es sich, dann noch 20 Tropfen Kamillenöl hinzuzugeben. Nehmen Sie etwa 10 Tropfen auf ein viertel Glas Wasser, mit dem Sie den Mund spülen oder gurgeln. Zur besseren Verteilung im Wasser können Sie 2 bis 3 Tropfen Lösungsvermittler LV 41 hinzugeben.

Orangenöl (süß)

Orangenöl wird – wie alle Öle aus Zitrusfrüchten – aus den Fruchtschalen gepreßt. Einzelheiten dazu können Sie unter Mandarinenöl (vgl. *Seite 141*) nachlesen.
In der *Aromatherapie* findet man folgende Hinweise:
Der Autor D. Gümbel sagt dem Orangenöl Einflüsse auf Sinnesorgane und den Hypothalamus einschließlich Hypophyse nach (vgl. *Seite 17*). Es soll sogar auf die Ausschüttung der Hypophysenhormone einwirken, was immer dies heißen mag.
Unsere Anmerkung:
Immerhin wäre dies ein Eingriff in den überaus subtilen Regelmechanismus des Körpers und sicher nicht immer erwünscht. Diese Wirkung ist eher Spekulation, wie vieles von diesem Autor.
Außerdem soll Orangenöl entspannend wirken. Generell soll dadurch der gesamte Organismus sympathisch – wie es dort ausgedrückt wird – eingestellt werden, was durchaus zu verstehen ist. Denn man nimmt den Duft von frischen Orangen ja als ausgesprochen angenehm wahr. Dies gilt freilich nicht nur für Orangen.
Und nun, meine Herren, aufgepaßt: Im Streit zwischen Zitrone und Orange werden der Zitrone mehr männliche, der Orange mehr weibliche Eigenschaften zugeschrieben. Weitere aromatherapeutische Eigenschaften, die erwähnt werden, scheinen mir derart weit hergeholt, daß ich sie nicht im einzelnen aufzählen möchte.

Orangenblütenöl

Im Gegensatz zum Orangenöl wird das Orangenblütenöl aus den außergewöhnlich stark duftenden Blüten extrahiert. Wer einmal durch einen blühenden Orangenhain gegangen ist, wird diesen Duft niemals vergessen. Das Orangenblütenöl scheint diesen Duft weitgehend zu bewahren. Er wirkt angenehm, und bei ihm kann tatsächlich eine psychische Wirkung nachgewiesen werden. Allerdings gibt es auch Menschen, denen dieser Duft zu süß ist.

Orangenblütenöl ist durchaus auch genießbar. Hierfür gilt, was wir schon beim Geranienöl gesagt haben. Wenn Sie Orangenblütenöl in Konfekt und Marzipan mischen, schmeckt es blumiger. Sie wissen ja, daß auch die Nase immer mitschmeckt.

Orangenblütenöl wird vor allem von der Parfumindustrie verwandt. Neben dem Bergamotteöl ist es ein wichtiger Bestandteil des echten „Kölnisch Wasser".

Abgesehen von Allergiereaktionen bei wenigen Menschen, kann es ohne Bedenken als natürlicher Parfümierungsstoff in Cremes und sonstigen Kosmetika verwendet werden.

In der Aromatherapie wird es nicht erwähnt.

Patchouliöl

Dieses Öl wird aus den getrockneten und manchmal vorher noch fermentierten (einer Gärung unterworfenen) Blättern des Patchoulistrauchs gewonnen, der vor allem in Südostasien, Indien und einigen Inseln der Südsee angebaut wird. Es besteht aus Eugenol, Azulen, Zimtalkohol und zu 50% aus Patchouli-Alkohol, einem Alkohol mit rosenähnlichem Geruch.

Patchouliöl riecht allerdings eher erdig-wurzelartig, nach nassem Holz, ja sogar ein wenig schimmlig. Man muß sich an diesen Geruch erst gewöhnen. Sie kennen die Duftnote vielleicht aus Läden mit indischen Waren.

Trotz dieses etwas eigenartigen Geruchs ist es ein wichtiger Rohstoff in der Parfümindustrie. Außerdem wird dem Patchouliöl nachgesagt, daß es die Motten vertreibt.

Obwohl der Geruch eher mystisch wirkt, spielt es in der Aromatherapie keine Rolle.

Patchouliöl ist eins der wenigen ätherischen Öle, deren Geruch sich während langer Lagerung verbessert.

Pfefferminzöl

Pfefferminz ist wohl das bekannteste und weitestverbreitete unter allen ätherischen Ölen. Das liegt sicher daran, daß sein Hauptbestandteil Menthol ist. Menthol erzeugt eine intensive Kühlwirkung auf Haut und Schleimhäute. Zugleich wirkt es lokal leicht anästhesierend (betäubend). Das macht man sich bei Magenschmerzen zunutze mit Hilfe von Pfefferminztee. Allerdings ist das nur eine Symptombehandlung. Pfefferminz ist nämlich nicht durchweg magenfreundlich. Die lokalanästhesierende Wirkung des Menthols macht man sich auch im Mentholstift zunutze, der bei leichten Kopfschmerzen oder Migräne Linderung bringen kann (Rezept vgl. *Seite 176*).

Menthol wirkt durch den Kühleffekt auch juckreizstillend. Weitere Wirkungen entnehmen Sie der *Monographie* und der *Standardzulassung*. Beide bezeugen, daß Pfefferminzöl ein wichtiger Bestandteil von Medikamenten ist. Und das ist es schon seit altersher.

Monographie:

Bestandteile des Arzneimittels:

Pfefferminzöl, bestehend aus den frisch geernteten blühenden Zweigspitzen der *Mentha piperita*, aus denen durch Wasserdampfdestillation das ätherische Öl gewonnen wird, sowie dessen Zubereitung in wirksamer Dosierung.

Anwendungsgebiete:

Innere Anwendung: Krampfartige Beschwerden im oberen Verdauungstrakt (Speiseröhre, Magen) und der Gallenwege, dem oberen Dickdarm, Katarrh der oberen Luftwege und bei Mundschleimhautentzündung.

Äußere Anwendung: bei Muskel- und Nervenschmerz.

Gegenanzeigen:

Verschluß der Gallenwege, Gallenblasenentzündung sowie schwere Leberschäden.

Bei Säuglingen und Kleinkindern sollten pfefferminzölhaltige Zubereitungen nicht im Bereich des Gesichts, speziell der Nase aufgetragen werden.

Nebenwirkungen:

Keine bekannt. (Dazu unsere Anmerkung: Dies ist erstaunlich, weil bei häufigem Trinken von Pfefferminztee magenempfindliche Menschen durchaus Beschwerden bekommen können.)

Wechselwirkungen mit anderen Mitteln:

Keine bekannt.

Dosierung:

Soweit nicht anders verordnet:

Innere Anwendung: mittlere Tagesdosierung 6 bis 12 Tropfen.

Zur Inhalation: 3 bis 4 Tropfen in heißes Wasser geben.

Bei Erkrankungen des Dickdarms (fachlich bezeichnet mit Colon irritabile): Mittlere Einzeldosis 0,2 ml Pfefferminzöl, mittlere Tagesdosis 0,6 ml in magensaftresistenter Umhüllung.
(Dazu unsere Anmerkung: Dies bedeutet, daß es nur Medikamenten vorbehalten ist, die apothekenpflichtig sind.
Im übrigen sollte bei derart hoher Dosis dieses Medikament in jedem Fall der Arzt verschreiben.)
Äußere Anwendung: Einige Tropfen in die betroffene Hautpartie einreiben.
Vgl. dazu unsere Anmerkung unter Standardzulassung.
Art der Anwendung:
Ätherisches Öl sowie Zubereitungen zur inneren und äußeren Anwendung.
Wirkung: spasmolytisch (krampflösend), karminativ (gegen Blähungen), cholagog (Galle treibend) antibakteriell, sekretolytisch (schleimlösend) und kühlend.
Standardzulassung:
Soweit nicht anders verordnet, werden zur Behandlung von Magen-, Darm- und Gallenbeschwerden 1 bis 2 mal täglich 3 bis 5 Tropfen Pfefferminzöl auf Zucker geträufelt, den man im Mund zergehen läßt.
Dazu unser Hinweis:
Natürlich können Diabetiker und alle, die ihre Zähne schonen wollen, auch Xylit oder Sorbit verwenden.
Zur Inhalation:
2 bis 3 Tropfen Pfefferminzöl in siedend heißes Wasser geben und die Dämpfe einatmen (vgl. *Seite 125 f.*)
Am besten machen Sie das mit dem Inhalator, den es für wenig Geld in Apotheken gibt.
Äußerliche Anwendung: Mehrmals täglich (2 bis 4×) auf die Haut auftragen und sorgfältig verreiben. Bei Kleinkindern 5 bis 15 Tropfen auf Brust und Rücken einreiben.

Dazu unser Hinweis:
Wir halten die Wirkung des puren Pfefferminzöls auf der Haut für viel zu intensiv. Besonders bei Kleinkindern kann es Schmerzen erzeugen. Kein Wunder, wenn sie dann weinen. Wir empfehlen statt dessen unsere Balsame, die ebenso wirksam sind (Rezepte auf *Seite 177 ff.*).
Hinweis:
Pfefferminzöl darf bei Säuglingen und Kleinkindern nicht zur Inhalation verwendet werden und nicht im Bereich von Hals und Gesicht aufgetragen (auch nicht unbeabsichtigt), da asthmaähnliche Zustände ausgelöst werden können.
Dauer der Anwendung:
Pfefferminzöl kann bis zum Abklingen der Beschwerden ohne Unterbrechung der Behandlung angewendet werden.
Auch dazu eine Anmerkung von uns:
Pfefferminzöl sollte bei Kleinkindern auch nicht als Badezusatz verwendet werden. Es kann zu Erstickungsanfällen kommen. Auch Allergiker müssen – wie bei allen ätherischen Ölen – sehr vorsichtig sein. Wir empfehlen Hautempfindlichen den Allergietest (vgl. *Seite 151 f.*).
Dies gilt auch für Anwendungen des sogenannten *japanischen Heilpflanzenöls*, das sich gerade in letzter Zeit großer Beliebtheit erfreut. Es enthält normales Pfefferminzöl; allerdings mit relativ hohem Mentholgehalt bis zu 80 %. Dieser hohe Gehalt ist aber gar nicht notwendig. Es genügt durchaus Pfefferminzöl aus europäischer Produktion, das immerhin noch 60 bis 70 % Menthol enthält. Wenn Sie sparen wollen, verwenden Sie also ruhig normales Pfefferminzöl, das allerdings erste Qualität haben sollte.
Im übrigen können Sie das Pfefferminzöl mit Salbei- und Thymianöl vermischen.
Dafür gleich ein Rezept, das mir, Jean Pütz, außerordentlich gut bei Erkältungskrankheiten der Luftwege und bei Schnupfen hilft:

5 ml Salbeiöl, 5 ml Thymianöl 10 ml Pfefferminzöl

Geben Sie diese Mischung in eine kleine Tropfflasche, die Sie leicht bei sich tragen können.
Die Anwendung haben wir auf *Seite 126* beschrieben.

Rosenöl

Rosenöl wird vorwiegend durch Wasserdampfdestillation aus duftenden Heckenrosen gewonnen. In Frankreich gewinnt man es durch Mazeration in Öl oder Fett und anschließendem Auszug. Dieses Öl ist das beste und entsprechend kostbar. Aus 1000 kg Blütenblättern erhält man nur etwa 200 g ätherisches Öl. Kein Wunder, daß der Preis zwischen 7000 und 8000 Mark pro Kilo liegt.
Bei etwa 14 °C erstarrt Rosenöl zu einer wachsartigen Substanz. Sie brauchen es nur wieder ins Warme zu stellen, und es wird flüssig. Diese Eigenschaft ist geradezu ein Indiz für echtes Rosenöl.
Die hauptaromatischen Bestandteile des Rosenöls sind mit 30 bis 40 % das Geraniol (vgl. Geraniumöl) und Nerol mit 35 bis 55 %. Dies ist weitgehend die Beschreibung des bulgarischen Rosenöls.
Aus der herrlich duftenden *Rosa centifolia* wird ebenfalls ein echtes ätherisches Öl gewonnen; und zwar in Südfrankreich und Marokko. Der Herstellungsprozeß ist anders, und es hat deshalb auch andere physikalische Eigenschaften. Dieses Öl

verfestigt sich zum Beispiel nicht so leicht.
Echtes Rosenöl kann als Parfüm mit vielen Kompositionen konkurrieren. Wenn es Ihnen allerdings zu teuer ist, dann empfehlen wir Ihnen, auf das naturidentische Rosenöl auszuweichen. Es riecht ebenfalls sehr gut und kann als preiswerte Alternative in unseren Rezepten empfohlen werden. Außerdem hat es den Vorteil, daß es als Allergieauslöser noch weniger infrage kommt als das echte Öl.

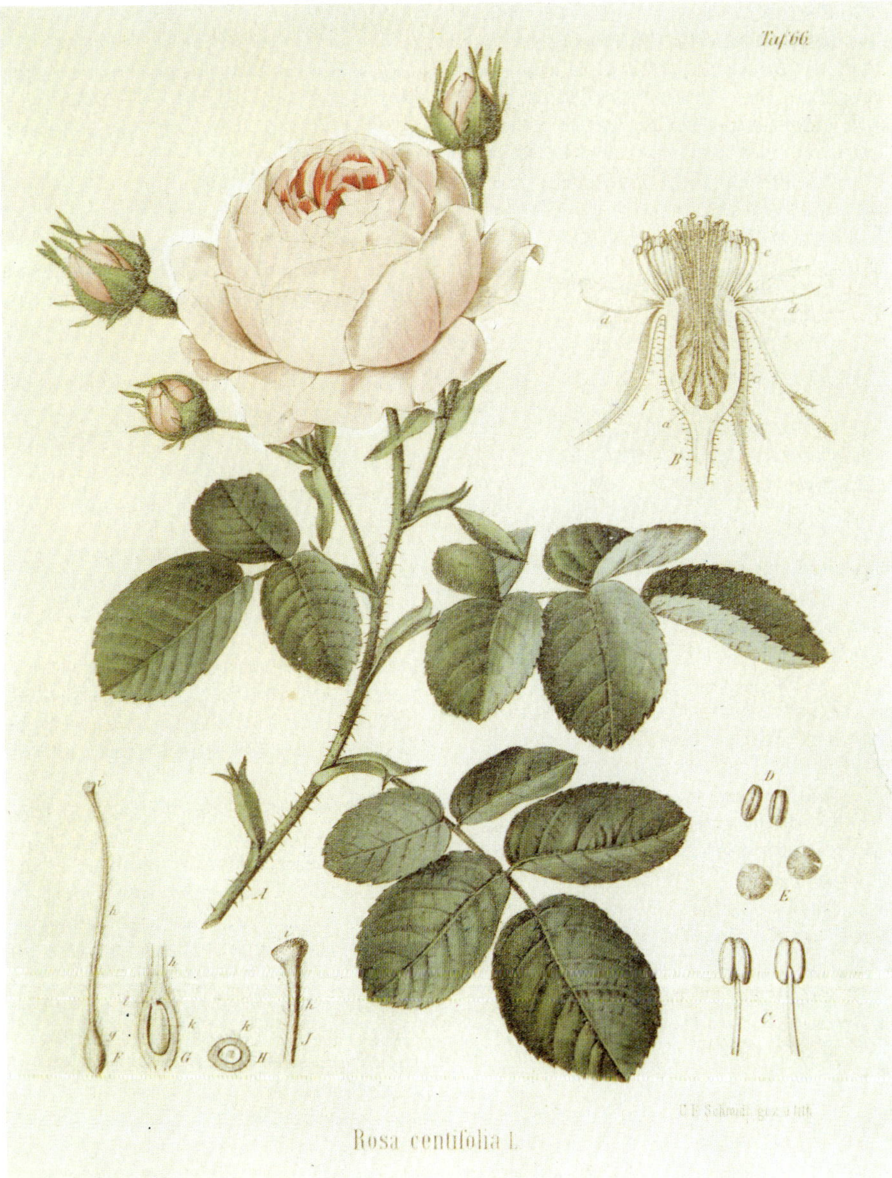

Abb. 6: Rose.

Rosmarinöl

Rosmarinöl wird aus blühenden Rosmarinspitzen hergestellt.
Interessant ist, daß es einen hohen Gehalt an sogenanntem Rosmarinkampfer besitzt. Es wirkt anregend und belebend, krampflösend, und innerlich angewendet regt es die Galle zu verstärkter Magensaftproduktion an. Nicht zuletzt deshalb ist Rosmarin ein hervorragendes Gewürz. Trotzdem würden wir das ätherische Öl über das Maß der Dosierung als Gewürz nicht einnehmen. Es kann in höheren Dosen heftige Magen-/Darmbeschwerden und sogar Nierenentzündungen hervorrufen.
Gegen eine äußerliche Anwendung im Rahmen unserer Rezepte – das heißt wohldosiert –, ist dagegen nichts einzuwenden. Da es die Durchblutung der Haut fördert, kann man es in antirheumatische Balsame mischen, aber auch in eine Tinktur, wobei auf 10 ml 90 %igen Alkohol 0,5 ml ätherisches Rosmarin genommen werden sollen.
Besonders angenehm wirkt es als Badezusatz (als Bade-Essenz vgl. *Seite 161 f.*,

oder Badeöl, vgl. *Seite 164*). Dort wirkt es einerseits wegen seines Kampfergehaltes belebend, andererseits stabilisiert es den Kreislauf. Bei rheumatischen Schmerzen und Erkältungskrankheiten wirkt die Wärme des Wasser zusätzlich wohltuend.
Die Aromatherapie spricht diesem Öl fast überirdische Wirkungen zu. Wir haben Bedenken, dies Ihnen in aller Ausführlichkeit zu schildern, weil die innere Anwendung ja nicht ohne Risiken ist. Hier nur einige der ihm zugeschriebenen Wirkungen. Rosmarin soll bei allgemeinen Schwächezuständen helfen. Außerdem bei körperlicher und geistiger Überbeanspruchung und sogar bei Verlust des Gedächtnisses. Bei zu niedrigem Blutdruck, bei Impotenz, bei Bleichsucht, Drüsenentzündungen, bei Asthma, chronischer Bronchitis, Keuchhusten, Grippe, Darminfektionen, Kollitis, Durchfall, Blähungen, Leberbeschwerden, Gallenblasenentzündungen, Gelbsucht, Zirrhose, Gallensteinen, Rheuma, Gicht, Migräne, Beschwerden des Nervensystems, nervöse Herzbeschwerden soll es ebenfalls helfen. Aber das sind noch nicht alle Indikationen, für die Rosmarin in der Aromatherapie herhalten muß.
Die äußerlichen Anwendungen sind hingegen durchaus akzeptabel, wenn etwa zur Behandlung von Rheuma, Muskelschmerz, allgemeiner Müdigkeit, Entkräftung geraten wird, für die vor allem Bäder empfohlen werden. Die Behandlung von Wunden und Verbrennungen werden zwar auch genannt; hier wäre ich allerdings vorsichtig.
Hier nun ein von Jean Valnet – allerdings mit allen Vorbehalten empfohlenes – sogenanntes aphrodisisches Bad, mit dem die Liebeskraft gestärkt werden soll.
Im Original soll es aus Kräutern hergestellt werden. Da aber hauptsächlich die ätherischen Öle die Wirkung verursachen, kann man es auf diesen aufbauen. Wir gehen auch etwas vorsichtiger als Jean Valnet vor, der immerhin jeweils 500 g der nachfolgenden angesprochenen Drogen einsetzt. Insgesamt also mehr als 3 kg für ein einziges Vollbad! Hier unsere Alternative mit ätherischen Ölen:

2,5 ml Rosmarinöl
2,5 ml Salbeiöl
2,5 ml Oreganoöl
2,5 ml Pfefferminzöl
2,5 ml Kamillenöl
10 Tropfen Gewürznelkenöl
10 Tropfen Muskatöl
5 ml LV 41

Damit sich die ätherischen Öle gleichzeitig im Badewasser verteilen, fügen wir noch einen Lösungsvermittler hinzu, und zwar unseren Lösungsvermittler LV 41. Nehmen Sie davon 5 ml. Das rühren Sie gut durch und geben es vorsichtig ins Badewasser. Zunächst vielleicht nur ein ¼ und wenn Sie es aushalten, dann können Sie ja die Dosis weiter steigern. Vielleicht schreiben Sie mir, ob es bei Ihnen gewirkt hat. Meine eigenen Erfahrungen möchte ich Ihnen zunächst nicht verraten, um Sie nicht zu stark zu beeinflussen, denn Sie wissen ja: die wahren Liebesabenteuer entstehen im Kopf. Man muß einfach daran glauben.

Salbeiöl

Salbei ist ebenfalls ein seit ältesten Zeiten bekanntes Arzneimittel. Es enthält bis zu 50 % von dem Wirkstoff Thujon (einem Glykosit-Abkömmling) sowie Cineol (bis zu 15 %) und Kampfer.
In den Lehrbüchern steht noch, daß Salbei als Droge kaum Nebenwirkungen habe; und zwar auch bei Anwendung des reinen ätherischen Öls. Inzwischen sind bei höheren Dosierungen epileptikähnliche Krämpfe beobachtet worden. Ursache dafür ist das Thujon, das zwar in sinnvollen Dosierungen durchaus segensreiche Heilwirkungen erzeugen kann, das aber in höheren Dosierungen früher sogar zur Einleitung von Abtreibungen verwendet wurde. Man nahm dafür nicht Salbei, sondern getrocknete Kräuter aus einer Pflanze, die sinnigerweise Lebensbaum heißt und ebenfalls Thujon enthält.
Deshalb warnen wir vor innerer Einnahme von ätherischem Salbeiöl, denn das auch darin enthaltene Thujon treibt nicht nur ab, sondern ist in höheren Dosen einfach giftig.
Da erinnern wir an die Einsicht von Paracelsus:
Auf die Dosis kommt es an. Das ätherische Salbeiöl ist bereits derart konzentriert, daß es für den Laien sehr schwierig ist, die Dosis richtig einzustellen. Also lassen wir lieber die Finger davon.
Anders ist es bei äußerlicher Anwendung. Dabei ist die Gefahr der Überdosierung bei weitem nicht so groß oder fast auszuschließen. Trotzdem empfehlen wir werdenden Müttern auch in dem Fall einfach nur der Sicherheit halber, die Finger davon zu lassen. Berichte über negative Wirkungen liegen allerdings noch nicht vor.

Insgesamt ist Salbeiöl – ähnlich wie Kamillenöl – eine äußerst wirksame Substanz. Es wirkt entzündungshemmend, außerdem desinfizierend – und zwar stärker als Kamille. Schweißhemmend kann es sowohl äußerlich als auch – aber nur als Tee – innerlich angewendet werden. Wir haben es deshalb auch als Wirkstoff in unserem Desodorant (Rezept vgl. *Seite 172*).
Salbeiöl ist auch sehr empfehlenswert im Mundwasser. Strapaziertes Zahnfleisch und die Mundschleimhaut werden dadurch sehr positiv beeinflußt. Man kann es zum Gurgeln verwenden, aber auch bei Halsbeschwerden, Zahnfleischentzündungen, Prothesedruckstellen usw.
Apropos Thujon: Spanisches Salbeiöl ist fast völlig frei von diesem Stoff. Es enthält statt dessen mehr Kampfer. Naturgemäß hat das thujonfreie Salbeiöl weniger Nebenwirkungen; es fehlen allerdings auch die erwünschten Wirkungen, vor allem die desinfizierende und schweißhemmende. Beim Kauf sollten Sie auf diese feinen Unterschiede achten. Wenn Sie den Salbeigeschmack nur als Gewürz verwenden und Thujon auf jeden Fall vermeiden wollen, dann verwenden Sie spanisches Kraut.
In der Aromatherapie spielt Salbei – wie nicht anders bei einer solchen uralten Heilpflanze zu erwarten – eine große Rolle. Allerdings sind hier die Nebenwirkungen des Thujon offenbar noch nicht bekannt. Immerhin wird schon von einer Gegenindikation gesprochen. Und zwar verbietet man Salbei stillenden Müttern. Das deutet darauf hin, daß wohl aufgrund schlechter Erfahrung durchaus gewisse Bedenken existieren. Wir möchten Ihnen daher nur die äußerlichen Wirkungen und entsprechenden Anwendungen nennen.
Die Aromatherapie schreibt ihm adstringierende, das heißt zusammenziehende Wirkung zu. Außerdem beschleunigt es die Wundvernarbung, wirkt antiseptisch und stärkend sowie gegen Rheuma.

Sandelholzöl

Sandelholzöl wird aus dem Holz des Sandelholzbaumes (Santalum album) durch Destillation gewonnen. Dieser Baum ist vor allem in Indien und Malaysia zu Hause. Er ist ein Schmarotzer – eine Art Parasit –, dessen Wurzeln sich in die umgebenden anderen Bäume graben, von denen er seine Nahrung bezieht. Eigentlich ist es ein Baum ohne echte Wurzeln. Das ätherische Öl besteht hauptsächlich aus Santalon; das sind aus Terpenen bestehende Alkohole. Ihr Geruch ist Geschmackssache. Man sagt, er hätte einen feinen holzigen und dezent süßlichen Geruch, aber dies erst sozusagen beim zweiten Schnüffeln. Auf mich wirkt er jedenfalls nicht übermäßig angenehm. Aber das soll nicht viel heißen. Gerade in der Parfümindustrie verwendet man solche Düfte nicht zuletzt als Fixateur. Das bedeutet, daß der Duft in der Lage ist, andere Düfte zu binden.
Sandelholzöl ist zwar nicht giftig, aber es soll innerlich nicht angewendet werden.
Auch in der Aromatherapie ist Sandelholz ein Mittel, das man sogar zum Einnehmen verwendet. Dagegen melden wir alle Vorbehalte an.
Sandelholz soll antiseptisch auf Harn- und Atemwege wirken, den Geschlechtstrieb anregen sowie stärkend und zusammenziehend sein. Deshalb wird es empfohlen bei Infektionen der Harnwege (Tripper, Blasenentzündung und bei Befall durch Kolibakterien) sowie bei Impotenz, bei chronischer Bronchitis und widerspenstigem Durchfall. Allerdings kennt man auch hier Nebenwirkungen. Man weiß, daß bei hohen Dosen Hitzegefühl in der Magengegend entstehen kann, starker Durst und manchmal auch Übelkeit.
Wegen seines Duftes wurde das Holz in der Antike häufig zur Herstellung von Möbeln und zur Ausschmückung von Tempeln verwendet, aber auch, weil sein Geruch die Insekten vertreibt. Als Pulver oder als Öl wurde es bei religiösen Zeremonien wie Weihrauch verbrannt. Im Orient ist es in reiner Form als Parfüm sehr geschätzt. Häufig ist das, was wir unter einem typisch orientalischen Duft verstehen, geprägt durch das Sandelholzöl.
Wir empfehlen Sandelholz nicht als Medizin, sondern als exotischen Duft. Man kann mit ihm gewissermaßen zwei Fliegen mit einer Klappe schlagen. Wir vertreiben damit Insekten und locken zugleich Menschen an, die diesen Duft mögen. Schließlich becircen wir unsere eigene Gefühlsstimmung positiv, sofern uns der Duft liegt.

Sternanisöl

Die sternförmigen Früchte des Sternanisbaumes (*Illicium verum*, aus der Familie der Magnoliengewächse, der in China und Vietnam wächst) enthalten das Öl.
Botanisch hat dieser Baum nichts mit unserer einjährigen Anispflanze zu tun. Trotzdem gleichen sich die ätherischen Öle. Hauptbestandteil ist – wie beim heimischen Anisöl – das Anethol. Es ist bis zu 90 % im Sternanisöl enthalten. Des-

halb ist sowohl der Duft, der Geschmack wie auch die medizinische Wirkung mit der von Anis vergleichbar (vgl. *Seite 131*).

Thymianöl

Schon in alter Zeit benutzte man in der Heilkunde Thymian. Den Namen verdankt er wahrscheinlich dem Brauch der alten Ägypter, ihn zur Leichenwaschung vor der Mumifizierung zu verwenden. Than oder Thym hieß diese Pflanze bei den Ägyptern.

Das ätherische Öl enthält bis zu 50 % Thymol. Es verleiht dem Thymian seinen charakteristischen Duft. Hinzu kommen Cymol, Linalol und Borniol. Das Thymol bestimmt auch weitgehend die Wirkungsweisen des ätherischen Öls. Es kann nachweislich das Wachstum von Schimmelpilzen, Hefen und Bakterien hemmen. Deshalb wird es auch oft als Desinfektionsmittel verwendet.

Daß Thymianöl ein starkes Antiseptikum ist, erkennt man auch daran, daß die gewöhnlichen Eitererreger bereits in einer Lösung von 1 zu 1500 (bezogen auf das gesamt-ätherische Öl bei reinem Thymol reicht bereits eine Dosierung von 1 zu 3000) in ihrer Entwicklung gehemmt werden.

Die keimtötende Wirkung von Thymianöl wirkt sich auch sehr positiv in Mundgurgel- und Rasierwässern aus. In Salben und Einreibungsmitteln wird seine durchblutungsfördernde Eigenschaft auf die Haut genutzt.

Im Atemapparat wirkt es auswurffördernd und leicht krampflösend. Thymianöl wird zum Teil durch die Lungen ausgeschieden.

Infolge seiner geringen Löslichkeit in Wasser und Resorbierbarkeit durch den Organismus ist Thymianöl viel weniger giftig als andere Antiseptika wie Phenol oder Cresol. Die unverletzte Haut wird kaum beeinträchtigt und auf den Schleimhäuten bewirkt es auch keine tiefere Ätzung, sondern nur eine oberflächliche Abstoßung von befallenen Hautzellen.

Man kann Thymianöl auch durch Inhalation bei Bronchitis und Keuchhusten anwenden. Geben Sie etwa 10 Tropfen auf 150 bis 200 ml Wasser und inhalieren Sie mehrmals täglich (am besten mit dem Inhalierapparat, den es für wenig Geld in der Apotheke gibt). Verwenden können Sie auch das Rezept unter dem Stichwort Pfefferminz auf *Seite 143*, bei dem Sie ohne weiteres das Salbei weglassen können.

Beim Einnehmen von Thymianöl sollten Sie sehr vorsichtig sein. Mehr als 1 bis 2 Tropfen – also in einer Dosierung, die auch als Gewürz akzeptabel ist – sollten Sie nicht zu sich nehmen. Zumindest können Sie mit einem Tropfen Thymianöl

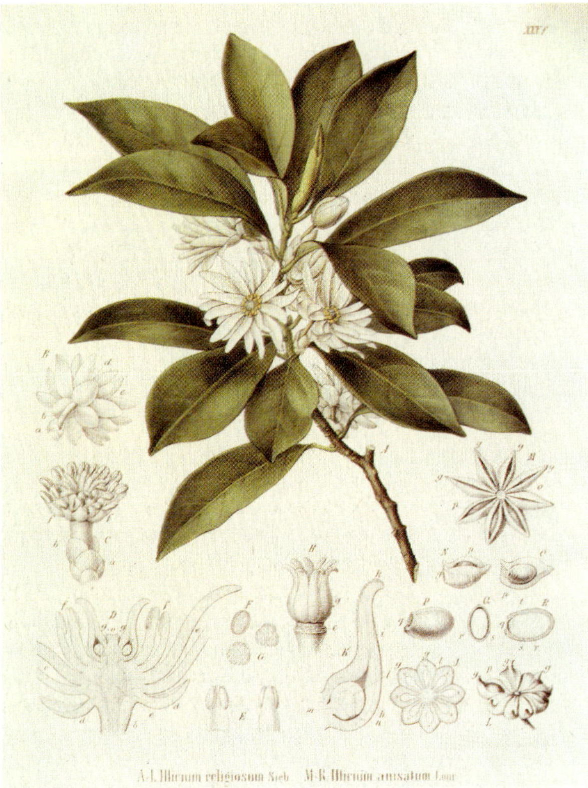

Abb. 7: Sternanis.

pro Tasse die Wirkung des Thymiantees erheblich verstärken.
In der *Aromatherapie* werden dem alten Kraut wieder außergewöhnlich viele Eigenschaften zugesprochen. Da wir auf höhere Dosen zum Einnehmen verzichten wollen, seien hier nur die äußerlichen Anwendungen genannt, gegen die nichts zu sagen ist. Thymian wirkt antiseptisch und bakterientötend, gegen Ungeziefer, fäulnisverhütend, wundheilend und bei Rheuma. Bei innerer Anwendung soll es – der Aromatherapie zufolge – intelligenzanspornend wirken.
Außerdem sei es ein Aphrodisiakum (Liebesmittel), wirke krampflösend, blutdruckerhöhend und soll die Produktion von weißen Blutkörperchen bei infektiösen Krankheiten anregen.
Seine appetitanregende und magenstärkende Eigenschaft kann man sich ja durchaus in Form des Gewürzes zunutze machen. Vor anderen, selbstmedikativen Abenteuern sei hingegen gewarnt.
Hier nun einige auch nach unserer Meinung sinnvolle Indikationen der Aromatherapie für äußere Anwendungen sowie zur Inhalation. Thymian ist angebracht bei eitrigen Wunden und Furunkeln, in der Zahn- und Mundpflege, in Bädern gegen allgemeine Müdigkeit. Es mag auch lindernd bei Gelenk- und Muskelrheuma wirken, bei Gicht und Arthritis. Bei Haarausfall möchten wir bereits große Zweifel anmelden, während möglicherweise Läuse dadurch vertrieben werden, ebenfalls die Krätze. Zum Inhalieren ist es sinnvoll bei Husten, bei Bronchitis, bei Erkältungskrankheiten wie Grippe, Stirnhöhlenkatarrh, möglicherweise noch bei Kreislaufstörungen. Sicherlich weniger wirksam ist es bei Asthma und Tuberkulose.
Auch die Aromatherapie hat interessante Bade-Essenzen bereit, die aber nicht wesentlich von den unsrigen ab *Seite 161* abweichen.

Wacholderbeeröl

Es wird aus den getrockneten Beeren der Pflanze mit Namen *Juniperus communis* gewonnen. Es hat einen hohen Gehalt an Terpen-Kohlenwasserstoffen, wie z. B. Alphapinen. Dadurch wirkt es wie die ätherischen Öle der Nadelhölzer durchblutungsfördernd, weshalb es zum Einreiben bei rheumatischen Schmerzen empfohlen wird. Es wirkt allerdings auch stark hautreizend und sollte deshalb nicht bei bereits geschädigter Haut verwendet werden.
In höheren Dosen ist Wacholderbeeröl zellschädigend. Deshalb verwenden wir es nur äußerlich. Wacholderöl ist außerdem ein starkes Nierenreizmittel; es kann in höherer Dosierung sogar Nierenbluten hervorrufen. Das gilt auch für Anwen-

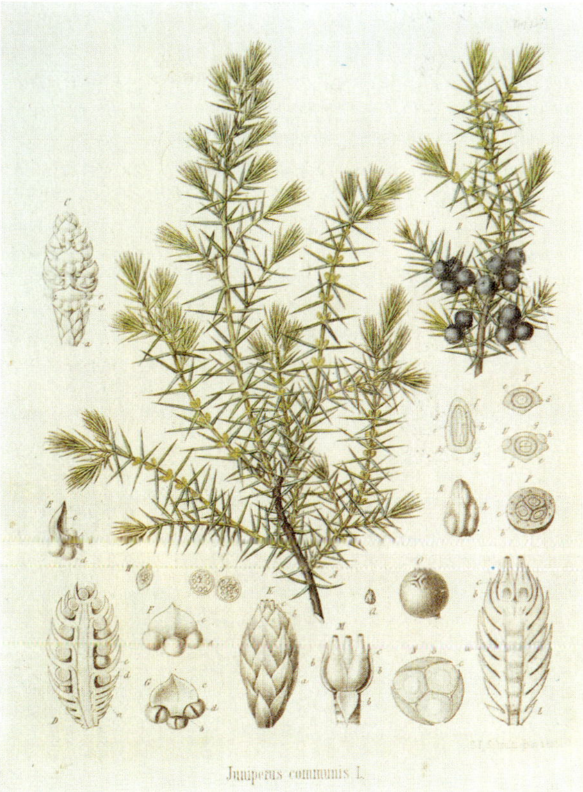

Abb. 8: Wacholder.

dung im Wacholderschnaps oder Wacholderwein, so gut diese Getränke möglicherweise schmecken mögen. Auf keinen Fall sollten wacholderölhaltige Zubereitungen in der Schwangerschaft verwendet werden, weder innerlich noch äußerlich. Und natürlich auch bei Nierenerkrankungen nicht.

Anwendungen in der Aromatherapie:

Sie empfiehlt ihn sowohl im „antiarthritischen Sirup“ als auch als Wacholderwein in mehreren Ausführungen. Da gibt es ein Rezept aus zerquetschten Beeren (30 g), zerhackten Zweigen (15 g) und 1 Liter Weißwein. Dieser Wein soll anregende Wirkung haben. In einem anderen Rezept verwendet man neben zerquetschten Beeren weiße Senfkörner. Allerdings ist dieses Rezept mir schon sympathischer, weil es nur 7,5 g Wacholderbeeren auf 2 Liter vorschreibt. Diese Mischung soll als Aperitif anregend wirken und den Magen stärken.

Verhängnisvoll ist sicher ein sogenannter diuretischer Wein, d.h. ein harntreibender Wein, bestehend aus immerhin 5 g Digitalis, 25 g Wacholderbeeren und nur 900 g Weißwein. Vor solchen Rezepten – zumindest was die Selbstmedikation anbelangt – können wir nur warnen. Dies nicht zuletzt wegen des starken Herzmittels Digitalis.

Dagegen sind die äußerlichen Anwendungen wiederum relativ sinnvoll. Die Rezepte entsprechen im großen und ganzen wieder den unseren (vgl. *Seite 161 ff.*).

Von dem Grillieren, d.h. offenbar Grillen von Beeren, möchten wir allerdings ebenfalls abraten, auch wenn sie als ein ausgezeichnetes Mittel zur Desinfizierung von Wohnräumen beschrieben werden. Vielleicht ist da das langsame Verdampfen von Thymianöl empfehlenswerter. Allerdings sollte man sich während dieser Aktion auf keinem Fall im Raum aufhalten. Es empfiehlt sich, alle Türen und Fenster hermetisch zu schließen und erst nach 2 bis 3 Stunden wieder zu öffnen. Danach sehr gut lüften. Ohne Frage ist diese Methode viel schonender und ungiftiger als chemische Insektenvertilgungsmaßnahmen.

Zedernholzöl

Davon gibt es sehr unterschiedliche Arten. Die texanischen Sorten und die aus Virginia haben den typischen Geruch nach Zigarrenkisten und Bleistiften. Kein Wunder, denn diese Dinge werden aus dem gleichen Holz gefertigt, aus dem das amerikanische Zedernholzöl gewonnen wird, nämlich aus *Juniperus mexicana* und *Juniperus virginiana*. Genaugenommen handelt es sich um Wacholderbeerarten.

Das marokkanische Atlaszedernholzöl, das einen ähnlichen Geruch aufweist, stammt dagegen von einer Pinienart, die als Libanonzeder bekannt ist. Außerdem gibt es noch ein chinesisches und ein japanisches Zedernholzöl. Beide haben aber nicht den typischen Duft; sie riechen etwas herber.

Zedernholzöle werden fast ausschließlich als Duftstoffe verwendet; vor allem als Basis in Parfüms. Sie haben aber auch eine leicht insektenabweisende Wirkung.

Zimtöl

Man unterscheidet das sogenannte *Kassiaöl* (chinesisches Zimtöl), das aus den Blättern des Strauches *Cinamomum cassia* hergestellt wird und ca. 80 % Zimtaldehyd besitzt, vom Öl des Strauches *Cinamomum ceylanicum* , das aus Sri-Lanka stammt, dem früheren Ceylon. Das Zimtöl aus Ceylon ist die berühmteste Sorte. Der Zimt aus China wird weniger geschätzt. Das gilt auch für die ätherischen Öle.

Von dieser Art gibt es Zimtrindenöl, dessen Hauptbestandteil wiederum Zimtaldehyd ist, zu dem noch 10 % Eugenol kommen. Schließlich gibt es noch das Öl aus den Zimtblättern, das fast nur aus Eugenol besteht. Darin gleicht es dem Nelkenöl, weshalb dieses Zimtblätteröl auch einen nelkenähnlichen Duft mit den entsprechenden Wirkungen hat (vgl. Gewürznelken).

Zimtrindenöl wirkt antiseptisch, verdauungsfördernd und insektenabweisend.

Auch in der *Aromatherapie* hat Zimt seinen Platz. Bei innerer Anwendung soll er stimulierend auf Zirkulationsfunktionen der Atemwege und des Herzens, verdauungsfördernd und magenstärkend wirken, aber auch antiseptisch und fäulnishemmend sowie blähungslindernd, krampflösend, leicht aphrodisisch usw. In der äußeren Anwendung wirkt er gegen Parasiten. Es ist tatsächlich beobachtet worden, daß der Zimtgeruch alles andere als anziehend auf Insekten wirkt. Ob Zimt aber in innerer Anwendung Darmkrankheiten, Verdauungskrämpfe, Durchfall, Blutspucken und Impotenz behandeln hilft, ist sicher nicht nur nach schulmedizinischen Maßstäben umstritten.

Als äußerliche Indikation werden in der Aromatherapie noch Anwendungen bei Läusebefall und Krätze beschrieben sowie als Mittel gegen Wespenstiche. Ich vermute, daß hier einfach das pure ätherische Öl aufgetragen werden soll.
Interessant ist vielleicht ein Rezept, das Jean Valnet als *Parfait d'amour* (d. h. also als Liebesparfait) bezeichnet. Ich möchte es Ihnen nicht vorenthalten. Ausnahmsweise gehen wir hier nicht von den ätherischen Ölen, sondern von getrockneten Pflanzenteilen aus.
Man nehme:

40 g Zitronenschale
30 g Thymian
15 g Zimt
10 g Vanille
10 g Koriander
2 l Schnaps

Das Ganze muß 15 Tage ziehen. Dann kommt Zuckersirup hinzu; und zwar 2 kg Zucker auf 1 l Wasser. Mischen Sie das ganze, lassen Sie es noch einen halben Tag stehen und filtrieren es dann. Wenn Sie wollen, können Sie es vielleicht auch in kleinerer Menge mit ätherischen Ölen versuchen. Nehmen Sie dann jeweils soviele Tropfen, wie Gramm angegeben sind.
Im übrigen können Sie Zimtrinde auch als Räucherstäbchen oder wie Weihrauch verwenden.

Lebensmittel-Aromen

Der Vollständigkeit halber wollen wir sie hier erwähnen.
Es gibt sowohl natürliche als auch naturidentische, die jedoch sämtlich als Lebensmittelzusatzstoffe zugelassen sind. Wohlriechend ist die ganze Palette der Fruchtaromen, angefangen von Apfel, Maracuja, Orange, Zitrone bis Erdbeer, Brombeere, Himbeere, Vanille usw.
Versuchen Sie diese Aromen einmal als Badezusatz für Kinder. Vielleicht werden dann hartnäckige, wasserscheue Wesen zu Liebhabern der Badewanne.
Grundsätzlich können mit fast allen ätherischen Ölen auch Lebensmittel aromatisiert werden. Allerdings müssen Sie dann sehr sparsam dosieren. Beginnen Sie zunächst immer nur mit einem Tropfen. Man muß einfach ein wenig Erfahrung sammeln; da können wir Ihnen nicht viel vermitteln oder vorschreiben. Es ist wie bei so vielen Dingen eine Frage des Geschmacks.
Das gilt ebenso für die folgenden:

Parfümöle

Parfümöle werden heute in der Regel synthetisch hergestellt. Es sind wohlriechende Mischungen, die häufig unter Phantasienamen verkauft werden. Für reine Duftbäder sind sie durchaus geeignet. Sie müssen nicht unbedingt allergisierender sein als natürliche Öle. Zu den Parfümölen, die auf diese Weise hergestellt werden, gehören Apfelblüte, Flieder, Jasmin, Maiglöckchen (das im Gegensatz zu natürlichem Öl nicht giftig ist), Moschus, Magnolie, Lotus usw.

Ein einfacher Allergietest

Sollten Sie in bestimmten Substanzen – vor allem bei ätherischen Ölen – den Verdacht haben, daß Sie darauf allergisch reagieren könnten, dann sollten Sie folgenden einfachen Test machen:
Tragen Sie eine dieser Substanzen vor dem Schlafengehen verdünnt auf die Haut auf. Bei ätherischen Ölen sollten Sie 1 Tropfen des ätherischen Öls mit 10 Tropfen eines Pflanzenöls mischen, von dem Sie garantiert wissen, daß Sie darauf nicht allergisch reagieren.
Reiben Sie diese Essenz möglichst an den empfindlichen Flächen des Innenarms oder an anderen, tagsüber verdeckten Körperstellen ein. Man kann auch mehrere Stoffe an verschiedenen Stellen gleichzeitig testen. Dann müssen Sie aber die entsprechend eingeriebenen Stellen mit einem abwaschbaren Filzstift kennzeichnen, bzw. sie numerieren und sich die Bedeutung der Ziffer notieren.
Ärzte decken bei einem Allergietest die entsprechenden Stellen mit Pflaster ab. Das können Sie natürlich auch tun; allerdings reagieren manche Menschen auch allergisch auf die Klebesubstanz dieser Pflaster.

Lassen Sie die Testsubstanz 12, 24 oder 48 Stunden auf der Haut und kontrollieren Sie zwischendurch immer wieder einmal die Reaktion. Ist die Haut stärker gerötet, dann lassen Sie den betreffenden Stoff für die Zukunft einfach weg. Es gibt bei unseren Rezepten fast immer Ausweichmöglichkeiten (besonders viele Alternativen können Sie unserem „Lexikon der sanften Kosmetik" entnehmen).
Wenn Sie ganz sicher gehen wollen, dann wiederholen Sie den Test nach 8 Tagen noch einmal. Es kann nämlich sein, daß beim ersten Mal der Körper nur sensibilisiert wurde und die Allergie erst beim zweiten Auftragen sichtbar in Erscheinung tritt.
Hier noch ein Hinweis zum Thema Allergie und Pflanzen im allgemeinen.
Kontaktallergien können auch durch Zimmerpflanzen, durch pflanzliche Nahrungsmittel und natürlich auch durch Heilkräuter ausgelöst werden. Als Träger der auslösenden Substanzen kommen dabei vor allem in Betracht: Arnika, Kamille – auch die römische Kamille – Schafgarbe, Löwenzahn, Ringelblume, Wermuth, Beifuß, Benediktinerkraut, aber auch Alant und Goldrute. Wer gegen eines dieser Kräuter allergisch ist, wird wahrscheinlich auch gegen die anderen so reagieren, da sie ähnliche Inhaltsstoffe enthalten.

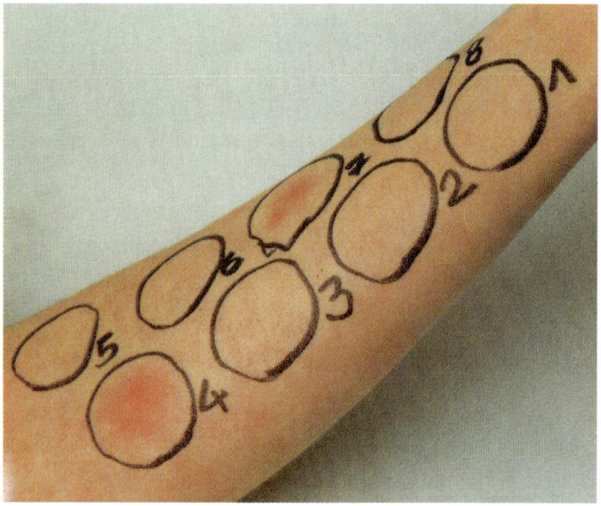

Abb. 1: Wenn Sie beim Allergietest mehrere Substanzen zugleich testen wollen, sollten Sie die Stellen entsprechend numerieren und sich die Substanzen mit derselben Nummer auf einem Zettel notieren.

Alaun

Die genaue Bezeichnung lautet *Aluminiumkaliumsulfat*. Es handelt sich um eine weiße, kristalline Substanz. Alaun wirkt blutstillend und wird deshalb bei Bedarf auch nach der Naßrasur verwendet. Es wirkt aber auch als Antitranspiransmittel (gegen Schweiß).

Allantoin

ist ein Wirkstoff aus der Beinwellpflanze. Es ist ein kristallines, weißes Pulver, das zu 0,5 % in kaltem Wasser löslich ist. Allantoin ist ein besonders gut verträglicher Wirkstoff. Er begünstigt die Zellteilung der Haut und beschleunigt dadurch die Heilung und Vernarbung verletzter Hautstellen. Die gesunde Haut soll durch Allantoin frisch und glatt werden. Allantoin wird deshalb in vielen Hautpflegepräparaten eingesetzt. Auch wir verwenden ihn in unseren Hautcremes und Hautlotionen; und zwar in einer Dosierung von max. 1 %.

Antikaries-FLP

Die genauere Bezeichnung für diesen Stoff lautet *Natriummonofluorphosphat*. Es handelt sich um ein Fluorsalz, das als wirksames Mittel zur Verhinderung von Karies in Zahnpasten eingearbeitet wird. Die Reinsubstanz besteht aus weißen Kristallen. Die Form, in der Sie es als *Antikaries-FLP* kaufen können, stellt eine Verdünnung im Verhältnis 1:10 mit destilliertem Wasser dar. In dieser flüssigen Form

Rohstoffe für Rezepte mit ätherischen Ölen

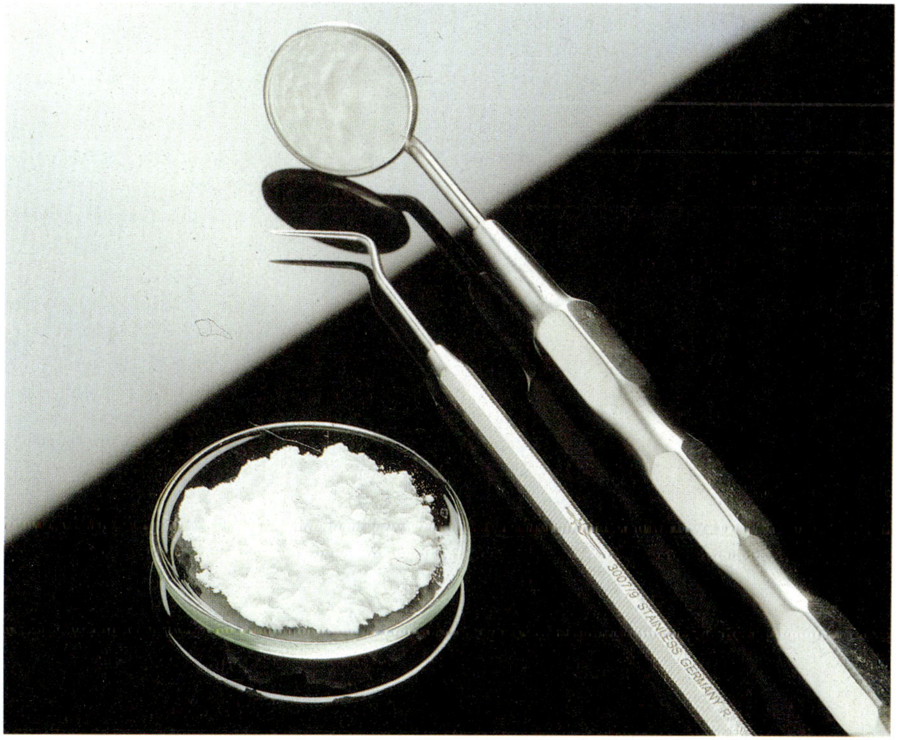

Abb. 1: Antikaries-FLP ist ein weißes Fluorsalz, das – in Zahnpasten gemischt – Karies verhindern hilft.

läßt es sich nicht nur leichter dosieren und unterrühren, sondern ist auch weitgehend gefahrlos.
Die Einsatzmenge dieser verdünnten Lösung beträgt in unserer Zahnpasta (vgl. *Seite 167*) und in unserem Mundwasser (vgl. *Seite 174*) 7 %. In der vorgeschriebenen Dosierung ist es auf keinen Fall gesundheitsschädigend. Höher dürfen Sie allerdings nicht dosieren; denn Fluorsalze sind nur in geringen Mengen erlaubt.
Im übrigen ist Natriummonofluorphosphat wesentlich ungiftiger als das übliche Natriumfluorid. Rechnerisch ist es nur 1/7 so giftig. Durch die Verdünnung haben wir sichergestellt, daß es auf keinen Fall zu Vergiftungen irgendeiner Art kommen kann, selbst wenn Sie einen halben Liter von der Substanz trinken würden. Aber auch das ist ausgeschaltet, weil Antikaries-FLP selbst in der 1:10-Verdünnung nur in Flaschen von 100 ml abgegeben wird.

Antiranz

Im Antiranz haben wir ein Mittel gefunden, das zuverlässig verhindert, daß pflanzliche Öle allzu schnell ranzig werden. Es ist gesundheitlich völlig unbedenklich und es wirkt in geradezu winziger Dosierung. Der Grund dafür ist, daß es aus mehreren Stoffen besteht, die synergistisch wirken, d. h. zusammen wirken sie stärker, als wenn man die Einzelwirkungen zusammenzieht.
Ranzigwerden des Öls heißt, daß es mit dem Sauerstoff der Luft reagiert, daß Fettsäuren, aus denen ein Öl besteht, oxidieren. Ranziges Öl kann durchaus ein echter Risikofaktor sein; es kann sogar Krebs auslösen. Deshalb sollten Sie verdorbenes Öl niemals für Speisezwecke verwenden. Unser Antiranz behebt diese Gefahr; das Öl hält sich damit auch außerhalb des Kühlschranks mindestens ein halbes Jahr.
Die Substanz besteht aus einer Mischung von Vitamin E, einem Vitamin C-Abkömmling – nämlich Vitamin C-Acetat –, Zitronensäure und Lecithin sowie einer geringen Menge eines Speiseemulgators, damit sich alles im Öl gleichmäßig vermischt.
Antiranz wird normalerweise in Lebensmitteln verwendet, insbesondere in der Margarine. Mit der in unseren Rezepten angegebenen Dosierung erreichen Sie im Kühlschrank eine Haltbarkeit von mindestens einem Jahr. Versuchen Sie bitte nicht, höher zu dosieren. Mehr bedeutet hier keineswegs längere Haltbarkeit, sondern das Gegenteil. Das Öl wird sogar schneller ranzig. Bewahren Sie in jedem Fall Antiranz im Kühlschrank auf.
Noch ein Hinweis: Antiranz muß so früh wie möglich zugefügt werden; am besten sofort, nachdem Sie das Öl gekauft haben. Ist der Prozeß des Ranzigwerdens erst einmal im Gang gesetzt, läßt er sich nicht mehr umkehren.
Hier noch einmal die Dosierung:
Auf 25 g Öl kommt 1 Tropfen Antiranz, oder auf einen halben Liter 20 Tropfen und auf 1 Liter 40 Tropfen.

Betain Z

Der Seifengrundstoff Betain ist eine sehr milde waschaktive Substanz, die man auch *Tensid* nennt (sehr ausführlich gehen wir darauf im Hobbythek-Buch „Cremes und sanfte Seifen" ein). Betain ist im Ursprung eine natürliche Substanz, die – in allerdings sehr geringem Prozentanteil – in der Rübe vorkommt.
Betain Z ist speziell für die Anwendung in Zahnpasten hoch gereinigt worden. Es ist ein äußerst mildes Schaummittel und in den benötigten geringen Mengen völlig ungiftig und nicht reizend. Darin unterscheidet es sich wesentlich von dem bis vor kurzem in vielen Zahncremes der Industrie als Schaummittel verwendeten Laurylsulfat. Sie erinnern sich vielleicht noch an den Zahnpastaskandal des Jahres 1988. Betain Z ist nicht konserviert.

(Alpha)-Bisabolol

Dies ist der Hauptwirkstoff aus der Kamille bzw. dem ätherischen Kamillenöl (vgl. *Seite 137 ff.*). Er wirkt vor allem entzündungshemmend.
Die reine Substanz hat den großen Vorteil, daß sie auch solche Menschen verwenden können, die auf Kamille allergisch reagieren. Das gilt vor allem für das synthetisch hergestellte (Alpha)-Bisabolol. Dieses Bisabolol sollte man eigentlich nie in einem höheren Anteil als 0,8 % in Cremes oder sonstige Rezepturen mischen; denn bei höherer Dosierung wird die Wirkung nicht verstärkt, sondern eher verringert. Bisabolol in reiner Form kann die Haut durchaus reizen.

Farnesol

Farnesol ist ein in sehr vielen Pflanzen – und dort vor allem in den ätherischen Ölen – vorkommender Wirkstoff, der desodorierend wirkt. Er ist beispielsweise in Lindenblüten, in der Rose, im Jasmin und in der Orangenblüte vorhanden und

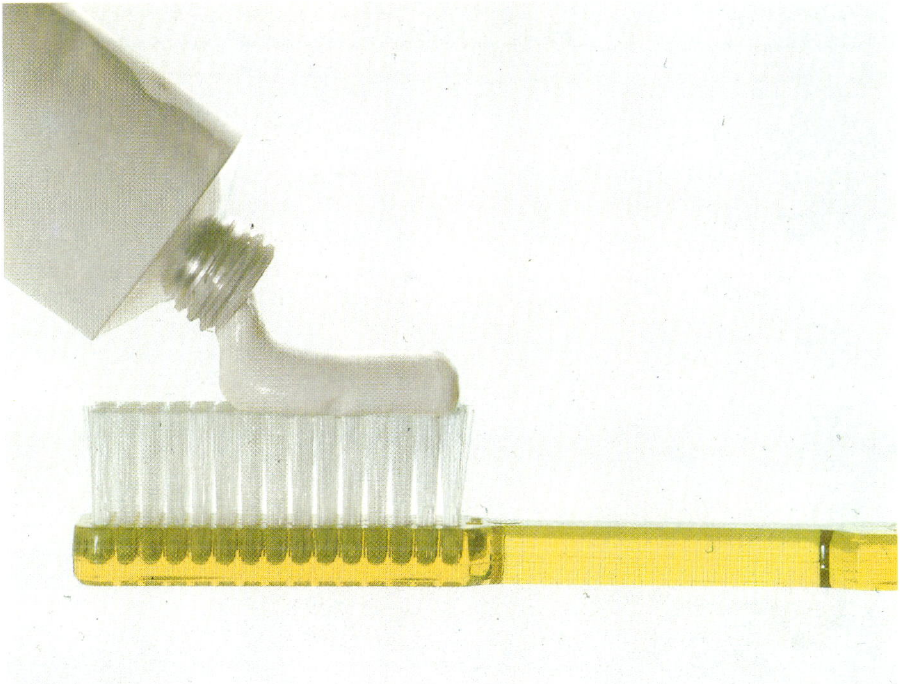

Abb. 2: Mit dem milden Seifengrundstoff Betain Z lassen sich völlig unschädliche Zahncremes herstellen (Rezept vgl. *Seite 167*).

ist seiner chemischen Natur nach eine Alkoholart. Diese Substanz wirkt nicht keim*tötend*; sie hemmt lediglich das Bakterienwachstum. Auf diese Weise wird die Zersetzung des Schweißes verhindert, das heißt die Auflösung des Hautfettes in seine einzelnen Fettsäuren. Dies geschieht meist unter Einwirkung von Bakterien. Dadurch wird auch der unangenehme Schweißgeruch verhindert. Bei Verwendung von Farnesol genügt bereits eine Einsatzmenge von 0,3 % (0,3 g auf 100 g).

Natürliches Farnesol ist relativ teuer. Ebenso wirksam ist ein naturidentisches Produkt. Sie können also zwischen beiden wählen.

Hamamelis

Hamamelis wird häufig in Kosmetika verwendet, hat aber darüber hinaus noch andere interessante Verwendungsmöglichkeiten und Eigenschaften. Aus diesem Grunde wollen wir Ihnen die schon existierende *Monographie* nicht vorenthalten.

Bestandteil des Arzneimittels:
Hamamelisblätter bestehen aus den getrockneten Laubblättern von *Hamamelia virginiana*. Die Droge enthält 3 bis 8 % Gerbstoffe; hauptsächlich Gallotanine. Weitere Inhaltsstoffe sind Flavonoide und ätherisches Öl.

Anwendungsgebiete:
Leichte Hautverletzungen, lokale Entzündungen der Haut und Schleimhäute, Hämorrhoiden, Krampfaderbeschwerden.

Gegenanzeigen: Keine bekannt.

Nebenwirkungen: Keine bekannt.

Wechselwirkungen: Keine bekannt.

Dosierung:
Soweit nicht anders verordnet: Zubereitungen zur äußeren Anwendung mehrmals täglich auf die entsprechenden Hautpartien auftragen oder zu Umschlägen mit Wasser verdünnen. Die Dosierung richtet sich nach der zu behandelnden Oberfläche.

Zäpfchen: Ein- bis dreimal täglich die einer 0,1 bis 1 g-Droge entsprechende Menge in einer Zubereitung rektal einführen. (Dazu unsere Anregung: Als Träger kann man sehr gut Kakaobutter oder auch eine Mischung aus Carnaubawachs und Bienenwachs verwenden).

Zubereitung zur inneren Anwendung:
Mehrmals täglich die einer 0,1 bis 1 g-Droge entsprechende Menge einer Drogenzubereitung anwenden.

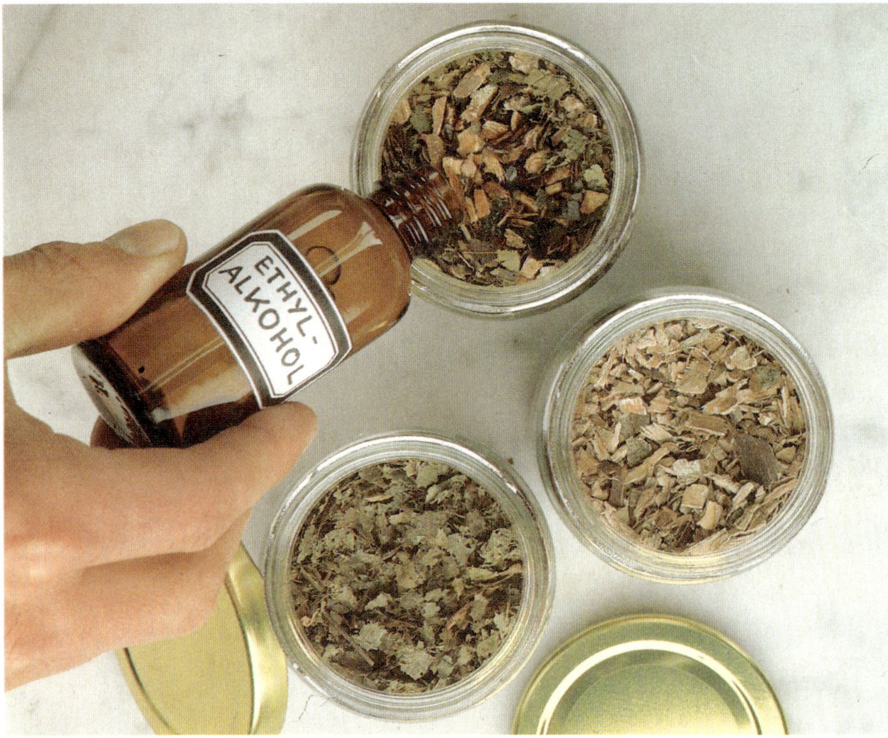

Abb. 3: Hamamelistinktur wird aus Hamamelisblättern und -rinde (in den beiden oberen Töpfchen) und Äthylalkohol hergestellt.

Art der Anwendung:
Hamamelisblätter und Rinde: Zerkleinerte Droge oder Drogenauszüge zur äußeren und inneren Anwendung (z.B. als Tinktur, vgl. *Seite 118ff.*), außerdem frische Blätter und Zweige von Hamamelis in Wasserdampf destilliert zur äußeren und inneren Anwendung.
Wirkungen:
Adstringierend (zusammenziehend), entzündungshemmend und lokal blutstillend. (Dazu unsere Anmerkung: Die adstringierende Wirkung nutzt man in der Kosmetik – besonders bei unreiner und großporiger Haut (vgl. Hamamelistinktur, *Seite 119*).

Ein neuer Konservierungsstoff der Hobbythek: Heliozimt K

Grundsätzlich können Sie selbst bestimmen, ob Sie konservieren wollen oder nicht. Aber gerade bei lecithinhaltigen Cremes oder anderen Kosmetikprodukten ist die Haltbarkeit eng begrenzt (maximal 3 bis 4 Tage bei Zimmertemperatur und 8 Tage bei Aufbewahrung im Kühlschrank). Dies ist relativ unbequem und manchmal ganz einfach ärgerlich; denn man muß ja nach dieser Zeit den Rest wegschütten und wieder neu anrühren.
Konservierungsmittel sind ein Schwachpunkt jeder Kosmetik. Deshalb haben wir uns damit besonders viel Mühe gemacht.
Im Hinblick auf Konservierungsstoffe sind wir mittlerweile äußerst vorsichtig geworden, ja wir haben sogar ein wenig den Glauben an die uns beratenden Wissenschaftler und Industriefachleute verloren. Deshalb haben wir uns auf unsere alten Tugenden besonnen und unsere eigene Forschungskapazität eingesetzt. Gemeinsam mit dem Chemiker Dr. Dieter Wundram fanden wir einen Konservierungsstoff, der zum Teil aus einem bekannten Lebensmittelaroma besteht.

Worum handelt es sich dabei?
Es ist eine Kombination von zwei Stoffen, die auch als Lebensmittelaroma Verwendung finden bzw. als Lebensmittelzusatzstoffe zugelassen sind.
Der eine ist eine ätherische Substanz, die u.a. auch in den Blüten von Pflanzenarten mit Namen *Heliotropium* vorkommt. Dazu gehört das bei uns wild wachsende Skorpionskraut. Ihre Blüten wenden sich der Sonne zu, daher der Name (Helios = Sonne).
Der feinkristalline, etwa zuckerähnliche Stoff, riecht sehr angenehm nach Vanille. Mit dem Vanillin ist er auch eng verwandt. Die Substanz heißt *Heliotropin* oder *Piperonal.* Sie findet sowohl als Lebensmittelaroma als auch als Duftstoff in Parfüms Verwendung. Früher wurde sie so-

gar in relativ hoher Dosis als Antiseptikum bei bakteriellen Magen-Darm-Infektionen angewandt. Heliotropin hat eindeutig bakterienhemmende Eigenschaften.
Der zweite Bestandteil unseres Konservierungsstoffes ist der *Benzylalkohol*, eine Flüssigkeit, die ebenfalls Bakterienwachstum verhindert.
Außerdem hat sie die angenehme Eigenschaft, daß sich darin sehr gut Heliotropin löst, so daß wir nicht nur einen idealen und milden hautfreundlichen Konservierungsstoff erhalten, sondern daß dieser auch ganz einfach tropfenweise zu dosieren ist.
Wir haben uns für eine Lösung von 30 % Heliotropin und 70 % Benzylalkohol entschieden. Sie ist so ideal konzentriert, daß bereits 1 Tropfen ausreicht, um 10 g Creme oder Milch für mindestens einen Monat zu konservieren. Auch höhere Konzentrationen bis zu 2 Tropfen pro 10 g Creme sind nicht hautreizend. Damit dürfte eine Konservierungszeit von 3 Monaten und mehr erreicht werden.
Vergessen Sie trotz allem ggfs. auch hier nicht den Allergie- und Verträglichkeitstest:
Geben Sie 5 Tropfen in 2,5 ml (1 Meßlöffel) Pflanzenöl, vermischen Sie es und tragen Sie es mehrmals am Tag auf den Innenarm auf, wie auf *Seite 152* beschrieben. Wenn keine Hautirritationen innerhalb von 24 bis 36 Stunden auftreten, haben Sie ein absolut ideales Konservierungsmittel.
Wir haben dieses Mittel *Heliozimt K* genannt. *Heliozimt K* können Sie auch in allen sonstigen Rezepten aus den Büchern „Cremes und sanfte Seifen“ und „Schminken, pflegen, schönes Haar“, anstelle anderer Konservierungsmittel verwenden, und zwar in der hier angegebenen *Dosierung für Heliozimt K: 1–2 Tropfen auf 10 g Creme.*
Wenn Heliozimt K kühl aufbewahrt wird, bilden sich in der Flüssigkeit Kristalle, die sich bei leichtem Erwärmen aber sofort wieder auflösen.
Wenn Sie Heliozimt K nicht mögen oder nicht vertragen, können Sie es mit *Paraben K* versuchen.

Paraben K

Es hat die gleichen Wirkstoffe wie unser früheres *Aqua conservans Konzentrat,* enthält aber keinen Propylenglycol, sondern den äußerst hautfreundlichen Benzylalkohol und zusätzlich etwas Farnesol (sanfter Deowirkstoff; vgl. *Seite 154*).
Die beiden Konservierungsstoffe Methylparaben und Propylparaben ergänzen sich, so daß man in der Regel mit weniger Konservierungsstoff auskommt (man spricht dann von synergistischer Wirkung). Auch der antimikrobielle Duftstoff Benzylalkohol unterstützt die konservierende Wirkung und hilft so, die Einsatzmengen niedrig zu halten. Er ist natürlicher Bestandteil zahlreicher ätherischer Öle, hat fast keinen Eigengeruch und findet in vielen Parfums Verwendung.
Parabene kommen auch in der Natur vor. Der Gelbrandkäfer hält sich damit den Schimmel vom Leib – er lebt zwischen Wasser und Land, d. h. meist in feuchter Umgebung. Auch in Pflanzenpigmenten findet man Parabene.
Generell sind Parabene als milde Konservierungsmittel einzustufen und für Arznei- und Lebensmittel zugelassen (E 218, E 216). Trotzdem empfiehlt sich bei Allergieanfälligkeit ein Test (vgl. *Seite 152*).
Nehmen Sie dazu 20 Tropfen Öl und geben einen Tropfen des Konservierungsmittels hinzu. Verrühren Sie dies und streichen davon ein Tröpfchen auf den Innenarm.
Dosierung: 1–2 Tropfen auf 10 g Creme.
Haltbarkeit wie bei Heliozimt K angegeben.

Kosmetisches Haarwasser D-95 %

Normaler Äthylalkohol (Trinkalkohol) – auch Weingeist genannt – ist mit ca. 25,50 DM pro Liter leider hoch besteuert. Er wird für bestimmte Zwecke durch einen Zusatz ungenießbar gemacht. Man spricht dann von „vergälltem“ Alkohol, bei dem die hohe Besteuerung wegfällt. Ein solcher Alkohol ist zum Beispiel Brennspiritus.
Für die Verwendung in Kosmetika gibt es einen Alkohol, der mit 1 % Phtalsäure-Diethylester vergällt ist. Dieser Stoff wird auch in Parfüms zur Duftbindung benutzt. Er reizt die Haut nicht, bewirkt nur in sehr seltenen Fällen Allergien und ist geruchsneutral. Trotzdem kämen Sie nie auf die Idee, ihn zu trinken – er schmeckt nämlich derart scheußlich, daß wohl niemand ihn in Likör verwandeln würde. Trotzdem hat es das Zollamt abgelehnt zu erlauben, daß dieser kosmetische Alkohol an Privatpersonen verkauft werden darf. Die Lieferung an die kosmetische Industrie ist hingegen erlaubt. Deshalb können wir Ihnen auch nur ein Fertig- oder sagen wir: ein Halbfertigprodukt anbieten.
Wir haben es *Kosmetisches Haarwasser D 95 %* genannt, weil es aus 95 %igem Weingeist besteht, leicht parfümiert ist

und zusätzlich noch mit dem Wirkstoff D-Panthenol (0,5 %) versetzt ist, damit es zum Beispiel unmittelbar als Haarwasser verwendet werden kann. Das ist die Auflage der Steuerbehörde.
D-Panthenol wirkt tatsächlich hautpflegend. Sie können also dieses kosmetische Haarwasser in allen Rezepten weiterverarbeiten; auch in äußeren medizinischen Anwendungen und Tinkturen, die zur äußerlichen Verwendung vorgesehen sind. Verwenden Sie es ruhig dort, wo wir 90- bis 96 %igen Alkohol vorschreiben. Daß dieses Haarwasser 5 % mehr Alkohol enthält, kann man vernachlässigen.
Natürlich können Sie dieses Produkt auch als Haarwasser verwenden. Deshalb haben wir es „kosmetisches Haarwasser D-95 %" genannt. Der Vorteil: Es ist wesentlich preiswerter als der entsprechende 90- bis 96 %ige Weingeist, den Sie natürlich auch verwenden können.
90- bis 96 %igen *Weingeist* erhalten Sie in begrenzten Mengen – wenn Sie Glück haben – in der Apotheke. In der Regel jedoch nicht mehr als 100 ml. Das reicht aber für unsere Rezepte meist aus.
Ein anderer, für kosmetische Zwecke geeigneter Alkohol ist *Isopropylalkohol,* auch *Isopropanol* genannt. Er ist in der Regel ebenso gut wie Ethanol (Weingeist) geeignet und auch ebenso hautfreundlich; wirkt aber stärker desinfizierend und kostet etwa soviel wie unser *kosmetisches Haarwasser D-95 %.*
Leider hat er einen stärkeren Eigengeruch, der nicht jedermanns Sache ist. Außerdem gibt es Menschen, die gegen ihn allergisch sind. In der Regel wissen die das allerdings. Im Zweifelsfall müssen Sie es wieder nach unserer Methode prüfen, indem Sie unverdünntes Isopropanol wie auf *Seite 152* beschrieben auf die Haut auftragen.
Übrigens: Isopropylalkohol ist ungenießbar. Gegen die Verwendung in Kosmetika gibt es aber keine Bedenken; er kann sogar in Mundwässern verwendet werden.

Lösungsvermittler LV 41

Wenn ätherisches Öl in Wasser getropft wird, schwimmen die Öltröpfchen obenauf. Sie vermischen sich natürlich nicht mit dem Wasser. Da verhält sich ätherisches Öl ebenso wie fettes Öl. Diese Eigenschaft ist ein Problem sowohl bei unseren Bade-Essenzen bzw. unserem Badezusatz als auch beim Mundwasser. Damit sich das ätherische Öl gleichmäßig im Wasser verteilt, braucht man eine Art Emulgator. Leider sind unsere Emulgatoren für fette Öle dafür nicht geeignet. Wir haben ein geeignetes Mittel schließlich gefunden in unserem *Lösungsvermittler LV 41.* Es handelt sich um einen nicht-ionogenen (also weder anionischen noch kationischen) Lösungsvermittler. Das Ausgangsmaterial für dieses Produkt ist Rizinusöl.
Der Lösungsvermittler LV 41 ist nicht nur geeignet, um ätherische Öle in wäßrigen Lösungen nötigenfalls sogar klar einzulösen, sondern auch für Parfümöle und fettlösliche Vitamine sowie alpha-Bisabolol. Ob die Lösung klar wird, hängt von der Dosierung ab. Verwendet man weniger LV 41, entsteht eine trübe Mischung, die für bestimmte Verwendungszwecke aber durchaus ausreicht.
Das betrifft zum Beispiel Mundwässer und unsere Bade-Essenzen. Dafür reichen bereits außergewöhnlich geringe Mengen unseres LV 41 (1 bis 2 Tropfen auf 10 ml).
Für eine *klare* Lösung in Wasser gibt man auf 1 Teil ätherisches Öl die dreifache Menge LV 41, verrührt beides und gibt dann das Wasser hinzu.
Der Lösungsvermittler LV 41 ist ausgiebig untersucht und geprüft worden. Er hat eine sehr gute Verträglichkeit sowohl auf der Haut als auch auf den Schleimhäuten. Deshalb ist er auch zur Verwendung im Mundwasser geeignet. Sogar für medizinische Zwecke ist er zum Emulgieren von Arzneien zur inneren Anwendung zugelassen.
Zur Sicherheit sollten Sie – sofern Sie anfällig sind – einen Allergietest machen. Verfahren Sie genauso wie auf *Seite 152* beschrieben wird. Mischen Sie 1 Tropfen LV 41 mit 10 Tropfen fettem Öl oder aber auch mit Wasser (beides ist hier möglich) und tragen Sie es auf der Innenseite Ihres Unterarmes auf.
LV 41 enthält keine Konservierungsstoffe. Sobald die Verpackung geöffnet ist, können Keime eindringen, die sich zwar in der Substanz nicht vermehren, sie aber trotzdem unhygienisch machen. Zur Sicherheit sollten Sie LV 41 im Kühlschrank aufbewahren. Darin hält er sich mindestens 3 Monate.

Menthol

Menthol ist eine weiße, kristalline Substanz, die u.a. Hauptbestandteil des Pfefferminzöles ist (vgl. die Monographie von Pfefferminz auf *Seite 143 f.*). Es schmilzt bereits bei 40 °C und ist öllöslich. Menthol hat eine intensiv kühlende Wirkung, weshalb es zu sogenannten Eisstiften oder Migränestiften verarbeitet werden kann, die auf Stirn und Schläfen aufgetragen eine kühlende, schmerzstillende Wirkung haben.
Da es sehr intensiv wirkt, sollte man es immer nur in relativ geringen Dosierungen anwenden. Halten Sie sich deshalb

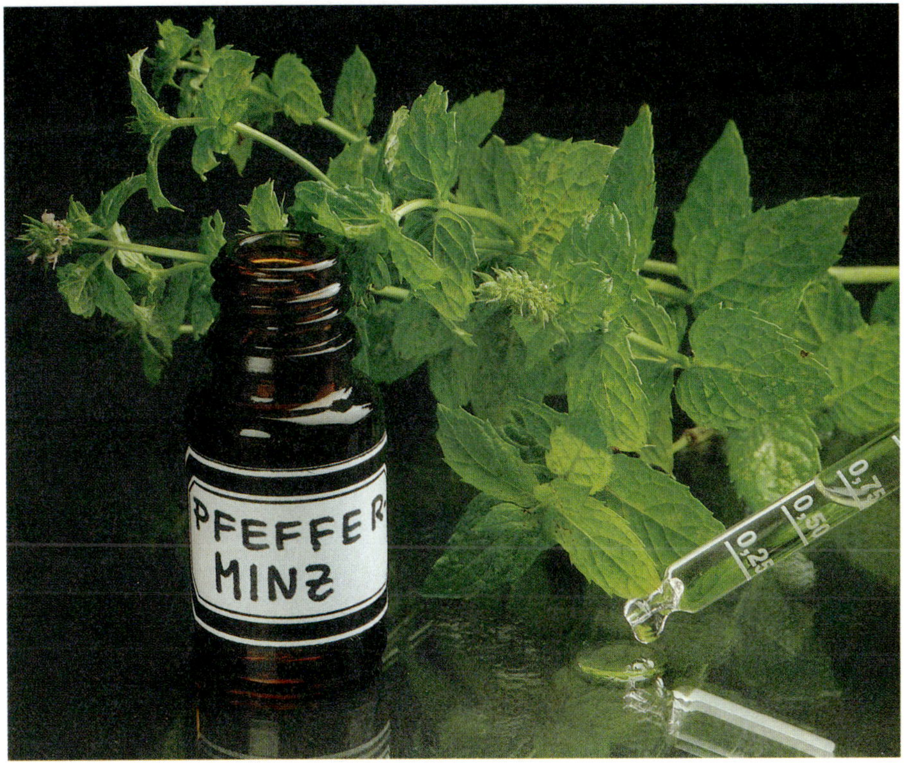

Abb. 4: Menthol ist ein Hauptbestandteil des Pfefferminzöles.

an unsere Rezepte, sonst kann der Kühleffekt einfach zu groß werden und das Menthol aggressiv auf der Haut wirken. Auf keinen Fall darf Menthol zu nahe an den Augen aufgetragen werden; es reizt sonst die Bindehäute.

Mulsifan

Flüssiger Emulgator für Badeöle, auch für kaltgerührte Emulsionen. Wird chemisch hergestellt. Natürlicher Emulgator: vgl. Fluidlecithin BE *Seite 193*.

Myrrhe

Myrrhe gehört zu den sogenannten Gummiharzen. Sie bestehen aus bestimmten Pflanzensäften, die – wenn sie mit Luft in Berührung kommen – mit dem darin enthaltenen Sauerstoff reagieren und erstarren. Der Myrrhe-Baum gehört zu den Comifora-Arten. Als Bäume oder Sträucher wachsen sie in Afrika und liefern diesen Milchsaft.
Myrrhe besteht bis zu 40 % aus Harz. 50 bis 60 % sind Rohgummi aus erstarrtem Schleim und zum Teil sogar Proteine. Daneben kann bis zu 10 % ätherisches Öl enthalten sein. Myrrhe wirkt desinfizierend, desodorierend und vor allen Dingen adstringierend (zusammenziehend). Deshalb ist eine Myrrhen-Tinktur Bestandteil eines hervorragenden Mundwassers (vgl. *Seite 174*).

Pflanzenöle

Sonnenblumenöl, Avocadoöl und weitere Pflanzenöle werden im Gegensatz zu den ätherischen Ölen als sogenannte *Fettöle* bezeichnet. Wir verwenden sie in Badeölen, wo sie rückfettende und hautpflegende Eigenschaften haben. Eine ausführliche Beschreibung von fast allen Pflanzenölen finden Sie im Hobbythek-Buch „Cremes und sanfte Seifen".
Wenn Sie verhindern wollen, daß diese Öle schnell ranzig werden, können Sie einige Tropfen Vitamin E hinzufügen oder unser „Antiranz" (vgl. *Seite 154*). Das empfehlen wie vor allem bei unseren Badeölen.

Vitamin E

ist ein fettlösliches Vitamin, das in unserem Fall verhindert, daß fette Pflanzenöle zu schnell ranzig werden (vgl. auch das Kapitel über Vitamine auf *Seite 184 ff.*).

Vitamin-E-Nicotinat

ist eine Verbindung von Vitamin E und Nikotinsäure, die sich in der Wirkung ergänzen und verstärken. Das Mittel wirkt durchblutungsfördernd, vor allem bei chronischen Durchblutungsstörungen der Haut. Es hat im Gegensatz zu anderen Nicotinaten den Vorteil, daß es die Haut nicht rötet.

Wir verwenden es im Haarwasser, weil es den Haarwuchs günstig beeinflussen soll (mehr darüber im Hobbythek-Buch „Schminken, pflegen, schönes Haar“).
In reiner Form ist es eine zähe, wachsähnliche Substanz, die sich schwer dosieren läßt. Deshalb haben wir dafür gesorgt, daß sie in verdünnter Form angeboten wird, bei der Vitamin-E-Nicotinat in 96%igen Weingeist im Verhältnis 1:1 gelöst ist. Wir bezeichnen die Mischung als *Vitamin-E-Nicotinat 50%*. Wir haben inzwischen festgestellt, daß sich das Nicotinat in dieser 50%igen Lösung mit der Zeit unten absetzen kann. Das ist aber kein Problem. Vor dem Verarbeiten kann man es in einem Wasserbad (z.B. in der Pfanne) auf etwa 50 bis 60°C erhitzen. Dann löst es sich wieder auf. Erhitzen Sie es aber bitte in geschlossener Flasche, damit der Alkohol nicht verdunstet. Sobald es die richtige Temperatur hat, schütteln Sie sie kräftig.

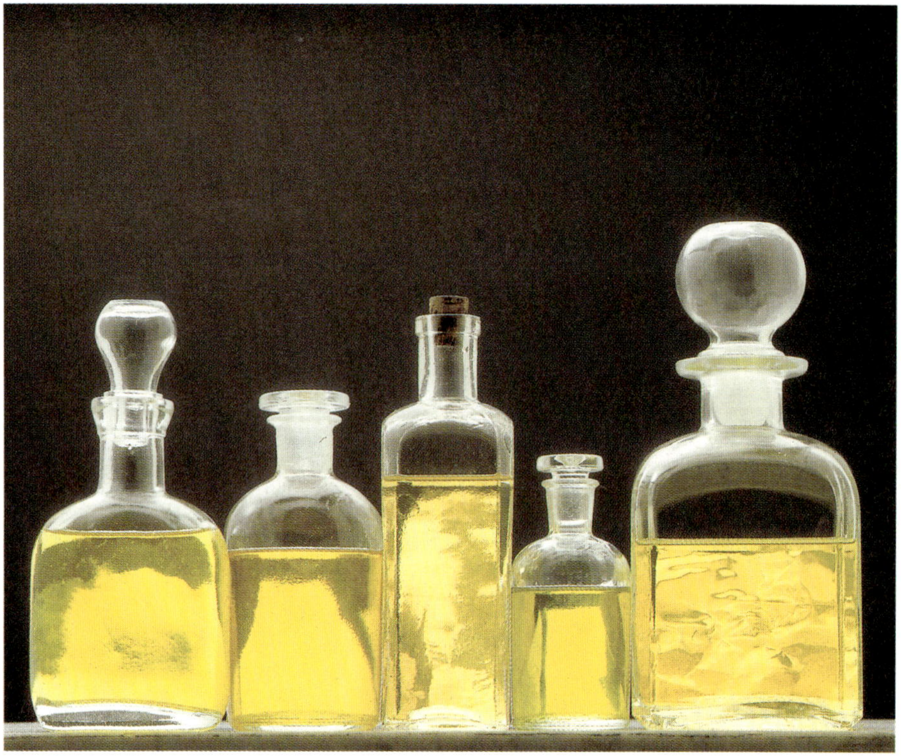

Abb. 1: Bade-Essenzen sind duftende Zusätze ohne Fettöle.

Zahnweiß

Das feine, weiße Pulver wird als Putzkörper in die Zahncreme gegeben. Von seiner Körnchengröße hängt es ab, ob die Zahncreme eine Schleifwirkung auf den Zahnschmelz hat oder wirklich nur schonend die *Plaque* entfernt wird. Wir haben dafür gesorgt, daß Sie das optimale Mittel beziehen können: *Zahnweiß M*.
Das erste Zahnpasta-Rezept der Hobbythek vom Oktober 1987 enthielt der Einfachheit halber Schlämmkreide als Putzkörper; und zwar eine für diesen Zweck geeignete besonders feine Schlämmkreide. Auch hier ist die Körnchengröße optimal eingestellt. Allerdings hat Schlämmkreide den Nachteil, daß sie sich nicht mit Mitteln verträgt, die Fluor enthalten; diese Wundersubstanz, die Karies zu bekämpfen hilft.
In unserem neuen Zahnpasta-Rezept verwenden wir nun statt der Schlämmkreide unser *Zahnweiß M*, das geradezu ideale Eigenschaften besitzt. Es handelt sich dabei um ein sogenanntes Madrellsches-Salz. Chemisch gesehen ist es ein unlösliches Natriumpolyphosphat. Sein großer Vorteil: Wegen der Unlöslichkeit verträgt es sich sehr gut mit den Fluorierungsmitteln, insbesondere mit unserem Mittel *Antikaries FLP* (vgl. *Seite 153*).
Zahnweiß M hat noch einen anderen wichtigen Vorteil. Es verhindert in bestimmten Grenzen die Bildung von Zahnstein. Er braucht zu seiner Bildung Kristallisationskerne. In der normalen Zahnpasta können diese Kristallisationskerne auch feste Körner der Schlämmkreide sein. Dies ist beim Madrellschen Salz aufgrund seiner physikalischen und chemischen Struktur nicht möglich.

Rezepte mit ätherischen Ölen

Bade-Essenzen

Ätherische Öle als Badezusatz können einfach nur gut duften. Aber sie können durchaus auch kleinere Beschwerden wie Erkältungen, Erschöpfungen, Gliederschmerzen und Verspannungen, Nervosität und Schlaflosigkeit und vieles andere mehr zumindest lindern. Solche Bäder haben in vielen Fällen ganz allgemein einen wohltuenden Einfluß. Gerade wegen der Wirksamkeit der ätherischen Öle sollte man sie allerdings nicht bedenkenlos anwenden, vor allen Dingen nicht, wenn man allergieanfällig ist (vgl. unseren Allergietest auf *Seite 151*).
Unsere Rezepte für Badeessenzen bestehen aus *ätherischem Öl* und dem *Lösungsvermittler LV 41* (vgl. *Seite 158*). Theoretisch könnte man auch nur das reine ätherische Öl ins Badewasser träufeln. Aber dann würden die Tröpfchen wie kleine Fettaugen obenauf schwimmen. Sie könnten möglicherweise unverdünnt an den Körper kommen, was nicht immer angenehm ist. LV 41 sorgt dafür, daß sich die Badeessenz gleichmäßig im ganzen Wasser verteilt. Sie sehen das daran, daß das Wasser an der Einträufelstelle etwas milchig wird.

Badeessenzen mit Wirkung

Bei einem warmen Bad quillt die Haut und wird besonders aufnahmefähig. Ätherische Öle dringen teilweise in die Haut ein und entfalten bestimmte Wirkungen im Körper. Das ist hier ähnlich wie beim Tee, bei Tinkturen usw.
Beachten Sie, daß ätherische Öle hochkonzentrierte Wirkstoffe sind und lesen Sie jeweils die entsprechenden ausführlichen Beschreibungen in diesem Buch nach. Wenn Sie Ihre Kinder damit baden, achten Sie auf die richtige Dosierung und halten Sie sich an den niedrigsten Wert. Pfefferminzölbäder sollten bei Kindern auf jeden Fall unterbleiben.

Dosierung: Für Erwachsene können Sie etwa 5 bis 10 ml Badeessenz auf eine Wannenfüllung geben. Sollten Sie empfindlich sein, nehmen Sie zumindest beim erstenmal nur 1 bis 2 ml und probieren Sie es zunächst einmal aus. Das gilt vor allem für Allergieanfällige.

Gegenanzeigen: Vorsicht in der *Schwangerschaft*; verwenden Sie auf keinen Fall ätherisches Salbeiöl.
Wer unter *Bluthochdruck* leidet, sollte vorsichtig mit Rosmarin umgehen, ebenso Menschen mit schwerer *Herz- und Kreislaufschwäche*.

Auch bei Erkrankungen mit hohem *Fieber* oder gar *Tuberkulose* wird von der Anwendung von Bädern mit ätherischen Ölen abgeraten.
Bei *Asthma* und *Keuchhusten* sollten weder Kampfer noch Latschenkiefer oder Fichtennadelöl verwendet werden.
Abgesehen von diesen Einschränkungen sind unsere Bäder eine wahre Wohltat.
Um richtig zu dosieren, sollten Sie sich eine Pipette mit Meßskala anschaffen. Sie kostet nur ein paar Pfennige und Sie können damit exakt die ätherischen Öle abmessen (vgl. *Abb. 2*).
Die Essenz füllen Sie am besten in ein kleines Fläschchen, wie Sie es von den Augentropfen her kennen. Geben Sie einfach das ätherische Öl und die wenigen Tropfen des Lösungsvermittlers LV 41 hinein, schütteln Sie ein wenig und fertig ist die Badeessenz.

Wir geben Ihnen im folgenden nun einige Rezepte als Anhaltspunkt. Sie können sie natürlich beliebig nach eigenem Geschmack und gewünschter Wirkung zusammenstellen. Lesen Sie dazu jeweils die Beschreibung der ätherischen Öle ausführlich durch.

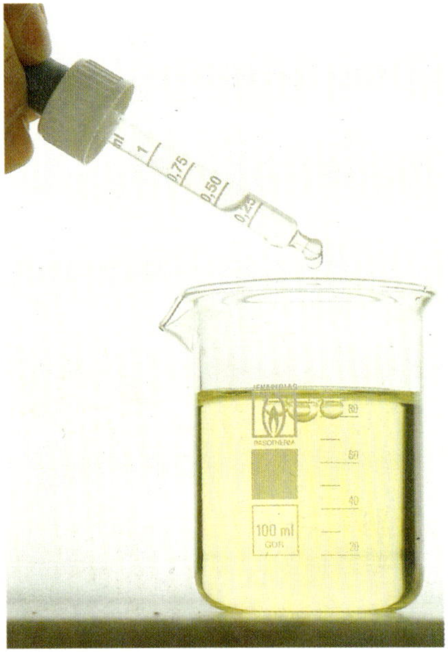

Abb. 2: Mit einer Pipette mit Meßskala lassen sich auch kleine Mengen leicht dosieren.

Badeessenzen mit beruhigender Wirkung

Entspannungsessenz mit Lavendel

10 ml Lavendelöl
5 Tropfen LV 41

Beruhigungsbadeessenz mit Baldrian

1–2 ml Baldrianöl
2–4 ml Fenchelöl
10 ml Lavendelöl
5 ml Melissenöl, ind. (Citronellöl)
10 Tropfen LV 41

Badeessenzen mit anregender Wirkung

Rosmarinbadeessenz

10 ml Rosmarinöl
evtl. 1 Msp. Kampfer
5 Tropfen LV 41

Sehr zu empfehlen für Menschen mit niedrigem oder normalem Blutdruck, bei rheumatischen Schmerzen. Wirkt kreislaufstabilisierend und anregend.

Erkältungsbadeessenz

5 ml Pfefferminzöl
5 ml Eukalyptusöl
5 ml Latschenkieferöl
5 ml Rosmarinöl oder evtl. 1 Msp. Kampfer
10 Tr. LV 41

Nicht bei Asthma und Keuchhusten anwenden.
Hier noch eine alternative Essenz bei Erkältung:

10 ml Eukalyptus- oder Latschenkiefer- oder Fichtennadelöl
5 Tr. LV 41

Angebracht bei Beschwerden der Atemwege und chronischen Katarrhen, bei Erkältung und beginnender Grippe. Nicht bei Asthma und Keuchhusten anwenden.

Eukalyptusbadeessenz mit Thymian

5 ml Eukalyptusöl
5 ml Thymianöl
5 Tr. LV 41

Wirkt besonders bei Husten. Das Verhältnis Eukalyptus zu Thymian können Sie auch verändern. Thymian wirkt antiseptisch und hustenberuhigend.

Hustenbadeessenz

10 ml Thymianöl
5 Tr. LV 41

Thymian wirkt schleimlösend, krampfstillend. Man kann es sogar bei Keuchhusten für Kinder anwenden, muß es dann aber niedriger dosieren. Etwa nur 1–2 ml pro Wanne.

Badeessenz bei Rheuma

Rosmarin-Wacholderbadeessenz

5 ml Wacholderbeeröl
5 ml Rosmarinöl
5 ml Latschenkieferöl
10 Tr. LV 41

Wacholderbeeröl nicht bei Hautschäden verwenden.

Rheumabadeessenz

5 ml Wacholderbeeröl
5 ml Rosmarinöl
5 ml Salbeiöl
10 ml Fichtennadelöl
15 Tr. LV 41

Alle diese Öle hat Sebastian Kneipp besonders empfohlen. Als Rheumabad ebenfalls sehr gut geeignet sind die vorhergenannten reinen Latschenkiefer- und Fichtennadelöl-Badeessenzen.

Duftbadeessenzen

Da können Sie eigentlich alles verwenden, was Sie als angenehm wirkendes ätherisches Öl oder Parfüm kennen. Angefangen bei Lavendel, Jasmin, Geranium, Bergamotte, Mandarine, Melisse, Orange, Patchouli, Rose (naturidentisch), Rosenholz, Sandelholz, Zitrone bis zu Ylang-Ylang, Petitgrain, Lemmon-Gras usw. Sie können aber auch synthetische Parfümöle nehmen, wenn Sie sie mögen und vertragen, wie Amber, Apfel, Apfelblüte, Erdbeere, Flieder, Magnolie, Maiglöckchen, Maracuja, Moschus, Weiß- und Wildorchidee, Teerose, Veilchen usw.
Kinder mögen sicherlich auch Lebensmittelaromen wie Vanille, Erdbeere, Wildkirsche, Apfel, Maracuja, Caramel, Blütenzauber, Blume von Hawaii, Mango, Papaia, Sambapa, Himbeere, Brombeere, Heidelbeere, Aprikose, Zitrone, Orange, Schwarzkirsche usw.
Bei diesen Essenzen können Sie sich auch als kreativer Duftmischer versuchen. Sie werden sehen, daß nicht nur der Orient geheimnisvolle Düfte verbreitet.
Das Grundrezept ist ganz simpel.

Nehmen Sie wieder 10 ml des ätherischen Öls oder Parfüms oder Lebensmittelaromas und fügen Sie 5 Tropfen Lösungsvermittler LV 41 hinzu. Fertig.
Hier noch ein Rezept, das wir ein wenig ironisch 4812 genannt haben.

Badeessenz 4812

10 ml (4 Meßl.) Bergamotteöl
10 ml Orangenblütenöl
10 Tropfen Lösungsvermittler LV 41

Damit holen Sie sich äußerst preiswert den Duft vom „hillige Kölle", das heißt den Duft des Eau de Cologne, in Ihr Badewasser.

Abmessen der ätherischen Öle

Die meisten Rezepte ergeben ca. 10 ml. Wir sagten schon, daß Sie die Meßpipette zum exakten Dosieren verwenden können. Wenn Sie die nicht haben, können Sie unseren Standardmeßlöffel benutzen, der ein Fassungsvermögen von genau 2,5 ml hat. Erschrecken Sie nicht, wenn der Kunststofflöffel bald unansehnlich wird, er wird von den Ölen etwas angegriffen, das liegt daran, daß er aus umweltfreundlichem Polyäthylen und nicht aus PVC hergestellt ist.

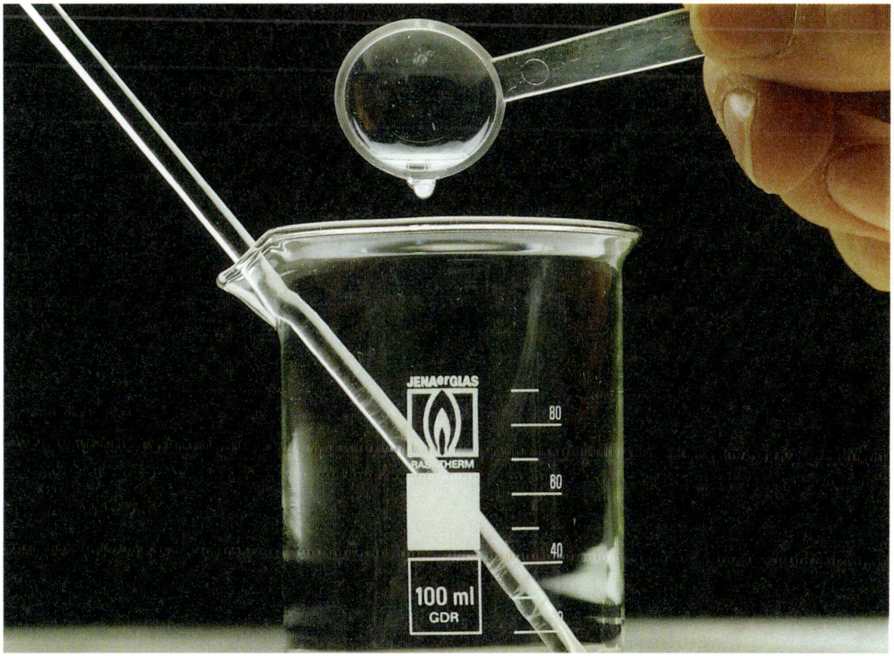

Abb. 3: Zum Abmessen von kleineren Mengen können Sie auch unseren standardisierten Meßlöffel mit 2,5 ml Inhalt verwenden.

Badeöle

Im Gegensatz zur reinen Badeessenz, die nur den Wirkstoff und den Lösungsvermittler enthält, mischen wir in Badeöle zusätzlich hautpflegende bzw. rückfettende Pflanzenöle. Sie sind deshalb in besonderem Maße für trockene Haut geeignet.

Als Pflanzenöle können Sie alle fetten Öle verwenden wie Avokado-, Mandel-, Erdnuß-, Sesam-, Jojoba-, Oliven-, Sonnenblumenöl usw. Alle diese Öle sind relativ stabil und werden innerhalb von etwa 2 bis 3 Monaten auf keinen Fall ranzig. Wenn Sie das Öl länger aufheben wollen, geben Sie unser *Antiranz* oder *Vitamin E* hinzu. Mischen Sie diese Substanzen gleich nach dem Kauf des Öls hinein, damit es gar nicht erst anfangen kann, ranzig zu werden. Sie wissen aus unserem Hobbythek-Buch über Kosmetik, daß diese Mittel natürlich und uneingeschränkt für Lebensmittel zugelassen sind. Auf jeweils 25 ml kommt jeweils 1 Tropfen Antiranz oder Vitamin E. Das gilt für alle Öle, mit Ausnahme von Jojobaöl, das ein flüssiges Wachs ist und deshalb nicht ranzig werden kann.

Damit die Ölmischung sich ähnlich wie die Essenz gleichmäßig im Wasser verteilt, braucht man einen Emulgator. Der Lösungsvermittler LV 41 reicht hier nicht aus. Wir empfehlen unser *Fluidlecithin BE* (vgl. *Seite 193*). In unsere Badeöle kommen davon etwa 10 % hinein, weil es ja noch sehr stark mit Badewasser verdünnt wird. Sie erkennen die Emulsionsbildung daran, daß das Wasser milchig wird, wenn Sie das Badeöl hineingießen.

Grundrezept Badeöl

Auf 85 ml Pflanzenöl kommen
10–15 ml ätherisches Öl und
10 ml Fluidlec. BE

Die Zutaten werden miteinander verrührt – und fertig ist das Badeöl.

Sie können die gleichen ätherischen Öle verwenden, die wir auch für die Badeessenzen vorgeschlagen haben. Sie brauchen für Badeöle keine Konservierungsmittel, denn Öl ohne Wasser hält sich lange Zeit. Außerdem haben viele ätherische Öle in der hohen Konzentration eine keimhemmende Wirkung.

Hier einige Rezeptbeispiele, die Sie natürlich beliebig variieren können.

Erkältungsbad

85 ml Pflanzenöl
2,5 ml Pfefferminzöl
2,5 ml Eukalyptusöl
2,5 ml Latschenkieferöl
2,5 ml Thymianöl
2,5 ml Rosmarinöl
10 ml Fluidlec. BE

100 ml Badeöl reichen für 2–4 Vollbäder aus. Mit diesem Öl möglichst heiß baden, etwa 38–40 °C und anschließend sofort ins Bett legen.

Rheumabad

85 ml Pflanzenöl
2,5 ml Wacholderbeeröl
2,5 ml Eukalyptusöl
2,5 ml Rosmarinöl
2,5 ml Salbeiöl
10 ml Fluidlec. BE

Dieses Bad wirkt durchblutungsfördernd und lindernd vor allem bei Gelenk- und Muskelschmerzen. Salbeiöl bei Schwangerschaft nicht anwenden. Bei akuter Gelenkentzündung sollten Sie zum Arzt gehen; denn dabei kann Wärmebehandlung genau falsch sein.

Beruhigungsbad

85 ml Pflanzenöl
7,5 ml Lavendelöl
7,5 ml Melissenöl
evtl. 1–2 ml Baldrianöl
2,5 ml Anis- oder Fenchelöl
10 ml Fluidlec. BE

Wirkt entspannend und beruhigend. Bleiben Sie mindestens 15–20 Minuten in der Wanne liegen und denken nur an schöne Dinge.

Bad gegen Erschöpfung

85 ml Pflanzenöl
1 Msp. Kampfer
5 ml Rosmarinöl
2,5 ml Latschenkieferöl
2,5 ml Eukalyptusöl
2,5 ml Geranium- oder Zedernholzöl
10 ml Fluidlec. BE

Geranium- oder Zedernholzöl sind reine Duftkomponenten. Auch hier können Sie natürlich beliebig variieren.

Hier ein **blumiges Badevergnügen**

85 ml Pflanzenöl
1 ml Anisöl
1 ml Latschenkieferöl
1 ml Rosmarinöl
1 ml Nelkenöl
2 ml Geraniumöl

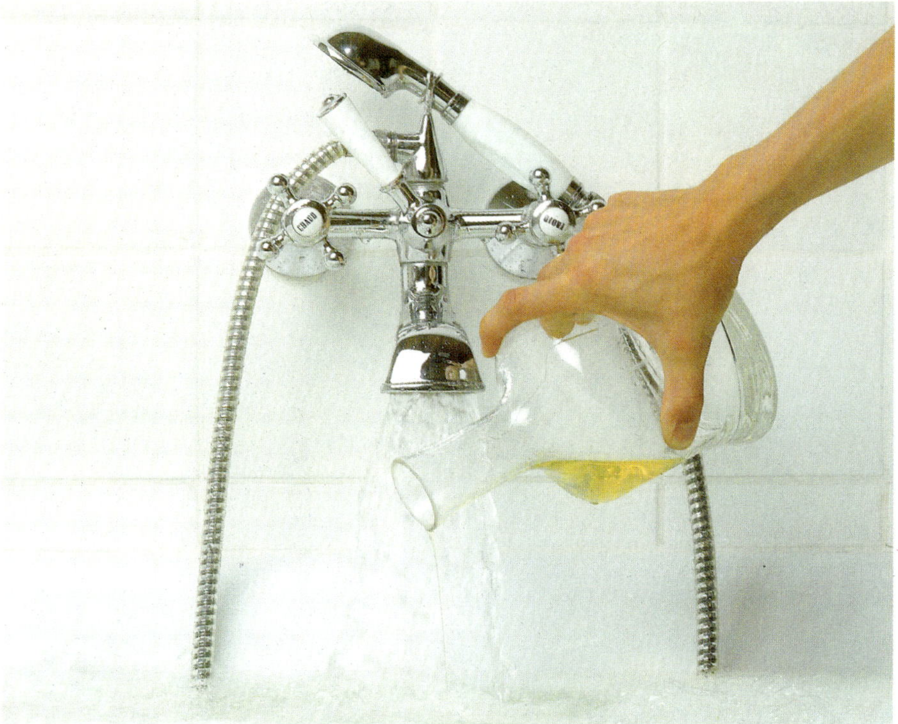

Abb. 4: Badeöle, die rückfettende und heilende Wirkung miteinander verbinden, werden in den einlaufenden Wasserstrahl gegossen.

2 ml Bergamotteöl
2 ml Orangenblütenöl
2 ml Rosenöl
10 ml Fluidlec. BE

Duftbad Eau de Cologne

85 ml Pflanzenöl
5 ml Bergamotteöl
2,5 ml Orangenblütenöl
10 ml Fluidlec. BE

Bergamotteöl nicht verwenden, wenn Sie danach ein Sonnenbad nehmen wollen.

Duftbad Melissengeist

85 ml Pflanzenöl
5 ml Melissenöl (indisch)
2 ml Nelkenöl
2 ml Orangenblütenöl
1 ml Rosenöl
10 ml Fluidlec. BE

Es gibt aber noch eine andere Verwendungsmöglichkeit für das Öl:

Das Badeöl als Körpermilch

Wenn Sie nach dem Bad auf die noch nasse Haut etwas Badeöl geben und gleichmäßig auf den Körper verteilen, bildet sich durch die Reibung eine Emulsion aus Wasser und Öl. Die Mischung wird zur Hautcreme. Sie kann, muß aber nicht, kurz mit der möglichst kalten Dusche ganz leicht abgespült werden. Sie sind danach eingecremt, ohne daß Sie wie früher die Hautmilch umständlich verteilen müssen.
Wenn Sie uneingeschränkt für Naturkosmetik sind, können Sie natürlich als Emulgator auch Lecithin verwenden (vgl. dazu ab *Seite 190*).

Saunaaufgüsse

Nach den gleichen Rezepten können Sie auch Saunaaufgüsse zusammenstellen. Allerdings müssen Sie dann den Emulgator fortlassen, weil er auf dem heißen Stein des Saunaofens unangenehm riechen würde. Ätherische Öle und Wasser mischen sich dann zwar nicht so innig wie bei einer Emulsion; das schadet aber nicht. Schütteln Sie die Mischung vor dem Aufguß immer kräftig durch. Sie brauchen keine Angst zu haben, daß Rückstände des ätherischen Öls auf den Steinen oder dem Ofen bleiben. Ätherische Öle heißen ja deswegen ätherisch, weil sie vollkommen verduften.
Gießen Sie eine neue Saunaöl-Mischung zunächst nur in geringen Mengen auf den Saunaofen. Probieren Sie die richtige Menge aus, die sicher bei ein paar Eßlöffeln Öl-Wasser-Mischung liegt. Vorsicht! Niemals alkoholhaltige Aufgüsse verwenden. Es besteht sonst Explosionsgefahr!

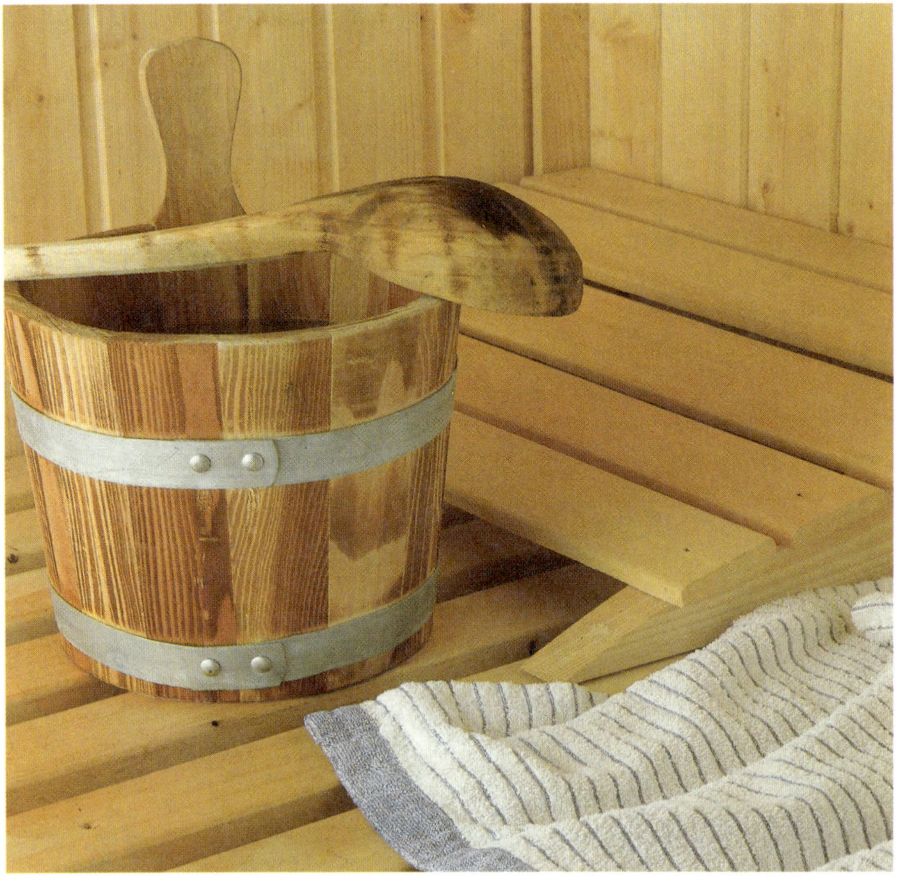

Abb. 5: Mit ätherischen Ölen im Saunaaufguß können Sie viel für Ihre Gesundheit tun.

Der Saunaaufguß ist zugleich eine äußerst angenehme Variante der Inhalation. Hier ein Beispiel, das Sie, je nach den gewünschten Wirkungen, beliebig variieren können. Holen Sie sich Anregungen bei den Rezepten, die wir im Zusammenhang mit der Inhalation von ätherischen Ölen angegeben haben (vgl. ab *Seite 125 f.*).

Saunaaufguß gegen Erkältung

200–500 ml Wasser
1 ml Pfefferminzöl
1 ml Eukalyptusöl
2 ml Latschenkieferöl
2 ml Thymianöl
2 ml Rosmarinöl
1 Msp. Kampfer

Massageöl der Hobbythek

Es dient in erster Linie als Gleitmittel beim Massieren; es fördert aber zugleich die Durchblutung der Haut und kann ein leichtes Wärmegefühl erzeugen. Man verwendet dazu ein Pflanzenöl, das gut in die Haut eindringt und sie gleichzeitig pflegt. Wir empfehlen besonders Avocadoöl oder Mandelöl oder, wenn Sie gegen bestimmte Fettsäuren allergisch sind, auch Jojobaöl. Im Prinzip eignen sich jedoch alle Pflanzenöle, die Sie auch in Ihren Cremes verwenden. Fügen Sie etwa 5 % ätherische Öle mit durchblutungsfördernder Wirkung hinzu, je nachdem, wie intensiv das ätherische Öl wirken soll. Geeignet sind Latschenkieferöl, Fichtennadelöl, Wacholderbeeröl (stark wirksam), Rosmarinöl, Fenchelöl usw.
Die Pflegewirkung wird gesteigert, wenn Sie außerdem noch ca. 7 % *Fluidlecithin BE* (vgl. *Seite 193*) hinzufügen. Dies hat außerdem den Vorteil, daß Sie das Öl nach der Massage sehr leicht wieder abwaschen können; denn Fluidlecithin BE ist gleichzeitig auch ein Emulgator. Entfernen können Sie das Öl von der Haut entweder durch Duschen – dann verwandelt sich das Massageöl wegen der emulgierenden Wirkung spontan in eine Creme – oder Sie wischen mit einem feuchten Waschlappen oder Schwamm über die Haut. Dann erreichen Sie den gleichen Effekt und das Öl wirkt wie eine Pflegemilch.

Hier ein Rezept:

85 ml Pflanzenöl
ca. 5 ml ätherische Öle
7,5 ml Fluidlecithin BE

Heilpflanzenöle

Hier wandeln wir nicht nur auf den Spuren der Aromatherapie (vgl. *Seite 127ff.*); denn es gibt auch bei den Schulmedizinern genügend Beweise für die Heilwirkung bestimmter ätherischer Öle.
Berühmt geworden ist das *Japanische Heilpflanzenöl*, das unter diesem Namen auch verkauft wird. Im Prinzip besteht es fast ausschließlich aus Pfefferminzöl, das allerdings einen etwas höheren Mentholgehalt (60 %) besitzt. Ganz hervorragend wirkt es bei Schnupfen, Heiserkeit, Husten, Bronchienbeschwerden usw. Leider ist es relativ teuer. Deshalb empfehlen wir Ihnen, ein ganz normales, gutes Pfefferminzöl zu nehmen, auch wenn dessen Mentholgehalt nur bei 50 % liegt. Der kleine Unterschied tut der Wirkung keinen Abbruch.
Wir haben zusätzlich ein – nach unserer Erfahrung – noch wirksameres Öl zusammengestellt, das im Nu zusammengemischt werden kann.

Heilpflanzenöl der Hobbythek

7 Teile Pfefferminzöl
1 Teil Salbeiöl (Vorsicht bei Schwangerschaft)
1 Teil Thymianöl
1 Teil Lavendelöl

Sie können dieses Öl auf ein Taschentuch träufeln und damit, wie auf *Seite 126* beschrieben, inhalieren. Oder Sie verwenden den üblichen Inhalator, den wir bereits auf *Seite 125* vorgestellt haben.
Geben Sie 2 bis 4 Tropfen auf das heiße Wasser im unteren Inhalatorgefäß. Das ätherische Öl verdunstet stärker als das Wasser und dadurch befinden sich ausreichende Mengen der Wirksubstanzen im Dampf. Nach unseren Angaben über die Wirkung der ätherischen Öle (ab *Seite 131*) können Sie ohne Schwierigkeiten die diversen Heilpflanzenöle für Ihre Beschwerden selbst zusammenstellen. Beachten Sie bitte auch die Nebenwirkungen.

Eine zahnfleischfreundliche Zahnpasta

Meldungen von schädlicher Zahnpasta gingen bereits mehrmals durch die Medien. Wir glauben, daß unser Rezept eine echte Alternative ist. Die in den Berichten gebrandmarkte Substanz Natriumlaurylsulfat (SDS bzw. SLS), die wir schon im Hobbythekbuch „Cremes und sanfte Seifen“ als gefährlich für die Haut dargestellt haben, vermeiden wir. Sie dient der

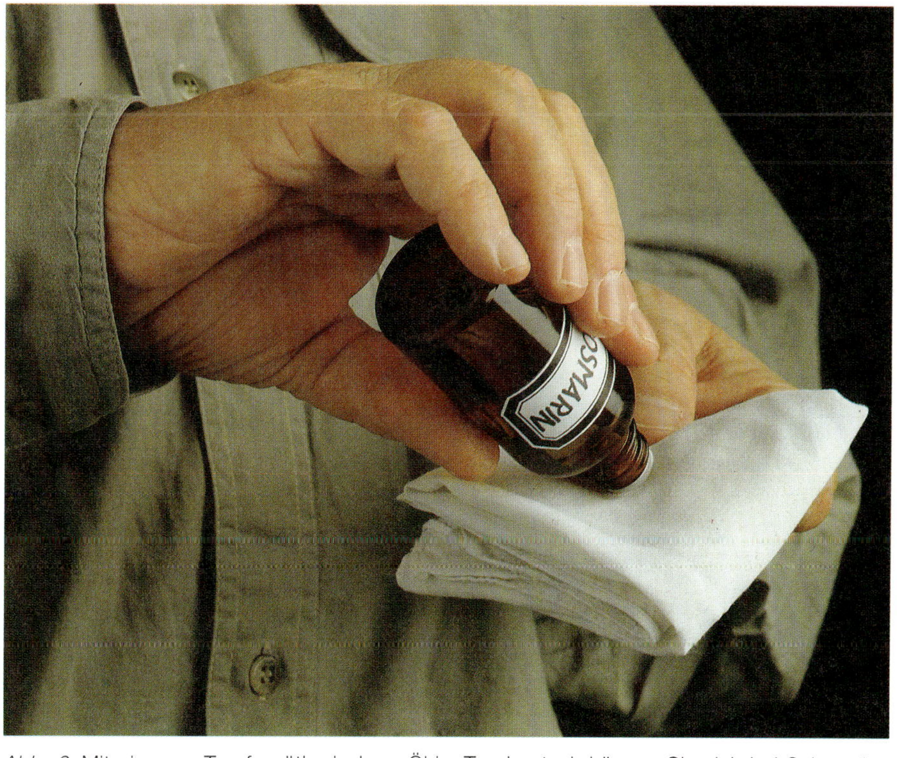

Abb. 6: Mit ein paar Tropfen ätherischem Öl im Taschentuch können Sie sich bei Schnupfen Erleichterung schaffen.

Schaumbildung, und Schaum kann man aber auch mit unserem auf *Seite 154* beschriebenen *Betain Z* erreichen, das garantiert unschädlich ist.
Nehmen Sie:

10 g Glyzerin 3 g (= 1 Meßl.) Betain Z 32 g Wasser 50 g Zahnweiß M 7,5 ml (= 3 Meßl.) Antikaries FLP 30 g Xylit oder flüssiger Süßstoff und zwar 40 g Zuckerequivalent (entsprechend der gleichen Menge Zucker) 1 bis 2 Meßlöffel Guarmehl zur Gelbildung und Stabilisierung Zur Aromatisierung z. B.: 10 Tr. Pfefferminzöl 10 Tr. Krauseminzeöl 10 Tr. Orangenöl, dies um den leicht bitteren Geschmack des Betains zu kompensieren

Zur Konservierung können Sie unser gefahrloses, meist zur Aromatisierung von Lebensmitteln verwendetes *Heliozimt K* verwenden. Nehmen Sie davon 6 Tropfen.
Die Herstellung ist denkbar einfach: Vermischen Sie Glycerin, Betain Z, Antikaries FLP, Wasser und Xylit oder den Süßstoff. Bei Xylit können Sie, damit er sich besser auflöst, das Wasser ganz leicht erwärmen. Danach kommt Zahnweiß mit Guarmehl vermischt hinein und zum Schluß kommen ätherische Öle und Heliozimt K hinzu.
Am besten füllen Sie die Zahncreme in Tuben ab, die sich von hinten füllen und durch Falzen verschließen lassen (Leertuben vgl. Bezugsquellennachweis).

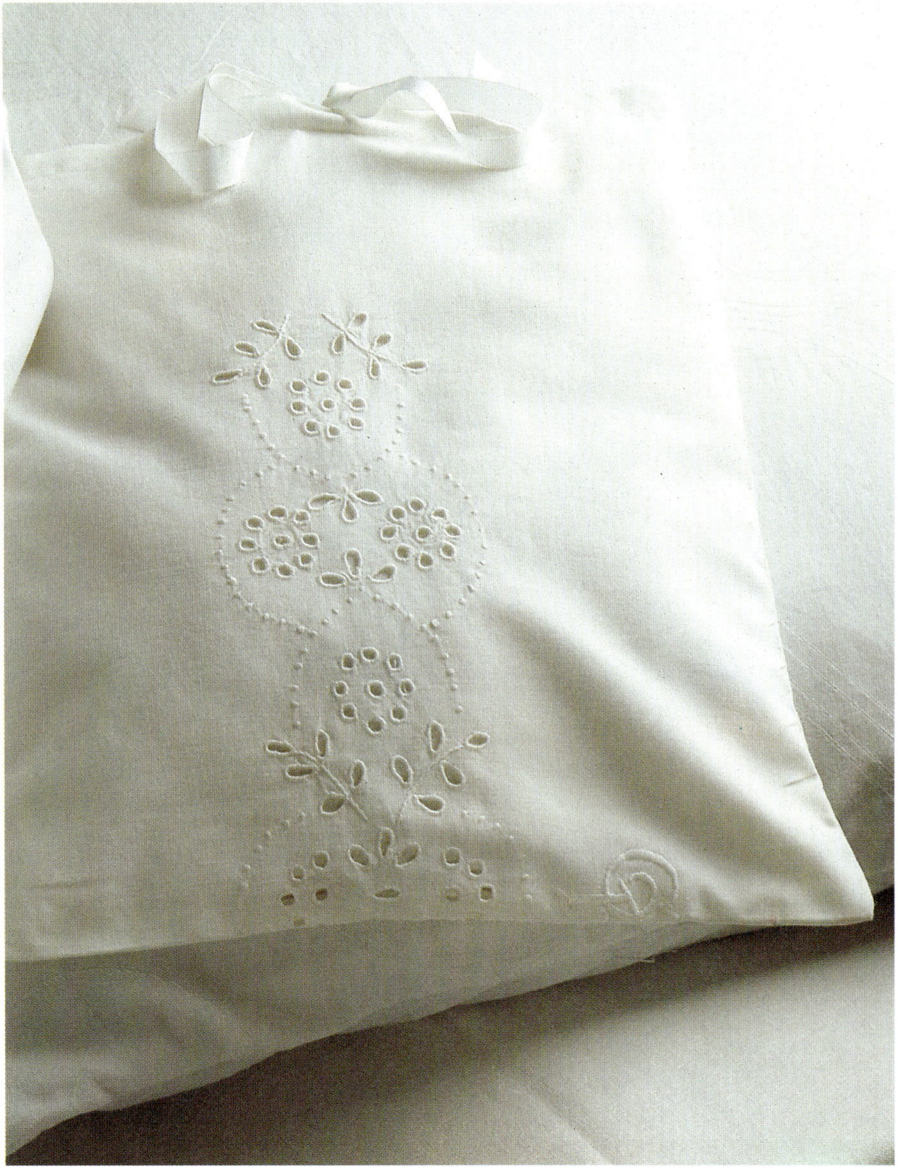

Abb. 7: Kräuterkissen haben eine alte Tradition. Mit diesem Spitzenkissen haben sich schon unsere Großeltern frischen Duft ins Bett gebracht.

Das Kräuterkissen der Hobbythek

Ähnliche Wirkungen – nur nicht ganz so intensiv wie beim Inhalieren – können Sie mit einem Kräuterkissen erreichen. Unsere Urgroßeltern kannten es schon. Sie füllten in oft kunstvoll verzierte Kissen Kräuter, die durch den Stoff dufteten. Diese Kissen beginnen gerade wieder in Mode zu kommen. Aber warum soll man sie teuer im Laden erstehen? Nähen Sie sie doch selbst. Das macht großen Spaß und ergibt überdies kostbare Geschenke (im Laden sind diese Kissen recht teuer). Mit Kräuterkissen können Sie sozusagen über Nacht oder im Schlaf Linderung bei etlichen Beschwerden finden. Vielleicht wenden Sie es einfach nur an, weil es gut duftet.

Wir haben uns allerdings eine modernere Methode ausgedacht. Statt der vielen Kräuter verwenden wir einfach nur die ätherischen Öle, weil sie in dem Kissen die eigentlichen Wirksubstanzen waren und sind.

Unser Kissen hat eine Größe von 30 x 30 cm. Sie können die Maße natürlich auch beliebig verändern oder ganz einfach eine bereits vorhandene Kissenhülle verwenden. Das Kissen besteht aus einem Inlett mit Reißverschluß, in das – so unsere Empfehlung – reine Schafwolle gefüllt wird. In die Mitte kommen zwei Filzeinlagen – ebenfalls möglichst aus reiner Wolle –, die fast genauso groß sind wie das Kisseninlett. Teilen Sie die Wollfüllung in zwei Hälften, so daß man in die Mitte des Kissens jederzeit hineingreifen kann. Zwischen die beiden Filzeinlagen kommt ein kleineres, etwa handgroßes (und vielleicht sogar etwas dickeres) Filzstück, das zur Aufnahme der ätherischen Öle dient. Dieses mittlere Filzstück kann man leicht herausziehen und mit dem ätherischen Öl beträufeln. In der Regel genügen 4 bis 5 Tropfen für eine Anwendung.

Nehmen wir an, Sie möchten leichter einschlafen. Dann empfehlen wir Ihnen Kamille oder Lavendel. Aphrodisisch soll laut Aromatherapie Anis, Fichtennadel, Pfefferminze, Rosmarin, Thymian, Wacholder und Zimt wirken, wobei Sie vielleicht noch mit ein wenig Parfüm oder paradiesisch duftenden ätherischen Ölen nachhelfen können. Aber auch Erkältungen, Husten, Schnupfen usw. können mit bestimmten ätherischen Ölen im Kräuterkissen gelindert werden. Ebenso können Sie, laut diesen Tabellen, beruhigende, der Nervosität entgegenwirkende Öle verwenden.

Das Kräuterkissen können Sie natürlich auch mit einem zusätzlichen Bezug Ihrer Wahl überziehen. Selbst auf Ihrem Sofa kann ein solches Duftkissen der Ausgangspunkt für eine angenehme Atmosphäre werden.

Ein Miniaturkissen oder einfach nur ein Stoffsäckchen mit Wolle und Trägerfilz gefüllt, kann Ungeziefer wie Motten aus Ihren Kleiderschränken fernhalten. Unsere Großmütter haben dafür Lavendelkissen verwendet. Heute geht das ganz einfach mit Lavendelöl. Auch Patchouliöl, Nelkenöl, Citronellöl und Zedernholzöl sollen helfen, Insekten fernzuhalten.

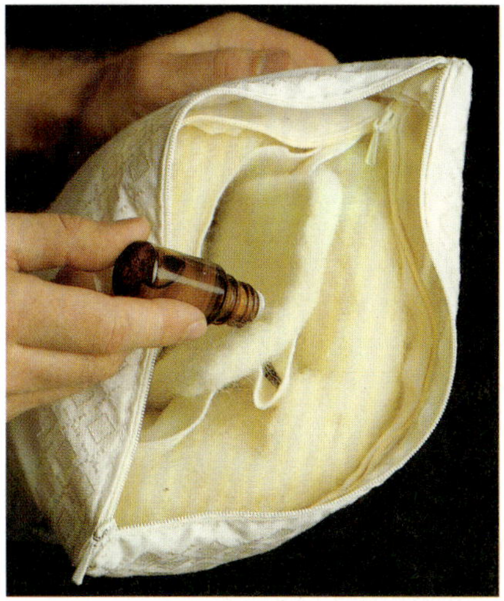

Abb. 8: Das Kräuterkissen der Hobbythek bekommt durch ätherisches Öl immer wieder frischen Duft.

Die Duftkerze der Hobbythek

Ätherische Öle können Sie auch dadurch verdunsten lassen, indem Sie ein paar Tropfen in den flüssigen Wachsbereich einer größeren Kerze geben. Da allerdings viele ätherische Öle leicht entflammbar sind, sollten Sie die Kerze vor dem Einträufeln ausblasen. Sie können natürlich auch Parfümöle verwenden; auch hier sind der Phantasie keine Grenzen gesetzt. Vermeiden Sie aber das sogenannte *Eau de Toilette* oder *Eau de Cologne*, weil sie zu 90 % aus brennbarem Alkohol bestehen. Da ist die Brandgefahr einfach zu groß.

Sie können aber auch eine spezielle *Hobbythek-Duftkerze* mit einfachsten Mitteln herstellen. Dazu benötigen Sie:

1 dekoratives Glas (z. B. ein Weinglas)
ca. 100 ml normales Speiseöl (am besten Pflanzenöl wie Sonnenblumen- oder Kokosfettöl)
1 Schnürsenkel aus reiner Baumwolle
ca. 6 x 10 cm Metallfolie (unlackierte Kupfer- bzw. starke Alufolie – nötigenfalls auch 4–5fach gefaltet. Die Alufolie darf nicht beschichtet sein)
5–10 ml ätherische Öle, die wohlduftend sind und heilende Eigenschaften haben.

Bringen Sie an der Längsseite der Metallfolie etwa 10 bis 20 Einschnitte an, die 2 cm tief sein sollten. Dann schneiden Sie von dem Schnürsenkel 5 cm ab und rollen ihn als Docht locker in die Folie hinein. Die eingeschnittenen Fransen der Metallfolie sollen sich dann an einem Ende befinden, am anderen Ende der Rolle schaut der Docht heraus. Biegt man die Fransen nach außen, steht der Docht jetzt von selbst.
In das Glas gießen Sie nun das mit dem ätherischen Öl vermischte Pflanzenöl.

Den eingewickelten Docht befeuchten Sie jetzt vollkommen mit diesem Öl und stellen ihn anschließend in das Glas. Da das ätherische Öl etwas schneller verdunstet als das Pflanzenöl abbrennt, können Sie von Zeit zu Zeit ätherisches Öl nachfüllen. Dies aber niemals in die brennende Kerze. Die Kerze löschen Sie am besten dadurch, daß Sie das Glas ganz einfach mit einem Bierdeckel oder einem Tellerchen abdecken.
Zur Dekoration können Sie in das Öl bunte Perlen oder glasklare Murmeln füllen.

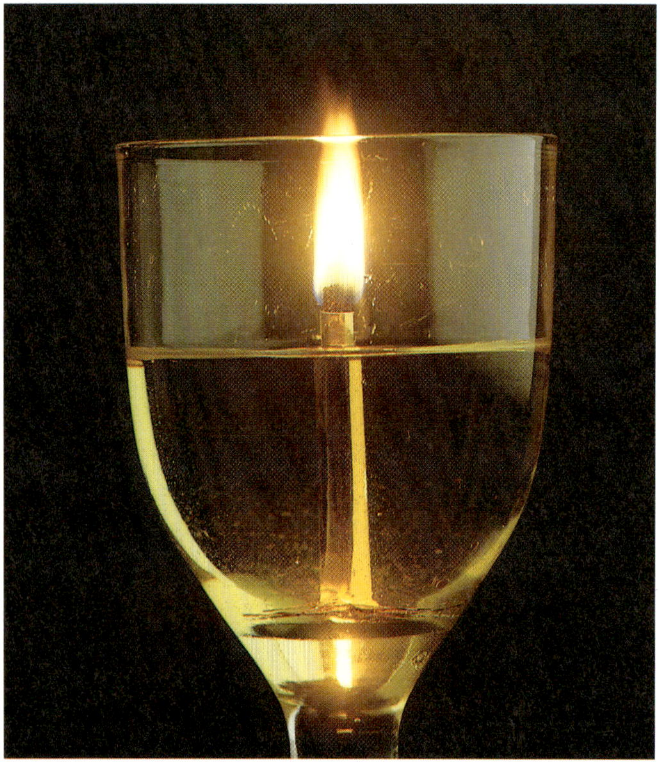

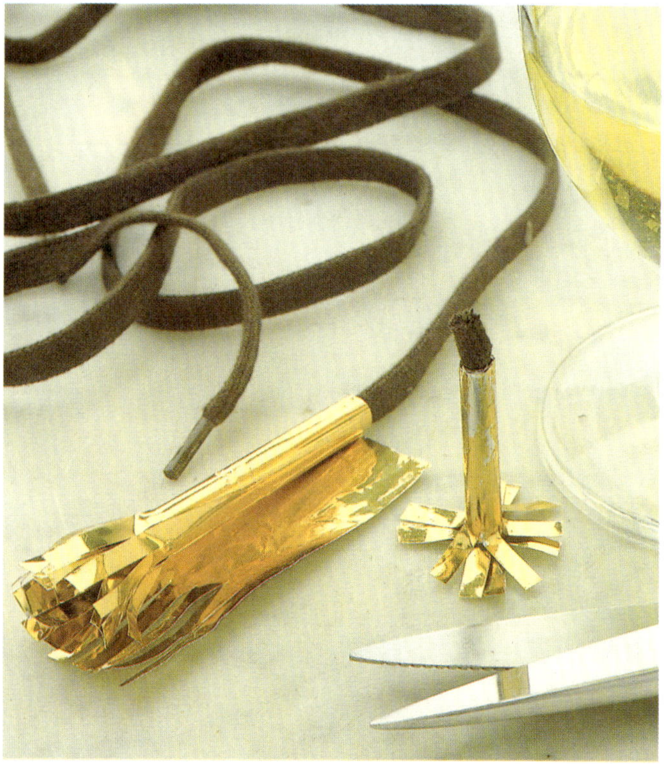

Abb. 9: Die Duftkerze der Hobbythek. Neben der Kerze sehen Sie den mit Alufolie umwickelten Docht mit auseinandergespreizten „Füßchen".

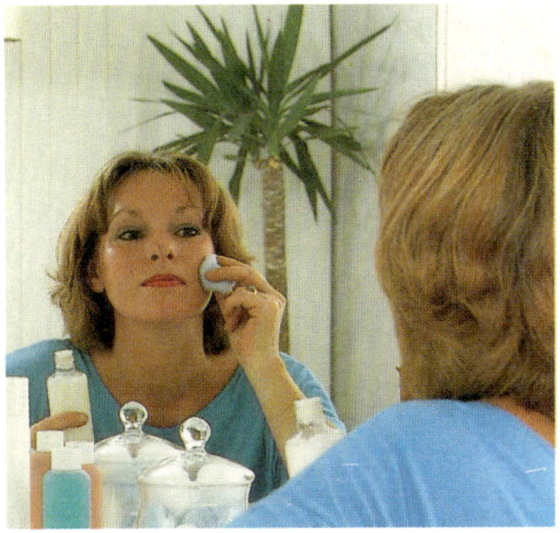

Abb. 10: Gesichtswasser dient zum Abschminken und zur generellen Reinigung der Haut sowie zur Pflege.

Gesichtswasser

Gesichtswasser verwendet man nach dem Abschminken, um noch letzte Schminkreste aus den Poren herauszuholen, zum generellen Reinigen der Haut, aber auch um sie zu erfrischen. Dabei entfettet das Gesichtswasser die Haut etwas, weil es Alkohol enthält. Deshalb eignet es sich auch hervorragend zur Pflege von fettiger und unreiner Haut.
Dazu unser Rezept:

30 ml kosmetisches Haarwasser D 95 % (oder Weingeist)
70 ml destilliertes Wasser
10 Tropfen Bisabolol oder 10 Tropfen ätherisches Kamillenöl
1 Msp. Allantoin
5 ml (2 Meßl.) Hamamelistinktur oder Hamameliswasser
20 Tr. LV 41

Parfümierung nach Wunsch und Hautverträglichkeit (vgl. Allergietest).
Bisabolol bzw. ätherisches Kamillenöl müssen zunächst mit dem Lösungsvermittler LV 41 vermischt werden, damit sie sich anschließend klar lösen und nicht als Fettschicht obenauf schwimmen.
Diese Mischung verrühren Sie mit dem kosmetischen Haarwasser und geben das destillierte Wasser hinzu. Dann folgen Allantoin und Hamamelistinktur oder Hamameliswasser. Alles gut vermischen – und fertig. Danach empfehlen wir eine unserer Hobbythek-Cremes zu benutzen.
Allergiker sollten bei Kamillenöl vorsichtig sein. In der Regel wird das reine Bisabolol – der Wirkstoff aus der Kamille – besser vertragen.

Hier noch eine *alkoholfreie Kamillenlotion für trockene Haut*:

100 ml destilliertes Wasser
2 gestr. Meßl. (2 g) Proteinpulver
13 Tr. LV 41
10 Tr. ätherisches Kamillenöl
1 Msp. Xanthan
10–20 Tr. Paraben K

Das destillierte Wasser mit Proteinpulver auf ca. 30 °C erwärmen, bis sich das Pulver unter Rühren auflöst. Dann wieder abkühlen lassen. Inzwischen vermischen Sie das Kamillenöl gründlich mit LV 41, rühren Xanthan unter, ohne daß sich Knötchen bilden, und geben die vorbereitete wäßrige Lösung mit dem Proteinpulver dazu. Danach gut schütteln. Da dieses Rezept keinen konservierenden Alkohol enthält, können Sie die Lotion mit 10–20 Tropfen Paraben K konservieren, das wir auch in unseren Cremes verwenden.

Heliozimt K verwenden wir als Konservierungsmittel hier nicht, weil dies sich nicht ausreichend in dieser völlig fettfreien Lotion löst. Sie können natürlich auf die Konservierung auch völlig verzichten. Bedenken Sie dann aber die begrenzte Haltbarkeit. Im Kühlschrank aufbewahrt sind das immerhin bis zu 14 Tage, vorausgesetzt, Sie achten bei der Zubereitung auf peinlichste Hygiene.
Das Wasser sollten Sie in jedem Fall vorher abkochen, um es keimarm zu machen. Aber das Abkühlen nicht vergessen.

After-Shave

Das Rasierwasser für den gepflegten Herrn ist praktisch mit den gleichen Wirkstoffen aufgebaut wie das Gesichtswasser. Es hat nur einen höheren Alkoholgehalt.

50 ml kosmetisches Haarwasser D 95 %
50 ml destilliertes Wasser
10 Tr. Bisabolol oder 10 Tr. ätherisches Kamillenöl
1 Msp. Allantoin
5 ml (2 Meßl.) Hamamelistinktur oder Hamameliswasser
Parfümierung nach Wunsch

Wer bei der Naßrasur seine Haut mit einem alkalischen Rasiermittel eingeschäumt hat, sollte ins After-Shave 2 bis 4 Tropfen Zitronensaftkonzentrat geben. Das neutralisiert den durch die Seife entstandenen höheren pH-Wert der Haut.
Alle Zutaten werden einfach miteinander vermischt. LV 41 ist wegen der höheren Alkoholkonzentration nicht nötig. (Zur Herstellung der Hamamelistinktur vgl. *Seite 119*).

Deodorant

Jeder Mensch verdunstet pro Tag im Durchschnitt etwa 1 l Flüssigkeit durch die gesamte Hautoberfläche, ohne daß das Gefühl entsteht, besonders stark zu schwitzen. Der typische Geruch entsteht erst, wenn Schweiß durch Bakterien zersetzt wird.
Eine barocke Methode bestand darin, den Geruch durch Parfümierung zu überdecken. Besser ist es, schon seine Entstehung zu vermeiden. Da kann entsprechend häufiges Waschen helfen, das aber für die Haut nicht immer das beste ist, wenngleich bei den von uns entdeckten Seifengrundsubstanzen kaum mehr Hautirritationen auftreten. Eine Alternative ist in jedem Fall die Verwendung eines Deodorant, das dadurch wirkt, daß es die Vermehrung von Bakterien hemmt, die den unangenehmen Hautgeruch produzieren.
Ein weiteres Mittel ist, die Schweißbildung von vornherein zu verhindern oder zu hemmen. Dafür nimmt man sogenannte Antitranspirantien (Antischweißmittel). Von dieser Methode raten wir aber in jedem Fall ab, denn die Industrie benutzt dazu vorwiegend Metallsalze, speziell Aluminium- und Zinksalze (genau gesagt Aluminiumchlorhydroxidkomplexe oder Zinkphenolsulfonat). Sie zerstören das Hauteiweiß – man spricht dann von Denaturierung – und verstopfen dadurch die Schweißdrüsen. Der schweißverhindernde Effekt kann durchaus dadurch erzeugt werden, daß ganz feine Hautentzündungen entstehen. Dadurch kann der Schweiß nicht mehr nach außen gelangen und der Geruch wird – sozusagen an der Wurzel – ausgemerzt. Entscheiden Sie selbst, ob Sie sich solchen Radikalkuren unterwerfen wollen. Wissen sollten Sie zumindest, daß Schweiß durch solche Substanzen tatsächlich vertrieben wird.
Darüber hinaus gibt es Zirkonsalze, die allerdings von vielen Menschen – wie man heute weiß – überhaupt nicht vertragen werden. Deshalb sind sie in der Anwendung durch die *Kosmetikverordnung* bereits stark eingeschränkt worden und nur noch in Mischungen mit Aluminiumsalzen zugelassen. In Sprays mit Treibgas hat man sie bereits völlig verboten.
Abraten wollen wir Ihnen aber auch von bestimmten bakterientötenden Deomitteln, in denen Chemikalien wie Hexachlorophen und Dichlormethylxylol enthalten sind. Gott sei Dank sind sie seit 1987 in Deutschland verboten worden. Das Problem ist allerdings, daß in der Kosmetik alles erlaubt ist, was nicht ausdrücklich verboten wird. Und so sollten Sie zumindest bei desodorierenden Industrie-Produkten immer wieder danach fragen, was die eigentliche Wirksubstanz ist.
Tun Sie es Ihrer Gesundheit zuliebe. Da die Firmen aber selten die Geheimnisse ihrer Ingredienzen verraten, empfiehlt es sich, die Deos einfach selbst zu machen.

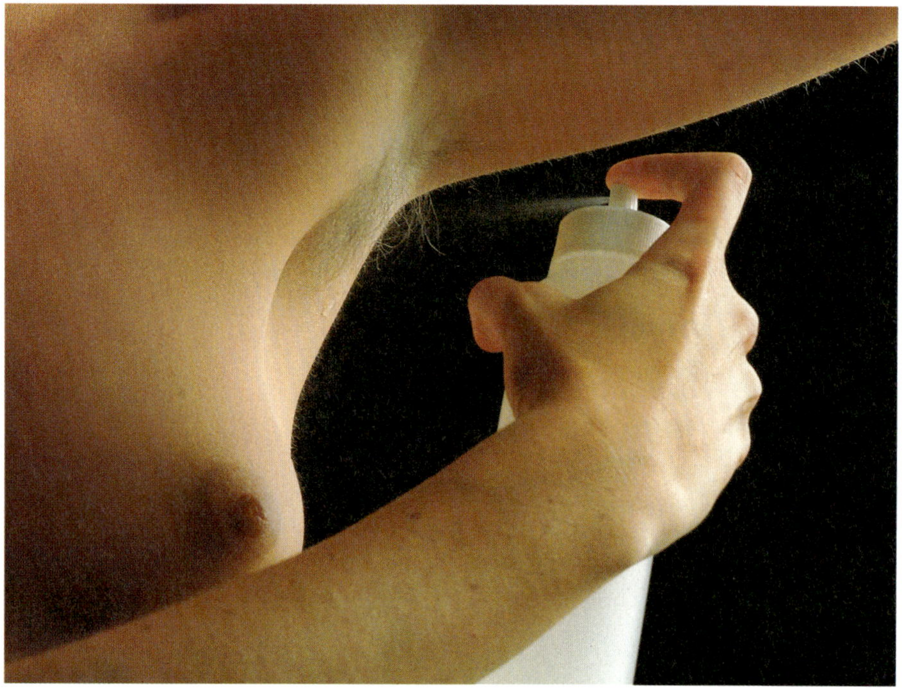

Abb. 11: Selbstgemachte Deosprays können Sie in die umweltfreundliche, aufpumpbare Spraydose der Hobbythek geben und sich damit pflegen.

Hautfreundliche Deos selbstgemacht

Mit Hilfe von ätherischen Ölen läßt sich auf natürliche und einfache Weise im Nu ein Deodorant herstellen. Unser kosmetisches Haarwasser oder Weingeist bildet dabei wieder die Basis. Man mischt es mit Salbeiöl. Es wirkt desinfizierend und damit hemmend auf das Bakterienwachstum. Trotzdem verhindert Salbei nicht das normale und notwendige Maß an Schweißbildung. Salbei hat allerdings einen typischen Geruch, den nicht jeder mag. Sie können dann den Geruch durch zusätzliche Parfümöle überdecken oder ergänzen.
Ätherisches Eukalyptusöl verringert die Schweißabsonderung. Sie können deshalb auch eine Mischung aus Salbei und Eukalyptusöl verwenden.
Eine noch wirksamere Deodorantsubstanz ist das *Farnesol* (vgl. *Seite 154*). Dabei handelt es sich um eine Alkoholart, die in vielen frischen Pflanzen und Blüten und in ätherischen Ölen vorkommt. Farnesol verhindert nicht die Schweißbildung – was ja auch nicht erwünscht ist –, sondern greift nur die schweißbildenden Bakterien an. Es hat den großen Vorteil, fast geruchsfrei zu sein. Sie können es deshalb beliebig mit anderen duftenden oder wirksamen ätherischen Ölen vermischen. Ein weiterer Vorteil ist, daß man von Farnesol nur sehr geringe Mengen braucht. In der Regel genügen 0,3 % bezogen auf die Gesamtmenge.
Hier nun ein Deodorant, das Sie in Parfümzerstäuber oder unsere Hobbythek-Pumpspraydosen füllen können:

Deodorant der Hobbythek

100 ml kosmetisches Haarwasser D 95 %
1 Meßl. ätherisches Salbeiöl oder
20 Tropfen Farnesol
Parfümierung nach Ihrer Wahl

Alle Zutaten einfach miteinander vermischen.
Wie Sie wissen, geht die Hobbythek mit der Zeit. Deshalb wollen wir in puncto Verträglichkeit die Industrie möglichst übertreffen und ihr hinsichtlich der Bequemlichkeit von Produkten nicht nachstehen. Wir haben deshalb ein Roll-Deodorant entwickelt. Die entsprechenden Rollstifte bekommen Sie in den Läden, die Hobbythek-Kosmetikprodukte führen (vgl. Bezugsquellennachweis).

Deodorant-Rollstift der Hobbythek

50 ml kosmetisches Haarwasser D 95 %
50 ml destilliertes Wasser
1 Meßl. (2,5 ml) ätherisches Salbeiöl oder 20 Tr. Farnesol
1 Mesp. Xanthan
evtl. Parfümierung

Die Zutaten – außer Xanthan – in einem kleinen Marmeladenglas mit Deckel vermischen. Zum Schluß Xanthan zugeben, das Sie, damit es sich klümpchenfrei vermischt, durch ein Teesieb in die Lösung geben sollten, danach Deckel zuschrauben und kräftig schütteln. Wenn nach einer halben Stunde der Quellvorgang des Xanthans abgeschlossen ist, nochmals

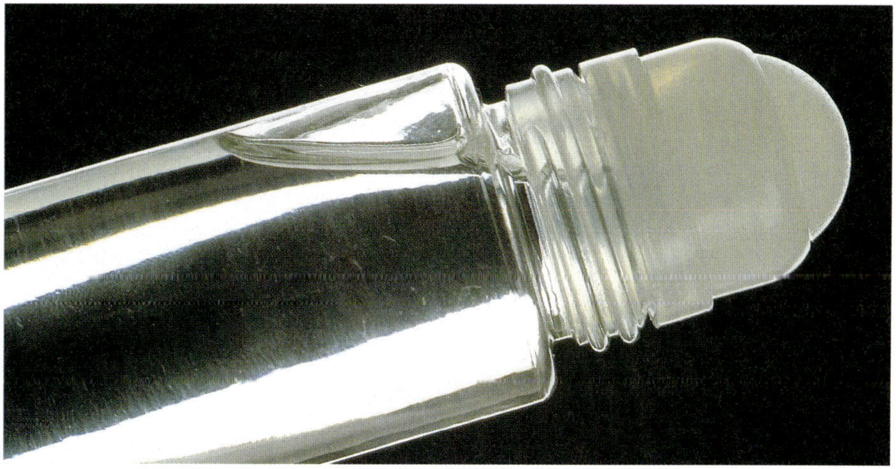

Abb. 12: Der Rollstift der Hobbythek enthält keine schädlichen Stoffe und ist so komfortabel wie ein gekaufter.

schütteln. Wasser brauchen wir, um mit dem Xanthan das Gel bilden zu können, was mit reinem Alkohol nicht geht.
Dieses leicht flüssige Gel füllen Sie jetzt in einen Roll-On-Behälter ab. Es verdunstet nicht ganz so schnell wie das Spray, ist dafür aber für trockene Haut gut geeignet. Man kann es mit dem Roll-On-Patent gezielter auftragen und braucht entsprechend weniger Flüssigkeit.

Mundwasser – die große Frische

Hier können wir mit allen Fertigprodukten mithalten. Unsere Mundwässer sind nicht nur absolute Spitzenklasse; sie haben darüber hinaus den Vorteil, daß Sie den Geschmack ganz individuell bestimmen können. Von herb-bitter bis herbfrisch, von Spearmint, Pfefferminze oder Gewürznoten wie Zimt, Nelke, Anis bis zu Mint-Orange, Mint-Zitrone usw. Sie können das Mundwasser sogar mit Süßstoff leicht süßen, wodurch Sie auch Kindern die Mundhygiene im wahrsten Sinne des Wortes schmackhaft machen können. Außerdem haben wir ein Mundwasser, das außer zu Mundspülungen auch zum Gurgeln auch bei leichten Halsentzündungen geeignet ist.
Unsere Mundwässer enthalten keinen Alkohol. Schließlich wollen wir nicht, daß Sie nach dem Gurgeln eine „Fahne" haben. Wir finden, daß Mundwasser ohne Alkohol, ganz wider Erwarten, sogar besser schmecken als die mit Alkohol.
Das Grundrezept besteht im Prinzip aus ätherischen Ölen, Kräuteressenzen und aus dem Lösungsvermittler LV 41 als Emulgator. Hier ein Rezept, das Sie natürlich wieder nach eigenem Belieben variieren können.

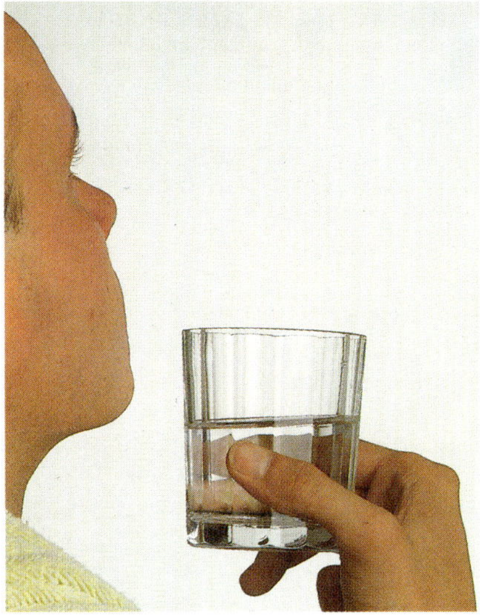

Abb. 13: Mundwasser mit erfrischender und heilender Wirkung können Sie sich nach unseren Rezepten leicht selbst zubereiten.

Spearmint-Mundwasser

Es wirkt gegen schlechten Geschmack und Geruch. Sein typisches Aroma bezieht es vom Krause-Minze-Öl.

4 Tr. Krause-Minze-Öl (nur 4 Tr., weil es sehr intensiv schmeckt)
5 ml oder 2 Meßl. Pfefferminzöl
1,5 ml oder 40 Tr. Sternanisöl
4 Tr. Salbeiöl
4 Tr. Nelkenöl
2 Tr. Zimtöl
3 Tr. Lösungsvermittler LV 41

Zur Kariesverhütung können Sie ein Fluorsalz hinzugeben; und zwar Natriummonofluorphosphat, das als Wirksubstanz in dem von uns genannten Mittel *Anti-Karies-Fl. P.* enthalten ist (vgl. *Seite 153*). Nehmen Sie davon 0,6 ml oder 10–12 Tropfen. Das entspricht bei unserem Rezept einer Einsatzmenge von 7 %.
Anti-Karies-Fl. P. ganz zum Schluß hinzugeben, wenn alle anderen Zutaten vermischt sind.
Für das normale Mundwasser vermischen Sie die ätherischen Öle mit dem Lösungsvermittler LV 41. Zu konservieren brauchen Sie dieses Konzentrat nicht.
Von dem Mundwasser genügen einige Tropfen auf ein Glas Wasser. Die Dosierung können Sie nach eigenem Geschmack wählen. Die Tropfen werden im Wasser milchig, ein Zeichen dafür, daß sich alles gut verteilt.

Mundwasser mit Fenchel

2 Meßl. Pfefferminzöl
1 Meßl. Fenchelöl
30 Tr. Hamamelistinktur
3 Tr. LV 41
evtl. 11 Tr. Anti-Karies Fl. P. zur Kariesverhütung

Mundwasser zum Gurgeln

1 Meßl. Pfefferminzöl
20 Tr. Krause-Minze-Öl
2 g Menthol (= 1 Meßl. zerstoßen)
10 Tr. Salbeiöl
1 Meßl. Anisöl (oder Sternanis)
1 Meßl. Thymianöl
2 Tr. Bisabolol
15 Tr. Hamamelistinktur
50 Tr. (¾ Meßl.) Myrrhetinktur
5 Tr. LV 41

Die Herstellung der Hamamelis- und Myrrhetinktur wird auf *Seite 120* beschrieben. Wem der Geschmack zu scharf ist, kann 2 bis 3 Tropfen Flüssigsüßstoff hinzufügen. Er schadet nicht und die Wirkung bleibt gleich. Anis und Sternanisöl haben wir zur Geschmacksverbesserung zugefügt.

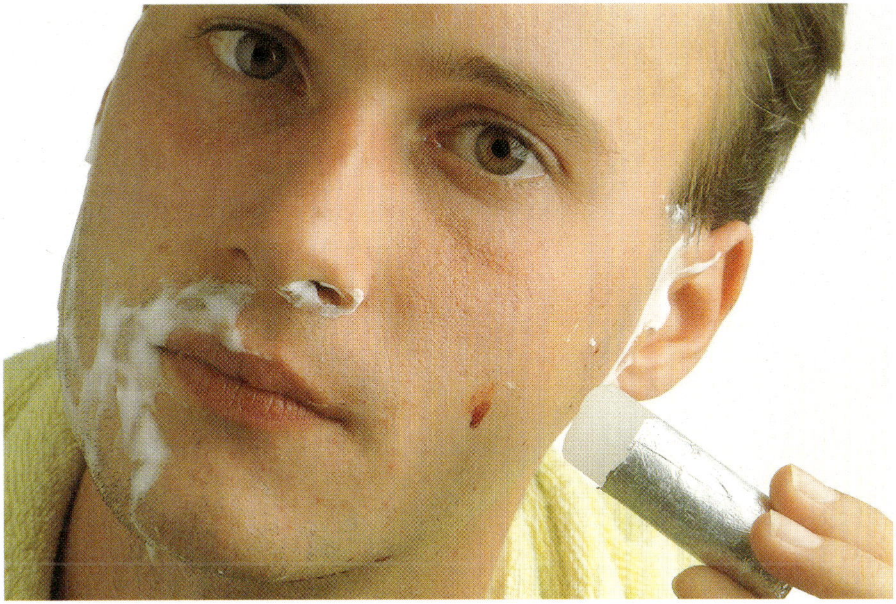

Abb. 14: Wer sich bei der Naßrasur schneidet, kann mit einem Alaunstift das Blut stillen.

Alaun-Stift

Alaun ist ein weißes Pulver, das blutstillend wirkt. Ein daraus hergestellter Stift ist praktisch bei der Naßrasur. Er läßt sich ganz einfach herstellen:

10 g Alaun 10–12 Tr. Glyzerin 10 Tr. Bisabolol

Alaun wird in einem feuerfesten Becherglas bei 100 °C geschmolzen. Wenn die Masse flüssig ist, nehmen Sie es von der Herdplatte und rühren mit einem kleinen Holzspachtel oder mit Glasrührstab das Glycerin unter. Anschließend kommt noch in die Abkühlphase das Bisabolol hinzu.

Gießen Sie die Masse dann, wie die *Abbildung 15* zeigt, in eine vorbereitete Hülse aus Aluminiumfolie. Solch eine Hülse erhält man, indem man einen 6 bis 7 cm breiten Streifen Alufolie um einen dicken Filzstift oder etwas ähnliches wikkelt und ihn seitlich mit Klebeband zu-

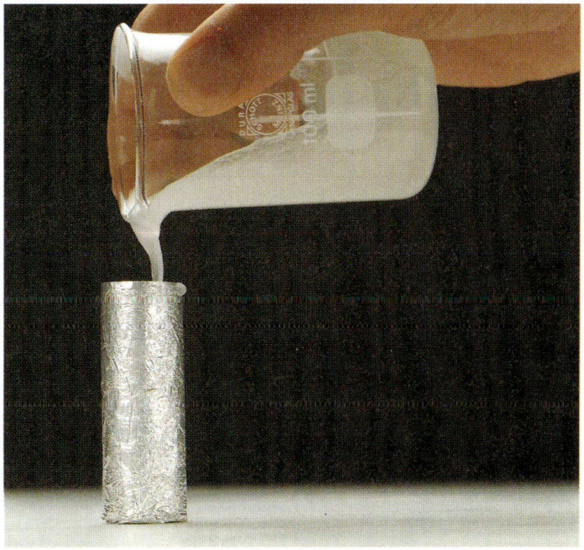

Abb. 15: Der Alaunstift wird in eine selbstgedrehte Hülse aus Alufolie gegossen.

sammenklebt. Dann zieht man das Röllchen ab und dreht ein Ende zu. (Aus einer Lippenstiftgießform löst sich die Masse leider zu schwierig heraus).
Lassen Sie das Alaun zur Rekristallisation einige Stunden erkalten. Danach ist der Alaunstift einsatzbereit. Die Alufolie können Sie nach Bedarf streifenweise entfernen.
Theoretisch könnten Sie diesen Stift auch als Antitranspirantmittel unter den Achseln verwenden. Allerdings verhindert er die natürliche Schweißbildung, was nach unserer Meinung schädlich ist. Wir empfehlen daher lieber unseren Salbei- oder Farnesoldeodorant.
Alaun darf auf keinen Fall in die Nähe von Augen und Schleimhäuten gelangen, weil es sie reizt.

Der Mentholstift der Hobbythek

Menthol hat einen angenehm kühlenden Effekt. Auf der Hautpartie, auf die es aufgetragen wird, ist der Kühleffekt so stark, daß andere Empfindungen, wie leichte Schmerzen usw. überdeckt werden. Es wirkt also lokal anästhetisierend. Sie kennen diese Wirkung von sogenannten Eisstiften her. Der kühlende Effekt kann auch Juckreiz, z. B. bei Insektenstichen, lindern.
Menthol wirkt bei Kopfschmerzen und Migräne, Schnupfen, Erkältung usw. Verwenden Sie es jedoch nicht allzu intensiv und tragen Sie es nicht zu nahe an den Augen auf.
Hier das Rezept:

8–10 g Menthol
10 Tr. Glyzerin

Das Menthol wird in einem feuerfesten Becherglas vorsichtig erwärmt, bis es bei 30 °C aufgeschmolzen ist. Bitte Obacht beim Erwärmen: Bei höheren Temperaturen kann Menthol umgehend verdunsten. Dann rühren Sie Glyzerin unter und gießen diese Flüssigkeit, wie bei dem Alaun-Stift beschrieben, in eine selbstgedrehte Hülse aus Aluminiumfolie. Lassen Sie den Stift eine halbe bis eine Stunde im Kühlschrank erstarren. Wenn Sie kein Glyzerin hinzufügen, wird der Stift sehr spröde und brüchig. Auch unser Stift ist noch relativ hart. Aber das ist beabsichtigt, weil jeweils nur eine geringe Mentholmenge abgerieben werden soll.

Rheuma-Gel der Hobbythek

Dieses Gel bewirkt eine bessere Durchblutung der Haut, wodurch zugleich ein Gefühl der Wärme erzeugt wird. Das gilt für fast alle Rheumasalben und -gele. Hier unser Rezept:

20 ml kosmetisches Haarwasser D 95 % oder Isopropylalkohol
1 Meßl. Xanthan
55 Tr. Vitamin E Nikotinat 50 %
20 Tr. Latschenkieferöl
20 Tr. Rosmarinöl
½ Meßl. LV 41
80 ml destilliertes Wasser

Vitamin E Nikotinat ist der Wirkstoff, der vor allem die Durchblutung der Haut bis in tiefere Schichten fördert, ohne die Haut zu röten. Dieser Wirkstoff wird mit dem ätherischen Öl und dem Lösungsvermittler LV 41 in einem Gefäß verrührt. Einfacher ist es, wenn Sie alles in ein kleines Marmeladenglas mit Deckel geben und schütteln. Dann kommen der Alkohol (bzw. kosmetisches Haarwasser) und Xanthan hinzu.
Achten Sie darauf, daß der Gelbildner Xanthan knötchenfrei verteilt wird. Zum Schluß geben Sie Wasser hinzu, verschließen das Glas und beginnen sofort kräftig zu schütteln. Xanthan beginnt im Wasser zu quellen. Schütteln Sie noch etwa 30 Sekunden und lassen Sie es dann 5 Minuten stehen. Danach noch einmal schütteln – und fertig.
Das fertige Gel können Sie entweder in eine Plastikflasche mit Spritzverschluß oder in eine Aluminiumtube abfüllen.
Sie können in das Gel auch andere ätherische Öle als Wirkstoffe hinzugeben. Außerdem können Sie den Alkoholgehalt bis zu 30 % erhöhen.

Gel gegen Wirkung von Insektenstichen

25 ml Hamamelistinktur (vgl. *Seite 119*)
1 Meßl. Xanthan
1 Msp. Kamillenextrakt HT 4,5:1 (vgl. *Seite 60 f.*)
½ Meßl. Menthol
15 Tr. Lavendelöl
15 Tr. LV 41
25 ml destilliertes Wasser

Vermischen Sie zunächst die Tinktur, Menthol, LV 41 und Kamillenextrakt mit Xanthan. Achten Sie darauf, daß es sich knötchenfrei auflöst und geben Sie erst dann das destillierte Wasser hinzu. Tragen Sie dieses Gel bei Kindern nicht im Gesicht auf. Jeweils ein kleiner Tropfen auf den Stich genügt.

Heilsalbe oder Creme mit ätherischen Ölen

Creme oder Milch ist stets eine Emulsion aus Wasser, Öl und Emulgator. In jedes beliebige, von uns empfohlene Creme-Rezept (vgl. Hobbythek-Buch „Cremes und sanfte Seifen") lassen sich ätherische Öle als Wirksubstanzen unterrühren, die bei Erkältung, zum Auftragen auf die Brust oder zum Einreiben bei Gliederschmerzen und bei rheumatischen Schmerzen usw. geeignet sind.
Eine Salbe besteht dagegen nur aus Fett oder sie enthält allenfalls ganz wenig Wasser.

Grundrezept für die Salbengrundlage

20 g Pflanzenöl (Erdnuß- oder Sojaöl, Sonnenblumenöl usw.)
4 g Kakaobutter oder Sheabutter
4 g Bienenwachs
1 Tr. Antiranz oder Vitamin E

Die Zutaten werden geschmolzen, miteinander verrührt und abgekühlt. Diese Salbengrundlage kann wie eine Fettphase zu Creme ½ bis 1 Jahr lang im Kühlschrank aufbewahrt werden.

Salbe ohne Wasser

30 g Salbengrundlage (s. o.)
ca. 2,5 ml (1 Meßl.) ätherisches Öl

Das ätherische Öl wird einfach in die Salbengrundlage gerührt. Das können Sie zwar bereits bei Zimmertemperatur machen; besser geht es aber bei leichtem Erwärmen auf ca. 30–35 °C.

Salbe mit Wasser

30 g Salbengrundlage (s. o.)
10 g destilliertes Wasser
evtl. 2 g Fluidlecithin BE
2,5–5 ml (1–2 Meßl.) ätherische Öle

Die Salbengrundlage wird zunächst auf 70 °C erwärmt, das destillierte Wasser ebenfalls. Dann gießt man unter stetigem Rühren das Wasser vorsichtig ins Öl. Wenn etwa Handwärme erreicht ist (30 °C), fügen Sie die ätherischen Öle hinzu. Normalerweise benötigt man bei Fett- und Wassermischungen Konservierungsstoffe. Hier können wir aber darauf verzichten, weil die ätherischen Öle in der Regel in dieser Menge eine ausreichende Eigenkonservierung besitzen. Bei anderen Rezepten und Ölen können Sie gegebenenfalls mit einem Tropfen Heliozimt K oder mit 3–6 Tropfen Nelkenöl konservieren.

Brustsalbe gegen Erkältung

30 g Salbengrundlage (s. o.)
0,75 ml (ca. 20 Tr.) Eukalyptusöl
0,75 ml (ca. 20 Tr.) Latschenkieferöl
0,75 ml (ca. 20 Tr.) Thymianöl
1 Msp. Menthol
1 Msp. Kampfer

Kampfer und Menthol werden ganz leicht erwärmt, von der Herdplatte genommen und mit den ätherischen Olen vermischt. Dann alles in die Salbengrundlage rühren. Gut verschlossen aufbewahren, damit die ätherischen Öle nicht verdunsten. Bei Erkältungen auf die Brust auftragen, warm einpacken und einwirken lassen. Die Salbe hilft auch bei Bronchienbeschwerden. Sollte die Salbe Ihnen zu schwach erscheinen, können Sie die Dosis der ätherischen Öle auch verdoppeln. Allerdings nicht bei Kindern, bei denen kampferhaltige Salben auch nicht ins Gesicht aufgetragen oder bei Keuchhusten oder Asthma angewendet werden sollten.

Brustsalbe gegen Erkältung

40 g Salbengrundlage (s. o.)
0,75 ml (ca. 20 Tr.) Pfefferminzöl
0,75 ml (20 Tr.) Rosmarinöl
0,75 ml (20 Tr.) Anisöl
10 Tr. Thymianöl

Herstellung und Anwendung wie oben beschrieben. Die Salbe ist auch für Kinder geeignet; allerdings möglichst nicht im Gesicht auftragen.

Nasensalbe gegen Schnupfen

20 g Salbengrundlage (s. o.)
30 Tr. Pfefferminzöl
30 Tr. Kamillenöl

Geben Sie ein klein wenig von dieser Salbe vorn an die inneren Nasenlöcher. Sie werden rasch wieder durchatmen können. Probieren Sie vorsichtig aus, in welcher Konzentration Ihnen die Salbe am besten hilft. Wenn Sie Ihnen zu

schwach oder zu intensiv ist, dann rühren Sie einfach mehr oder weniger ätherische Öle ein.
Für Säuglinge und Kleinkinder ist diese Salbe verboten (vgl. Monographien der ätherischen Öle).

Franzbranntwein

Franzbranntwein ist ein Rezept, das bei unseren Großeltern groß in Mode war; vielleicht zu Recht. Er ist nur zur äußerlichen Anwendung gedacht, etwa zum Einreiben bei Muskelbeschwerden und Gliederschmerzen. Auch bei Muskelkater und zur Behandlung schmerzender Füße ist er hervorragend geeignet. Er belebt und durchblutet die Haut und wirkt außerdem erfrischend.

50 ml kosmetisches Haarwasser D 95 % oder Weingeist
bis zu 1 g Menthol (½ Meßl. fein zerstoßen)
50 Tr. Rosmarinöl
1 Meßl. Latschenkieferöl
20 Tr. Salbeiöl
1 Meßl. LV 41
50 ml destilliertes Wasser

Die ätherischen Öle werden zunächst mit dem Lösungsvermittler LV 41 vermischt, dann kommt Menthol hinein und das kosmetische Haarwasser. Zum Schluß das Wasser unterrühren.
Für Franzbranntwein gibt es eine *Standardzulassung*. Dort werden folgende *Anwendungsgebiete* angegeben: zum Vorbeugen bei Gefahr des Wundliegens und bei mangelnder Hautdurchblutung. Zur Unterstützung bei der Therapie von Zerrungen, Prellungen und Verstauchungen, Muskel- und Gelenkschmerzen.
Gegenanzeigen: Hautwunden.
Nebenwirkungen: Hautreizungen durch Austrocknen bei längerer Anwendung.
Wechselwirkungen mit anderen Mitteln sind nicht bekannt und die *Dosierungsanleitung und Art der Anwendung* besagt, daß Franzbranntwein ein bis mehrmals täglich auf die betroffenen Körperstellen aufgetragen und bis zum Trocknen in die Haut einmassiert werden soll. Außerdem wird darauf hingewiesen, daß er gut verschlossen aufbewahrt werden muß.
Anstelle von Latschenkieferöl können Sie auch Fichtennadelöl verwenden oder beides.

Mineralstoffe und Vitamine

Erste Informationen dazu finden Sie im Kapitel *Pflanzeninhaltsstoffe, Seite 30 ff.* In diesem Kapitel geht es uns um wichtige ernährungsphysiologische Informationen. Dazu gehört, Ihnen Nahrungsmittel zu nennen, die jeweils höchste Anteile an Mineralstoffen und Vitaminen besitzen. Mit diesen Informationen können Sie selbst jeweils entsprechende Tagesmenüs zusammenstellen.

Wir gehen von Nahrungsmitteln aus, die bei uns erhältlich sind und die die meisten von Ihnen üblicherweise essen. Ausgegangen wird auch von normalen Mengen.

Natürlich können, wie bei allen Naturstoffen, die Inhalte schwanken. Nehmen Sie unsere Angaben deshalb nur als Anhaltspunkte. Die ausgewiesenen Werte entstammen der aktuellen Inhaltsliste der *Deutschen Forschungsanstalt für Lebensmittelchemie*, Garching bei München.

Bei der Mengenempfehlung für die tägliche Aufnahmedosis, halten wir uns an die Werte, die von der *Deutschen Gesellschaft für Ernährung* (DGE) veröffentlicht werden.

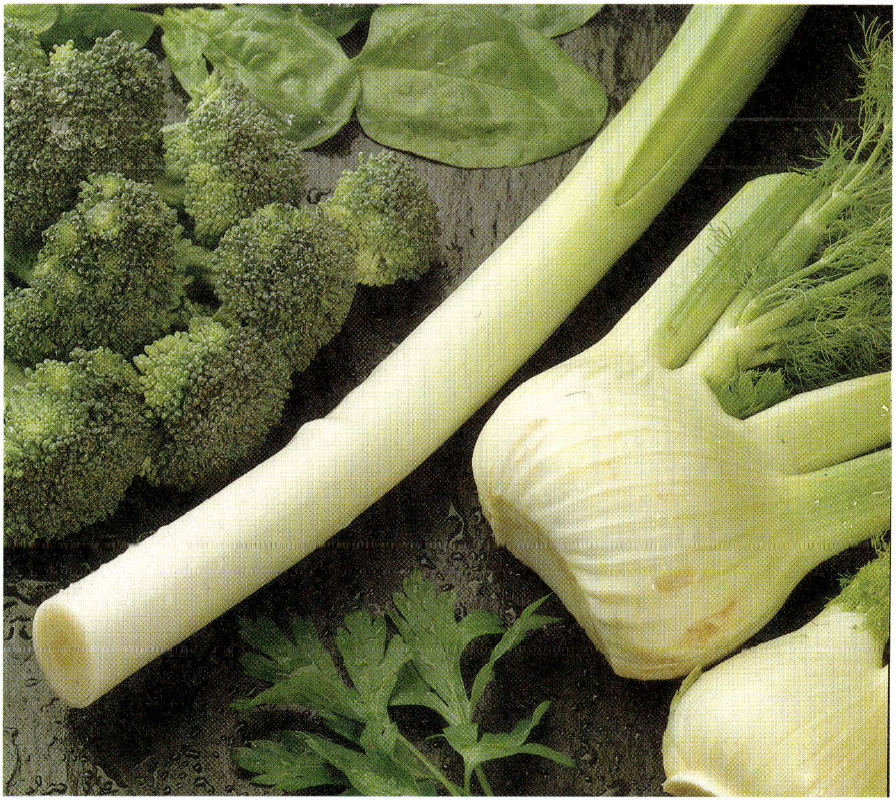

Abb. 1: Spinat, Broccoli, Porree und Fenchel enthalten besonders viel Calcium (vgl. *Tabelle 1*).

Mineralstoffe

Calcium (Ca)
Empfohlene Tagesmenge: 800 mg; schwangere und stillende Frauen 1200 mg;
Aufgaben: Ca ist Baustoff für Knochen und Zähne, unerläßlich für die Blutgerinnung, für normale Erregbarkeit der Muskeln. Es kann allergische Reaktionen vermindern.
Mangelerscheinungen lösen Entkalkung von Knochen und Zähnen, Übererregbarkeit von Nerven und Muskeln aus. (Vgl. *Tabelle 1*).

Fluorid (Fl)
Empfohlene Tagesmenge: 1,0 mg für Jugendliche und Erwachsene.
Aufgabe: Härtet den Zahnschmelz
Mangelerscheinungen: Kann Karies erzeugen (vgl. auch *Seite 153*)
(Vgl. *Tabelle 2*).

Eisen (Fe)
Empfohlene Tagesmenge: Frauen 18 g, Männer 12 g.
Aufgabe: Baustein des roten Blutfarbstoffes;
Mangelerscheinungen: Blutarmut, Müdigkeit, Muskelschwäche. Neueste Forschungen haben ergeben, daß Eisen- und Kupfermangel den Schlaf stören.
(Vgl. *Tabelle 3*).

Jod (J)
Empfohlene Tagesmenge: Jugendliche und junge Erwachsene: 200 μg (= 0,2 mg); ab 36 Jahre: 180 μg.
Aufgabe: Unerläßlich für den Aufbau von Schilddrüsenhormonen. Leider ist die Versorgung mit Jod nicht in allen Gegenden gleichmäßig gut. Jodmangelgebiete sind Gebirgstäler, vor allem in den Alpen. An der See ist die Versorgung wesentlich besser.
Mangelerscheinungen: Vergrößerung der Schilddrüse, Kropfbildung
(Vgl. *Tabelle 4*).

Kalium (K)
Empfohlene Tagesmenge: 3 bis 4 g (= 3000–4000 mg).
Aufgabe: Kalium ist wichtig für das Gewebe. Es erhält ihm seine Spannung, fördert den Wasserentzug aus dem Gewebe (Gegenspieler von Natrium). Es ist wichtig bei der Muskelfunktion (z. B. ihrer Kontraktion). Es dient außerdem der Aktivierung von Enzymen.
Mangelerscheinungen: Selten, weil fast alle pflanzlichen Lebensmittel Kalium enthalten. Es kann jedoch aufgrund von schweren Durchfällen und Erbrechen sowie bestimmten Krankheiten zu erheblichen Kaliumverlusten kommen, die durch erhöhte Zufuhr ausgeglichen werden sollen.
(Vgl. *Tabelle 5*).

Magnesium (Mg)
Empfohlene Tagesmenge: 300–500 mg.
Aufgabe: Ist zusammen mit Calcium und Phosphor am Aufbau von Knochen und

Lebensmittel	Gehalt in mg pro 100 g	übl. Verzehrmenge (g)	Mineralstoffdosis bei Verzehr der übl. Menge (mg)
Emmentaler (45 %)	1020	30	306
Spinat	125	200	250
Gouda (45 %)	820	240	246
Grünkohl	210	100	210
Joghurt (3,5 %)	120	150	180
Kuhmilch (3,5 %)	120	150	180
Porree	85	200	170
Mangold	105	150	157,5
Broccoli	105	150	157,5
Petersilie	245	50	122,5
Fenchel (Gemüse)	109	150	160
Löwenzahnblätter (Salat)	173	150	260

Tabelle 1: Calciumgehalt in Lebensmitteln.

Lebensmittel	Gehalt in mg pro 100 g	übl. Verzehrmenge (g)	Mineralstoffdosis bei Verzehr der übl. Menge (mg)
Lachs	0,58	150	0,87
Hering	0,35	140	0,53
Kabeljau	0,2	150	0,3
Aal	0,16	150	0,24
Kuhmilch (3,5 % Fettgeh.)	0,017	500	0,085
Rindfleisch (mager)	0,05	100	0,05
Huhn (Brust)	0,14	150	0,21

Tabelle 2: Fluoridgehalt in Lebensmitteln.

Lebensmittel	Gehalt in mg pro 100 g	übl. Verzehrmenge (g)	Mineralstoffdosis bei Verzehr der übl. Menge (mg)
Schweineleber	20,0	150	30,5
Rinder- und Kalbsniere	10,0	150	15,0
Huhn, Brathuhn, Leber	7,4	150	11,1
Spinat	4,0	200	8,0
Schwarzwurzel	3,0	200	6,0
Rosenkohl	1,1	200	2,2
Brunnenkresse	3,1	150	4,65
Pfifferlinge	6,5	200	13,0
Hammel (Leber)	12,4	150	18,6

Tabelle 3: Eisengehalt in Lebensmitteln.

Lebensmittel	Gehalt in mg pro 100 g	übl. Verzehrmenge (g)	Mineralstoffdosis bei Verzehr der übl. Menge (mg)
Seelachs	0,26	150	0,39
Schellfisch	0,25	150	0,37
Kabeljau	0,12	150	0,18
Makrele	0,08	150	0,12
Thunfisch	0,05	150	0,08
Kuhmilch (3,5 % Fettgeh.)	0,01	500	0,05
Grünkohl	0,012	200	0,024
Brunnenkresse	0,02	150	0,03
Lebertran	0,8	10	0,08

Tabelle 4: Jodgehalt in Lebensmitteln.

Lebensmittel	Gehalt in mg pro 100 g	übl. Verzehrmenge (g)	Mineralstoffdosis bei Verzehr der übl. Menge (mg)
Sojabohne	1740	100	1740
Spinat	635	200	1270
Mungbohne (auch sog. Sojakeime)	1220	100	1220
Pfifferlinge	507	100	507
Kartoffeln	445	200	890
Kuhmilch (3,5 %)	155	500	775
Avocadofrucht	500	150	750
Forelle	465	150	697
Banane	395	150	592
Kalbfleisch (Bries)	385	150	577
Mandeln	645	20	129

Tabelle 5: Kaliumgehalt in Lebensmitteln.

Lebensmittel	Gehalt in mg pro 100 g	übl. Verzehrmenge (g)	Mineralstoffdosis bei Verzehr der übl. Menge (mg)
Sojabohnen	245	100	245
Weizenbrot	122	100	122
Spinat	60	200	120
Buttermilch	16	500	80
Seezunge	50	150	75
Haferflocken	140	50	70
Kartoffeln	25	250	62,5
Grünkohl	30	200	60
Banane	35	150	52,5
Himbeere	30	150	45
Truthahnfleisch	25	150	37,5

Tabelle 6: Magnesiumgehalt in Lebensmitteln.

Zähnen beteiligt. Ist Bestandteil von Enzymen und ist erforderlich für die Erregbarkeit von Nerven und Muskeln.
Mangelerscheinungen: Stoffwechselstörungen, Übererregbarkeit der Muskulatur. Sie wurden allerdings beim Menschen bisher selten beobachtet, da der wichtige Mineralstoff in vielen Lebensmitteln vorkommt.
(Vgl. *Tabelle 6*).

Kupfer (Cu)
Empfohlene Tagesmenge: 2 bis 4 mg.
Aufgabe: Es ist Bestandteil von Enzymen und wichtig für den Eisentransport im Körper. Auch bei der Lecithinbildung und

der Bildung und Erhaltung von roten Blutkörperchen ist es erforderlich. Auch beim Aufbau von Knochen, Haaren und Pigmenten (Farben) spielt es eine Rolle.
Mangelerscheinungen:
Wie bei Eisenmangel kann auch Kupfermangel Schlafstörungen verursachen. In Tierversuchen zeigten sich bei Hunden bei Kupfermangel Rachitis und Störungen der Knochenbildung, außerdem Störungen des Zentralnervensystems (vor allem der Bewegungskoordination). Sicherlich sind ähnliche Symptome zu erwarten wie bei Eisenmangel, denn fehlendes Kupfer stört den Eisentransport.

Mangan (Mg)
Empfohlene Tagesmenge: 2 bis 4 mg.
Aufgabe: Bestandteil und Aktivator von Enzymen. Außerdem ist es bei der Synthese von Fetten (vor allem Cholesterin) im Stoffwechsel beteiligt.
Mangelerscheinungen: Bei Menschen nicht bekannt. Bei Tieren: Störungen der Knochenbildung und der Fortpflanzung, Gleichgewichtsstörungen.
(Vgl. *Tabelle 7*).

Natrium (Na)
Empfohlene Tagesmenge: Maximal 2 bis 3 g (1 g Kochsalz enthält ca. 0,4 g Natrium).
Aufgabe: Natrium, Kalium und Chloride sind wichtig für den Transport von Stoffen in und aus der Zelle. Natriumchlorid hält das Wasser im Gewebe zurück und Natriumionen sind außerdem wichtig für die Aktivierung von Enzymen.
Mangelerscheinungen: Kopfschmerzen, Muskelkrämpfe. Zum Teil Kreislaufversagen nach starken Wasserverlusten durch Schwitzen, Erbrechen oder Durchfällen (vgl. auch *Seite 43 ff.*).
Natrium ist als Bestandteil des Kochsalzes und in fast allen Lebensmitteln enthalten; besonders reichlich in Wurst und Käse. In unseren Breiten und bei unseren Ernährungsgewohnheiten besteht also niemals ein Mangel, sondern eher die Gefahr des Natriumüberschusses. Deshalb geben wir Ihnen zusätzlich eine Tabelle von natriumarmen Lebensmitteln. Besonders natriumreich sind zubereitete Lebensmittel, die wir mit in unsere Tabelle einbeziehen.
(Vgl. *Tabelle 8 a/b*).

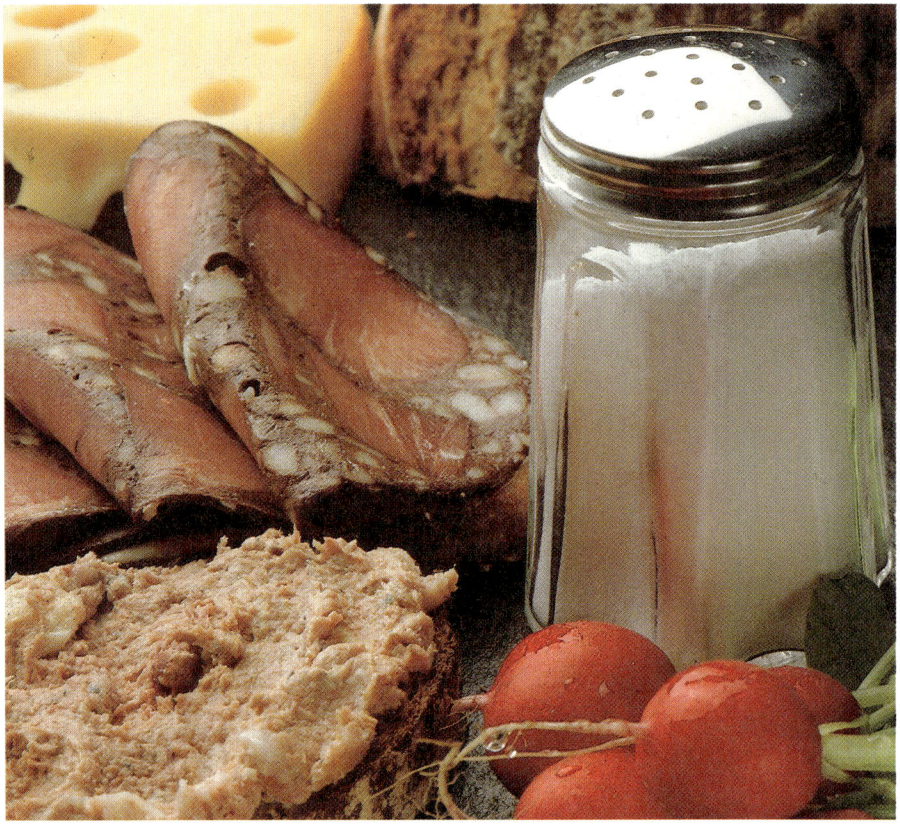

Abb. 2: In Wurst und Käse ist besonders viel Kochsalz enthalten (vgl. *Tabellen 8 a/b*).

Lebensmittel	Gehalt in mg pro 100 g	übl. Verzehrmenge (g)	Mineralstoffdosis bei Verzehr der übl. Menge (mg)
Weizenkeime	9,0	50	4,5
Haselnuß	6,0	60	3,6
Weizenvollkornbrot	2,3	100	2,3
Haferflocken	5,0	40	2,0
Weizen (ganzes Korn)	3,0	50	1,5
Roggen (ganzes Korn)	2,4	50	1,2
Bohnen (grün)	0,38	150	0,57
Rinderleber	0,25	100	0,25
Mandeln	2,0	10	0,2
Speisequark	0,06	200	0,12
Rinderniere	0,11	100	0,11
Aal	0,25	100	0,025
Kuhmilch (3,5 %)	0,003	500	0,015

Tabelle 7: Mangangehalt in Lebensmitteln.

Lebensmittel	Gehalt in mg pro 100 g	übl. Verzehrmenge (g)	Mineralstoffdosis bei Verzehr der übl. Menge (mg)
Speck (durchwachsen)	1770	100	1770
Salami	1260	100	1260
Cornedbeef	950	100	950
Camembert	945	100	945
Roquefort	1810	40	724
Würstchen	710	100	710
Brot	540	100	540
Limburger (45 %)	1300	40	520
Ei	145	48	70
Geflügelfleisch	58	100	58
Fleisch (fettarm)	55	100	55

Tabelle 8 a: Natriumreiche Lebensmittel.

Lebensmittel	Gehalt in mg pro 100 g	übl. Verzehrmenge (g)	Mineralstoffdosis bei Verzehr der übl. Menge (mg)
Haselnuß	2,5	10	0,2
Bohnen (weiß)	2,0	50	1,0
Paprika	2,0	150	3,0
Reis (unpoliert)	10,0	50	5,0
Salat	5,3	150	8,0
Forelle	40,0	100	40,0
Fleisch (fettarm)	55,0	100	55,0
Geflügel	58,0	100	58,0

Tabelle 8 b: Natriumarme Lebensmittel.

Lebensmittel	Gehalt in mg pro 100 g	übl. Verzehrmenge (g)	Mineralstoffdosis bei Verzehr der übl. Menge (mg)
Sojabohne	590	100	590
Kalb, Rind (Herz und Hirn)	350	150	525
Kuhmilch (3,5 %)	90	500	450
Huhn (Brust)	210	150	315
Hartkäse (Emmentaler)	635	130	190

Tabelle 9: Phosphorgehalt in Lebensmitteln.

Phosphor (P)
Empfohlene Tagesmenge: 800 mg.
Aufgabe: Wie Calcium ist Phosphor ein wesentlicher Bestandteil der Knochen und Zähne. Außerdem ist er am Aufbau von Enzymen beteiligt sowie bei der Energieübertragung im Zellstoffwechsel und bei der Muskel- und Gehirntätigkeit. Wichtig ist er auch bei Aufbau und Synthese der Phospholipide (Lecithine).

Während es bei der Calciumversorgung Schwierigkeiten geben kann, bereitet die Versorgung mit Phospor keine Probleme.
(Vgl. *Tabelle 9*).

Selen (Se)

Empfohlene Tagesmenge: 50–200μg (= 0,05–0,2 mg).
Aufgabe: Die Funktion dieses Spurenelementes ist noch unklar. Es ist eventuell wichtig für rote Blutkörperchen; vor allem als Oxidationsschutz. Gleichzeitig scheint es das Gewebe zu schützen und auch Aminosäuren vor Oxidation abzuschirmen. Es könnte auch am Transport von Vitamin E im Körper beteiligt sein.
Mangelerscheinungen sind beim Menschen noch nicht beobachtet worden. Bei Ratten und Mäusen erzeugt Selenmangel Muskelschwund und Leberschäden.
(Vgl. *Tabelle 10*).

Zink (Zn)

Empfohlene Tagesmenge: 15 mg.
Aufgabe: Zink ist bisher unterschätzt worden. Es ist an mehr als 90 enzymatischen Reaktionen beteiligt. Seine Hauptaufgabe liegt aber im Bereich des Nukleinsäurestoffwechsels und der Eiweißsynthese. Es ist unbedingt erforderlich zu Zellteilung und Zellwachstum. Zink ist auch am Immunsystem beteiligt und wichtig für Geschmacksempfindungen. Gleichzeitig spielt es bei Hormonstoffwechselvorgängen eine Rolle.
Mangelerscheinungen: Sind bei Völkern beobachtet worden, deren Böden extrem zinkarm sind wie in Ägypten und Iran. Dort wurde Zwergwuchs beobachtet. Auch Nachtblindheit kann verstärkt werden, weil Zink für den Transport von Vitamin A verantwortlich ist. Weil es bei der Umsetzung von Nervenimpulsen von einer Nervenzelle auf die andere Einfluß hat, kann Zinkmangel psychische Störungen und Erregbarkeit zur Folge haben. Außerdem soll die Infektanfälligkeit verstärkt werden.
(Vgl. *Tabelle 11*).

Vitamine

Fettlösliche Vitamine

Vitamin A

Empfohlene Tagesmenge: 0,8–1 mg.
Aufgaben: Es wird für das Wachstum und für die Funktion der Haut und Schleimhäute benötigt. Vitamin A ist außerdem am Sehvorgang beteiligt.

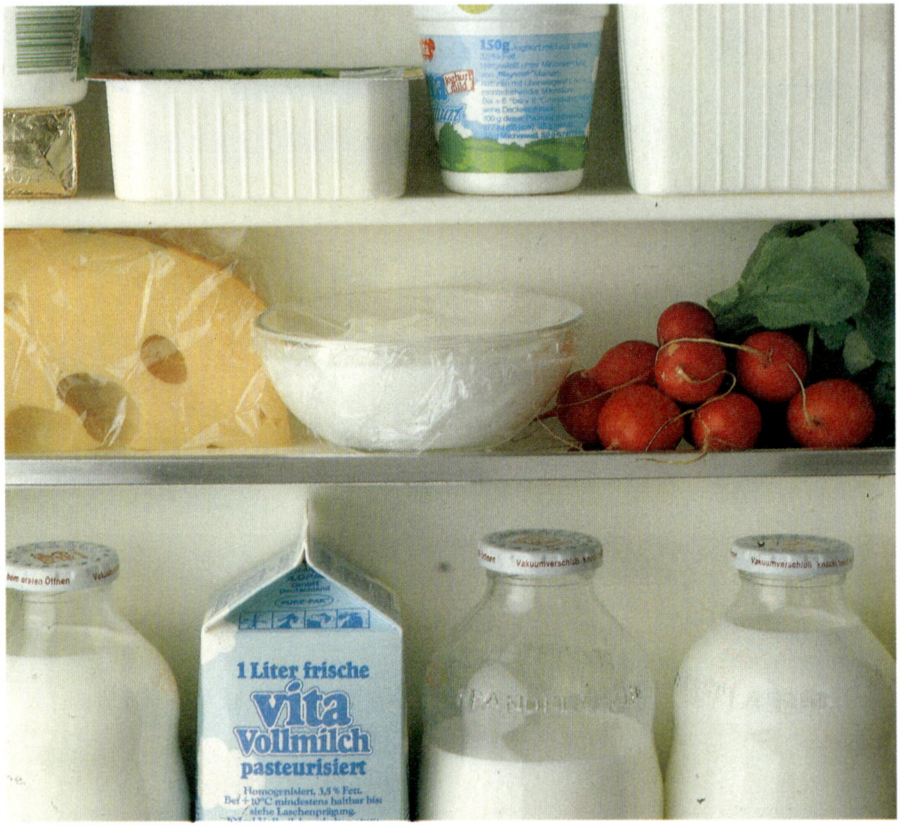

Abb. 3: Mit Milchprodukten können Sie den Bedarf Ihres Körpers an dem Spurenelement Selen bequem decken (vgl. *Tabelle 10*).

Lebensmittel	Gehalt in mg pro 100 g	übl. Verzehrmenge (g)	Mineralstoffdosis bei Verzehr der übl. Menge (mg)
Schweineleber	0,06	100	0,06
Paranuß	0,1	60	0,06
Weizenkeime	0,11	50	0,055
Kuhmilch (3,5 %)	0,009	500	0,045
Aal	0,045	100	0,045
Speisequark (20 %)	0,005	200	0,01
Haferflocken	0,01	100	0,01
Emmentaler	0,011	30	0,0033

Tabelle 10: Selengehalt in Lebensmitteln.

Lebensmittel	Gehalt in mg pro 100 g	übl. Verzehrmenge (g)	Mineralstoffdosis bei Verzehr der übl. Menge (mg)
Weizenkeime	12,0	50	6,0
Leber (Rind, Schwein)	5,5 (ca.)	300	5,5
Weizen (ganzes Korn)	4	60	2,4
Weizenvollkornbrot	2,0	100	2,0
Edamer (40 %)	4,9	40	2,0
Kuhmilch, Joghurt usw.	0,4	500	2,0
Emmentaler (50 %)	4,6	40	1,85
Erdnuß	3,9	60	1,8
Haferflocken	4,0	40	1,6
Roggen (ganzes Korn)	1,3	100	1,3
Speisequark	0,5	200	1,0

Tabelle 11: Zinkgehalt in Lebensmitteln.

Mangelerscheinung: Erste Anzeichen eines Mangels ist Lichtscheu und herabgesetzte Sehschärfe bei Dämmerungslicht bzw. Nachtblindheit. Es kann zu Hautschäden und Haarausfall und erhöhter Infektionsanfälligkeit kommen. Bei Kindern führt er zu Wachstumsstörungen der Knochen.
(Vgl. *Tabelle 12*).

Vitamin D
Empfohlene Tagesmenge: 5 µg (= 0,005 mg).
Aufgabe: Unerläßlich zur Knochenbildung. Reguliert den Calcium- und Phosphorstoffwechsel.
Mangelerscheinungen: Bei Kindern: Rachitis (eine Störung der Knochenverkalkung). Bei Erwachsenen kann Vitamin-D-Mangel zur Knochenentkalkung und -erweichung führen.
Empfehlungen: Vitamin D bildet sich unter Einfluß von ultravioletten Strahlen des Sonnenlichts in der Haut; deshalb Bewegung im Freien für alle Altersgruppen wichtig. Es ist in Nahrungsmitteln wie Leber, Ei, Pilzen, Kalbfleisch und Fischen enthalten.

Lebensmittel	Gehalt in mg pro 100 g	übl. Verzehrmenge (g)	Vitamindosis bei Verzehr der übl. Menge (mg)
Karotten	12	150	18
Rinderleber	8,0	350	12
Grünkohl	4,1	150	0,15
Petersilie	7,25	350	3,7
Spinat	4,2	150	6,3
Lebertran	30	10	3,0
Aprikosen	1,8	150	2,7

Tabelle 12: Vitamin-A-Gehalt in Lebensmitteln.

Lebensmittel	Gehalt in mg pro 100 g	übl. Verzehrmenge (g)	Vitamindosis bei Verzehr der übl. Menge (mg)
Weizenkeimöl	215	25	53,75
Sonnenblumenöl	55	25	13,75
Mandeln	28	10	2,8
Haselnuß	25	10	2,5

Tabelle 13: Vitamin-E-Gehalt in Lebensmitteln.

Vitamin E (Tocopherol)
Empfohlene Tagesmenge: 12 mg
Aufgabe: Wurde früher auch Fruchtbarkeitsvitamin und Anti-Sterilitätsvitamin genannt, da man bei Ratten mit Vitamin E-Mangel Sterilität beobachtet. Auf den Menschen läßt sich dies nicht übertragen. Es ist aber wichtig für den Fettstoffwechsel; denn es schützt ungesättigte Fettsäuren vor Zerstörung (Oxidation). Da diese Fettsäuren beim Aufbau von Zellwänden, Hormonen und Enzymen beteiligt sind, werden auch diese positiv beeinflußt. Je mehr Fett aus ungesättigten Fettsäuren aufgenommen wird, um so höher ist der Bedarf an Vitamin E.
Mangelerscheinung: Sie tritt beim Menschen außerordentlich selten auf. Bei Mangel kann es zu allgemeiner Unlust, Erschöpfungs- und Durchblutungs- sowie Wachstums- und Entwicklungsstörungen kommen.
(Vgl. *Tabelle 13*).

Vitamin K
Empfohlene Tagesmenge: 1,3–1,5 mg.
Aufgabe: Es ist für die Blutgerinnung verantwortlich.
Mangelerscheinung: Führt zu einer Verlängerung der Blutgerinnungszeit und erhöht Neigung zu Blutungen. *Mangelerscheinungen* werden allerdings nicht beobachtet.
(Vgl. *Tabelle 14*).

Wasserlösliche Vitamine

Vitamin B 1 (Thyamin)
Empfohlene Tagesmenge: 1,2–1,4 mg.
Aufgaben: Wichtig für den Stoffwechsel. Sichert den Zuckerabbau in der Zelle. Es sorgt außerdem für ein normales Funktionieren des Nervensystems, Herzens und Darms.
Mangelerscheinungen: Störungen des Kohlehydratstoffwechsels, des Nervensystems, Herzstörungen, Müdigkeit, Appetitlosigkeit, verminderte Widerstandskraft gegen Infektionen. Hochgradiger Vitamin-B 1-Mangel erzeugt *Beri Beri*, eine Krankheit, die zur Lähmung und zum Schwund der Gliedmaßenmuskulatur und Wasseransammlung in Gewebe und Herzmuskel führt. Vitamin-B 1-Mangel kann leicht bei Alkoholikern infolge gestörter Aufnahmne des Vitamins entstehen. Körperlich schwer arbeitende Menschen, Sportler und Schwangere sowie Stillende haben einen erhöhten Vitamin-B 1-Bedarf. Neben vernünftiger Ernährung eignet sich getrocknete Bierhefe für die Deckung dieses Bedarfs.
(Vgl. *Tabelle 15*).

Vitamin B 2 (Riboflavin)
Empfohlene Tagesmenge: 1,5–1,7 mg.
Aufgaben: Vitamin B 2 ist Bestandteil vieler Enzyme und hat darum Bedeutung für den gesamten Stoffwechsel, insbeson-

Lebensmittel	Gehalt in mg pro 100 g	übl. Verzehrmenge (g)	Vitamindosis bei Verzehr der übl. Menge (mg)
Spinat	0,35	150	0,53
Blumenkohl	0,3	150	0,45
Kopfsalat	0,2	350	0,30
Sojabohnen	0,19	150	0,29
Broccoli	0,13	150	0,2

Tabelle 14: Vitamin-K-Gehalt in Lebensmitteln.

Lebensmittel	Gehalt in mg pro 100 g	übl. Verzehrmenge (g)	Vitamindosis bei Verzehr der übl. Menge (mg)
Sojabohnen	1,00	100	1,00
Bierhefe (getrocknet)	12,00	5	0,6
Erbsen (grün)	0,30	200	0,6
Rind (Leber, Niere)	0,3	150	0,45
Weizenkeime	2,0	20	0,4
Löwenzahnblätter	0,8	50	0,4
Haferflocken	0,59	50	0,3
Kartoffeln	0,11	200	0,22
Reis	0,41	50	0,205
Geflügel	0,07	150	0,105

Tabelle 15: Vitamin-B1-Gehalt in Lebensmitteln.

dere für die Energiegewinnung. Diese Enzyme sind für den Aufbau des roten Blutfarbstoffs Hämoglobin unentbehrlich. Außerdem wichtig für den Sehprozeß und für eine gesunde Haut. Vitamin B 2 ist auch wichtig für das Wachstum bei Kindern.
Mangelerscheinungen: Wachstumsstörungen, Sehstörungen, Lichtempfindlichkeit, Hautveränderungen wie Rötung, Schuppenbildung, Risse der Mundwinkel, glanzlose und brüchige Fingernägel.
(Vgl. *Tabelle 16*).

Vitamin B 6 (Phyrotoxin)
Empfohlene Tagesmenge: 1,6–1,8 mg.
Aufgabe: Vitamin B6 ist ein Coenzym und für den Eiweißstoffwechsel wichtig. Außerdem spielt es eine Rolle bei der Blutbildung.
Mangelerscheinungen: Appetitlosigkeit, Hautveränderungen, Wachstumsverzögerungen, Muskelschwund, Krämpfe, Anämie (Blutarmut).
Praktischer Tip: Vitamin B 6 ist gegen starke Hitze und Licht empfindlich. Vitamin-B6-Verluste beim Braten, Kochen und Pökeln von Fleisch liegen zwischen 30 und 50%. Frauen, die Antibabypillen nehmen, haben einen erhöhten Vitamin-B6-Bedarf.
(Vgl. *Tabelle 17*).

Vitamin B 12
Empfohlene Tagesmenge: 5 μg
(= 0,005 mg)
Aufgaben: Vitamin B 12 ist wichtig für die Blutbildung. Es ist maßgeblich beim Aufbau der Zellkernsubstanz beteiligt und damit für alle Wachstumsvorgänge unentbehrlich. Das einzige Vitamin, das ein Metallatom trägt (Kobalt).
Mangelerscheinungen: Bei chronischer Unterernährung, bei Magen-Darm-Krankheiten oder bei allzu strenger vegetarischer Ernährung treten Mangelerscheinungen auf. Es kommt zur Anämie (stark verminderter Gehalt an roten Blutkörperchen). Außerdem treten Veränderungen an der Zungenschleimhaut und nervöse Störungen auf. Schwangere Frauen haben vor allem gegen Ende der Schwangerschaft einen erhöhten Vitamin-B12-Bedarf.
(Vgl. *Tabelle 18*).

Vitamin Foolsäure
Empfohlene Tagesmenge: 160 μg
(= 0,16 mg).
Aufgabe: Spielt im Stoffwechsel eine große Rolle. Außerdem hat es eine wichtige Funktion bei der Blutbildung.
Mangelerscheinungen: Blutarmut, Verdauungsstörungen, entzündliche Veränderungen der Mundschleimhaut.
Praktischer Tip: Foolsäure ist hitzeemp-

Lebensmittel	Gehalt in mg pro 100 g	übl. Verzehrmenge (g)	Vitamindosis bei Verzehr der übl. Menge (mg)
Hammelleber	3,33	150	5,0
Schweineleber	3,0	150	4,5
Geflügelleber	2,5	150	3,75
Kuhmilch (3,5 %)	0,18	500	0,9
Champignon	0,44	150	0,66
Makrele	0,36	150	0,54
Spinat	0,23	150	0,35
Brokkoli	0,21	150	0,31
Pfifferlinge	0,23	100	0,23

Tabelle 16: Vitamin-B 2-Gehalt in Lebensmitteln.

Lebensmittel	Gehalt in mg pro 100 g	übl. Verzehrmenge (g)	Vitamindosis bei Verzehr der übl. Menge (mg)
Sojabohnen	1,19	200	2,4
Lachs	0,98	150	1,47
Sardinen	0,96	150	1,44
Kalbsleber	0,9	150	1,35
Hühnerleber	0,8	150	1,2
Avocado-Frucht	0,53	150	0,8
Weizenkeime	3,3	20	0,66
Banane	0,37	150	0,55
Kartoffeln	0,21	250	0,525
Grünkohl/Porree	0,25	200	0,50
Sauerkraut	0,25	200	0,42
Holunderbeeren	0,25	100	0,25
Weizenkleie	3,0	10	0,3

Tabelle 17: Vitamin-B 6-Gehalt in Lebensmitteln.

Lebensmittel	Gehalt in mg pro 100 g	übl. Verzehrmenge (g)	Vitamindosis bei Verzehr der übl. Menge (mg)
Kalb- u. Schweineleber	0,04	150	0,06
Hering-Makrele	0,09	150	0,0135
Kuhmilch (3,5 %)	0,0004	500	0,0020
Rindsfilet	0,002	100	0,002
Scholle	0,001	150	0,0015

Tabelle 18: Vitamin-B 12-Gehalt in Lebensmitteln.

Lebensmittel	Gehalt in mg pro 100 g	übl. Verzehrmenge (g)	Vitamindosis bei Verzehr der übl. Menge (mg)
Hühnerleber	0,38	150	0,57
Kalbsleber	0,24	150	0,36
Rinder- u. Schweineleber	0,22	150	0,33
rote Rüben	0,095	200	0,19
Wirsingkohl	0,09	200	0,18
Weißkohl, Spinat	0,08	200	0,16

Tabelle 19: Foolsäure-Gehalt in Lebensmitteln.

findlich und kann durch UV-Licht zerstört werden. Wegen der Wasserlöslichkeit kann bis über 90 % ins Kochwasser übergehen. Darum immer mit möglichst wenig Flüssigkeit garen oder Kochwasser mit verwenden.
Der Foolsäurebedarf ist während der Schwangerschaft und Stillzeit erhöht. Foolsäuremangel droht bei verringerter Eiweißzufuhr, da eiweißreiche Nahrungsmittel viel Foolsäure enthalten.
(Vgl. *Tabelle 19*).

Vitamin Niacin (Nikotinsäure Amid)
Empfohlene Tagesmenge: 15–18 mg.
Aufgabe: Niacin ist Bestandteil vieler Enzyme und spielt für den Abbau von Kohlehydraten, Fetten und Eiweiß eine wichtige Rolle. Für die normale Funktion des Nervensystems und der Haut ist es unentbehrlich.
Mangelerscheinungen: Führen zu Müdigkeit, Appetitverminderung und Gewichtsverlust. Eine typische Niacin-Mangel-

Lebensmittel	Gehalt in mg pro 100 g	übl. Verzehrmenge (g)	Vitamindosis bei Verzehr der übl. Menge (mg)
Kalbsleber	15,0	150	22,5
Hühnerleber	12	150	18
Sardinen	9,7	150	14,55
Lachs	7,5	150	11,25
Champignon	5,0	200	10,00
Huhn	6,8	150	10,20
Makrelen	7,5	300	7,50
Heilbutt	6,0	100	6,00
Pfifferlinge	6,5	80	5,20

Tabelle 20: Niacingehalt in Lebensmitteln.

Lebensmittel	Gehalt in mg pro 100 g	übl. Verzehrmenge (g)	Vitamindosis bei Verzehr der übl. Menge (mg)
Sanddornbeeren	450	150	675
Paprika	140	200	280
schwarze Johannisbeere	175	150	262,5
Rosenkohl/Brokkoli	115	200	230
Grünkohl	105	200	210
Kiwi	70	150	105
Apfelsine	50	200	100
Kalb (Bries)	55	150	82,5
Erdbeeren	65	300	65
Kartoffeln	25	200	50

Tabelle 21: Vitamin-C-Gehalt in Lebensmitteln.

krankheit ist die *Pellagra* (rauhe Haut). Sie ist meist die Folge eines Mangels von mehreren Vitaminen. Sie entsteht bei einseitiger Ernährung z. B. durch Mais oder Hirse. In unseren Ländern werden Pellagra-Symptome in Verbindung mit chronischem Alkoholismus, Leberkrebs und chronischem Durchfall beobachtet.
(Vgl. *Tabelle 20*).

Vitamin C (Ascorbinsäure)
Empfohlene Tagesmenge: 75 mg
Aufgaben: Vitamin C dient der Abwehr von Infektionskrankheiten und ist für die Zahn-, Knochen- und Blutbildung wichtig. Es beeinflußt außerdem die Zellatmung und fördert die Eisenverwertung.
Mangelerscheinungen: Bekannt ist Skorbut. Erste Anzeichen sind Müdigkeit, geistige und körperliche Leistungsminderung, schlechte Wundheilung und Anfälligkeit für Infektionskrankheiten. Raucher haben einen bis zu 40% höheren Vitamin-C-Bedarf.
Praktische Tips: Vitamin C ist sehr empfindlich gegen Hitze, Sauerstoff, Feuchtigkeit und zu lange Lagerung. Tiefgefrieren ist günstig zur Vitamin-C-Erhaltung. Gemüse aber vorher blanchieren. Trotz des Verlustes beim Kochen bleibt immer genug Vitamin C in den entsprechenden Lebensmitteln zurück, weil der Gehalt relativ hoch ist.
(Vgl. *Tabelle 21*).

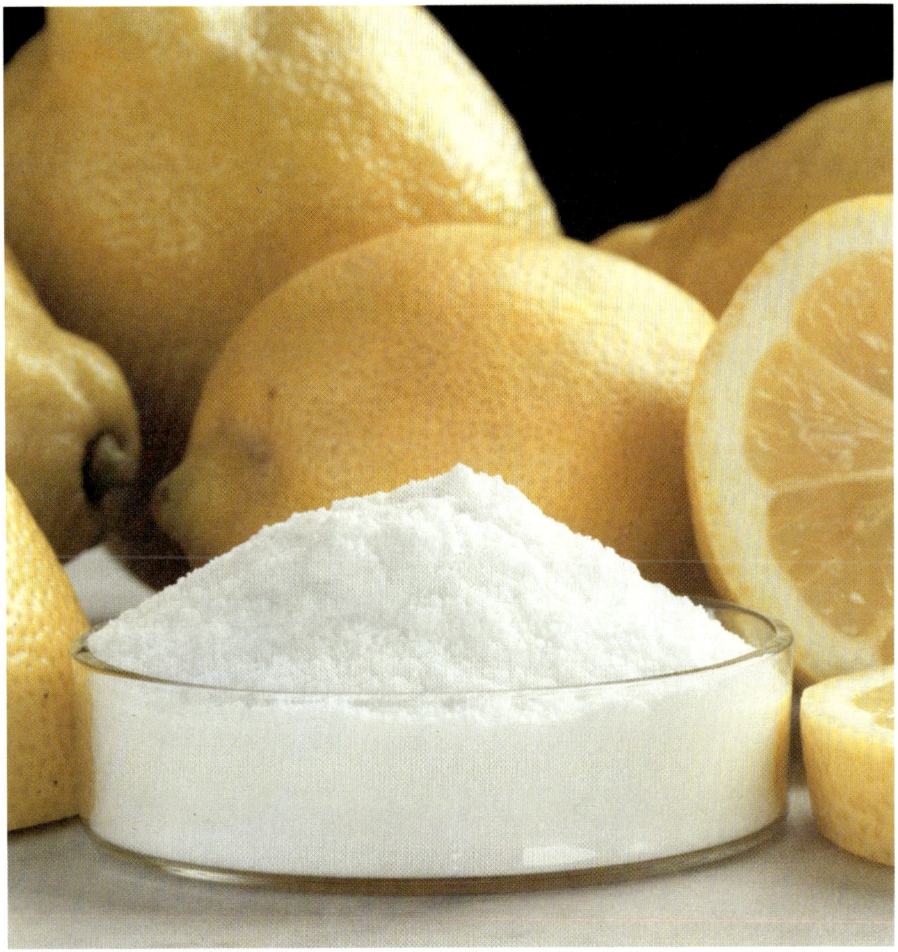

Abb. 4: Seinen Vitamin-C-Bedarf kann man mit Zitronensaft oder Ascorbinsäure decken (vgl. *Tabelle 21*).

Lecithine – Heinzelmännchen der Natur

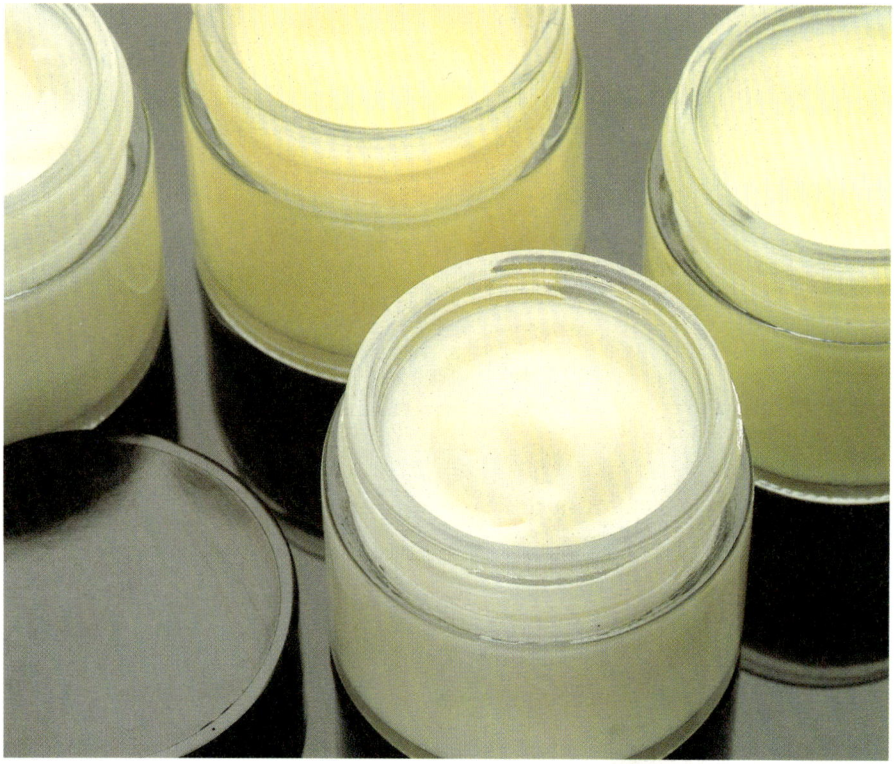

Abb. 1: Mit Lecithinen lassen sich noch bessere Cremes selbst zubereiten.

Lecithine sind nicht nur die wichtigsten natürlichen Bausteine der Natur – sie bilden vor allem die Grundsubstanz der Zellmembran (vgl. *Seite 214 f.*). Der Mensch kann sie darüber hinaus in vielfältiger Weise für sich nützlich machen; als Heinzelmännchen der Natur im wahrsten Sinne des Wortes. Diese Erkenntnis wurde allerdings erst in jüngster Zeit gewonnen. Obwohl der Franzose *Maurice Gobley* diese lebendige Substanz bereits 1850 aus dem Eidotter isolieren konnte – er nannte sie nach dem griechischen Ausdruck für Ei: *Lekithos* –, brauchte man noch über ein Jahrhundert, bis sich erste Anwendungsschwerpunkte herausschälten. Der eigentliche Durchbruch scheint erst jetzt bevorzustehen. Und das hat gewiß damit zu tun, daß der blinde Glaube an die synthetischen Stoffe dahinschwindet.
Nun ist das Ei-Lecithin viel zu teuer für eine massenhafte Verwendung. Aber die Natur stellt vielfachen Ersatz. Weil das werdende Leben vor allem Zellmembransubstanz benötigt, finden sich im Samen von Pflanzen hohe Lecithingehalte. Das gilt besonders für Samen, aus denen Pflanzenöle gewonnen werden können, wie Sonnenblumenkerne, Distelsamen, Sesam, Mandelkerne, Sojabohne. Letztere ist heute der wohl wichtigste Lieferant für Lecithine aller Art.
Ein pfiffiger Hamburger mit dem markanten deutschen Namen Meyer hat wohl als einer der ersten in den 30er Jahren die Zeichen der Zeit richtig gedeutet. Er sah, daß die Grundsubstanz – das Rohlecithin – sozusagen als Abfallprodukt bei der Sojaölgewinnung anfällt. Und er beantwortete die Frage „Wohin mit dem Abfall?“ auf seine Weise. Mittlerweile hat sich aus diesem „Abfallprodukt“ ein blühender Geschäftszweig entwickelt. In-

zwischen ist Lecithin nicht nur in der Firma des Herrn Meyer zu einem wichtigen Produkt geworden. Sogar Weltkonzerne der Chemie und Pharmazie widmen sich intensiv der Lecithinforschung. Modernstes Produkt und von fast allen Kosmetikfachleuten vielleicht zu Recht hochgejubelt sind die *Liposome*, diese mikrofeinen Kügelchen aus natürlichen Lecithinbausteinen.
Lecithin ist nicht gleich Lecithin. Was wir als Lecithin bezeichnen, ist ein Gemisch der verschiedensten Arten. Die drei wichtigsten haben wir bereits auf *Seite 140f.* beschrieben. Es handelt sich um das Cholin-Phospholipid (PC: Phosphatidylcholin), Ethanolamin-Phospholipid (PE) und Inosit-Phospholipid (PI). Sie haben zum Teil unterschiedliche physikalische und chemische Eigenschaften, die man für verschiedene Anwendungen nutzen kann.

Die vielfachen Anwendungsmöglichkeiten der Lecithine

Ihre wohl wichtigste Eigenschaft beruht auf der Tatsache, daß sie *polare Gebilde* darstellen, die in einem einzigen Molekül sowohl einen wasserliebenden Teil (Kopf) und einen öl- bzw. fettliebenden Teil (zwei Fettsäurefortsätze) vereinen (vgl. Abb. 12 *Seite 41*; in allen Einzelheiten haben wir das in unserem Hobbythek-Buch „Cremes und sanfte Seifen" beschrieben). Deshalb sind sie hervorragend als Emulgatoren einzusetzen, mit denen sich Fett und Wasser zusammenbringen lassen. Emulgatoren werden für viele Zwecke gebraucht. Fangen wir mit der Kosmetik an.

Anwendung in der Kosmetik

Erstaunlich ist, daß die hervorragenden Eigenschaften der Lecithine von der Kosmetikindustrie noch sehr wenig genutzt werden. Vielleicht liegt es daran, daß ein Naturstoff wie Lecithin nicht leicht zu standardisieren ist, und daß die Stabilität einer Creme bei Haltbarkeitsanforderungen bis zu drei Jahren – wie sie vom Handel gefordert sind – nicht gewährleistet ist. Für unsere Bedürfnisse – der möglichst frisch angerührten Kosmetik – reicht das aber bei weitem aus.
Auch für uns war diese Erkenntnis übrigens ein Lernprozeß. Auch ich, Jean Pütz, bin zunächst der irrigen Meinung gewesen, daß natürliche Emulgatoren nicht ausreichen. Unsere Experimente und Tests haben uns eines besseren belehrt. Sie, verehrte Leserinnen und Leser, können jetzt von unserer kompromißlosen Naturkosmetik profitieren (Rezepte vgl. *Seite 194 ff.*).
Sie gewinnen dabei sozusagen doppelt. Einerseits gelingt es mit Lecithinen, Wasser und Öl zu vereinen, wie dies bei einer guten Creme und Hautmilch unbedingt notwendig ist. Dabei sind zum Teil Wassergehalte bis 80 % möglich, was der Haut zugute kommt. Andererseits ist Lecithin zugleich ein interessanter hautpflegender und -glättender Wirkstoff.
Wir haben bei allen unseren Bekannten, die unsere Proben getestet haben, absolute Begeisterung ausgelöst. Probieren auch Sie es einmal aus.
Zusätzlich haben wir einen natürlichen Gelbildner für uns entdeckt, der fast alle Lecithincremes derart stabilisiert, daß sie auch professionellen Ansprüchen genügen können. Es ist das schon erwähnte *Xanthan.*
Wir haben für kosmetische Anwendungen verschiedene Lecithinarten und -zubereitungen erforscht und ausprobiert. Leider kommen wir nicht mit einer einzigen Lecithinart aus. Die Wahl der Lecithinart hängt wesentlich von der Art der Anwendung ab. Zum Beispiel davon, ob man eine Wasser-in-Öl-Emulsion (empfehlenswert für trockene Haut) oder eine Öl-in-Wasser-Emulsion (für fettige und normale Haut) zubereiten will.
Hier die Beschreibungen der unterschiedlichen, von uns verwendeten Arten.

Lecithin 63 %

Dies ist im Prinzip nur das Ausgangsprodukt für die Gewinnung aller anderen Lecithinsorten. Für manche Anwendungen reicht diese äußerst preiswerte Rohsubstanz völlig aus, wir haben allerdings dafür gesorgt, daß Ihnen eine gereinigte, keimarme, kontrollierte Lebensmittelqualität angeboten wird.
Lecithin 63 % fällt bei der Gewinnung von Sojaöl an. Die Bezeichnung 63 % deutet darauf hin, daß diese Sorte zu 63 % aus verschiedensten Lecithinarten (Phospholipiden) besteht. Der Rest – also 36–37 % – ist Sojaöl. Ein Öl übrigens, das äußerst hautfreundlich ist und von uns vielfach in Cremes eingesetzt wurde (vgl. Hobbythek-Buch „Cremes und sanfte Seifen").
Zu Ihrer Information geben wir Ihnen die wichtigsten Lecithinarten von Lecithin 63 % an:
Wichtigstes ist wohl *Cholinphospholipid* (PC), das mit 13–16 % in dem Produkt enthalten ist (vgl. *Seite 42, Abb. 13*). Weiterhin ist

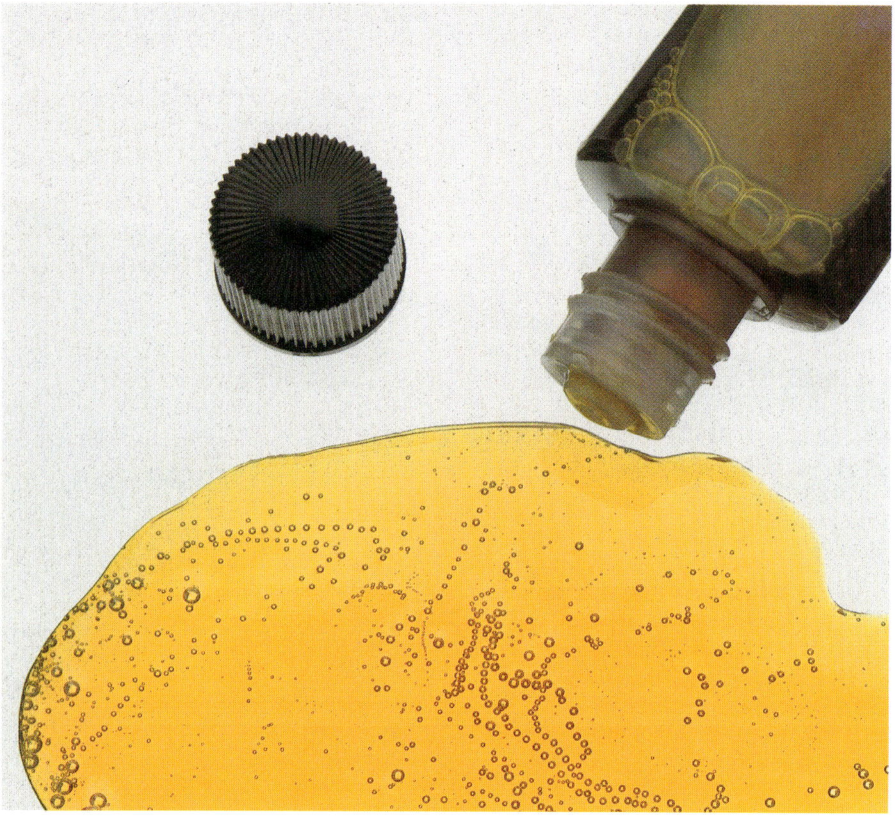

Abb. 2: Lecithin 63 % fällt bei der Gewinnung von Sojaöl an. Es ist unter den Lecithinen die preiswerteste Rohsubstanz.

Ethanolaminphospholipid (PE) mit 14–17 % beteiligt und das *Inositphospholipid* (PI) mit 11–14 %. Andere, für unsere Zwecke nicht so bedeutende Phospholipide schlagen mit 8–12 % zu Buche.

Mit Lecithin 63 % können Sie hervorragende kaltgerührte Creme- und Hautmilcharten zubereiten, aber auch Sonnenschutzkosmetik (vgl. Hobbythek-Buch „Schminken, pflegen, schönes Haar").

Bewahren Sie Lecithin 63 % möglichst im Kühlschrank auf; dann hält es sich über ein Jahr.

Fluidlecithin Cm (Fluidlec. Cm)

Dies ist unser preiswerter natürlicher Emulgator für Cremes und Pflegemilcharten. Die Bezeichnung Cm deutet auf die Verwendung in Cremes hin.

Seine hervorragende Emulgatoreigenschaft bezieht er vor allem aus dem hohen Anteil an *Cholinphospholipid* (PC), vergleichen Sie die Zusammensetzung mit Lecithin 63 %.

Unser *Fluidlec. Cm* enthält mindestens 35 % PC, 7–9 % PE und 2–3 % PI. Gewonnen wird es aus Rohlecithin, dem der Ölanteil zunächst einmal entzogen wird. Dadurch entsteht Reinlecithin, ein gelbes Pulver. Bei der Gewinnung stellt man den Prozeß so ein, daß sich der erwünschte hohe Cholinanteil bildet. Später gibt man dann wieder 50 % Sojaöl hinzu, so daß die Substanz wieder flüssig wird, was für die Verarbeitung große Vorteile bringt.

Unser *Fluidlec. Cm* wird normalerweise für pharmazeutische Anwendungen und zur Herstellung von Diätnahrungsmitteln verwendet. Wir fanden, daß es auch für unsere Bedürfnisse sehr gut geeignet ist. Die hohen Anforderungen, die man an pharmazeutische Produkte und Diätlebensmittel stellt, kommen uns gerade recht. Fluidlec. Cm wird auch – in Gelatinekapseln verpackt – als Naturheilmittel verkauft (vgl. auch das Kapitel *Lecithin als Medizin* ab *Seite 211*).

Mit Fluidlec. Cm können Sie Ihre Creme sowohl heiß als auch kalt anrühren.

Es gibt einen ganz kleinen Nachteil: Der Naturstoff Lecithin hat eine eigelbe Farbe, und die Creme, die damit hergestellt wird, ist entsprechend gefärbt. Sie sieht etwa aus, wie eine mit Weizenkeimöl gerührte. Sollte Sie das stören, dann haben wir für Sie die Alternative *Fluidlecithin Super.*

Fluidlecithin Super (Fluidlec. S)

Dieses Produkt ist in zweierlei Hinsicht interessant. Zum einen kann man mit ihm Cremes der absoluten und sonst sündhaft teuren Spitzenklasse herstellen, sowohl was die ästhetischen als auch die hautpflegenden Ansprüche anbelangt. Bei uns wissen Sie zusätzlich genau, was in der Creme enthalten ist. Zum anderen ist es durch seine Herstellung und in der Zusammensetzung bemerkenswert. Hier ist es gelungen, das biologisch äußerst wertvolle *Cholinphospholipid* (PC) fast völlig rein aus dem Rohlecithin zu gewinnen. Das geschieht in einem patentierten Verfahren.

Fluidlec. S enthält mindestens 50 % PC. Um es ausreichend flüssig zu machen, wurde es mit Distelöl verdünnt. Dadurch wird die Verarbeitung zu einem Kinderspiel. Es läßt sich mit kaltem oder warmem Wasser vermischen; es bildet sich dann eine weiß-milchige Emulsion. Auch in Öl löst es sich ohne Probleme auf.

Seine hautpflegenden Eigenschaften sind außergewöhnlich. Das geht schon daraus hervor, daß die besten Liposome genau aus diesem Cholinphospholipid gewonnen werden.

Leider ist *Fluidlecithin Super* nicht billig. Wir halten den relativ hohen Preis aber auch deshalb für gerechtfertigt, weil es nicht nur ein Emulgator, sondern auch ein Wirkstoff ist.

Wenn Sie Fluidlecithin Super im Kühlschrank aufbewahren, hält es sich auch ohne Konservierung mehr als ein Jahr. Gleiches gilt für die folgende Substanz.

Fluidlecithin BE (Fluidlec. BE)

Für Badeöle, aber auch für andere kaltgerührte Emulsionen haben wir diese interessante Lecithinvariante entdeckt. Die Abkürzung *Fluidlec. BE* bedeutet zunächst einmal Flüssiglecithin für *B*adeöle. Das E deutet auf den Gewinnungsprozeß hin; denn durch ein *E*nzym ist dieses Lecithin ganz gezielt verändert worden.

Dieses Lecithin ist also auf biologische Art aufbereitet worden. Dabei hat man genau das gemacht, was in unserem Verdauungstrakt passiert, wenn wir Lecithin essen würden. Die Verdauungsenzyme spalten dabei das Lecithin zum Beispiel in Cholin (im Kopf des Moleküls) und in die anhängenden Fettsäuren (Schwänze). Dadurch können diese wichtigen Substanzen die Darmwand passieren und in den Kreislauf gelangen, wo sie dann wieder zusammengesetzt werden. Bei der enzymatischen Veränderung dieses Lecithins hat man ein ganz gezielt wirkendes Enzym genommen, das stets nur eine bestimmte Fettsäure abspaltet (vgl. *Abb. 3*).

Man erhält so einen äußerst leistungsfähigen Emulgator, der trotz der Modifikation noch den Bestimmungen des Lebensmittelgesetzes entspricht. Denn enzymatische Variationen sind im Gegensatz zu anderen chemischen Eingriffen etwa durch Einwirkungen von Säuren usw. ausdrücklich erlaubt.

Fluidlec. BE wird daher in der Lebensmittelindustrie vor allem zur Stabilisierung von Emulsionen und Lösungen eingesetzt. In Lebensmitteln verwendete Substanzen unterliegen im Gegensatz zu reinen Kosmetik-Rohstoffen strengen behördlichen Auflagen. Auch deshalb haben wir uns für die Lebensmittelqualität entschieden.

Fluidlec. BE bildet auch unter schwierigsten Bedingungen Emulsionen, so etwa, wenn man es in einem Badeöl beim Duschen auf die Haut bringt. Dann bildet es mit dem Duschwasser spontan eine

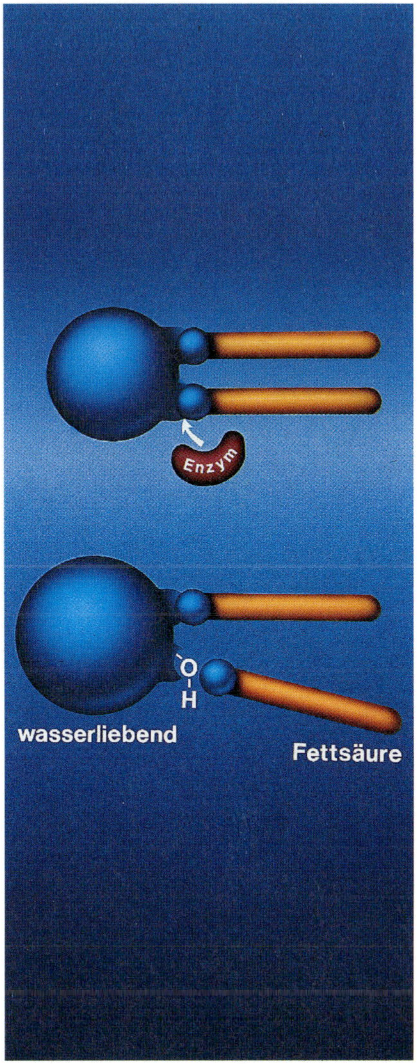

Abb. 3: Aus dem Lecithinmolekül wird eine Fettsäure durch enzymatische Abspaltung abgetrennt. Dadurch wird der wasserliebende Teil des Kopfes vergrößert und damit die Emulgator-Eigenschaft verstärkt. Insbesondere die zurückbleibende OH-Gruppe erzeugt diesen Effekt.

Creme, was den Vorteil hat, daß man sich sehr leicht wieder rückfetten kann, ohne sich mühsam einzucremen.
Bisher haben wir für Badeöle den Emulgator *Mulsifan* verwendet. Wenn Ihnen ein natürlicher Stoff lieber ist, versuchen Sie es einmal mit Lecithin. Sie können es an Stelle von Mulsifan in allen Rezepten in gleicher Menge einsetzen.
Fluidlec. BE ist unser preiswertester Lecithin-Emulgator. Sie können ihn auch für die Herstellung von Cremes verwenden; allerdings ist seine hautpflegende Eigenschaft nicht ganz so groß. Aber das können Sie durch entsprechend wertvollere andere Zutaten ausgleichen.
Als Creme-Emulgator können Sie ihn genauso wie *Fluidlec. Cm* oder *Fluidlec. Super* verwenden. Nehmen Sie dann aber nur die Hälfte der in diesen Rezepten angegebenen Menge und erhöhen Sie entsprechend den Ölanteil.
Fluidlec. BE kann durch Kälte relativ dickflüssig werden. Durch leichtes Erhitzen im Wasserbad (auf 30°C) wird es aber wieder ausreichend flüssig.

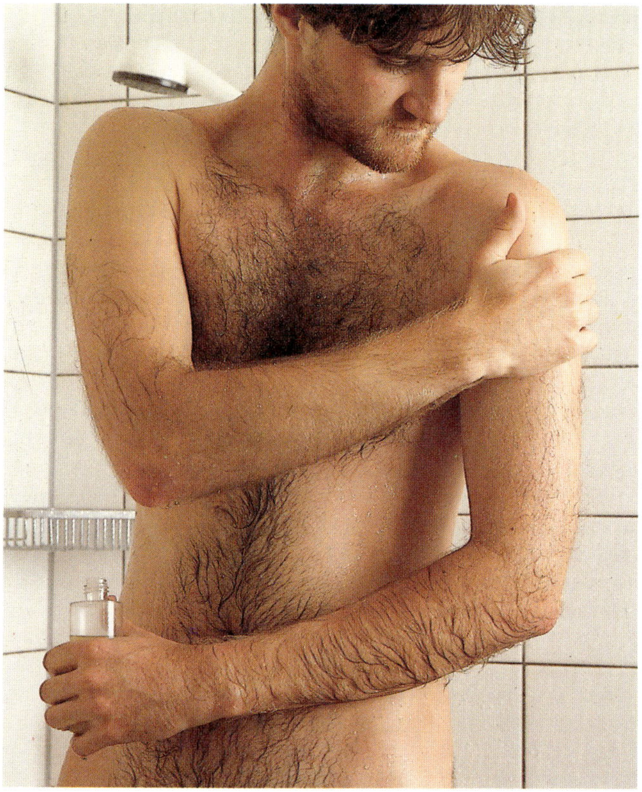

Abb. 4:
Ein Badeöl mit Fluidlec-BE kann man auf bequeme Weise zum Rückfetten und Eincremen der Haut benutzen. Unter der Dusche einfach auftragen und einreiben.

Rezepte für Hautmilch und Cremes

Eine Wasser-in-Öl-Emulsion (W/O) ist für eine trockene Haut wesentlich besser geeignet als eine Öl-in-Wasser-Emulsion (O/W). Umgekehrt empfiehlt sich für fettige und normale Haut die Öl-in-Wasser-Emulsion. Der Nachteil einer W/O besteht darin, daß man mit einer daraus bereiteten Creme leichter schwitzt und daß sie stärker glänzt. Deshalb empfiehlt sich eine solche Creme selbst bei fettiger Haut nur als Nachtcreme. Am Tag nehmen Sie besser eine etwas stärker wasserhaltige O/W-Emulsion.
Für alle Typen haben wir den richtigen Emulgator.
Lecithin 63% hauptsächlich für W/O-Emulsionen;
Fluidlecithin Cm sowohl für W/O als auch für O/W inclusive Mischformen. Bei einem Wasseranteil unter 50% entsteht in der Regel eine Wasser-in-Öl-Emulsion, zwischen 50 und 65% eine Mischform und über 65% meist eine O/W-Emulsion.
Fluidlecithin Super bildet weitgehend Öl-in-Wasser-Emulsionen.
Interessant ist auch, daß Sie mit den natürlichen Emulgatoren sowohl heiß als auch kalt angerührte Cremes zubereiten können.

Die Creme-Herstellung

Wenn Sie bereits Erfahrung im Cremeanrühren haben, werden Sie feststellen, daß die Herstellung mit Lecithin-Emulgatoren noch einfacher ist als mit unseren bisherigen Emulgatoren *Lamecreme* und *Tegomuls*. Wir bleiben prinzipiell bei der bewährten Methode, zunächst die Fettphase in einer größeren Menge vorzubereiten und anschließend mit einer Teilmenge die Creme fertigzustellen, indem wir die Wasserphase hinzutun. Das hat den Vorteil, daß Sie keine Probleme mit dem Abmessen und Wiegen von Minimengen haben (Wer noch keine Erfahrungen besitzt, sollte im Hobbythek-Buch „Cremes und sanfte Seifen" nachlesen).

Die Fettphase bereiten Sie vor, wie es in den Rezepten ab *Seite 196* angegeben ist. Da wir dafür gesorgt haben, das alle Lecithin-Emulgatoren flüssig sind, können Sie – sofern Sie nur Öle verwenden – die Fettphase kalt zusammenmischen. Wenn Sie feste Konsistenzgeber wie Bienenwachs, Kakaobutter, Sheabutter, Cethylakohol oder Walratersatz nehmen, müssen Sie zunächst alles auf etwa 60 bis 70 °C erwärmen, bis die festen Fette aufgeschmolzen sind. Wenn Sie wollen, können Sie die Öle auch durch 4 Tropfen unseres *Antiranz* pro 100 ml Öl vor dem vorzeitigen Ranzigwerden schützen, wodurch sie selbst bei Zimmertemperatur mindestens 3 Monate halten. Es empfiehlt sich, das Antiranz sofort nach dem Kauf des Öles zuzufügen, denn wenn das Öl einmal ranzig ist, dann ist nichts mehr zu machen.

Die fertige Fettphase hält sich im Kühlschrank auch ohne Konservierungsmittel und ohne Antiranz mindestens 4 Monate und mit Antiranz bis über 1 Jahr. Diese lange Haltbarkeit kommt dadurch zustande, daß Fett selbst gegen Bakterien relativ widerstandsfähig ist. Das ändert sich erst, wenn Fett und Wasser in der Emulsion zusammenkommen. Deshalb können wir auch mit gutem Gewissen größere Mengen der Fettphase vorbereiten. Das erleichtert und beschleunigt die Cremeherstellung enorm, so daß man auch kleine Mengen nötigenfalls ohne Konservierungsstoffe im Nu herstellen kann. Das gilt ganz besonders für kaltgerührte Emulsionen.

Die Fettphase verwahren Sie am besten in einem gut verschließbaren kleinen Marmeladenglas, das Sie vorher möglichst kochend ausspülen. Denn gerade bei kaltgerührten Cremes müssen alle Komponenten möglichst keimarm gehalten werden. Eine einmal zubereitete Emulsion ist ein guter Nährboden für Bakterien und Pilzsporen aller Art. Gerade bei nicht konservierter Creme oder Milch müssen die hygienischen Bedingungen stimmen. Es empfiehlt sich sogar, diese in Tuben oder Kunststofffläschchen abzufüllen, damit die Finger nicht immer wieder die Creme kontaminieren können.

Wenn Sie Konservierungsstoffe gut vertragen, ist gegen Stoffe, die wir Ihnen vorschlagen, nicht viel einzuwenden. Während nicht konservierte Creme auch im Kühlschrank nicht länger als 8 bis 14 Tage haltbar ist, hält sie bei unserer Konservierung bis zu 2 Monate bei normaler Zimmertemperatur.

Wir haben dafür gesorgt, daß Sie zumindest über zwei Konservierungsmittel verfügen, damit Sie die Auswahl haben, wenn Sie eins nicht vertragen. Am besten machen Sie vorher einen Allergietest (vgl. *Seite 151 f.*). Verdünnen Sie dazu das

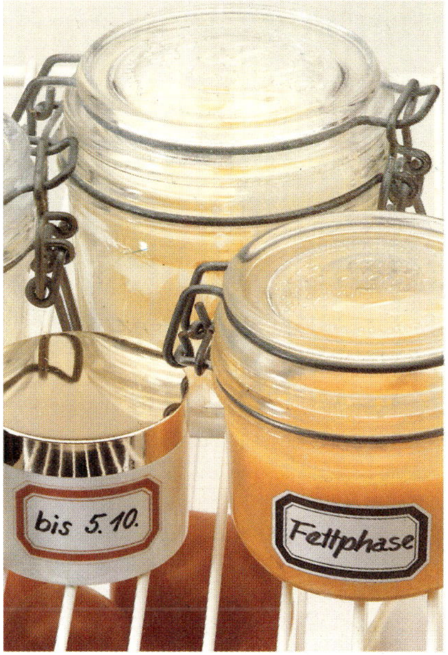

Abb. 5: Die Fettphase hält sich im Kühlschrank 1 Jahr und länger.

Konservierungsmittel Paraben K oder Heliozimt K mit Öl. Nehmen Sie 2,5 ml Öl (1 Meßlöffel) und mischen es mit 1 Tropfen Konservierungsmittel. Damit machen Sie den beschriebenen Allergietest.

Die vorbereitete Fettphase macht es Ihnen besonders einfach, die Emulsion herzustellen. Sie messen oder wiegen zunächst einmal die entsprechende Menge der Fettphase ab, in der schon alle fettlöslichen Bestandteile einschließlich Lecithinemulgator enthalten sind. Hinzufügen müssen Sie nun nur noch das Wasser und evtl. Wirksubstanzen, Parfümierungs- und Konservierungsmittel.

Die kaltgerührte Emulsion

Nichts ist einfacher als dies. Da die Fettphase hierbei stets flüssig ist, können Sie diese auch mit dem standardisierten Meßlöffel (2,5 ml) abmessen (die g-Angaben sind etwa mit ml gleichzusetzen).
Geben Sie die für eine Cremeportion benötigte Menge dieser Fettphase in ein verschließbares kleines Marmeladenglas oder ein Kunststoffgefäß mit Deckel und geben im Falle, daß Sie als Stabilisator Xanthan verwenden, dieses hinzu und verrühren oder schütteln Sie alles. Dann gießen Sie das Wasser und die anderen Zutaten wie Wirkstoffe, Parfümöle und evtl. Konservierungsmittel hinzu. Schütteln Sie jetzt sofort kräftig etwa eine Minute lang, bis Sie merken, daß sich eine Emulsion bildet. Das erkennen Sie daran, daß die Creme durch und durch milchig wird.
Haben Sie Xanthan als Inhaltsstoff verwendet, schütteln Sie etwa 30 Sekunden und lassen dann alles 5 Minuten stehen. Während dieser Zeit quillt das Xanthan. Wenn Sie dann nochmals kräftig schütteln, wird die Emulsion glatt und gleichmäßig.
Wenn Sie kein Xanthan verwenden, müßte nach einmaligem Schütteln von 2 bis 3 Minuten die Creme oder Milch fertig sein. Sie können die kaltgerührte Creme auch in herkömmlicher Weise in einem Becherglas mit Hilfe eines Glasstabes oder eines Eierlöffels anrühren.
In Ausnahmefällen kann es vorkommen, daß die Emulsion nicht ganz so stabil ist wie die einer professionellen Milch oder Creme. Dem steht aber der Vorteil gegenüber, daß man kompromißlos nur hautfreundliche Substanzen und nicht irgendwelche chemischen Stabilisatoren verwenden kann. Es reicht dann völlig aus, die Creme einfach noch einmal durchzuschütteln oder durchzurühren.
Apropos Xanthan: Es wirkt auf der Haut zusätzlich pflegend; denn es ist in gewisser Weise ein Feuchtigkeitsspeicher, ähnlich dem Kollagen oder Elastin.
In unseren Rezepten verwenden wir ausschließlich Zusatzstoffe, die nicht konserviert sind, weil wir meinen, daß nur Sie selbst entscheiden sollen, ob Sie in Ihren Kosmetika solche Stoffe haben wollen. Versuchen Sie auch einmal unsere Kräuterextrakte als Zusatzstoffe (vgl. ab *Seite 59*).

Körpermilch oder -creme

5 ml (g) Fluidlecithin Cm oder Fluidlecithin Super
5 ml (g) Macadamianußöl oder andere Pflanzenöle
1–2 Msp. Xanthan, weniger ergibt eine Milch, mehr eine Creme.

In die fertig gemischten Substanzen geben Sie:

30 g destilliertes Wasser und
3 Tr. Parfümöl
evtl. zur Konservierung 4–8 Tr. Heliozimt K oder Paraben K

Natürlich können Sie auch hier alle vorher genannten *Zusatzstoffe* verwenden wie D-Panthenol 50 % (8 Tr.), Bisabolol (9 Tr.), ätherische Öle, Allantoin (1 Msp.), Thymusextrakt (1 Msp.), Hyaluron HT (1 kleine Msp., vgl. *Seite 216*).

Lecithin-Milch für extrem trockene Haut

Bei dieser Milch verwenden wir *Lecithin Cm*, weil diese Art garantiert eine Wasser-in-Öl-Emulsion erzeugt. Sie ist sehr fettreich und ideal auch für die Pflege der Halspartie.

3 g (1 Meßl.) Lecithin Cm
30 g Sonnenblumenöl
20 g destilliertes Wasser
3–5 Tr. Parfümöl
evtl. zur Konservierung 5–10 Tr. Heliozimt K oder Paraben K

Als Zusatzstoffe können Sie die bisher Genannten verwenden.
Zunächst wird Lecithin Cm mit Sonnenblumenöl vermischt. Dann Wasser und die restlichen Zutaten hinzugefügt. Danach das Gefäß gut verschließen und kräftig schütteln. Die Emulsion bildet sich umgehend. Auch hier können Sie wieder zur Stabilisierung eine Msp. Xanthan hinzutun.
Am allerbesten gelingt die Milch mit Sonnenblumenöl. Aber es geht auch mit anderem Pflanzenöl. Nur Jojobaöl eignet sich für diese Emulsion nicht; wahrscheinlich, weil es eigentlich kein richtiges Öl, sondern ein flüssiges Wachs ist (vgl. Hobbythekbuch „Cremes und sanfte Seifen", Seite 37).
Sie können dabei auch unseren Badeölemulgator *Fluidlecithin BE* einsetzen. Dann kommen Sie sogar mit weniger Emulgator aus.

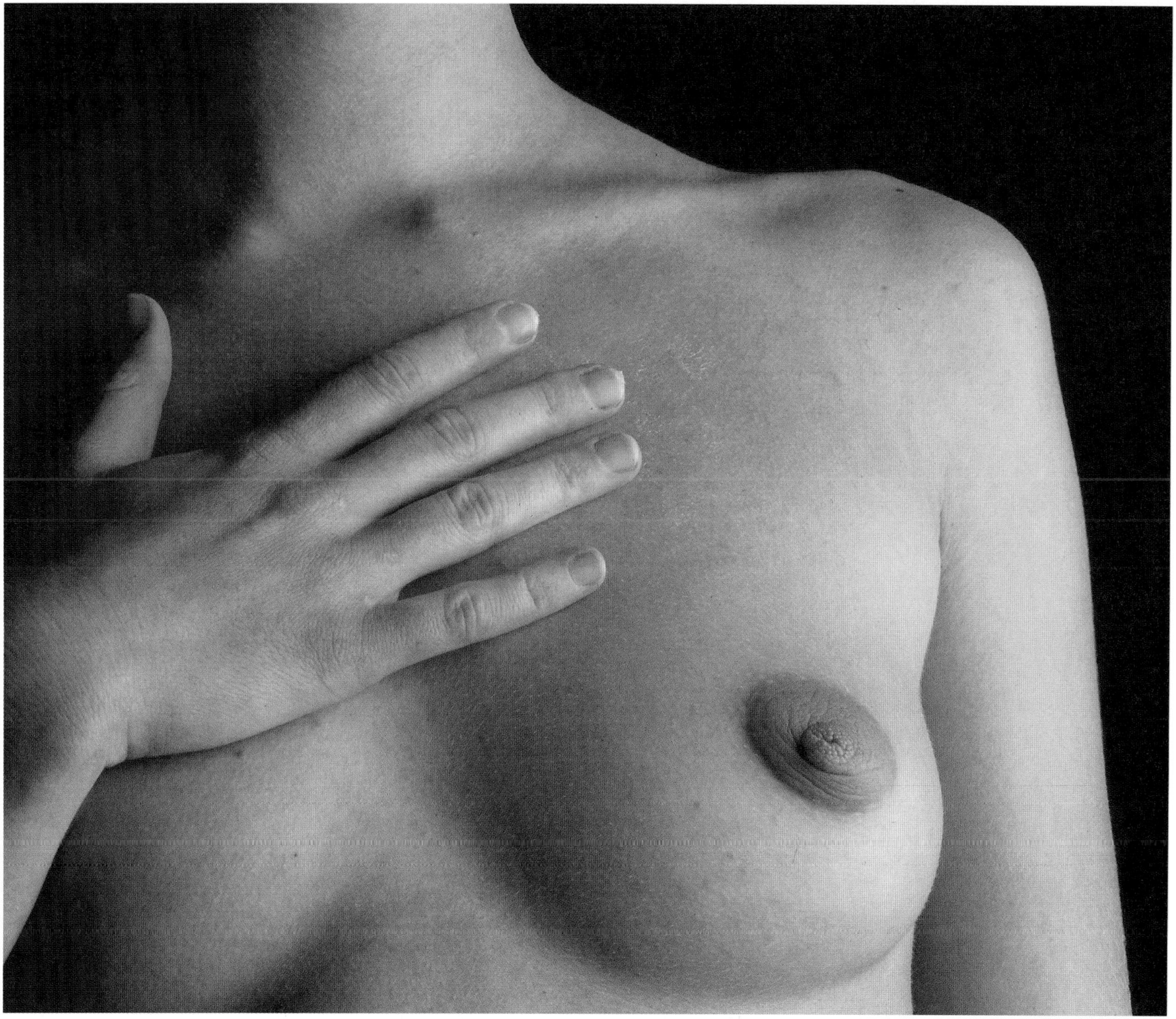

Abb. 6: Unsere Lecithin-Milch eignet sich besonders für extrem trockene Haut.

Die heißgerührte Emulsion

Sie gibt Ihnen die Möglichkeit, übliche Cremes mit den Konsistenzgebern Kakaobutter, Sheabutter usw. herzustellen. Diese festen Substanzen haben Sie bereits in die Fettphase eingeschmolzen und entsprechend ist sie fest bis halbflüssig.
Die benötigte Menge geben Sie in ein feuerfestes Becherglas und schmelzen sie im Wasserbad einer kleinen Pfanne auf. In einem zweiten Becherglas erhitzen Sie das Wasser. Auch hier empfiehlt es sich, destilliertes oder entmineralisiertes Wasser zu nehmen. Erhitzen Sie beides so lange, bis Fett- und Wasserphase ca. 70 °C haben. Dann nehmen Sie sie vom Feuer und gießen langsam das Wasser in das Fett.
Rühren Sie so lange, bis die Creme erkaltet ist. Um das zu beschleunigen, können Sie das Glas ruhig in kaltes Wasser stellen. Sobald etwa Handwärme erreicht ist, geben Sie die Zusatzstoffe, die Parfümierung und evtl. auch die Konservierung hinzu.
Noch einfacher geht es, wenn Sie das dest. Wasser kochend über die kalte Fettphase gießen. Es ergibt ein ausreichend warmes Gemisch von 60–70 °C. Also die nötige Menge Fettphase ins Becherglas, kochendes dest. Wasser darüber und kaltrühren wie oben beschrieben.
Manche Emulsionen mit unseren Fluidlecithinen wirken auf den ersten Blick eigenartig gelförmig, ja leicht schleimig. Das stört im Prinzip nicht, sie lassen sich dadurch sogar besser verteilen. Wenn man sie nach der Fertigstellung aber einige Male kräftig schüttelt, erhält man eine sehr schöne glatte weiße Milch oder Creme, sie wird dann allerdings flüssiger.

Milch und Cremes mit dem Emulgator Fluidlecithin Cm

Fettphase Cm 1

30 g Fluidlecithin Cm
30 g Pflanzenöl
10 g Kakaobutter für Creme oder
10 g Sheabutter für Milch

Creme und Milch für trockene bis normale Haut

Für ca. 30 g fertige Creme nehmen Sie:

10 g Fettphase Cm 1
20 g destilliertes Wasser

Als Zusatzstoffe empfehlen wir:

5 Tr. ätherisches Kamillenöl
1 Msp. Allantoin oder
5 Tr. Bisabolol
evtl. konservieren mit 3–6 Tr. Heliozimt K oder Paraben K

Zur Stabilisierung können Sie in die heiße Fettphase eine Messerspitze Xanthan geben. Dann wird die mit Sheabutter angerührte Creme ebenfalls zu einer softigen Creme.

Creme und Milch für normale Haut

Fettphase Cm 2

30 g Fluidlecithin Cm
30 g Pflanzenöl
30 g Kakaobutter für Creme oder
30 g Sheabutter für Milch

Für 40 g fertige Creme oder Milch nehmen Sie:

10 g Fettphase Cm 2
30 g destilliertes Wasser

Als Zusatzstoffe empfehlen wir:

evtl. 5 Tr. Parfüm
1 Msp. Kräuterextrakte
evtl. 4–8 Tr. Heliozimt K oder Paraben K zum Konservieren

Creme und Milch für fettige Haut

Für ca. 50 g fertige Creme oder Milch

10 g Fettphase Cm 2
40 g destilliertes Wasser

Zusatzstoffe wie oben; evtl. 5–10 Tr. Heliozimt K oder Paraben K

Make up

Mit 2–4 Meßl. Pigmentmischung machen Sie aus dieser Creme ein Make up, wenn Sie einen Teil der fertigen Creme im Mörser mit den Pigmenten glattreiben und dann wieder mit dem Rest der Creme verrühren (vgl. Hobbythek-Buch „Schminken, pflegen, schönes Haar").

Karnevalsschminke

15 g Creme mit Fluidlecithin Cm (heiß- oder kaltgerührt)
1 Msp. Xanthan
1 Meßl. Gummi arabicum
4 Meßl. Perlglanzpigment
10 Tr. Glycerin

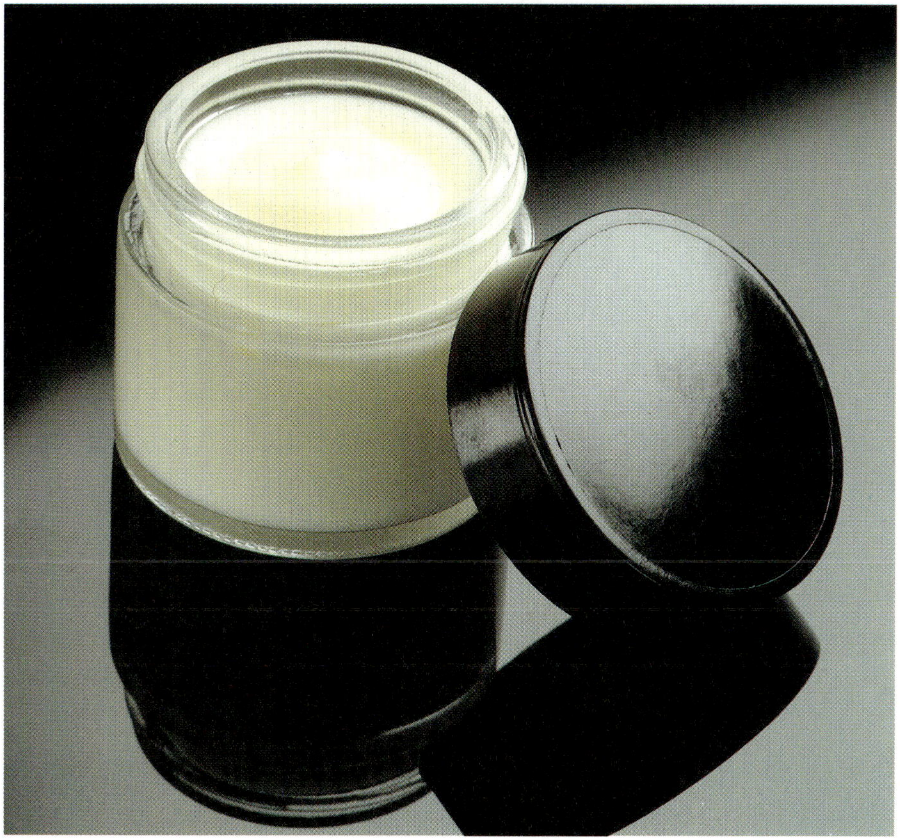

Abb. 7: Mit Fluidlecithin Super erhalten Sie eine kostbare Creme zu erschwinglichen Preisen, für die Sie im Laden sehr viel Geld bezahlen müssen.

Die Rezepte mit *Fluidlecithin Cm* lassen sich im Prinzip mit allen Pflanzenölen kombinieren. Vom Avocadoöl, Mandelöl, Erdnußöl, Sesamöl, Olivenöl, Weizenkeim- und Maiskeimöl, bis hin zum Distelöl, Sojaöl, Sonnenblumenöl und Jojobaöl. Eine ausführliche Beschreibung der Inhaltsstoffe und Unterschiede der Öle finden Sie im Hobbythekbuch „Cremes und sanfte Seifen" ab Seite 34.

Ein bisher noch nicht von uns entdecktes Öl ist das sogenannte *Macadamianußöl* aus einer australischen Edelnuß, mit dem wir hervorragende Cremes hergestellt haben. Probieren Sie es vielleicht auch einmal.

Bei Versuchen haben wir herausgefunden, daß als *Konsistenzgeber* allerdings nur Kakaobutter und Sheabutter geeignet sind. Mit Bienenwachs geht es leider nicht; die Creme fällt damit auseinander.

Supercreme und Supermilch für trockene und normale Haut mit Fluidlecithin Super

In den folgenden Rezepten finden Sie als Emulgator *Fluidlecithin Super.* Für diese Emulsion sind ebenfalls alle Pflanzenöle geeignet. Als Konsistenzgeber lassen sich Sheabutter und Kakaobutter verwenden. Beide ergeben ausgezeichnete Emulsionen. Bei Kakaobutter dickt die Creme erst nach 2–3 Tagen nach. Sollte Ihnen die Emulsion mißlingen oder die Creme zu flüssig sein, können Sie das mit einer Msp. Xanthan korrigieren.

Die folgende Fettphase ist Basis für verschiedene fertige Cremes.

Fettphase Fluidlecithin Super 1

30 g Fluidlecithin Super
15 g Pflanzenöl
15 g Kakaobutter (für Creme) oder
15 g Sheabutter (für Milch)

Creme oder Milch für trockene Haut

Für 30 g Creme oder Milch nehmen Sie:

10 g der Fettphase Super 1
20 g destilliertes Wasser
evtl. 3–6 Tr. Heliozimt K oder Paraben K zur Konservierung

Empfohlene Zusatzstoffe:

6 Tr. Bisabolol
1 Msp. Kräuterextrakte nach Wahl
1 Msp. Allantoin

Eine festere Creme erhalten Sie mit 1 Msp. Xanthan.

Creme oder Milch für normale Haut

Für 40 g fertige Emulsion nehmen Sie:

10 g Fettphase Super 1 30 g destilliertes Wasser evtl. 4–8 Tr. Heliozimt K oder Paraben K

Diese Öl-in-Wasser-Emulsion ist relativ mager und glänzt kaum. Sie ist daher hervorragend für Tagescremes bei normaler Haut geeignet.
Sie können diese Emulsion auch sehr gut als *Reinigungsmilch* verwenden. Auf Zusatzstoffe kann man dann verzichten. Lieben Sie eine etwas festere Konsistenz, dann können Sie mit einer Msp. Xanthan die Milch in einen Gel umwandeln.

Fettphase Fluidlecithin Super 2

30 g Fluidlecithin Super 30 g Pflanzenöl 24 g Kakaobutter für Creme oder 24 g Sheabutter für Milch

Creme oder Milch für normale bis trockene Haut

Sie erhalten bei diesem Rezept 30 g Emulsion:

10 g Fettphase Super 2 20 g destilliertes Wasser evtl. konservieren mit 3–6 Tr. Heliozimt K oder Paraben K

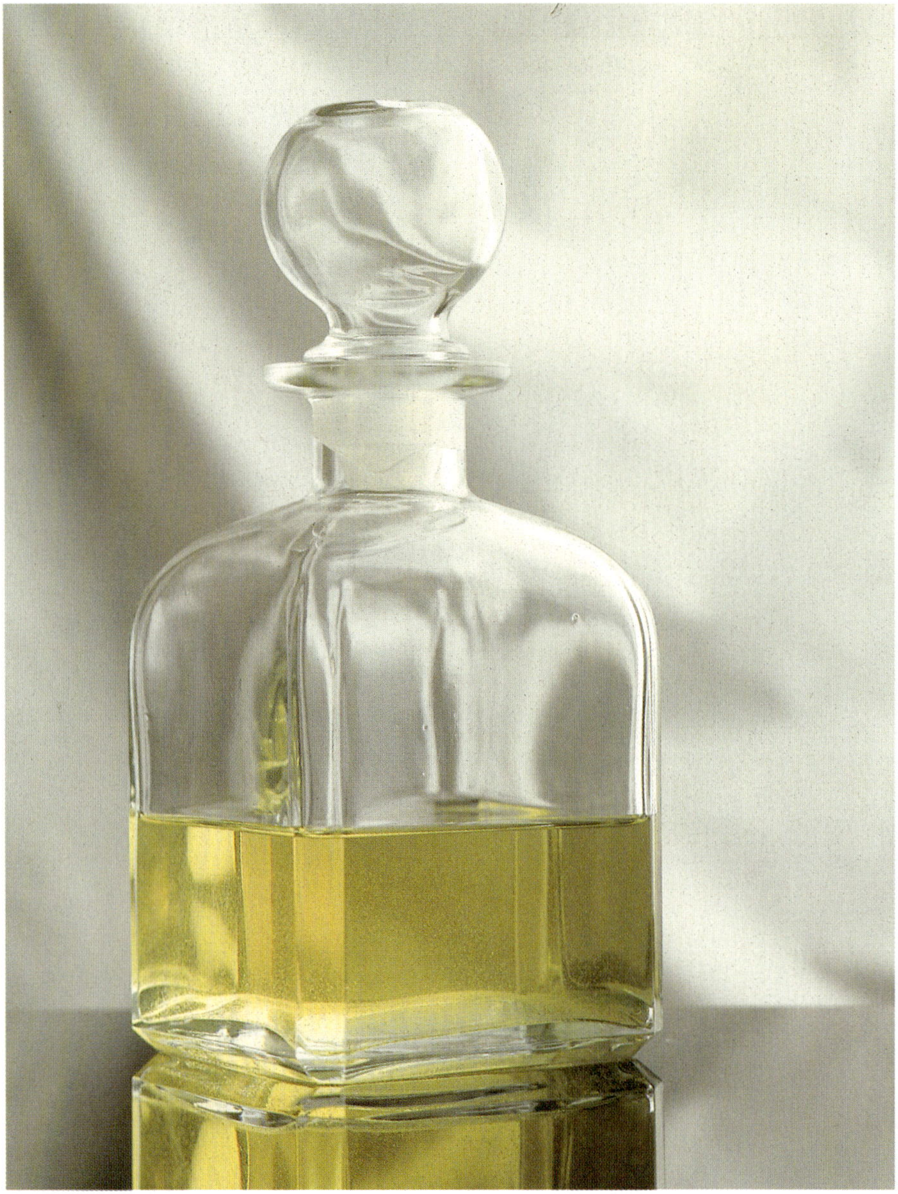

Abb. 8: Lecithine sind auch ein idealer Emulgator für Badeöle.

Als Zusatzstoffe empfehlen wir:

5 Tr. ätherisches Kamillenöl 1 Msp. Allantoin 5 Tr. Aloe vera 10fach-Konz.

Milch für fettige Haut

Sie erhalten bei diesem Rezept 50 g fertige Emulsion:

10 g Fettphase Super 2 mit Sheabutter 40 g destilliertes Wasser 1 Msp. Xanthan evtl. zur Konservierung 5–10 Tr. Heliozimt K oder Paraben K

Anstelle des Kamillenöls können Sie auch 3 bis 5 Tr. Bisabolol, den Wirkstoff der Kamille, einsetzen.

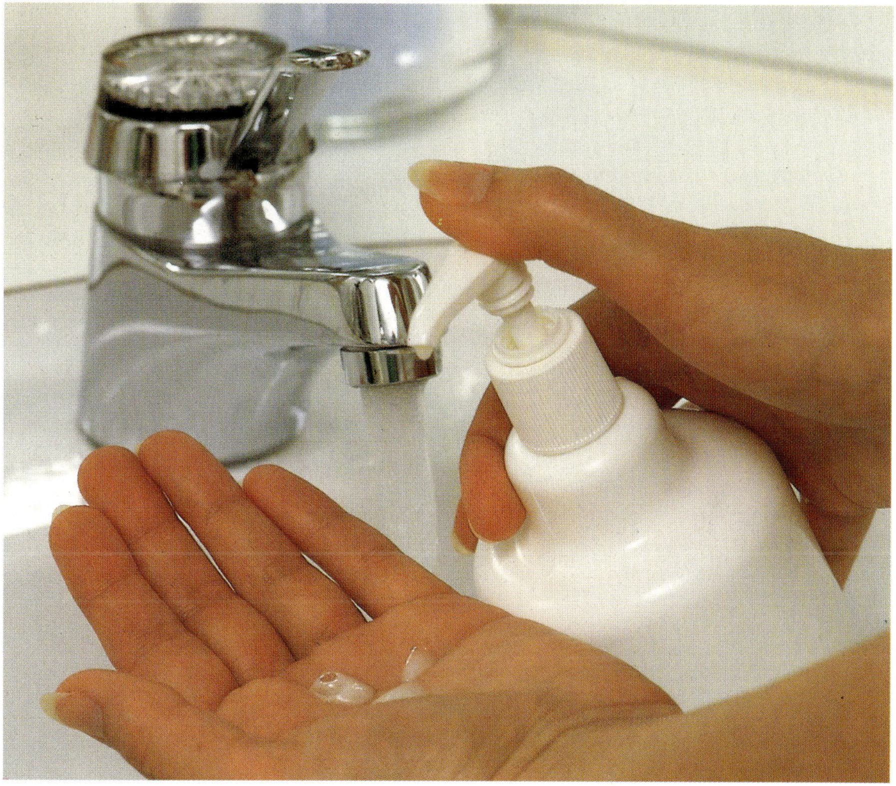

Abb. 9: In selbstbereitete Cremeseifen sollten Sie Lecithin als Rückfettungssubstanz einrühren.

Badeöle mit Lecithin

Im Prinzip können Sie die gleichen Rezepte verwenden, die wir schon auf *Seite 164* angegeben haben. Das Grundrezept verändert sich ebenfalls nicht. Nehmen Sie nur anstelle von *Mulsifan* den Lecithin-Emulgator *Fluidlecithin BE*. Der einzige Unterschied besteht darin, daß der Anteil des Emulgators von 7,5 % bei Mulsifan auf 10 % bei Fluidlecithin BE erhöht wurde.

Grundrezept

80 ml Pflanzenöle (da der größte Teil der Öle wieder abgewaschen wird, empfehlen wir preiswertere Öle wie Sonnenblumen-, Soja-, Distel-, Maiskeimöl) 10 ml ätherische Öle (je nach erwünschter Wirkung als Erkältungsbad, Rheumabad, Beruhigungsbad, Regenerationsbad, Duschbad usw. – (vgl. *Seite 164* ff.) 10 ml Fluidlecithin BE

Wie auf *Seite 194* beschrieben läßt sich dieses Badeöl auch in eine Körpermilch umfunktionieren. Tragen Sie entweder das Öl pur auf die nasse Haut auf (dann bildet sich spontan eine Emulsion) oder nehmen Sie 1/4 dieses Öls als Fettphase, geben 3/4 Wasser hinzu, schütteln kräftig und cremen sich damit ein. Konservierung ist nicht erforderlich. Für eine Ganz-Körper-Behandlung reichen 1 Meßlöffel (2,5 ml) Badeöl und 3 Meßlöffel Wasser, in ein kleines Fläschchen gefüllt. Was übrig bleibt, gießen Sie einfach weg.

Lecithin als Rückfettungssubstanz in Cremeseifen

Unser *Fluidlecithin Cm* läßt sich auf einfachste Weise als Rückfettungssubstanz in Waschgele einarbeiten. Früher brauchte man dazu zum einen ein Pflanzenöl als hauptpflegenden Faktor und zum anderen einen zusätzlichen Kaltemulgator, damit das Öl mit dem Wasser emulgierte. Heute genügt es, ganz einfach unser Fluidlecithin Cm zu nehmen. Es trägt beide Komponenten in sich.
Wer bei den selbsthergestellten Seifen eine Alternative für das Verdickungsmittel *Rewoderm HT* sucht, sollte das folgende Rezept ausprobieren. Hier wird statt dessen *Guarmehl* eingesetzt. Schon geringe Mengen davon machen aus einer wasserflüssigen Seifenmischung ein sparsames Waschgel. Guarmehl quillt im Nu unter Rühren.

Waschgel-Rezept

25 ml Lamepon
20 ml Betain
2 gestr. Meßl. Guarmehl
7 ml (ca. 3 Meßl.) Fluidlecithin Cm
10 bis 20 Tr. Parfümöl oder ätherische Duftöle
10 bis 20 Tr. Salbei-, Thymian- oder Eukalyptusöl. Hier können Sie natürlich auch andere wirksame ätherische Öle einsetzen
45 ml Wasser
evtl. 10 Tr. Zitronensaft oder
5 Tr. Zitronensaft-Konzentrat

Die Waschgrundsubstanzen (Tenside) Lamepon und Betain, werden zunächst einmal vorsichtig miteinander vermischt. Dann kommen die anderen Zutaten bis auf das Wasser hinein. Rühren Sie diese gut unter. Achten Sie vor allem darauf, daß das Guarmehl keine Knötchen bildet. Rühren Sie nicht zu schnell, sonst bildet sich lästiger Schaum. Sie werden merken, daß jetzt schon durch das Guarmehl eine erhebliche Verdickung der Mischung erfolgt. Zum Schluß rühren Sie dann Wasser und die Zitrone unter. Füllen Sie es möglichst in eine Spenderflasche oder in eine Plastikflasche, aus der Sie das Gel problemlos herausdrücken können. Die Seifensubstanz hält sich auch ohne Konservierung und Kühlung mindestens 2 Monate.
(Mehr zu Waschsubstanzen/Tensiden erfahren Sie im Hobbythekbuch „Cremes und sanfte Seifen").

Lecithine als Zusatz in Lebensmitteln

Im offiziellen Sprachgebrauch ist Lecithin ein *Lebensmittelzusatzstoff*. Sogar die EG hat sich mit Lecithin beschäftigt und ihm eine der berühmt-berüchtigten E-Nummern zugewiesen. Und zwar E 322. Das hat Kritiker auf den Plan gerufen, weil damit normalerweise äußerst problematische Stoffe gekennzeichnet werden. Sie meinen, daß dies für einen in ernährungswissenschaftlicher Hinsicht derart unverdächtigen Stoff völlig überflüssig sei. Konsequenterweise müßte man beispielsweise auch Milchpulver, Stärke, Zucker, Essig usw. genauso behandeln. Immerhin ist Lecithin nichts anderes als ein wertvoller Inhaltsstoff von Eiern, von Ölsaaten wie Sonnenblumen, Raps, Saflor (Distel) und vor allem von Sojabohnen. Das lehrt uns nur, daß nicht alle mit E-Nummern zu kennzeichnenden Stoffe negativ zu bewerten sind. Wer sich genauer informieren möchte, dem sei die Broschüre „Lebensmittel-Zutatenliste" empfohlen, die bei den Verbraucherverbänden zu haben ist und die eine gesundheitliche Bewertung der diversen mit E-Nummern bezeichneten Lebensmittelzusatzstoffe enthält.
Wenn Sie irgendwo auf einem Nahrungsmittel die Nummer *E 322* finden, können Sie völlig beruhigt sein. Sie wissen dann, daß der darin enthaltene Zusatzstoff Lecithin das Nahrungsmittel eher wertvoller macht.
Unabhängig davon, daß sie beim Lecithin wenig Sinn macht, halten wir die Kennzeichnungspflicht generell für eine äußerst positive Sache. Denn es gibt nun einmal sehr viele problematische und sogar schädliche Stoffe. Außerdem haben einige Menschen mit bestimmten Stoffen Allergieprobleme. Bei entsprechender Kennzeichnung kann der Arzt zumindest Hinweise geben und der Patient die Stoffe meiden. Auch für den Gesunden bringt die Kennzeichnung der Inhaltsstoffe Vorteile. Allerdings fordert es denn auch ein klein wenig mehr Aufmerksamkeit und Kenntnis der gesundheitlichen Bewertung dieser Stoffe. Dabei kann das Selbstherstellen eine große Hilfe sein. Dann beschäftigt man sich automatisch mehr mit den einzelnen Substanzen. Mit anderen Worten: entsteht Wissen durch Begreifen im wahrsten Sinne des Wortes. Genau das ist ein Ziel der Hobbythek.
Ein weiterer Vorteil: Sie können die Inhaltsstoffe selbst auswählen. Sie bestim-

men, was in Ihren Speisen, Kosmetika und Heilmitteln enthalten ist. Mit dem Inhaltsstoff Lecithin sind Sie gut bedient.
Wir erwähnten schon, daß der im Volksmund als Lecithin bezeichnete Begriff eine Mischung verschiedenster Lecithinarten ist (vgl. *Seite 190*). Insbesondere das *Cholin-Lecithin (PC)* hat interessante ernährungsphysiologische Eigenschaften, wie wir bei der medizinischen Wirkung von Lecithin noch zeigen werden.
Aber Lecithin ist nicht nur gesund; es kann auch die physikalische Qualität von Lebensmitteln erheblich verbessern. Ähnlich wie in kosmetischen Cremes, wird vor allem seine emulgierende Eigenschaft genutzt. Und zwar überall dort, wo Fett und Wasser zusammengebracht werden sollen. Und das ist bei außerordentlich vielen Speisen der Fall. Da an Fett und Wasser auch andere Stoffe gebunden sind, kommt es zu einer Homogenisierung (gleichmäßigen Verteilung) und Stabilisierung des Produktes. Denken Sie nur daran, daß vieles in unseren Speisen einerseits wasserlöslich ist, wie Zucker, Pflanzensäuren, Salze bzw. Mineralstoffe usw., andere hingegen fettlöslich, wie bestimmte Aromen, Eiweißsubstanzen, Vitamine usw. Durch Lecithin werden auch diese Stoffe besser miteinander in Beziehung gebracht. Das Anwendungsspektrum von Lecithin in Nahrungsmitteln ist also fast unbegrenzt.
Besonders interessant ist die Anwendung von Lecithinen aber in Backwaren.

Backrezepte mit Lecithin

Dafür eignet sich vor allem vollständig entöltes *Reinlecithin*, das folgende Zusammensetzung hat: 20–22 % PC, 21–23 % PE und 18–20 % PI, Rest Begleitlipide. Wir verwenden hauptsächlich *Reinlecithin Pulver (Reinlec P)*; es gibt dies aber auch in Granulatform als *Reinlecithin Granulat (Reinlec G)*.
Sie können Lecithin in allen Ihren bisherigen Rezepten zusetzen.
Geben Sie etwa 0,5–1 % der Mehlmenge unter das Mehl; also auf 250 g etwa 1,5–2,5 g (2–3 gestr. Meßl.) oder auf 1000 g ca. 5–10 g Reinlecithin. Verrühren Sie das Lecithin gleichmäßig mit dem Mehl; zunächst mit einer kleineren Menge, dann mit dem Rest. Eine Küchenmaschine oder ein Handrührer bzw. eine Moulinette (mit Schlagmesserwerk) können diese Arbeit wesentlich vereinfachen.
Mit diesem „Lecithin-Mehl" können Sie aber nicht nur backen, sondern auch Pfannkuchen und Kartoffelpuffer zubereiten oder es dort einsetzen, wo Sie beim Kochen sonst noch Mehl verwenden. Es entsteht dadurch eine Art Instantmehl,

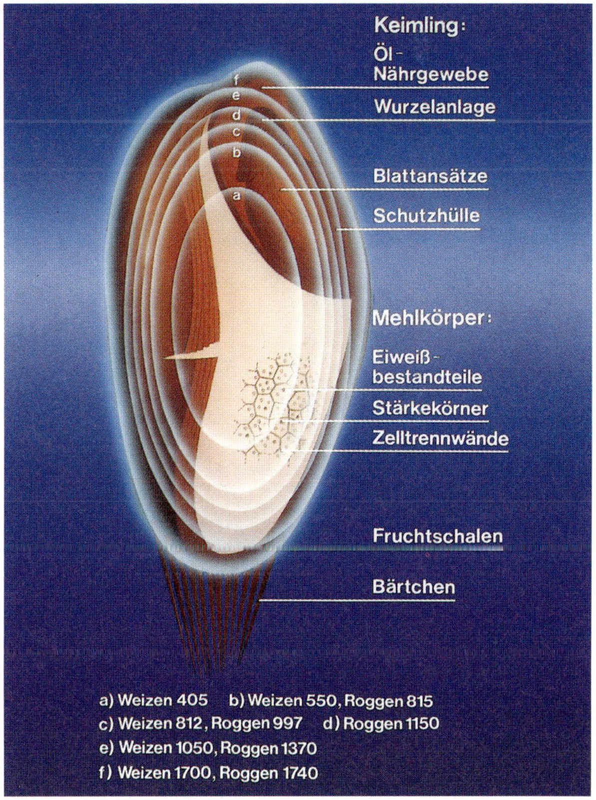

Abb. 10: Für verschiedene Mehlsorten kann das Korn unterschiedlich ausgemahlen werden. Je höher die Typen-Nummer, um so mehr Keimanteile sind im Mehl enthalten. Wird das Korn vor dem Mahlen bis zur Schicht *f* geschält, ist praktisch noch das ganze Korn erhalten. Wird bis zur Schicht *a* geschält, gehen alle Keimanteile verloren.

das sich viel besser und klumpenfreier mit den anderen Zutaten vermischt.
Besonders eignet sich *Reinlecithinpulver* zum Backen mit Vollkornmehl oder mit ganzen Körnern oder aber mit Mehlen, die nicht so weit ausgemahlen sind, wie die Typen mit höheren Nummern (z. B. 505/1050/1150/1370) oder auch Schrot. Solche Mehle enthalten Keimanteile, in denen sich von Natur aus der Ölvorrat des Samenkorns befindet (vgl. *Abb. 11*).
Entscheidende Vorteile bietet der Zusatz von Lecithin aber auch beim Backen mit Mehrkornmehlen, insbesondere wenn Ölsaaten wie Nüsse, Sesam, Leinsamen usw. untergemischt sind. Mittlerweile gibt es solche 6-Korn-Mehle ja schon im Supermarkt.
Generell kann man sagen, daß die größten Vorteile Lecithin dort bringt, wo fetthaltige Teige verbacken oder verarbeitet werden müssen.
Durch Lecithin erhöht sich die Teigausbeute, das Gashaltevermögen verbessert sich, was beim Gehen des Teigs mit Hefe oder Backpulver eine wichtige Rolle spielt. Außerdem werden die Poren gleichmäßiger und das gesamte Erscheinungsbild wird professioneller. Und letztlich bleibt das fertige Gebäck länger frisch; denn es trocknet nicht so schnell aus, weil die Feuchtigkeit in feine Fetttröpfchen eingeschlossen wird, so daß sie nicht so schnell verdunsten kann.
Grau ist alle Theorie. Probieren Sie dies alles doch selbst einmal aus. Verwenden Sie entweder Ihre Hausrezepte oder Rezepte, die wir Ihnen im Hobbythek-Buch vom Essen (Band 1 und 2) vorgestellt haben. Sie brauchen nur Lecithin zum Mehl hinzufügen.
Allerdings haben wir es uns nicht verkneifen können, ein paar neue Rezepte zu entwickeln.

Brotbacken

Bereits vor zwölf Jahren haben wir Ihnen im *Hobbythek-Buch 2* und dann im 1. Sammelband vom Essen geschildert, daß man herrliches Brot selbst backen kann. Zwei Tricks entwickelten wir damals: erstens wie Sauerteig selbst hergestellt werden kann und zweitens, wie erreicht wird, daß das Brot auch in der Backröhre schön braun und knusprig wird, ohne daß es austrocknet.

Zum *Sauerteig:* Man braucht ihn stets dann, wenn Roggenmehl verbacken werden soll, weil nur Sauerteig – und nicht Hefe – das kleberbildende Eiweiß des Roggens aufschließt.

So stellt man den Sauerteig her:

1. Tag:
100 g Roggenmehl Typ 1150 mit 100 ml lauwarmem Wasser vermengen und abdecken. 24 Stunden bei Zimmertemperatur stehen lassen (20–24 °C).

2. Tag:
Jetzt kommen noch einmal 200 g Roggenmehl und 200 ml lauwarmes Wasser hinzu. Das Ganze wird wieder gut vermischt. Weitere 24 Stunden abgedeckt stehen lassen (20–24 °C).

3. Tag:
Nochmals 200 g Roggenmehl 1150 mit 200 ml lauwarmem Wasser vermischen und alles mit dem vorherigen Ansatz vermengen. Wieder 24 Stunden stehen lassen.

Danach ist der Sauerteig fertig und kann verbacken oder im Kühlschrank aufbewahrt werden. Er bleibt dort bis zu 6 Tagen backfrisch.
Wir haben so viel Sauerteig angesetzt, daß Sie immer einen kleinen Rest zurückhalten, den verwenden wir, um später die Prozedur des Sauerteigansetzens zu verkürzen. Mit diesem Starter können Sie bereits innerhalb von 24 Stunden die notwendige Säure erzeugen. Diesen Starter können Sie auch – wollen Sie ihn länger aufbewahren – einfrieren.

Hobbythek-Brot „Rustika“

Wir nennen dieses Brot so, weil es besonders kräftig ist. Sie können das Rezept auf vielfältige Art abwandeln.

Vorteig:

500 g frisch angesetzter Sauerteig

Damit können Sie sofort backen. Oder

50 g Starter von Ihren Sauerteigresten und 250 g Roggenmehl 1150 und 250 ml lauwarmes Wasser

Verrühren Sie das alles zu einem Brei und lassen Sie ihn 12–24 Stunden bei Zimmertemperatur abgedeckt stehen.
Es folgt jetzt die eigentliche Teigzubereitung. Bevor Sie damit anfangen, sollten Sie aber von dem Vorteig 3–5 EL abzweigen und im Kühlschrank als Starter für das nächste Brotbacken aufbewahren.

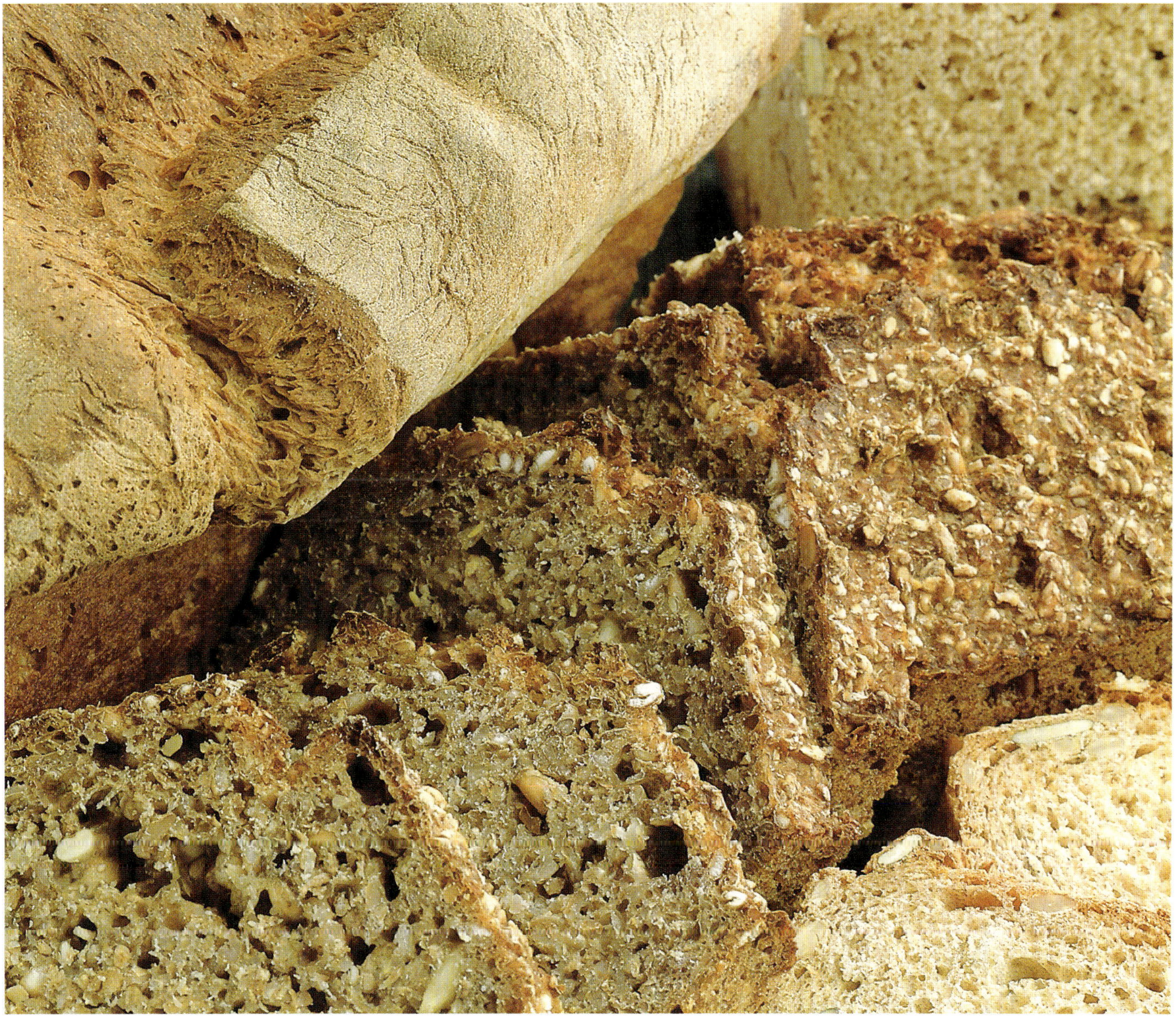

Abb. 11: Das selbstgebackene Brot ist garantiert frei von problematischen Stoffen und mit Lecithin keine Zauberei.

500 g Vorteig
500 g Roggenmehl 1150 oder Roggenschrot
500 g Weizenmehl Type 405–1050 oder Schrot
7,5–10 g Reinlecithin (unter das Mehl mischen)
40 g Hefe (1 Würfel) mit
20 g Zucker und
1–2 EL lauwarmem Wasser vermischen und in eine Mulde geben
2 EL (30 g) Salz in eine andere Mulde
½ l lauwarmes Wasser

Alles mit einem Kochlöffel verrühren und dann mit der Hand gut verkneten, bis alles gut vermischt ist. Dann 1 Stunde stehen lassen (evtl. im auf Stufe 1 leicht angeheizten Backofen, bei Einschieben des Teigs allerdings abschalten).
Diese Teigmenge reicht für 2–3 Kastenformen. Wir empfehlen diese Formen, weil das Backen für den Laien damit am leichtesten ist.
Bevor Sie die Formen füllen, kneten Sie den Teig nochmals kräftig durch. Vergessen Sie nicht, die Arbeitsfläche und die Hände immer leicht zu bemehlen, damit er nicht anklebt.

Viele Brotsorten aus einem Grundrezept
In diesen Teig können Sie noch viele andere Zutaten hineingeben und damit eine ganze Reihe von Spezialbroten backen. Geeignet sind z. B. Körner wie Weizen- und Roggenvollkörner, die Sie allerdings vorher 2–3 Stunden in lauwarmem Wasser oder über Nacht im kalten Wasser einweichen müssen. Wasser wieder abgießen, bevor die Körner in den Teig kommen. Nehmen Sie davon 100–150 g (Trockengewicht).
Oder aber Sie nehmen Sesam, Mohn, kernige Haferflocken, Nüsse ganz oder grob geraspelt, geröstete Zwiebeln, magere geröstete Speckwürfel oder aber auch Müsli, Früchtemüsli oder getrocknete Früchte. Die Menge müssen Sie nach eigenem Geschmack auswählen; sie liegt etwa zwischen 150 und 200 g. Als Gewürze empfehlen wir Kümmel und besonders Koriander. Den Koriander können Sie ganz oder gemahlen hinzufügen. Oder aber Sie verwenden unseren Koriander-Instant (etwa 10–20 g, je nach Geschmack).
Hervorragend schmeckt auch ein Früchtebrot, wenn Sie in den Teig einen Teelöffel gemahlenen Zimt und 50 g Cognac oder Rum hineingeben. Das wäre dann unser Vorschlag zu Weihnachten. Sie können ohne weiteres den Früchteanteil auf 250–300 g erhöhen. Versuchen Sie es einmal mit Feigen, Datteln, Rosinen, Pflaumen, Aprikosen, Birnen, Äpfeln usw. die in erbsengroße Stückchen zerkleinert werden müssen. Bei den Früchten sollten Sie vielleicht darauf achten, daß sie ungeschwefelt sind.
Zur Abrundung können Sie noch 50 g gemahlene Haselnüsse oder Mandeln dazutun. Sie werden sich wundern, wie herrlich dieses Früchtebrot schmeckt.
Verkneten Sie alles gut und gleichmäßig und geben Sie dann den Laib in die Kastenform, die Sie – sofern Sie keine Teflonform benutzen – einfetten und leicht einmehlen sollten. Füllen Sie die Form nur bis etwa auf ¾ ihrer Höhe mit dem Teig.
Die Oberfläche können Sie noch verzieren, und zwar mit Nüssen, Haferflocken, eingeweichten Körnern, Sesam, Kümmel, Mohn, Sonnenblumenkernen usw. Größere Stückchen drücken Sie leicht in die Oberfläche ein, die anderen bekommen eine bessere Haftung, wenn Sie sie mit etwas Salzwasser bestreichen, in dem Sie eine Prise Lecithinpulver aufgelöst haben. Dies erzeugt eine appetitliche Bräunung der Oberfläche, natürlich auch dann, wenn Sie die Oberfläche nicht dekoriert haben. Wichtig ist, die Oberfläche vor dem zweiten Gehen zu bestreichen.
Lassen Sie den Teig jetzt ca. 60 Minuten in der Form gehen. Anschließend kommt er in den Backofen auf die untere Schiene. Backen Sie ihn bei etwa 200–225 °C eine Stunde aus. Durch einen Klopftest können Sie feststellen, ob das Brot ausreichend ausgebacken ist, wenn es dumpf und hohl klingt, ist alles o.k. Sie können das Brot auch mit einem Schaschlikstab anstechen. Es ist fertig, wenn kein Teig am Stab kleben bleibt.
Wir deuteten schon an, daß wir uns einen zweiten Trick ausgedacht haben, wie man erreicht, daß das Brot an der Oberfläche schön braun und knusprig wird: Packen Sie die Form mit dem Teig in eine hitzefeste Bratfolie; dann bleibt die Feuchtigkeit weitgehend erhalten. Dies ist wichtig, weil die Mehlstärke dann besser an der Oberfläche in Malz umgewandelt werden kann, denn dieser Malzzukker erzeugt die appetitliche Braunfärbung. Stechen Sie die Folie ein- bis zweimal mit einer Gabel ein, damit darin nicht zu hoher Druck entsteht.
Wenn Sie ohne Bratfolie backen, empfiehlt es sich, in die untere Saucenpfanne nach etwa 30 Min. 1–1½ Tasse heißes Wasser zu gießen, damit der Backraum ausreichend feucht bleibt.
Guten Appetit!
Mit dem Teig können Sie auch herrliche Brötchen backen. Backzeit ca. 20–30 Minuten in der Bratfolie.

Grundrezept für Mürbeteig

Auch ein Mürbeteig wird durch Lecithin wesentlich lockerer und wohlschmekkender. Dieses Rezept können Sie für viele Gebäcke verwenden.

300 g Mehl 120–150 g Margarine oder Butter (Butterfett, wie z. B. Butaris, ist preiswerter und genauso gut) 1 g (1–2 Meßl.) Reinlecithinpulver 1 Ei 1 Prise Salz 100 g Zucker, Zuckerersatzstoffe oder zuckeräquivalenter flüssiger Süßstoff (nur für süße Gebäcke)

Vermischen Sie das Mehl mit dem Lecithin wie oben beschrieben. Wenn Sie Zucker verwenden, können Sie das Lecithin auch mit dem Zucker vermischen.
Mürbeteig sollte beim Kneten relativ kalt sein; dann klebt er nicht so. Deshalb empfehlen wir Ihnen, alle Zutaten – bis auf das Fett – vorher eine halbe Stunde in den Kühlschrank zu stellen.
Geben Sie das Mehl in eine Schüssel oder auf eine Arbeitsplatte und bilden Sie in der Mitte eine Kuhle. Geben Sie Ei und Salz sowie Zucker und Wasser oder Milch in die Mulde. Das Fett verteilen Sie in Flocken auf dem Mehl. Dann verkneten Sie alles, bis ein gleichmäßiger Teig entsteht. Dafür können Sie auch eine Küchenmaschine verwenden. Falls der Teig zu klebrig wird, stellen Sie ihn einfach 30 Minuten abgedeckt in den Kühlschrank. Ansonsten können Sie ihn gleich weiterverarbeiten, z. B. in einen köstlichen Apfelkuchen.

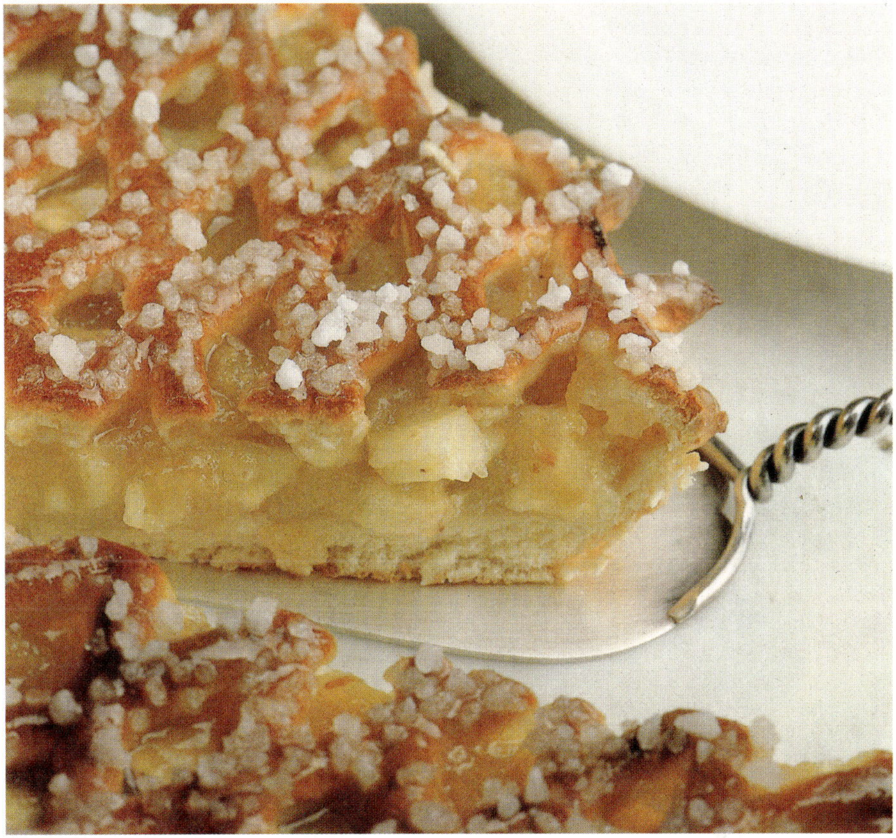

Abb. 12: Gedeckter Apfelkuchen mit einem Mürbeteig, in dem Lecithin enthalten ist.

Gedeckter Obstkuchen

Geben Sie ⅔ des Teigs in eine gefettete Springform, indem Sie ihn entweder ausrollen oder ihn mit der Hand flach in die Form drücken. Formen Sie dabei gleichzeitig einen Rand. In den auf 200 °C vorgeheizten Backofen geben und ca. 15 Minuten ausbacken.

Dann wird der Belag aufgebracht, z. B. grobes, am besten selbst hergestelltes Apfelmus mit unserem niederveresterten *Spezialpektin NVM*, das ja mit viel weniger Zucker durch Zusatz von Calciumcitrat geliert. Man braucht davon nur jeweils ⅕ der eingesetzten Pektinmenge. Mit diesem Pektin können Sie auch rohe, kleingeschnittene Äpfel (für den Belag) vermengen. Nehmen Sie auf 1000 g Äpfel 15 g Pektin NVM und 3 g (3 Meßl.) Cal-

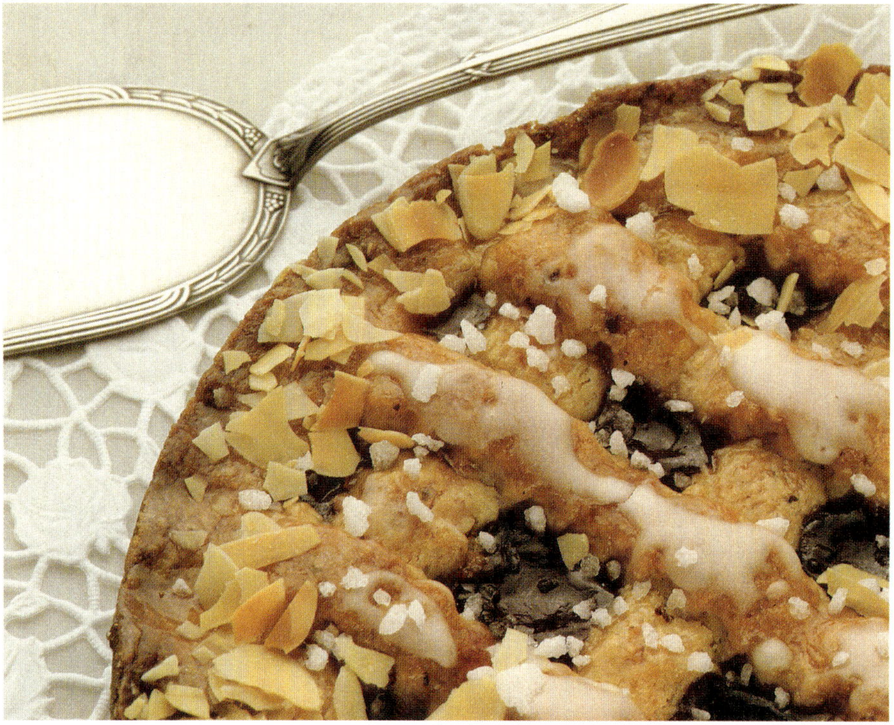

Abb. 13: Mit Lecithin im Mürbeteig gelingt die Linzer Torte auch allen, die im Backen nicht so versiert sind.

ciumcitrat. Pektin und Calciumcitrat vermengen Sie mit 150–300 g Zucker oder Zuckeraustauschstoffen. Mischen Sie alles gleichmäßig unter die kleingeschnittenen Äpfel und geben Sie dies auf den vorgebackenen Boden. Obendrauf dekken Sie dann den ausgerollten Teigrest, von dem wir ja ⅓ zurückbehalten haben. Bestreichen Sie die Oberfläche mit etwas Wasser, in dem Sie eine Prise Lecithin aufgelöst haben. Den Kuchen müssen Sie jetzt noch 35–45 Minuten bei 200 °C ausbacken.
Sie können auch alle anderen nicht zu saftreichen Früchte verwenden. Gut geeignet sind Rhabarber, Erdbeeren, Birnen, Zwetschgen, Kiwi, Blaubeeren, Aprikosen usw.

Linzer Torte

Grundrezept wie Mürbeteig. Zusätzlich:
100 g gemahlene Mandeln, die Fettmenge reduzieren Sie auf 120 g.
Zum Würzen werden 1 TL Kakao, 1 TL gemahlener Zimt und 1 Msp. gemahlene Nelken untergeknetet.

Verarbeitet wird der Teig wie oben beschrieben. Allerdings wird hier als Füllung ca. 300 g Erdbeermarmelade verwendet. Zusätzlich können Sie eine dünne Schicht Marzipanrohmasse (100 g) ausrollen. Wenn die Masse klebt, bestäuben Sie die Rolle und die Unterlage mit etwas Puderzucker.
Das Marzipan kommt auf den vorgebakkenen Teigboden, darauf die Erdbeermarmelade. Den Teig zum Abdecken können Sie auch in dünne Streifen schneiden und überkreuzt als Gitter drüberlegen. Wenn es weihnachtlich aussehen soll, stechen Sie Sterne oder Tannenbäume aus dem Teig und bedecken die Torte damit. Auch hier können Sie die Oberfläche mit etwas Wasser bestreichen, in dem Sie eine Prise Lecithinpulver aufgelöst haben.

Mürbeteigplätzchen

Als Teigbasis verwenden Sie das Mürbeteig-Grundrezept.
Geben Sie 1 EL Anissamen dazu (in der Kaffeemühle mit Schlagmesserwerk mahlen) oder aber Sie nehmen 1–2 EL Anis-Instant-Tee (vgl. *Seite 59*) oder 2 Meßl. Anis-Extrakt HT.
Hinzu kommen 1 Meßl. Zimt, 1½ Meßl. Nelkenpulver, 1 Meßl. Kardamom.

Stechen Sie diesen Teig zu Plätzchen aus und belegen Sie ihn mit Walnüssen oder bestreuen Sie ihn mit geraspeltem Kokos.

Teigvariationen:
Wenn Sie 100 g weniger Mehl bei der Vorbereitung des Teigs verwenden, können Sie 100 g Haferflocken oder andere Getreideflocken unterkneten. Das schmeckt kräftiger.

Ingwerplätzchen

Teigbasis ist das Grundrezept ½ TL geriebene Ingwerwurzel oder Ingwerpulver 1 TL Zimt 1 Msp. Cardamom oder Koriander

Diese Plätzchen bestreuen Sie mit gehackten Pistazien. Auch hier können Sie die Oberfläche wieder mit Wasser und etwas aufgelöstem Lecithinpulver oder mit Eigelb bestreichen. Backen Sie sie bei 200 °C etwa 10–12 Minuten.

Pizza

Teigbasis ist das Mürbeteig-Grundrezept. Dazu kommen 20–30 g Hefe; den Zucker lassen Sie natürlich weg. Die Hefe wie beim Brotbacken in einer Mehlkuhle mit 2 Eßl. warmem Wasser verrühren und 20 Minuten abgedeckt gehenlassen. Danach alles verkneten und nochmals 20 Minuten gehenlassen, ausrollen und aufs gefettete Backblech geben. Bestreichen mit 6 Eßl. Tomatenketchup, darauf 500 g frische Tomatenscheiben, 200 g gedünstete Zwiebelringe, Salamischeiben, 100 g geriebener Käse.
Gewürze: Salz, Pfeffer, viel Oregano, Paprika, Kapern, grüner Pfeffer usw.
Bei 200 °C ca. 40–50 Minuten backen.

Lecithin in Schokoladen und Süßwaren

Auch in Schokoladen und Süßwaren hilft Lecithin, die Inhaltsstoffe gleichmäßiger zu verteilen. Fette, Kakao und Zusatzstoffe werden besser verbunden und in ihrer Zusammensetzung stabilisiert. So kann beispielsweise Lecithin die spätere Auskristallisation von Zucker verhindern oder verzögern, es kann Schokolade geschmeidiger machen und es sorgt dafür, daß die Fette, die besonders in Schokoladen eine große Rolle spielen, nicht so schnell ranzig werden.
Mit Lecithin läßt sich aber auch ein leckerer Instant-Kakao herstellen. Außerdem verbessert Lecithin in Schokoladenglasuren das Fließverhalten der Masse und es sorgt dafür, daß die Glasur nach dem Erstarren nicht matt wird, sondern schön glänzt.

Instant-Kakao
Nehmen Sie

25 g Kakaopulver 75 g Zucker (Haushalts- bzw. Kristallzucker oder Traubenzucker, Fruchtzucker, Puderxylit oder Sorbit + S) 1,5–3 g Lecithin (weil wir die Ölkomponente benötigen, Lecithin 63 %) 1 Prise Salz

Alles ganz intensiv miteinander vermixen. Wir haben verschiedene Methoden ausprobiert. Am besten funktioniert es in einer Moulinette, in der die umlaufenden Schlagmesser für absolut gleichmäßige Vermischung sorgen. Es geht aber auch mit einem elektrischen Rührstab, der ebenfalls ein sehr schnell kreisendes Schlagmesser besitzt. Nehmen Sie als Gefäß ein Glas, in das der Stab gerade hineinpaßt. Evtl. geht es auch in einer Kaffeemühle mit Schlagmesserwerk.
Dieser Instantkakao kann sowohl in kalter als auch in heißer Milch aufgelöst werden.
Die Süße können Sie variieren, indem Sie einfach mehr oder weniger Zucker oder Zuckerersatzstoffe verwenden.
Mit Ersatzstoffen ist unser Instant auch für Diabetiker geeignet.
Sie können zusätzlich ca. 10 g Reinlecithinpulver hinzugeben, dann wird daraus eine besondere Art von Gesundheitsgetränk (vgl. zur medizinischen Wirkung von Lecithin *Seite 211 ff.*).

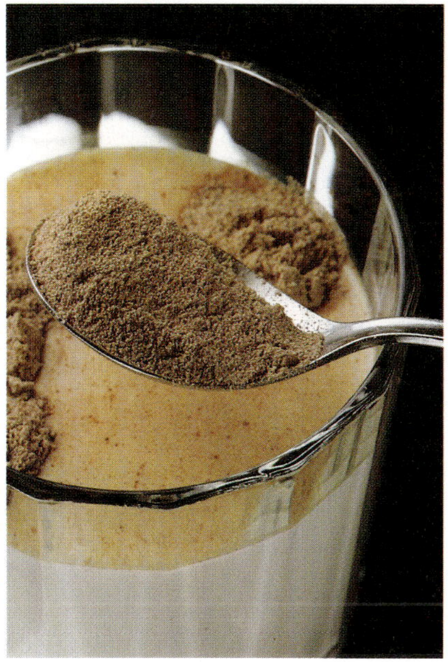

Abb. 14: Selbstgemachter Instant-Kakao mit Lecithin schmeckt gut und ist einfach zuzubereiten.

Für Unterwegs, beim Camping oder im Büro können Sie einen Fix-und-Fertig-Instantkakao vorbereiten. Das geht ganz einfach, indem Sie zu der angegebenen Mischung noch einmal die gleiche Menge Vollmilchpulver hinzufügen. Dann brauchen Sie nur noch heißes oder kaltes Wasser darüberzugießen.
Wohl bekomm's!

Lecithin für Mayonnaisen und Salatsaucen

Nicht jeder schafft es, eine gute Mayonnaise herzustellen. Oft ist sie in der eigenen Küche ein Glücksfall. Mit Lecithin ist dies kein Problem mehr, da können Sie sogar zwei linke Hände haben.

Grundrezept für Mayonnaise

1 Eigelb
1 Meßl. Reinlecithin P
100 g Pflanzenöl
5 Meßl. Essig oder Zitronensaft
½ Meßl. Salz
1 Meßl. Senf
1 Prise Zucker, Worcestersauce

Eigelb, Reinlecithin P und Essig mit dem elektrischen Handrührer (mit Schneebeseneinsatz) bei mittlerer Geschwindigkeit rühren. Dann das Pflanzenöl einfach hinzugießen. In 1–2 Minuten ist Ihre perfekte Mayonnaise fertig.
Dieses Rezept können Sie abwandeln mit einer Prise Pfeffer und mit Kräutern, frisch oder getrocknet wie Salbei, Estragon, Petersilie, Kerbel, Schnittlauch, Basilikum, Thymian usw.

Wenn Sie eher eine südländische Mayonnaise – Typ Aioli – haben wollen, geben Sie beliebig viel zerquetschte oder feingehackte *Knoblauchzehen* hinzu.
Wer den Haut-Gout des Knoblauchs nicht mag, kann es ja einmal mit einer *Zwiebelmayonnaise* versuchen. Mit Ketchup oder Tomatenmark können Sie der Mayonnaise sogar eine rote Färbung geben – der Phantasie sind keine Grenzen gesetzt.
Im *Hobbythek-Buch 11* finden Sie außerdem auch noch Rezepte für Avocadomayonnaisen und eine Sauce Hollandaise, die sich wie die Mayonnaise durch Zugabe von 1–2 % Lecithin 63 % oder Reinlecithin P vereinfachen lassen.

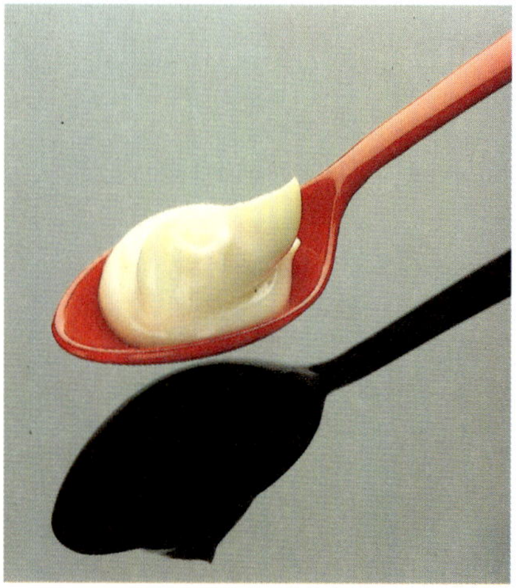

Abb. 15: Bei einer Mayonnaise mit Lecithin können Sie sicher sein, daß sie nicht auseinandergeht.

Mayonnaise ohne Ei

2 Meßl. Lecithin 63 %
60 g Pflanzenöl
40 ml Wasser
Salz und Zutaten wie bei der klassischen Mayonnaise

Herstellung wie oben. Sie können diese Mayonnaise sogar ohne elektrische Küchenhilfen herstellen; ganz einfach durch Rühren. Verrühren Sie zuerst das Lecithin mit dem Öl, geben Sie dann das Wasser und die Zutaten hinein und rühren Sie so lange, bis sich eine gleichmäßige Emulsion bildet, die nur etwas flüssiger ist als die klassische Mayonnaise.
Die Mayonnaise ist für den baldigen Verzehr bestimmt. Wenn Sie wollen, können Sie sie mit einem halben Meßlöffel Guarmehl andicken.
Diese „Mayonnaise" ist für alle, die keine Eier essen dürfen oder wollen. Sie besteht nur aus pflanzlichen Zutaten und ist gleichzeitig kalorienreduziert durch ihren Wassergehalt.

Salatsaucen

Auf ähnliche Weise können Sie Salatsaucen herstellen. Da darin weniger Öl enthalten ist, empfehlen wir als zusätzlichen Emulgator unser Lecithin 63 %. Damit können sich die Substanzen aber mit der Zeit trennen, was allerdings nicht tragisch ist; dann müssen Sie vor Gebrauch einfach schütteln.
Hier das Grundrezept:

1 Ei (mit Eiweiß)
1 Meßl. Lecithin 63 %
40 g Sonnenblumenöl

75 g saure Sahne oder Joghurt
35 g Weinessig (5 %ig)
60 g Wasser
5 g Salz
1 Prise Zucker
½ TL Senf
1 Meßl. Guarmehl

Zum Würzen Pfeffer, Curry, Tabasco usw. Kräuter wie beim Mayonnaiserezept beschrieben.
Geben Sie alles zusammen in ein Glas und rühren Sie es mit dem elektrischen Handrührer solange, bis eine stabile Salatsauce entsteht. Wenn sie zu dick ist, müssen Sie etwas weniger Guarmehl verwenden.

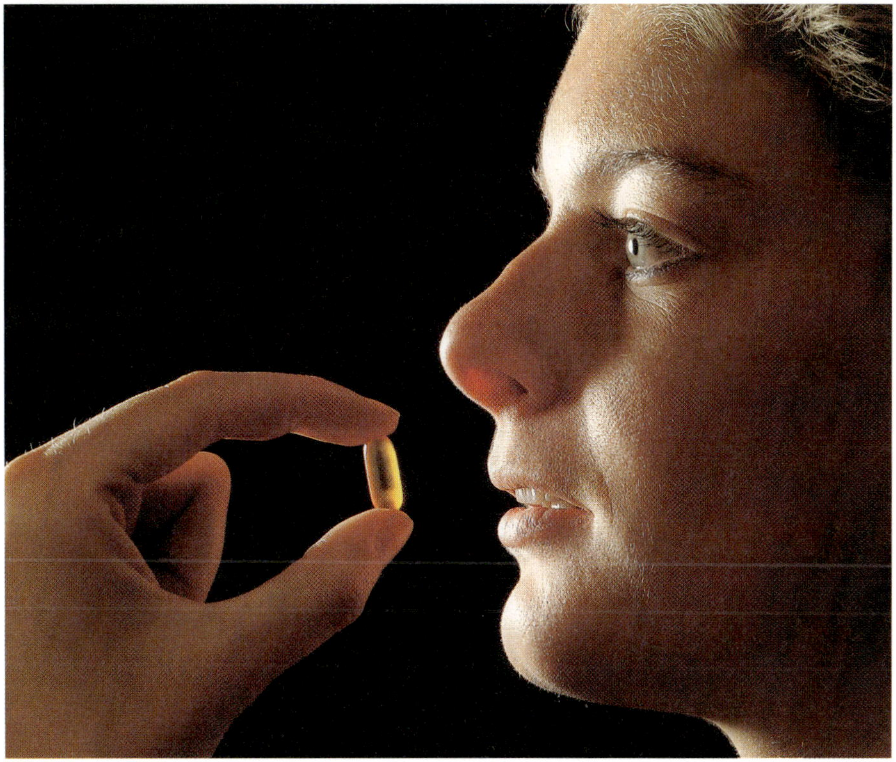
Abb. 16: Glauben Sie nicht alles, was Ihnen die Pharma-Reklame verspricht. Wir sagen Ihnen, was man von Lecithinen erwarten kann und was nicht.

Lecithine und ihre medizinische Wirkung

„Am Anfang war die Reklame" – so etwa könnte man die Karriere des Lecithins in der Medizin charakterisieren. Wahre Wunderleistungen wurden ihm von den Werbestrategen zugeschrieben. Es sei Gehirnnahrung, steigere die Gedächtnisleistung, gäbe älteren Menschen die Dynamik zurück usw. Belegt war das alles nicht; es beruhte auf halbwissenschaftlichen Spekulationen. Auch die ältere Naturheilkunde konnte kaum Anhaltspunkte liefern, denn Lecithin ist erst 1850 entdeckt worden.
Die Schulmedizin ist jedenfalls bis heute skeptisch gegenüber medizinischen Wirkungen von Lecithinen. Noch 1978 faßte ein wissenschaftlicher Mitarbeiter des Bundesgesundheitsamtes die Forschungsergebnisse mit der Bemerkung zusammen, daß eine irgendwie geartete Wirkung nicht nachweisbar sei, mit der kleinen Ausnahme, daß sich generative Erkrankungen des Gehirns beeinflussen ließen. Damit bezog er sich vor allem auf das sogenannte *Alzheimersyndrom*, bei dem insbesondere bei älteren Menschen beschleunigt Gehirnzellen absterben und es Probleme mit der Reizübertragung zwischen Nervenzellen gibt.
Ob bei dieser Krankheit tatsächlich eine günstige Beeinflussung nachzuweisen ist, müsse – so der Wissenschaftler – durch weitere Untersuchungen erforscht werden. Inzwischen liegen uns Forschungsarbeiten zum Thema Lecithin vor, in denen diese generelle Skepsis nicht mehr vorherrscht. Im Gegenteil: In einer Arbeit wird dem Lecithin eine positive Beeinflussung der allgemeinen Befindlichkeit und Steigerung der Konzentrationsfähigkeit zugeschrieben, in einer anderen eine Erhöhung der Gedächtnisleistung. Allerdings fehlen bisher die notwendigen Gegenproben.
Was uns zusätzlich skeptisch macht, ist

die Tatsache, daß stets nur das *marktführende* Lecithin Gegenstand der Untersuchungen war. War das eine „nacheilende" Bestätigung der Werbethesen? Warum hat man nicht Reinlecithin zum Maßstab der Untersuchung gemacht? Unter wissenschaftlichen Kriterien hätte dies nahegelegen. Das soll nicht heißen, daß wir die Ergebnisse generell anzweifeln; aber Fragen dieser Art müssen sich auch Wissenschaftler gefallen lassen.

Es gibt auch die Meinung, daß der Körper durch moderne Ernährung oft mangelhaft mit Phospholipiden – also Lecithin – versorgt wird. Das hat mit der zunehmenden Raffinierung von natürlichen Fetten zu tun, die eine Verarmung der Fettbegleitstoffe zur Folge hat, zu denen auch das Lecithin gehört. Verstärkt würde dies durch den Trend zu fettarmer Diätkost. Dies alles sind Theorien, die ebensowenig bewiesen sind wie die Beobachtungen einzelner Menschen, die durch Lecithinzusatz in der Kost ihre allergischen Hautprobleme gelöst haben. Das trifft auch auf mich, Jean Pütz, zu. Außerdem sind mir Personen bekannt, die glaubhaft versichern, daß sie ähnliche Wirkungen beobachtet haben. Eine Dame hatte jahrelang ein berufsbedingtes Ekzem an den Händen. Ohne daß die äußeren Bedingungen verändert wurden, hat sie durch Lecithinaufnahme dieses Leiden kurieren können. Ich weiß, daß aus solchen Einzelbeobachtungen auf keinen Fall aufs allgemeine geschlossen werden kann. Ich erwähne dies nur, um darauf hinzuweisen, daß es hier Forschungsansätze geben könnte.

Besser abgesichert ist die Aussage, daß Lecithin die Blutfettwerte – den häufig bei Diagnosen festgestellten zu hohen Cholesterinspiegel – senken würde. Er kann dazu führen, daß sich Cholesterinfette in den Adern absetzen und Durchblutungsstörungen bis hin zu Infarkten, arteriellen Verschlußkrankheiten (im Volksmund als Arterienverkalkung bezeichnet) sowie Verstopfung der Herzkranzgefäße (koronare Herzkrankheiten) auslösen. Eine regelmäßige Gabe von Lecithin scheint tatsächlich vorbeugend zu wirken. Jedenfalls wird eine zum Teil deutliche Senkung des Cholesterinspiegels beobachtet.

Aber auch hier ist Cholesterin nicht gleich Cholesterin. Es gibt *LDL Cholesterine* nach dem englischen Begriff *L*ow *D*ensity *L*ipoide. Nur diese lösen Arterienverkalkung aus. Die sogenannten *HDL Cholesterine* (von *H*igh *D*ensity *L*ipoide) bewirken eher das Gegenteil. Sie können sogar Fettknötchen in den Adern auflösen.

Lecithin fördert nach neuester Forschung sehr gezielt ein Absinken der LDL-Cholesterinwerte, während der Anteil der gutmütigen HDL-Cholesterine sogar gesteigert wird.

Diese Tatsache scheint derart gut abgesichert zu sein, daß das Bundesgesundheitsamt sogar eine Monographie zum Lecithin herausgegeben hat.

Monographie Sojalecithin

Bestandteile: Aus Sojabohnen gewonnenes Phospholipidgemisch mit Phospatidylcholin (das ist unser Cholinphospholipid PC) sowie Etanolaminphospholipid (PE) und Inositphospholipid (PI)
Anwendungsgebiete: Leichtere Fettstoffwechselstörungen, insbesondere zu hohe Cholesterinwerte, sofern diätilische Maßnahmen allein nicht ausreichen.
Gegenanzeigen, Nebenwirkungen, Wechselwirkungen mit anderen Mitteln: Keine bekannt.
Wirkung: Blutfettsenkend.
Art der Anwendung: Zubereitung aus Sojalecithin zum Einnehmen.
Dosierung: Soweit nicht anders verordnet: Mittlere Tagesdosis Gesamtphospholipide in ihrem natürlichen Mischungsverhältnis entsprechend 3,5 g Phospatidylcholin (PC).
Unsere Anmerkung dazu: Die Wirkung des Lecithins scheint vor allem auf das Cholinphospholipid zurückzugehen, wobei nicht auszuschließen ist, daß auch die anderen Inhaltsstoffe begleitende Funktionen erfüllen. Für die Dosierung ist es wichtig zu wissen, wieviel man von den verschiedenen Lecithinsorten nehmen muß, wenn die Tagesdosis von 3,5 g PC erreicht werden soll.

Um auf 3,5 g PC zu kommen, muß man von den einzelnen Lecithinsorten nehmen:

Reinlecithin 30 (Granulat)	= ca. 12 g
oder Fluidlecithin Cm	= ca. 10 g
oder Fluidlecithin Super	= ca. 7 g
oder Reinlecithin (Pulver)	= ca. 16 g
oder Reinlecithin (Granulat)	= ca. 16 g

Bevor Sie teure andere Medikamente nehmen, können Sie ja einmal versuchen, ob die dem Lecithinschub zugeschriebenen Wirkungen tatsächlich Ihr Befinden verbessern, vielleicht sogar Ihr Gehirn zu mehr Leistungen anregen oder den Cholesterinspiegel senken. Letzteres können Sie unter der Aufsicht eines Arztes tun.

Bedenken Sie aber, daß erhöhte Cholesterinwerte oft eine Folge falscher Ernährung sind; vor allem von zu fettreicher Ernährung. Lecithin kann Ihnen die notwendige Umstellung auf gesündere Kost

nicht abnehmen. Probieren Sie es doch einmal mit den Nahrungsmitteln, die wir Ihnen in unseren Rezepten ab *Seite 202* vorstellen. Besonders mit unseren Backwaren schlagen Sie zwei Fliegen mit einer Klappe. Sie nehmen dadurch nicht nur Ballaststoffe und vitamin- und mineralreiche Nahrung auf, sondern zusätzlich Lecithin, das auch durch die Backhitze in seiner Wirkung nicht wesentlich beeinträchtigt wird.
Sie können natürlich Ihre tägliche Lecithindosis auch mit dem Löffel pur zu sich nehmen. Dafür empfehlen wir Ihnen das *granulierte Reinlecithin 30*, es enthält 30 % PC und hat den angenehmsten Geschmack. Oder Sie rühren das Lecithin in Ihre morgendliche Müslimischung. Dazu ist auch das vielseitig verwendbare Pulver geeignet.

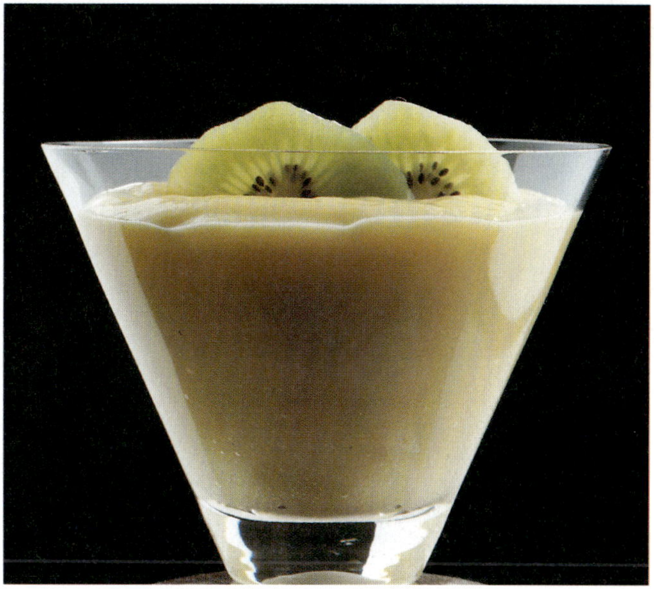

Abb. 17: Versuchen Sie es einmal mit unserem Cremelikör mit Reinlecithin.

Lecithin in Gesundheitslikören und „-cremes"

Lecithin-Creme

Hier ein Rezept für eine Art Lecithin-Speisecreme zur Stärkung, wie es sie ähnlich in Reformhäusern und Drogerien gibt. Da dort in der Regel geringe Mengen Alkohol enthalten sind, wollen wir ihn als geschmacksgebende Komponente ebenfalls zusetzen.

Nehmen Sie:

15 g Reinlecithinpulver
5–10 ml Obstschnaps (35–40 %)
10 g Früchteextrakt (Orangen, Mandarinen, Maracuja, usw.; vgl. *Seite 64*)
10 g Zucker, Traubenzucker oder Zuckerersatzstoffe bzw. Süßstoff in entsprechenden Zuckeräquivalenten.
10–50 ml Wasser, Milch oder Sahne

Verrühren Sie zunächst das Lecithin mit dem Schnaps, bis es knotenfrei gelöst ist. Dann geben Sie den Früchteextrakt und die Süßungsmittel hinein. Anschließend gießen Sie das Wasser hinzu, das nicht erwärmt zu werden braucht. Rühren Sie so lange, bis die Emulsion perfekt ist. Wir sind sicher, daß Ihnen diese Creme sehr gut schmecken wird.
Wem der Alkohol suspekt ist, kann es auch ohne versuchen. Mit Traubenzucker wird die Gesundheitscreme übrigens zu einem richtigen Energielieferanten für Situationen, in denen Sie einmal erschöpft sein sollten.
Bei der Entwicklung dieses Rezepts hat uns ganz unvermutet das Alkoholteufelchen geritten. Uns fielen plötzlich eine Menge Rezepte für Liköre der verschiedensten Art ein. Die Grundidee wollen wir Ihnen hier verraten. Wir sind sicher, daß Ihnen viele Varianten dazu einfallen.
Probieren Sie zunächst eine kleine Menge aus. Wenn sie schmeckt, läßt sich die Menge durch simple Multiplikation der Zutaten vervielfachen.

Probierrezept für Cremelikör (Basisrezept)

5–10 g Reinlecithinpulver
20–40 ml (2–4 cl) 40 % Weingeist, Schnaps usw.
20–40 g süße Sahne (28–33 % Fett) oder Milch 3,5 %
10 g Zucker oder Zuckerersatzstoffe
evtl. 10 g Fruchtextrakte

Herstellung wie bei unserer Gesundheitscreme beschrieben.
Als Starthilfe drei Rezeptbeispiele.

Typ Eierlikör (ohne Cholesterin)

25 g Reinlecithinpulver 100 ml 40 % Weinbrand oder Obstschnaps 100 ml Sahne (28–30 %) oder Milch 3,5 % 50 g Zucker oder Zuckerersatzstoffe 12 Stangen Vanille (das Innere ausschaben) oder 10 g Vanillezucker

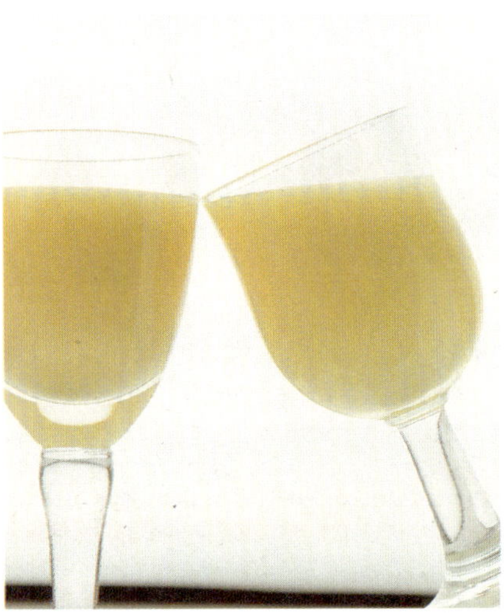

Abb. 18: Ein „Eierlikör" ohne Cholesterin.

Typ Coffee-Likör

25 g Reinlecithinpulver 100 ml Whisky 100 ml Sahne (28–33 %) 50 g Zucker oder Zuckerersatzstoffe 10 g Instant-Kaffee

Herstellung wie bei der Gesundheitscreme.

Typ Nußnugat-Likör

25 g Reinlecithinpulver 100 ml Weinbrand oder Cognac 50 ml Sahne (28–33 %) 75 g Nußnugat 15 g Zucker

Nugat im Wasserbad leicht erwärmen, Sahne und Zucker zugeben und gleichmäßig verrühren. Nugat löst sich bereits bei 30–35 °C (nicht zu stark erhitzen!) Parallel dazu wird Lecithin im Weinbrand aufgelöst und anschließend in die noch warme Nugatsahne hineingerührt.
Unsere Liköre haben nur etwa 15–20 % Alkoholgehalt. Sie sollten deshalb zur Sicherheit im Kühlschrank aufbewahrt werden, wo sie sich mindestens ein halbes Jahr halten. Wenn sich mit der Zeit die Emulsion etwas trennt, dann einfach vor Gebrauch schütteln.

Liposome – auch eine Form von Lecithin

Bereits im Hobbythek-Buch „Schminken, pflegen, schönes Haar" haben wir die Verwendung der Liposome in der Kosmetik ausführlich beschrieben. Wir haben die Chancen und Möglichkeiten dieser Mikrokügelchen aus Lecithinbausteinen ausführlich dargestellt. Mittlerweile spenden selbst kritische Kosmetikfachleute diesen Substanzen Beifall, und in der Branche fragt man sich ernsthaft, warum man erst so spät auf sie gekommen ist. Manche glauben, daß mit dieser Substanz eine Revolution in der Hautpflege ausgelöst wurde.

In der *Abbildung 20* sehen Sie, wie diese Mikrokügelchen von z. T. weniger als einem dreißigtausendstel Millimeter Durchmesser aussehen.
Da die Membran unserer Hautzellen ebenfalls aus Lecithinbausteinen besteht (vgl. *Abb. 19*), können Liposome die Membran auffrischen, und zwar indem sie sich mit ihr vereinigen.
Dadurch wird der Cholesterinanteil der Zellmembran verringert. Cholesterin festigt zwar die Membran, macht sie aber beim Alterungsprozeß auch spröde und unelastisch. Liposome – so die Theorie – können in Grenzen den Alterungsprozeß verzögern und die Haut glätten. Es scheint, daß diese Aussage erstmals nicht „heiße Luft" ist.
Bedenklich finden wir allerdings sogenannte gefüllte Liposome, die zunehmend in der Kosmetik verwendet werden. Durch sie können in die Hautzellen fremde Substanzen gelangen, die möglicherweise schädlich sind oder – wenn sie tatsächlich Wirkung erzielen – im Prinzip Medikamente darstellen. Die Verwischung der Grenze zwischen Medikamenten und Kosmetika hat der Gesetzgeber aber verboten. Die Gefahr, daß aus Kosmetika Medikamente werden, existiert nicht, wenn diese Wirkstoffe nur außen in die wäßrige Lösung gegeben werden, die die Liposomen tragen. Deshalb gehen wir in unseren Rezepten diesen Weg. Wir meinen, daß das Risiko dadurch beseitigt wird. Trotzdem erzielen wir die gleiche Wirkung. Außerdem haben Sie – wie immer bei uns – die Möglichkeit, jeden Zusatzstoff individuell auf Allergie an sich selbst zu testen.
Wir bieten Ihnen als Wirkstoffe neben den im Hobbythek-Buch „Schminken, pflegen, schönes Haar" genannten *D-Panthenol* und *Fibrostimulin* noch zwei

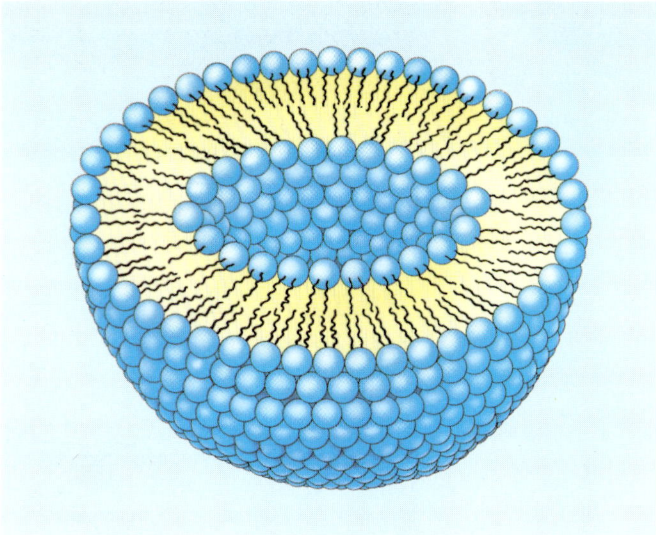

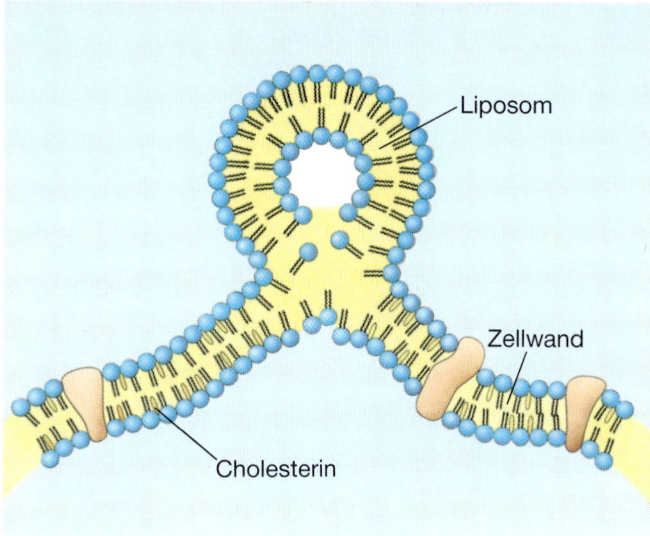

Abb. 19: (*links*): Liposomkugel (im Schnitt), die sich durch gleichen Aufbau mit der Membran unserer Hautzellen vereinigen kann (*rechts*).

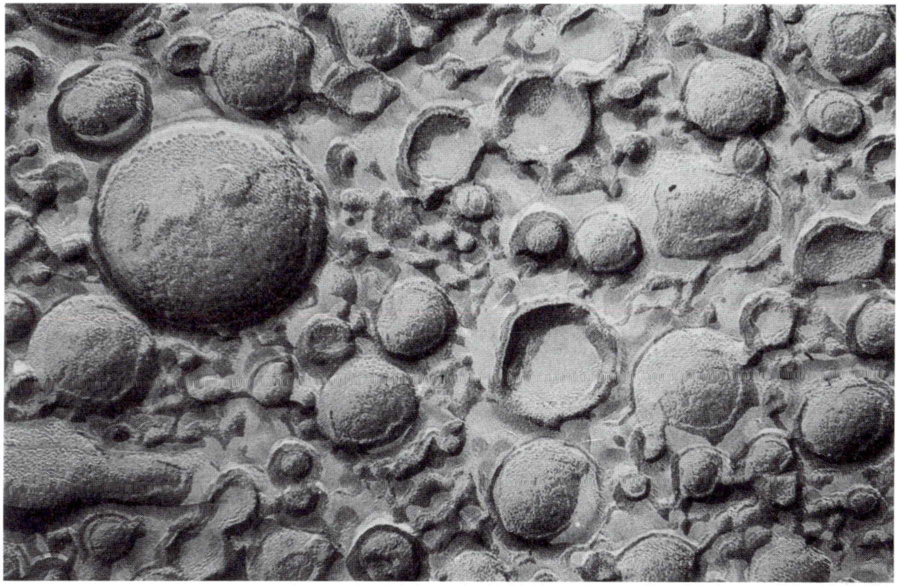

Abb. 20: Liposome sind mikrofeine Kügelchen aus natürlichen Lecithinbausteinen. Hier in ca. 143 000facher Vergrößerung.

weitere Substanzen an, die in der Kosmetikwerbung für industrielle, sündhaft teure Produkte eine große Rolle spielen. Dies ist ein Angebot, mit dem wir allen Ansprüchen gerecht werden, die in der Werbung der Spitzenkosmetik eine Rolle spielen. Dabei sind wir, wie Sie bald feststellen werden, unglaublich preiswert. Hier die Substanzen:

Thymusextrakt HT

Dabei handelt es sich um Thymuspeptide aus der Thymusdrüse von Kälbern. Sie sollen das Hautzellensystem aktivieren bzw. reaktivieren und regenerieren. Weiterhin wird versichert, daß sie Falten-

bildung durch UV-Strahlen der Sonne vermindern und das natürliche Abwehrverhalten der Haut stimulieren sollen. Wir geben diese Behauptungen völlig wertfrei weiter. Ob es wirklich so ist, können Sie an sich selbst ausprobieren.
Machen Sie aber im Falle von Allergieanfälligkeit einen Test wie auf *Seite 151* beschrieben. Verdünnen Sie dazu den Thymusextrakt 1:10 (1 Körnchen Extrakt auf 10 Tropfen destilliertes Wasser).
Dieser Extrakt ist ein Trockenpulver, das wasserlöslich ist. Es ist unkonserviert und besitzt Arzneimittel-Qualität. Die Einsatzmenge beträgt 0,05 – 0,1 %. Auf 50 g kommt also 1 Msp. und auf 100 g die doppelte Menge. Sie können Thymusextrakt HT im Haarwasser einsetzen; es soll auch den Haarwuchs fördern.

Hyaluron HT

Die Hyaluronsäure ist eine weitverbreitete natürliche Säure, die eine wichtige Grund- und Füllsubstanz zwischen den Zellen darstellt. In kosmetischen Mitteln wird sie häufig in Form von Salzen als Geheimwaffe gegen Austrocknen der Haut eingesetzt. Sie scheint unverhältnismäßig wirksamer zu sein als Kollagen oder Elastin. Zugleich wird behauptet, daß sie die Geschmeidigkeit und Elastizität bewahren hilft und die natürlichen Schutzmechanismen der Haut unterstützt.
Wegen des schwierigen Gewinnungsverfahrens ist sie allerdings relativ teuer. Sie wird u. a. aus Hahnenkämmen gewonnen. Im Verhältnis zu den Preisen von Fertigprodukten mit Hyaluronsäure ist sie aber immer noch äußerst preiswert.
Hyaluron HT ist ein Salz der Hyaluronsäure (Natriumsalz) und muß wegen seiner wasseranziehenden Eigenschaften stets gut verschlossen aufbewahrt werden. Die Einsatzmenge beträgt 0,1–0,5 %. In dieser Salzform braucht es nicht konserviert zu werden – ein großer Vorteil. Allergiereaktionen auf Hyaluron sind bisher nicht beobachtet worden.

Ein neuer Rohstoff: Superlipodermin

Mit der Entscheidung für diese neuen Wirkstoffe haben wir uns für einen neuen Grundstoff entschieden, der die Liposome enthält. Unsere bisherige Liposomengrundsubstanz *Lipodermin* war eine 1 %ige wäßrige Lösung; sie mußte vorkonserviert werden mit üblichen kosmetischen Konservierungsmitteln (Parabene). Dies war ein Nachteil. Denn wenn diese Liposome in die Zellmembran eindringen, können sie auch Konservierungsstoffe mit sich nehmen. Dies war zwar nicht sehr problematisch, weil wir die Substanz 1:2 mit destilliertem Wasser verdünnt haben. Aber die Sache hinterläßt doch einen kleinen Nachgeschmack. Deshalb haben wir uns bemüht eine Substanz zu finden, die grundsätzlich unkonserviert angeboten wird. Wir haben sie in unserem *Superlipodermin 10 %* gefunden.
Nun können Liposome, die sich in einer wäßrigen Flüssigkeit befinden, natürlich verderben. Deshalb mußte eine besondere Form der „Verpackung" gefunden werden. *Superlipodermin 10 %* erhalten Sie in Ampullenform (5 ml). Die Substanz ist vollkommen steril abgefüllt und hält sich in den Ampullen mindestens 2 Jahre. Gleichzeitig ist *Superlipodermin 10 %* wesentlich höher konzentriert. Statt 1 % im normalen Lipodermin enthält es 10 % Liposome. Das heißt, wir können es wesentlich stärker verdünnen. Leider ist es entsprechend teurer.
Wir empfehlen eine Verdünnung auf 0,5–1 %. Damit ist die Konzentration immer noch etwas höher als in Liposomengels der Industrie. Durch die höhere Konzentration sind die neuen Antifaltengele aber auch wirksamer.

Herstellung des Antifaltengels Super-plus

Die Ampulle *Superlipodermin 10 %* enthält 5 ml. Damit können Sie bei 1 %iger Konzentration 50 ml Antifaltengel und bei 0,5 % Konzentration 100 ml Gel herstellen. Sie müssen allerdings die gesamte Menge auf einmal verarbeiten, weil die Substanz unkonserviert ist und nach dem Öffnen der Ampulle verderben kann. Sie müssen also „auf Vorrat" herstellen; denn Sie verbrauchen bestenfalls 10 ml pro Woche und Person.
Das Problem ist, wie man den Vorrat aufbewahren kann, ohne daß er verdirbt. Dazu haben wir folgenden Vorschlag: Füllen Sie alles in mehrere kleine Plastikfläschchen ab, wie sie auch für Augentropfen Verwendung finden.
Beim Anrühren und Abfüllen müssen Sie äußerst sauber und hygienisch arbeiten. Alle Geräte und Gefäße vorher in kochendem Wasser spülen, damit jegliche Keime vernichtet werden. Am besten nehmen Sie ein spezielles Becherglas und zum Rühren einen Glasstab. Auch das destillierte Wasser sollten Sie sofort nach dem Kauf aufkochen, abkühlen und wieder abfüllen. Grundsätzlich werden alle Zutaten kalt zusammengerührt, weil das Superlipodermin auf keinen Fall erwärmt werden darf.

Um eventuell vorhandene Keime sicher abzutöten, empfehlen wir: Verrühren Sie zunächst das Xanthan mit dem Wasser, lassen es aufkochen und wieder abkühlen. Dann erst kommt das Superlipodermin hinzu.
Hier zunächst die Zutaten:

5 ml (1 Ampulle) Superlipodermin 50–100 ml destilliertes Wasser (keimfrei) 1 Msp. Xanthan

Dest. Wasser und Guarmehl mischen, aufkochen und abkühlen. Erst *danach* das Superlipodermin einrühren!
Dies ist das Grundrezept. Alles andere können Sie, müssen Sie aber nicht zugeben. Mögliche Zutaten:

1 Msp. (¼ Meßl.) Hyaluron HT 1–2 Msp. Thymusextrakt HT 10–20 Tr. D-Panthenol 75 (evtl.) ca. 10–20 Tr. ätherische Öle zur Parfümierung (Lavendel, Orangenblüten, Rose usw.)

Unkonserviert hält sich das Gel im Kühlschrank etwa 8–14 Tage. Wir empfehlen, nur *ein* Fläschchen in den Kühlschrank zu stellen und die anderen einzufrieren. Dann halten sie sich wie normale Tiefkühlkost. Nehmen Sie bei Bedarf ein Fläschchen heraus und tauen Sie es langsam bei Zimmertemperatur und nicht im heißen Wasser auf. Dieses aufgetaute Antifaltengel ist genauso wirksam wie frisch angerührtes.
Sie können das Gel aber auch risikolos mit unserem natürlichen *Heliozimt K* länger haltbar machen (vgl. *Seite 156*). Dieser Aromastoff ist so mild, daß die Gefahr der Zellschädigung praktisch gleich Null ist. Mit 1 Tropfen pro 10 ml (g) Gel erreichen Sie eine Haltbarkeit von mindestens 3 Wochen bei Zimmertemperatur und 6 Wochen bei Aufbewahrung im Kühlschrank. Mit 2 Tropfen auf 10 ml verdoppeln Sie die Haltbarkeitszeit.
Wenn Sie allergiegefährdet sind, empfehlen wir Ihnen einen Allergietest. Geben Sie 1 Tropfen Heliozimt K auf 50 Tropfen Pflanzenöl, von dem Sie wissen, daß Sie es garantiert vertragen. Von dieser Mischung verteilen Sie einen kleinen Klecks auf Ihrem Innenarm, wie auf *Seite 152* beschrieben.

Dosierung für 3 Wochen Haltbarkeit: 5 Tr. Heliozimt K auf 50 ml Gel 10 Tr. Heliozimt K auf 100 ml Gel

Sollten Sie Heliozimt K nicht vertragen, versuchen Sie es mit unserem Kaliumsorbat 1:5. Es ist wohl der mildeste chemische Lebensmittelkonservierungsstoff,

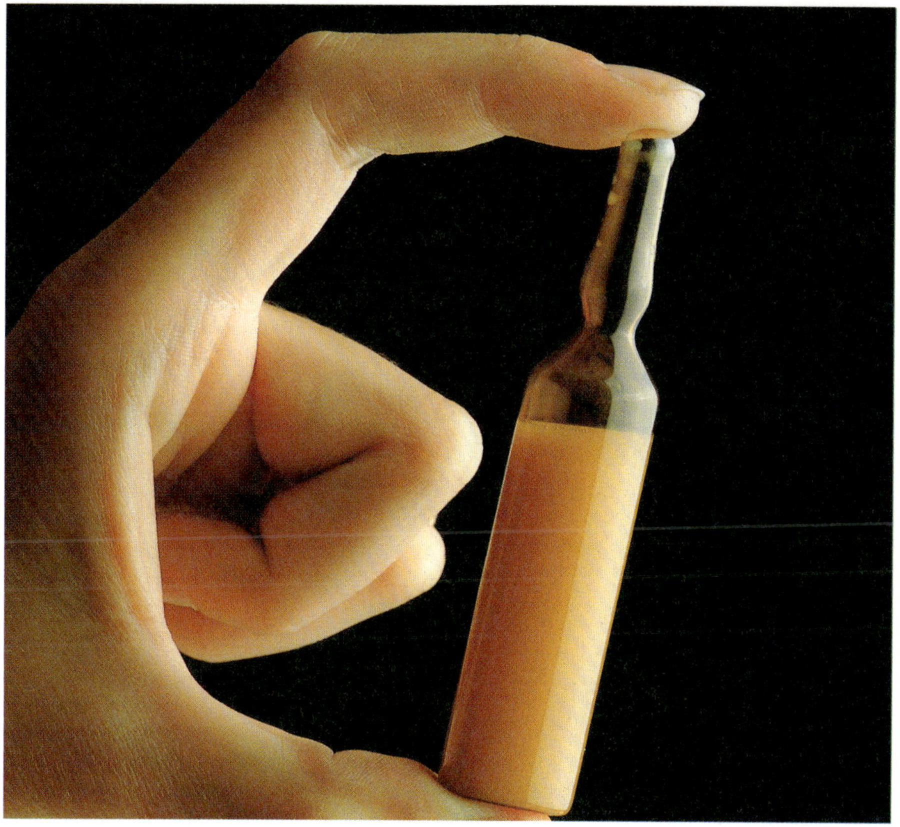

Abb. 21: Damit das empfindliche Superlipodermin stets steril bleibt, lassen wir es in Ampullen „verpacken". Darin hält es sich mindestens 2 Jahre.

den es gibt. Kaliumsorbat 1:5 heißt, daß 1 Teil reines Sorbat mit 5 Teilen Wasser verdünnt wurde. Die Konservierung damit ist praktisch risikolos; denn Kaliumsorbat ist weniger giftig als Kochsalz. Zur Sicherheit sollten Sie aber bei Anfälligkeit einen Allergietest machen (vgl. *Seite 152*).

Dosierung für 3 Wochen Haltbarkeit:
15–20 Tr. Kaliumsorbatlösung 1:5 auf 50 ml Gel
30–40 Tr. Kaliumsorbatlösung 1:5 auf 100 ml Gel

Wenn Sie die Zusatzstoffe ins Gel geben möchten:
Wie beim Grundrezept zunächst destilliertes Wasser und Xanthan mischen und aufkochen, eventuelle Klümpchen lösen sich dabei, sonst einfach nach 10 Minuten noch mal umrühren. In das vollständig abgekühlte Wasser-Xanthan-Gemisch wird dann das Superlipodermin gerührt. Hyaluron HT und Thymusextrakt HT werden trocken vermischt und zunächst mit einer kleinen Menge der geligen Flüssigkeit angerührt. Die Hyaluronsäure neigt leicht zum Verklumpen, sie bildet ebenfalls ein Gel. Nun gibt man diese Vormischung zum Super-Lipodermin-Wasser-Gel hinzu, ebenso D-Panthenol 75 und evtl. ätherische Öle und Konservierung. Wenn Sie ganz auf Hyaluronsäure verzichten, benötigen Sie zum Verdicken bis zu ½ Meßl. Xanthan.
Sollte das Gel zu dick geworden sein, können Sie es ohne weiteres mit destilliertem Wasser etwas verdünnen. Es bleibt immer noch wirksam, muß aber entsprechend der zugegebenen Wassermenge mehr konserviert werden.
Füllen Sie das Gel zum Schluß in die kleinen Plastikfläschchen.
Sie werden merken, daß das Gel beim Auftragen sehr schnell einzieht. Kurz danach können Sie – wenn Sie mögen – eine Creme auftragen; am besten eine Lecithincreme. In dem Hobbythekbuch „Die Fünf-Minuten-Kosmetik“ finden Sie weitere Rezepte für Liposomengele aus Lipodermin-Konzentrat, die nur mit Alkohol konserviert sind. In diesen Rezepten sind auch öllösliche Vitamine als Wirkstoffe für die Haut enthalten.

✻

Lecithine sind – wie wir Ihnen an ein paar ausgewählten Beispielen zeigen wollten – wahre Tausendsassas. Sie sind bereits zu einem wichtigen Rohstoff der *High-Chem* (von High-Tech-Chemie) geworden. Erste Liposome in pharmazeutischer Anwendung gibt es bereits. So existiert ein Medikament zur *Hautpilzbekämpfung*, bei dem der Wirkstoff ins Innere von Liposomenkügelchen gebracht wurde. Der Vorteil: Man braucht viel weniger Wirksubstanz und das Medikament gelangt viel tiefer in die Schichten der Haut, wo die Pilzsporen sitzen. Auch *Pestizide* (Schädlingsbekämpfungsmittel) wurden in Liposome gepackt. Dabei hat man herausgefunden, daß im Weinbau mit einem Siebtel der Giftmenge gespritzt werden kann. Der Grund dafür: die Liposome bringen das Pestizid besser in die Zellen der Schädlinge, so daß es viel intensiver wirkt. Leider hat der Chemiekonzern, der diese Forschungen mit einem deutschen Weinbauinstitut durchführte, fürs erste das Produkt trotz ermutigender Ergebnisse auf Eis gelegt.

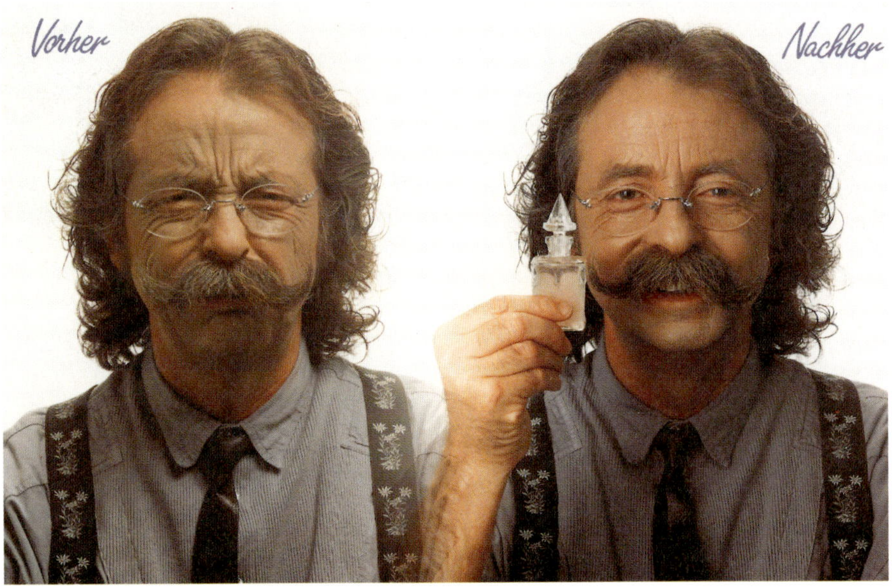

Abb. 22: Sie glauben, daß unser Antifaltengel nichts bewirkt? Schauen Sie sich Jean Pütz an. Links vor der Behandlung, rechts danach. Aber Spaß beiseite – probieren Sie selbst.

Sachregister

Namenregister

Bezugsquellen

* Fa. SPINNRAD-ZENTRALE, 4650 Gelsenkirchen, Am Luftschacht 3 a, Tel. 02 09/1 70 00 11, Tx. 824726 natur d, Fax. 02 09/1 70 00-40. SPINNRAD-AUSLIEFERUNGSLÄDEN: 1000 Berlin 33, Uhlandstraße 43/44, Tel. 0 30/8 81 48 48; 1000 Berlin 41, Rheinstr. 10, Tel. 0 30/8 59 20 72; 2000 Hamburg 13, Grindelallee 42, Tel. 0 40/4 10 60 96; 2394 Satrup, Glücksburger Straße 11, Tel. 0 46 33/10 21; 2800 Bremen, Ostertorsteinweg 90, Tel. 04 21/70 52 68; 2900 Oldenburg, Gaststr. 26, Tel. 04 41/2 54 93; 3000 Hannover, Steintorstr. 9, Tel. 05 11/32 90 93; 3008 Garbsen, Havelser Str. 10 (REALKAUF), Tel. 0 51 31/9 57 59; 3070 Nienburg, Weserstr. 17, Tel. 0 50 21/1 28 25; 3300 Braunschweig, Vor der Burg 8, Tel. 05 31/4 20 32; 3400 Göttingen, Gronerstr. 1, Tel. 05 51/4 47 00; 3500 Kassel, Hedwigstr./Karstadthaus, Tel. 05 61/7 89 54 15; 3530 Warburg, Hauptstr. 46, Tel. 05 46 41/6 04 67; 4000 Düsseldorf, Königsallee 92 a, Tel. 02 11/13 33 06; 4050 Mönchengladbach, Hindenburgstr. 249, Tel. 0 21 61/2 13 08; 4100 Duisburg, Averdunk-Center/Königstr., Tel. 02 03/33 91 35; 4130 Moers, Neumarkt-Eck am Rathaus, Tel. 0 28 41/2 37 71; 4150 Krefeld, Hansa-Center 32, Tel. 0 21 51/39 62 45; 4200 Oberhausen, Bero-Zentrum 84 a, Tel. 02 08/2 70 65; 4220 Dinslaken, Duisburger Str. 10, Tel. 0 21 34/5 45 57; 4250 Bottrop, Hochstr. 11, Tel. 0 20 41/68 44 84; 4300 Essen, Viehoferstr. 24, Tel. 02 01/23 92 85; 4330 Mühlheim, Rhein-Ruhr-Zentrum, Tel. 02 08/49 81 92; 4400 Münster, Alter Steinweg 39, Tel. 02 51/4 23 52; 4440 Rheine, Emsstr. 71, Tel. 0 59 71/8 10 04; 4500 Osnabrück, Domhof 7 c, Tel. 05 41/2 78 75; 4600 Dortmund, Lütge Brückstr. 12, Tel. 0231/57 89 36; 4630 Bochum, Kortumstr. 33, Tel. 02 34/6 61 23; 4650 Gelsenkirchen, Klosterstr. 13, Tel. 02 09/20 89 63; 4650 Gelsenkirchen-Buer, Hochstr. 54, Tel. 02 09/39 88 89; 4700 Hamm, Oststr. 3, Tel. 0 23 81/2 02 45; 4780 Lippstadt, Lippe-Galerie, Langestr., Tel. 0 29 41/5 83 32; 4790 Paderborn, Grube 8, Tel. 0 52 51/2 26 98; 4800 Bielefeld, Bahnhofstr. 37, Tel. 05 21/ 6 61 52; 4950 Minden, Martinikirche, Tel. 05 71/8 75 80; 5000 Köln, Mittelstr. 12–14/Bazaar de Cologne, Tel. 02 21/23 26 06; 5010 Bergheim 3, Graf-Otto-Str. 19, Quadrath, Tel. 0 22 71/9 30 32; 5100 Aachen, Rethelstr. 3, Tel. 02 41/2 52 54; 5143 Wassenberg, Brabanterstr. 50, Tel. 0 24 32/8 10 11; 5270 Gummersbach, Wilhelmstr. 7, Tel. 0 22 61/6 47 84; 5300 Bonn, Bonngasse 15, Tel. 02 28/63 66 67; 5350 Euskirchen, Hochstr. 56, Tel. 0 22 51/5 55 21; 4500 Koblenz, Casinostr. 15–19, Tel. 02 61/1 49 25; 5500 Trier, Neue Str. 66, Tel. 06 51/4 82 41; 5600 Wuppertal-Elberfeld; City-Center, Tel. 02 02/44 12 81; 5650 Solingen, Goerdelerstr./Bachtorzentrum; 5800 Hagen, Elberfelder Str. 64, Tel. 0 23 31/1 74 38; 5860 Iserlohn, Marktpassage, Tel. 0 23 71/2 32 96; 5880 Lüdenscheid, Ringmauerstr. 5, Tel. 0 23 51/35 10; 5900 Siegen, Marburger Str. 34, Tel. 02 71/5 45 40; 6000 Frankfurt, Kaiserstr. 11, Tel. 0 69/29 14 81; 6100 Darmstadt, Wilhelminenpassage, Tel. 0 61 51/2 20 78; 6200 Wiesbaden, Mauritius-Galerie, Tel. 06 11/37 81 66; 6300 Gießen, Kaplanspassage 4, Tel. 06 41/3 88 48; 6500 Mainz-Altstadt, Kirschgarten 4, Tel. 0 61 31/22 81 41; 6544 Kirchberg, Hauptstr. 55, Tel. 0 67 63/28 11; 6600 Saarbrükken, Dudweilerstr. 12, Tel. 06 81/3 90 89 94; 6740 Landau, Ostbahnstr. 13, Tel. 0 63 41/8 58 18; 6800 Mannheim, Kurpfalz-Passage, Tel. 06 21/15 46 62; 6950 Mosbach, Entengasse 4, Tel. 0 62 61/1 40 20; 7000 Stuttgart, Lautenschlagerstr. 3, Tel. 07 11/29 14 69; 7500 Karlsruhe, Herrenstr. 23, Tel. 07 21/2 48 45; 7530 Pforzheim, City-Einkaufspark, Tel. 0 72 31/3 32 54; 7800 Freiburg, Grünwälderstr./Dietler-Passage, Tel. 07 61/38 12 13; 8000 München 2, Sendlingerstr./Asamhof, Tel. 0 89/26 41 59; 8300 Landshut, Altstadt 193, Tel. 08 71/2 44 24; 8400 Regensburg, Malergasse 3, Tel. 09 41/56 35 81; 8480 Weiden, Siechenstr. 13, Tel. 09 61/2 77 10; 8500 Nürnberg, Karolinenstr., Tel. 09 11/23 25 33; 8700 Würzburg, Oberthürstr. 3, Tel. 09 31/1 56 08; 8751 Elsenfeld, Marienstr. 21, Tel. 0 60 22/78 34; 8900 Augsburg, Maximilianstr./Ulrichsplatz 8–10, Tel. 08 21/15 54 82; CH-8001 Zürich, Obere Dorfstr. 8, Tel. 00 41/1/2 61 20 10; CH-8887 Mels, Sarganser Str. 48, Tel. 00 41/85/2 70 70; B-1980 Tervuren, Spinnrad Benelux, Hofkenstraat 2, Tel 00 32/02/7 67 97 85; B-2000 Antwerpen, Eiermarkt 19, Tel. 00 32/3/2 31 56 75; B-9000 Gent, Grootkanon Plein 7, Tel. 00 32/91 25 45 22; NL-3438 EV Nieüwegien, Symfonielaan 16, 00 31/34 02-5 14 78.

* Fa. COLIMEX-ZENTRALE, 5000 Köln 1, Mozartstr. 7, Tel. 02 21/21 04 13-12.
COLIMEX-AUSLIEFERUNGSLÄDEN: 2050 Hamburg-Bergedorf, Alte Holstenstr. 22, Tel. 0 40/7 21 10 34; 2370 Rendsburg, Jungfernstieg 6 Tel. 0 43 31/2 46 46; 3000 Hannover 1, Andreastr. 2 b, Tel. 05 11/32 43 22; 5000 Köln 1, Schildergasse 84 a, Tel. 02 21/23 86 25; 4150 Krefeld, Hochstr. 62, Ecke Neumarkt, Tel. 0 21 51/63 16 55; 5100 Aachen, Alexianergraben 9 (City-Center), Tel. 02 41/3 03 27; 5650 Solingen 1, Am Neumarkt 27, Tel. 02 12/1 03 32; 7800 Freiburg, Schwarzwald-City, Schiffstr. 5; Tel. 07 61/2 69 54; 8208 Rosenheim/Kolbermoor, Försterstr. 8, Tel. 0 80 31/9 35 57; 8750 Aschaffenburg, Ludwigstr. 17, Tel. 0 60 21/2 64 64; * NL-8081 LZ Elburg, Clakenweg 140, Tel. 00 31/52 50/33 49; NL-8011 PG Zwolle, Nieuwe Markt 32, Tel 00 31/38/23 01 84.

* KOSMETIK-BAZARE: 2300 Kiel, Eggerstedtstr., Tel. 04 31/9 29 23; * 2860 Osterholz-Scharmb., Kirchenstr. 19, Tel. 0 47 91/83 26; * 2970 Emden, Neutorstr. 58, Tel 0 49 21/2 46 46; * 4402 Greven, Alte Münsterstr. 28, Tel. 0 25 71/66 21; * 4420 Coesfeld, Gartenstr. 5, Tel.0 25 41/60 69; * 4440 Rheine, Matthias-Str. 5, Tel. 0 59 71/1 54 21; * 4708 Kamen, Märkische Str. 28, Tel. 0 23 07/ 47 72; * 4780 Lippstadt, Kahlenstr. 2, Tel. 0 29 41/7 84 66; * 4930 Detmold, Paulinenstr. 9, Tel. 0 52 31/3 96 14; * 4950 Minden, Martinitreppen 5, Tel.

05 71/8 48 10; * 5400 Koblenz, Löhrstr. 98, Tel. 02 61/3 83 10; * 6300 Gießen, Frankfurter Str. 1-5, Tel. 06 41/7 69 79; * 6200 Wiesbaden, Wagemannstr. 3, Tel. 0 61 21/37 93 70; * L-6945 Niederanven, 32 A Rue Laach, Tel. 0 03 52/34 84 37
ALC COSMETIC, 2876 Berne 2, Kranichstr. 2, Tel. 0 44 06/61 44
* BELLA DONNA, 7410 Reutlingen, Begenhäuserhofstr. 4, Tel. 0 71 21/32 14 16
Bergmann Cosmetics, 3320 Salzgitter-Bleckenstedt, Hinterdorf 15, Tel. 0 53 41/6 03 39
Biotruhe, 7300 Esslingen, Katharinenstr. 29, Tel. 0711/35 46 04
* Fa COLETTE, 2400 Lübeck, Kapitelstr. 5, Tel. 04 51/7 08 69
* Fa. COSMEDA, 4040 Neuss 1, Neumarkt 4, Tel. 0 21 01/27 72 12; * 4220 Dinslaken 1, Altmarkt 17, Tel. 0 21 34/1 51 78; * 4005 Meerbusch 3, Gonellastr. 13, Tel. 0 21 50/66 25
Cosmetic System, CH-8005 Richterswil, Untermattstr. 47, Tel. 00 41/1/7 85 02 30
* CREATIV-COSMETIK Erwin Krexhammer, A-1070 Wien, Lindengasse 2, Tel. 00 43/2 22/93 32 05
* DUFT & SCHÖNHEIT, 8000 München 2, Sendlinger Str. 55, Tel. 0 89/2 60 82 59
* Fa. Kräuter FISCHER, 4840 Rheda-Wiedenbrück, Markt 3, Tel. 0 52 42/5 59 58
FLORISTIK UND HOBBY-STUDIO Heinz Frank, 4708 Kamen-Heeren, Märkische Str. 28, Tel. 0 23 07/47 72
Hanni's Bioshop, 8901 Gablingen, Achsheimer Str. 10, Tel. 0 82 30/98 97
* HOBBY-KOSMETIK, Christian Schillert, 4370 Marl, Lipper Weg 33, Tel. 0 23 65/3 73 35
* HOBBY-KOSMETIK Eleonore Filus, 8900 Augsburg, Lechhauserstr. 3, Tel. 08 21/15 53 46; Auslieferungsladen: 8721 Dittelbrunn, Erlenstr. 25, Tel. 0 97 21/4 41 90
* INATURA Kosmetik zum Selbermachen, 5620 Velbert 1, Friedrichstr. 303, Tel. 0 20 51/2 33 55
* Interwega Handels AG, CH-9500 Wil/SG, Zürcherstr. 65, Tel. 00 41/73/22 19 77
JANSON GmbH, 7500 Karlsruhe1, Kaiserpassage 16, Ecke Akademiestr., Tel. 07 21/2 64 10
JASMIN KOSMETIK ZUM SELBERMACHEN, 4000 Düsseldorf 1, Friedrichstr. 7, Tel. 02 11/37 86 55
* JOJOBA-NATURKOSMETIK, 5900 Siegen 21, Bismarckstr. 5/Siegerlandzentrum, Tel. 02 71/79 02 01
KOSMETIK ZUM SELBERMACHEN, 8412 Burg Lengenfeld, Robert-Schumann-Str. 10, Tel. 0 94 71/68 35
McQUEEN'S NATURSHOP, 2000 Wedel, EKZ Rosengarten 6 B, Tel. 0 41 03/1 49 50
NATURA COSMETIC, Bernd W. Heim, 6900 Heidelberg, Redtenbacherstr. 9, Tel. 0 62 21/30 06 81
NATURWARENLADEN, 8723 Gerolzhofen, Weiße Turmstr. 1, Tel. 0 93 82/41 15
* Fa. OMIKRON, 7129 Neckarwestheim, Marktplatz 5, Tel. 0 71 33/1 70 81
* POTPOURRI, Luwig Rach, 7037 Magstadt, Steinbrechstr. 2, Tel. 0 71 59/4 15 83
* Fa. PURA NATURA, 8500 Nürnberg 1, Johannesgasse 53-55, Tel. 09 11/20 95 22
* rein & fein, 8080 Fürstenfeldbruck, Münchner Str. 25, Tel 0 81 41/45 48
City Kosmetik, 4800 Bielefeld 1, Feilenstr. 2, Tel. 05 21/17 82 06
* Fa. STELLA, 7336 Uhingen, Bleichereistr. 41, Tel. 0 71 61/3 73 21
* Fa STEPHAN, 5760 Arnsberg 1, Mendener Str. 14, Tel. 0 29 32/2 50 00;
* Fa.VON DER GATHEN, 4000 Düsseldorf 1, Schumannstr. 59, Tel. 02 11/66 61 23
* Fa. Zeich & Woar, 8670 Hof, Vorstadt 6
Die mit * gekennzeichneten Firmen betreiben auch Versandhandel.
Einige Substanzen erhalten Sie auch in Reformhäusern, Drogerien, Apotheken, Bioläden und Lebensmittelläden. Vergleichen Sie die Preise!

Hinweis:
Autoren und Verlag bemühen sich, in diesem Verzeichnis nur Firmen zu nennen, die hinsichtlich der Substanzen und Preise zuverlässig und günstig sind. Trotzdem kann eine Gewährleistung von Autoren und Verlag nicht übernommen werden. Irgendwelche Formen von gesellschaftsrechtlicher Verbindung, Beteiligung und/oder Abhängigkeit zwischen Autoren und Verlag einerseits und den hier aufgeführten Firmen andererseits existieren nicht.

Genuß und Lebensqualität mit der Hobbythek

Wissen und Ideen für Sie und Ihre Umwelt

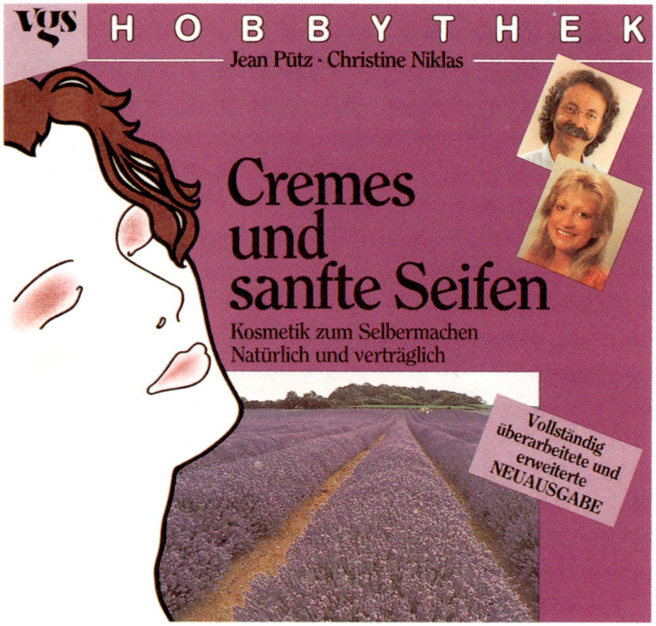

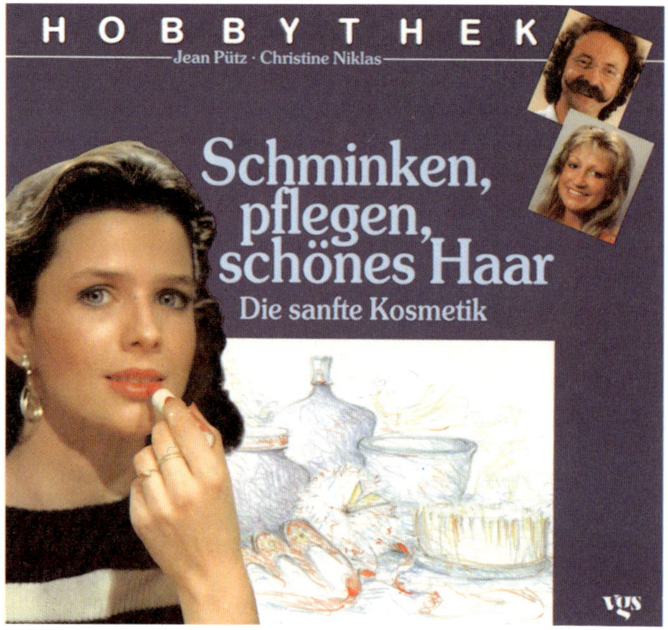

Das Erscheinen des Hobbythekbuchs CREMES UND SANFTE SEIFEN hat das Verhalten und Bewußtsein von Millionen Menschen verändert: Sie stellen sich seitdem ihre Cremes und andere Kosmetika selbst her, weil sie nur auf diese Weise entscheiden können, welche Substanzen sie an ihre Haut lassen, und weil sie so relativ preiswert kosmetische Spitzenprodukte erhalten.
Inzwischen mehrfach überarbeitet und erweitert, ist dieses Buch nach wie vor das Basiswerk für alle Bereiche der „sanften Kosmetik“ einschließlich der Haarpflege und der Sonnenkosmetik.

Schutz und Schönheit zugleich:
Tips zur Herstellung gesunder Kosmetika ohne Schadstoffe;
Ideen für individuelle Make-ups und Schminken, vom dezenten Make-up für den Alltag bis hin zu Theater- und Karnevalsmasken;
Haartönungen und -festiger
und vieles mehr finden Sie in diesem Hobbythekbuch.
Wie immer mit viel Hintergrundinformationen und zahlreichen Anregungen, kreativ zu werden.

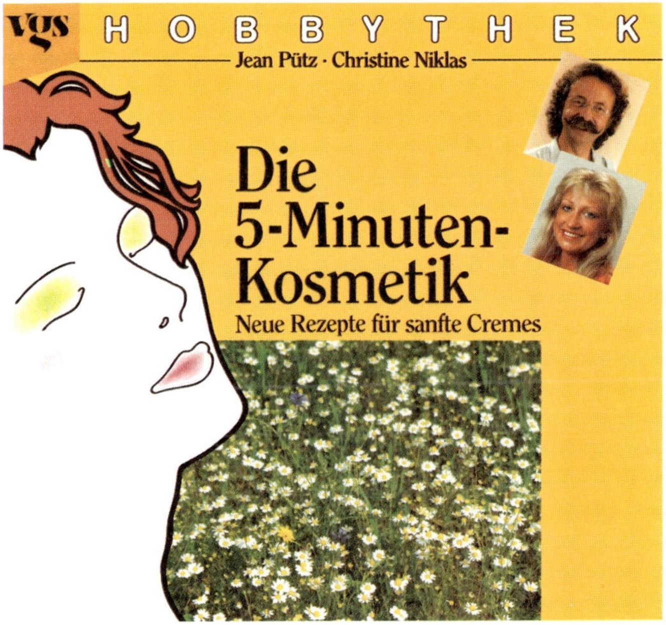

Neue Erkenntnisse und Methoden ermöglichen es heute, sanfte Cremes und andere Kosmetika noch einfacher und schneller herzustellen. In diesem Hobbythekbuch finden Sie zahlreiche Rezepte für die ganze Familie und für viele Anwendungsmöglichkeiten. Natürlich gibt es auch eine Menge neuer Inhaltsstoffe. So enthalten zum Beispiel fast alle Rezepte wichtige Vitamine, die Ihre selbsthergestellten Kosmetika noch wirksamer und wertvoller machen.
Ein unentbehrliches Buch für alle, die von der sanften Kosmetik überzeugt sind und diese weiterentwickeln wollen, aber auch für alle interessierten „Einsteiger“.

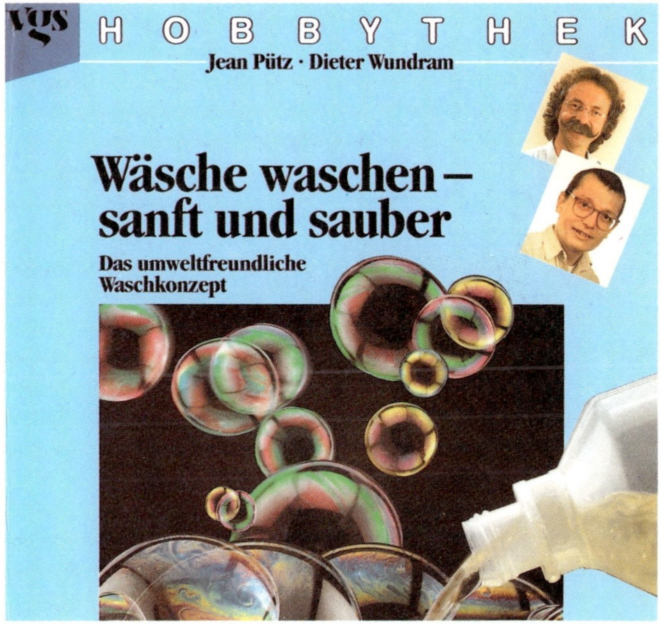

Vieles von dem, was wir mit einem normalen Waschmittel ins Abwasser bringen, ist für den Waschvorgang unnötig und belastet über die Maßen die Umwelt. Die Hobbythek stellt Ihnen darum einen Waschmittel-Baukasten vor, der es Ihnen ermöglicht, Ihre Wäsche je nach Gewebe und Verschmutzung optimal sauber zu bekommen und dennoch die Umwelt zu schonen.
Eine herausnehmbare Waschtabelle erleichtert den praktischen Umgang mit den Substanzen, deren Inhaltsstoffe und Wirkungsweisen im Buch detailliert beschrieben werden.